伤寒论后条辨整理与研究

原　　著　清·程郊倩

整理主编　李　平　楚更五

审　　订　熊　磊

U0304734

中医古籍出版社

图书在版编目（CIP）数据

伤寒论后条辨整理与研究／（清）程郊倩著；李平，楚更五整理．－北京：中医古籍出版社，2012.3

ISBN 978－7－5152－0123－8

Ⅰ.①伤… Ⅱ.①程…②李…③楚… Ⅲ.①伤寒论－研究

Ⅳ.①R222.29

中国版本图书馆 CIP 数据核字（2011）第 281341 号

伤寒论后条辨整理与研究

原　　著　清·程郊倩
整理主编　李　平　楚更五
审　　订　熊　磊

责任编辑　吴炳银
封面设计　陈　娟
出版发行　中医古籍出版社
社　　址　北京东直门内南小街 16 号（100700）
印　　刷　北京金信诺印刷有限公司
开　　本　850mm×1168mm　1/32
印　　张　16.25
字　　数　400 千字
版　　次　2012 年 3 月第 1 版　2012 年 3 月第 1 次印刷
印　　数　0001~3000 册
ISBN 978－7－5152－0123－8
定　　价　29.80 元

编 委 会

整理说明

在 30 余年前研读《伤寒论选读》时，经常学到条文注释引用程郊倩如是说。其后各版教材无不引用其说。故此多年搜购以窥全貌，惜未得。2007 年招收临床基础专业硕士研究生张华庆。他怀揣家藏医书数卷，其中有《伤寒论后条辨》康熙版、乾隆版，并发志研究是书，我欣然应允。除完成其学位论文外，我们组成了编写组，重订此书。经过不断努力，终成是书。

程应旄，字郊倩，生卒年代不详。其大约生活于清初顺治到清康熙年间。新安休宁人。程氏主要著述有：《伤寒论后条辨》15 卷，《医径句测》二卷，《伤寒论赘余》一卷及《医学分法类编》，补辑《医读》等多部著作。据《伤寒论后条辨》序中"时康熙九年庚戌桂秋"所识，该书成于康熙九年（1670 年）。是书版本很多，主要有：清康熙十年辛亥（1671 年）式好堂刻本、日本宝永元年甲申（1704 年）博古堂刻本、清乾隆九年甲子（1744 年）致和堂刻本、清乾隆甲子年文明阁刻本、清乾隆其他刻本、清眉锦堂刻本、清以后时期的翻刻本及手抄本。其中以式好堂刻本和致和堂刻本最为流行。

原书程氏将仲景原文"条其所条，辨其所辨"。分为礼、乐、射、御、书、数 6 集，15 卷，约 20 余万字。礼未入卷，涵张仲景自序、辨伤寒论 5 篇、王叔和序例辨伪；乐集：卷一辨脉法；卷二平脉法；卷三痉、湿、暍脉证篇；射集：卷四、五辨太阳脉证篇第一、第二；御集：卷六辨太阳脉证篇第三；卷七、卷八辨阳明脉证第一、第二；书集：卷九辨少阳病脉证；卷十辨太阴脉证；卷十一辨少阴脉证；卷十二辨厥阴脉证；数集：卷十三辨霍乱脉证、辨阴阳易病、辨差后劳复病脉证；卷十四辨不可发汗病脉证、辨可发汗病脉证、辨发汗后病脉证、辨不可吐病脉证、辨可吐病脉证、辨可下病脉证、辨不可下病脉证；卷十五叙一百一十三方，篇末分别附王叔和、方有之及《尚论篇》的编次。

是书选乾隆版为底本，以康熙版为校本，并参考其他版本作为补充，对上述内容进行整理点校。同时，为使读者了解程氏学术思想，对程应旄及其著述、成书背景、版本、学术渊源等进行了考证；对本书的编次及注解特点、学术思想及对后世伤寒研究的影响等进行了研究并附其后。

校勘方法：

本次校勘运用对校、校其异同，对于校注过程中的具体问题处理方法如下：

1. 原书竖排改为横排，采用现代标点方法对原文重新进行句读。

2. 凡原书中繁体字，均改为规范简化字。异体字、古今字、俗写字均适当加以规范，除部分仍保留外，如"悮"（当为"误"），"症"（部分为"证"），"捴"（当为"总"）等字，其余尽量前后统一，并于首见处注明。

3. 底本中因写刻致误的明显错别字，径改，并于首见处注明。底本与校本互异者，出注释说明。

4. 原书中有些章节篇幅较长或段落不明，整理时据其内容适当分段，以利于研究。

5. 书中"右"字均改为"上"字。

6. 书中出现的中药药名，均以现代药典所载名字加以规范，如山查、神粬、玉金等，均径改为山楂、神曲、郁金等，不出校。

注释方法：

1. 对原书底本中的错讹、脱漏、衍文倒置者，尽可能加以校正。所改动、补入、删减处均以注释序码标出，页末示校记说明。

2. 遇有脱误或底本与校本窜改、互异而一时无校正版本或脱漏资料补正者，存疑待考。

3. 对原文中出现的生僻字词或方言，如药名、病名和中医术语，尽可能以现代的标准语言及名称加以注释和校正，页末示注释说明。

4. 对底本与校本互异，若难以判断是非或两义皆通者，则不改原文，而出校记并存，或酌情表示某种倾向性意见；若属一般性虚词而无损文义者，或底本无误而显系校本讹误者，一般不予处理。

在本书即将付梓之时，特别感谢云南中医学院省级重点学科及博士点建设单位的经费资助。感谢多年来一直支持我们开展此项工作的云南中医学院院长李玛琳博士及各位领导、专家、教授，感谢云南中医学院副院长、云南省名中医熊磊教授的主审，由于我们的水平所限，漏点错校之处在所难免，敬望同道不吝指正。

李　平

于昆明大学城云南中医学院翰墨楼滇池夕阳余辉时止笔

2011 年 10 月

伤寒论后条辨叙

以余读程子所注张仲景《伤寒论后条辨》，因得遍讨诸家之注本而读之，乃叹世医之著书立言者，多不识字之医，徒以瞥目读古人书者也，况其不能著书立言者哉。千百年来，谈伤寒者家挟一编，人训一说，孰不竞称张子仲景。究竟仲景，未尝有《伤寒》，只有一部《伤寒论》①。盖古人著书，有从叙述体立言者，意在字面上顺文以摘义类；有从断制体立言者，旨在字面上反题以破异同。仲景之有论，盖从世人讹而且乱之伤寒，哄然一市中立之案，而参稽得失，研覈是非，笔削成一部断制之书，此之谓"论"。六经一仍众人，特各冠以"辨"字，正示人六经之难分，甚于六经之难涵。表里腑脏互根互换，要在辨处契及精微，不在辨处徒列部署也。仲景书之大旨大法如此，则"论"字是纲，辨字为目，岂非仲景全部书之指南哉？奈何世人不识字法，以仲景一部断制体之《伤寒论》，紊成一部叙述体之"伤寒"，宜乎刻意钩索，于"伤寒"字逾合者，于仲景之"论"字逾离；于"六经"字逾贴者，于仲景之"辨"字逾畔②。仲景书之悬国门者逾多，仲景书之埋石室者永锢矣。瞥已③成劫，谁

---

① "究竟仲景，未尝有《伤寒》，只有一部《伤寒论》" 此句原作"究竟仲景，未尝有《伤寒论》书，一部《伤寒论》，据式好堂版及本句文义修改。

② 畔 同"叛"。

③ 已 致和堂版及式好堂版均作"巳"，致和堂版及式好堂版中"己"、"已"、"巳"字不分，均作"巳"，据文义分辨此处应为"已"字，径改。下同。

能起仲景以三寸不律，为举世拨转瞳人。不意天不藏珍，特授程子以神颖，双眸炯炯，为仲景射出光明藏来①。使全部书之精神意旨，尽向只字中翻现，得其言矣，而又得其意，而并其所以进于此者。而得之旁见侧出，横说竖说，无不曲畅旁通，搜尽法中之法，方知仲景之六经不是呆六经，离抱回环，有十六辐共出一轴之巧，有十二律旋相为宫之妙，神奇变化备矣，而一切矜慎之思，训诫之旨，防维砥救之法，焕而且凛。自此而仲景书方为仲景一部鬼哭书，魑魅魍魉不昼现也，方为仲景一部雨珠雨粟书，水火金木土谷，唯修民生，永利赖也。则自有《灵枢》、《素问》以来，得推仲景为法之祖者。而自有《伤寒论》以来，应推程子为注之祖也可。余虽不知医，然天下心同理同而眼同，诚不于"伤寒"下面瞀及仲景一"论"字，"六经"上面瞀及仲景一"辨"字。千年晦蚀之商彝周鼎②，突如芙蓉出匣，人人目中各获其所无，而人人意中各获其所有，得此打破千百年来之关头，扫去千百年来之翳障，谁复河汉余言者。盖余读仲景书，于所谓玄冥幽微变化难极者，得于"论"字"辨"字内看出，实从程子之《后条辨》始。他家支离补缀，死在《伤寒》句读下，无非以叔和王氏为裨谌，而讨论修饰润色得来，便各成自家一部伤寒矣。方不识仲景之"论"字为何字，又安能注仲景《伤寒论》之书，为何书哉？

甬上年家弟胡文学拜撰

---

① "不意天不藏珍，特授程子以神颖，双眸炯炯，为仲景射出光明藏来"　原作"不意双眸炯炯，为仲景射出光明，天不藏珍，特授程子以神颖藏来"，据式好堂版及文义改。

② 商彝周鼎　彝、鼎，指古代祭祀用的鼎、尊等礼器。商彝周鼎，指商周的青铜礼器，此处泛称极其珍贵的古董。

2

序

　　余于己酉春仲重来吴门，或谓此中山川沃衍，向所未遑寓目者，兹可逍遥登览也。余性不嗜此，日惟阖户与古先圣贤晤对于简策之内。有同心者至，相与纵谈不休，否则置之不复道也。间以疾就诊于友人王子翔千，心手口三者了了，洞中底里，深得意也之意，而居恒上下古今，都非寻章摘句者可及。余每叹所未闻，以为不读异书，必遇异人也。询厥渊源，盖趋庭①之余，久受业于郊倩程公云。因道公行谊甚悉，持所为《医径句测》相饷。余读其书，思见其人，而更闻其《伤寒论后条辨》之将出而醒世之谜也。未几，王子以前卷数十叶②见示，则揭仲景之本旨，辟叔和之伪例。即从《伤寒论》"论"字上辨起，其要归括于四言，曰：仲景非是教人依吾论去医伤寒，乃是教人依吾论去辨③伤寒；非单单教人从伤寒上去辨，乃教人合杂病上去辨也。而笔底澜翻，如江河之浩浩而莫可砥竭，倦时读之跃然起，病时读之脱然愈，抑郁愁闷之时读之，爽快如溽暑④之对凉风。既已习其文字，渴欲聆其謦欬。公时出应四方之请，久之始得亲炙

---

　　① 趋庭　典出王勃《滕王阁序》的"他日趋庭，叨陪鲤对"，源于《论语·季氏》所载孔子与其子鲤的轶事。后以"趋庭"为承受父教的代称。

　　② 叶　同"页"。

　　③ 辨　原作"辩"，式好堂本亦作"辩"，据文义及现代用字规范径改，下同。

　　④ 溽暑　潮湿闷热。

焉，齿尊貌古，相接才数言，而思深指远，令人味之不尽，且萧然四壁，床书连屋，虽结庐人境，不啻桃源深际，王子诚服皈依而称道弗绝，有以也夫。窃喜因我良友获交高贤，吴门此来，所得良多，弟憾不握手于十年前，一浣刀笔之尘耳。会剞劂告竣，王子属为之序，余不文，无能为役，而居今稽古，志意契合，不可辞也。敬题数语，附名不朽，至于此书有功于前贤，有裨于天下后世，则诸名公赠章详哉言之。余可无赘矣。

时康熙十年岁次辛亥孟冬上浣
东鲁知非居士李壮顿首拜撰

自　序

　　《条辨》非余昉也，有前余者矣。一繙原本之铨次而综理之，则始于方有执，再踵有执之综理而发明之，则继以喻嘉言。余之名条辨者，一仍前人之所仍，窃以之之谓也；而余之名"后条辨"者，不仍前人之所仍，未尝窃以之之谓也。其窃以之者，以为彼既条其所条，辨其所辨，则余亦可条其所条，辨其所辨，条之辨之而不为僭；其未尝窃以之者，以为余自条余所条，辨余所辨，非复条彼之条，辨彼之辨，条之辨之而不为剽，非僭非剽，而谓余之所条，即仲景之条，余之所辨，即仲景之辨，其谁欺？非僭非剽而并非欺，而余仍复条其所条、辨其所辨者，则以仲景尝许我以条其所条，许我以辨其所辨也。其许我以条其所条，辨其所辨者何？盖仲景固有言矣，曰：若能寻余所集，思过半矣。"集"之为言，非论中之神明机奥也。神明机奥，自着在"思"字上。其所集，即论中之篇章次第也。篇章已经仲景次第，而复有待于寻者，何也？篇章中有变化，则次第处有扑移，故彼此参差，前后错乱。使世之专门伤寒者，欲于我一成之迹处分门，无门可分，欲于我已然之轨处类证，无证可类。空空一个六经，而同条共贯，断章处翻有气脉可联，隔部中无不神理可接，其间回旋映带之奇，宛转相生之妙，俱在所集中，俱在所集外。篇章固非死篇章，则次第自非呆次第，若能于此寻之，则不特得其粗，如"玑璇图"①之可以纵横往返，成条成理，乃奇寓诸庸，微藏之显。凡《春秋》之比②事属词而断例，大《易》之抽爻配卦而定占，与夫韬钤③家之出奇握胜，示人以阴阳阖押之略，奇遁④中之避凶趋旺，启人以生伤景杜之门，皆出诸此。以此悟仲景之《伤寒论》，非仲景伤寒内，分出一部拘牵文义之书，要人去寻章摘句，乃仲景伤寒杂病内，合成一部环应无方之书，要人去温故知新也。余是以得条其所条，而妄谓仲景许我以所条；辨其所辨，而妄谓仲景许我以所辨。至于微言绝而或未绝，大义乖而或未乖，是非缪于古人，而或不谬于古人，则余于仲景之论，另有辨在，而于叔和之例另有贬在。此亦苦于一人心量之穷，眼量之短，仅以省字法读古人书，盖从仲景之"论"字"辨"字上，读而得之于心，笔之于手，以求免夫道听途说者之自弃云尔。旷观天下，其心量眼量，相倍蓰千百亿万于余一心者，夫复何限？以天下无尽藏之慧智，宣发仲景无尽藏之蕴

---

① 玑璇图 疑为"璇玑图"之误。《璇玑图》为前秦苻坚时女诗人苏蕙所创，可谓是千古奇文。《璇玑图》为一块八寸见方的手帕。原图以红、黄、蓝、白、黑五色丝线织绣，容纳八百四一字，分二十九行排列而成。除正中央之"心"字为后人所加外，原诗共八百四十字，纵横各二十九字，纵、横、斜、交互、正、反读或退一字、迭一字读均可成诗，诗有三四五六七言不等，目前统计可组成七千九百五十八首诗。

② 比 致和堂版无此"比"字，据文义及式好堂版补。

③ 韬钤 读作 tāo qián，古代兵书《六韬》、《玉钤篇》的并称，后因以泛指兵书、用兵谋略。

④ 奇遁 术数的一种。以十干中的"乙、丙、丁"为"三奇"，以八卦的变相"休、生、伤、杜、景、死、惊、开"为"八门"，故名"奇门"；十干中"甲"最尊贵而不显露，"六甲"常隐藏于"戊、己、庚、辛、壬、癸"所谓"六仪"之内，三奇、六仪分布九宫，而"甲"不独占一宫，故名"遁甲"。古人认为根据奇门遁甲，可推算吉凶祸福。

妙，何妨人人胸中各出一部《伤寒论》。妙义既生，陈言自去，自此而有知我者，安知不余心所大怫，有罪我者，安知不余心所大喜，余又何必敝敝焉珠玉其言于前，与敝敝焉糠秕其言于前，预为天下无尽藏之心量上，着以一物，更为天下无尽藏之眼量上，容以一屑也。

　　时康熙九年庚戌桂秋新安程应旄识于吴门之遐畅斋

目　　录

礼　集

《伤寒论》自序

余每览越人入虢之诊，望齐侯之色，未尝不慨然叹其才秀也。怪当今居世之士，曾不留神医药，精究方术，上以疗君亲之疾，下以救贫贱之厄，中以保身长全，以养其生。但竞逐荣势，企踵权豪，孜孜汲汲，惟名利是务，崇饰其末，忽弃其本，华其外而悴其内，皮之不存，毛将安附焉？卒然遭邪风之气，婴非常之疾，患及祸至而方震栗，降志屈节，钦望巫祝，告穷归天，束手受败。赍百年之寿命，持至贵之重器，委付凡医，恣其所措。咄嗟呜呼！厥身已毙，神明消灭，变为异物，幽潜重泉，徒为啼泣。痛夫！举世昏迷，莫能觉悟，不惜其命，若是轻生，彼何荣势之云哉？而进不能爱人知人，退不能爱身知己，遇灾值祸，身居厄地，蒙蒙昧昧，蠢若游魂。哀乎！趋世之士，驰竞浮华，不固根本，忘躯徇物，危若冰谷，至于是也。余宗族素多，向余二百，建安纪年以来，犹未十稔，其死亡者，三分有二，伤寒十居其七。感往昔之沦丧，伤横夭之莫救，乃勤求古训，博采众方，撰用《素问》、《九卷》、《八十一难》、《阴阳大论》、《胎胪药录》，并平脉辨证，为《伤寒杂病论》，合十六卷，虽未能尽愈诸病，庶可以见病知源，若能寻余所集，思过半矣。夫天布五行，以运万类，人禀五常，以有五脏，经络腑俞，阴阳会通，玄冥幽微，变化难极，自非才高识妙，岂能探其理致哉。上古有神农、黄帝、岐伯、伯高、雷公、少俞、少师、仲文，中世有长桑、扁鹊，汉有公乘阳庆及仓公，下此以往，未之闻也。观今之医，不念思求经旨，以演其所知，各承家技，终始顺旧，省疾问病，务在口给，相对斯须，便处汤药，按寸不及尺，握手不及足，人迎趺阳，三部不参，动数发息，不满五十，短期未知决诊，九候曾无仿佛，明堂阙庭，尽不见察，所谓窥管而已，夫欲视死别生，实为难矣。孔子云：生而知之者上，学则亚之，多闻博识，知之次也。余宿尚方术，请事斯语①。

按： 古人作书大旨，多从序中提出。孔子于《春秋》，未尝有序，然其言曰：知我者其唯《春秋》乎，罪我者其唯《春秋》乎。又曰：其义则丘窃取之矣。即此是《春秋》孔子之自序。孟子则曰：孔子惧，作春秋；又曰：孔子作《春秋》，而乱臣贼子惧。是即孟子代孔子之《春秋》作序也。迄今未②读《春秋》者，亦能道及《春秋》，无非从此数句书，读而得其大旨。故善读书者，未读古人书，先读古人序，从序法中读及全书，则微言大义，宛然在目。余读《伤寒论》仲景之自序，竟是一篇悲天悯人文字，从此处作论，盖即孔子惧作《春秋》之微旨也。缘仲景之在当时，犹夫春秋③之有孔子，一则道大而莫容，一则道高而莫容，滔滔者天下皆是，惊怖其言，大相径庭，不近人情。是以而目击④宗族之死亡，徒伤之而莫任救，则知仲景之在当

---

① 以上为《伤寒论》自序。

② 未　式好堂版作"求"。

③ 春秋　式好堂版作"战国"。致和堂版于此行眉批处有红字为"一作战国"，"春秋"二字旁各有一红点。

④ 而目击　式好堂版作"日日击"。

时，宗族且东家丘之矣。况复举世昏迷，莫知觉悟，安得不赍百年之寿命，持至贵之重器，悉委凡医，恣其所措乎？"恣其所措"四字，于医家可称痛骂，然实是为病家深悼也。医家苦①于不知病，病家苦②于不知医。知之一字，两难言之。若欲爱人知人，先是爱身知己。凡勤求博采，从天之五行，人之五常，与夫经络腑脏、阴阳会通处，用着玄冥幽微工夫，此非医之事，而己之事也。医不谋己而谋之人，则医者人也，而厥身以毙，神明消灭，变为异物，幽潜重泉，徒为啼泣者己也，非人也，医不为之代也。从此处语医，自是求之于己，不复求之于人。从己求医，求之于知；从③人求医，求之于行。知行合一之学，道则皆然，医事独否。知则必不能行，行则未必能知。行者精神力量，都用在行上，何由去知，但能各承家技，终始顺旧，罔不行矣，终日杀人，亦只是行；知者之精神力量，都用在知上，何暇去行，即使欲行，而思求经旨，以演其所知，较之相对斯须，便处汤药者，钝不如敏，庶几见病知源，较之省疾问病，务在口给者，藏不如炫，徒知活人，孰与活口？所以群言莫正，高技常孤，在仲景之身，已是一钝秀才，持此诲及于医，又何利于医，而屑其教诲者？故半夜晨钟，仅于序中，为蒙蒙昧昧辈④，一唤起此游魂，预掩其啼泣也。若是真正惜命，亟从己上作工夫，等医事于自家之身心性命，即君亲亦是己之君亲，贫贱亦是己之贫贱。至若保身长全，以养其生，益是己之身与生，从爱身知己中，广及爱人知人，无非自己求之者，于己处求知，不于己处求行，则导师具在吾论中，无他觅也。其间"见病知原"，是全论中丹头，

---

① 苦　式好堂版作"若"。

② 苦　式好堂版作"若"。

③ 从　式好堂版作"徒"。

④ 辈　式好堂版作"单"。

"若能寻余所集，思过半矣"，是全论中鼎灶，"思求经旨，以演其所知"，是全论中火候。要此火候足时，须要晓得此论是知医的渊源，从艰难中得之，不是行医的方技，以简便法取之者也。故一篇之中创凡医之害正，痛举世之莫聪，于忧谗畏讥之际，不啻三致意焉。盖深惧夫邪说惑民，将来不以吾论为知之次，反借吾论为行之首，从医道中生出乡愿来，以贼吾论于千百世后，恣其所措，将何底止？故预示读吾论者，急从医惩艾也。吾故曰：得仲景之《伤寒论》而读之，先须辟去叔和之伪例始，敢向叔和之伪例而辟之，先须读着仲景此处之自序始。

　　　　　　　　　　　　　　　　　　新安后学程应旄识

伤寒论后条辨跋

　　儒与医，不必同其业，要未有不通经而可称为儒者，则亦未有不通经而可称为医者。儒之经，曰《易》、《书》、《诗》、《礼》、《春秋》；医之经，曰《灵枢》、《素问》。二者之书，皆渊深灏博，未易窥其涯岸，以此求儒，世无几儒；则以此求医，世无几医矣。是以后圣有为之辅翊者焉。辅翊《易》、《书》、《诗》、《礼》、《春秋》者，孔子之《论语》是也；辅翊《灵枢》、《素问》者，仲景之《伤寒论》是也。反渊深为显浅，归灏博于简夷，使六经之神猷钜典，人人可循，《灵枢》、《素问》之微言奥义，病病可按，此之谓辅翊。儒不读孔子之《论语》，而曰吾能淹贯乎《易》、《书》、《诗》、《礼》、《春秋》，势必妄行及《易》、《书》、《诗》、《礼》、《春秋》，此乱儒也；医不读仲景之《伤寒论》，而曰吾能淹贯乎《灵枢》、《素问》，势必妄施及《灵枢》、《素问》，此乱医也。不以规矩，不能成方圆，不以六律，不能正五音。《论语》者六经之规矩，而《伤寒论》者，《内经》之六律也。今世纵乏通儒，然而有不读孔子之《论语》者，必无其人。为问今之医，其能读仲景之《伤寒论》者，几人哉？不读仲景《伤寒论》而偏会读《内经》，剽窃愈深，违背愈甚。以今世之伤寒言之，一篇《素问·热病论》，何人不从头直写到底，自家纵不会写，却有王叔和之伤寒例，可以对本无差，试勘以仲景之《伤寒论》，语语遵经，语语叛经耳。此说非余小子钰之所敢创也，以余小子钰日夕于郊倩先生程夫子之门得之，耳提面命者深，私之手抄笔记者久，固不敢承流袭敝，重复讹且传讹也。忆钰于抠衣请业初，即以伤寒质，先生语钰曰：今世之伤寒，无复长沙公之正本也，长沙公《伤寒论》之大经大法，久被小人盗而换去矣。钰不解，而请其故。先生曰：今世之伤寒，无非盗之王叔和，叔和之伤寒，无非盗之《内经》，惟其盗之《内经》是以失之仲景。钰益不解，而请其故。先生曰：仲景《伤寒论》，犹场中出此一题，校士而应者抄得他人一篇锦绣文字，亦何尝不妙，只是文字虽佳，题目错了，高高一名六等，必在斯人斯文矣。钰因请曰：题目错者，以仲景所论者伤寒，而叔和所抄者热病也，如去其热病，而以冬时严凝杀厉所感之伤寒，应得无入彀否？先生曰：以热病应者，错在题里，以伤寒应者，并错在题面矣。钰益不解，而请其故。先生乃语钰曰：子曾读班彪《王命论》乎，仲景有《伤寒论》，犹班彪之有《王命论》也。知班彪《王命论》之题目非为王命设，为非王命而妄觊觎王命之草泽神奸设，则知仲景《伤寒论》之题目非为伤寒设，为非伤寒而横夭人以伤寒之操刃剞医设也。伤寒只是一病，非伤寒之病，纷纭错乱者多端，不从论辨处立之法，使皆入我范围，而概混加之曰伤寒，则班彪一篇《王命论》，分明算作一顶平天冠，以此遍加诸草泽神奸之首，几何不遭惨夷之祸。凡"伤寒"二字为操刃剞医枉杀人无算者坐此。钰于此日茅塞顿开，乃更端以请曰：先生此番训示，俾钰得闻生平所未闻矣，但伤寒不作伤寒读，而欲作非伤寒读，纷纭错乱，从何处着手眼？先生乃语钰曰：读书有法，贵在窥紧要会处领及古人之意。孔子固有《春秋》矣，读《春秋》者，不以"春秋"二字读《春秋》，而从"褒贬予夺"四字上读《春秋》，自一字一句一节以推及全部《春秋》，处处皆有"褒贬予夺"四字法为手眼，则何必《春秋》，虽广之廿①一史，无不可作《春秋》读之矣。读《伤寒论》者，不以"伤寒"二字读《伤寒》，而从"表里腑

---

① 廿 原作"甘"，形近致误，径改。

脏"四字上读《伤寒》,自一字一句一节以推及全部《伤寒论》,在在皆从"表里腑脏"四字法着手眼,则何啻伤寒,虽广之百千万奇形怪状之病,无不可以伤寒该之矣。此二者俱重在无字无句处,读出古人笔底下意旨来。不从字是字、句是句,还他个肖似而已,若只从字句上工肖似,则孔子曰"知我者其唯《春秋》乎,罪我者其唯《春秋》乎",诠而释之者,又何难曰。孔尼父云:誉我者其唯青帝①白帝②乎,毁我者其唯青帝白帝乎。今人以伤寒诠释《伤寒论》字句者,类皆从青帝白帝诠释《春秋》字之秘法,广而诠释伤寒者也。以此等诠释之法,最易撷拾《灵枢》,铺填《素问》,炫其工且核,状貌衣冠俨然,去而神气远矣。余前云唯其盗之《内经》,所以失之仲景者以此。钰则从而坚请曰:不以伤寒读《伤寒》,而以"表里腑脏"四字读《伤寒》,诚为秘诀矣。不知"表里腑脏"四字,从何处觅端倪?先生曰:古人著书,必有次叙,次叙中便藏着端倪。凡著书必有引子,仲景之自叙,即《伤寒论》全部书之引子也。读此引子,方得作论之故,缘"伤寒"二字,久为庸医窃来惑世,以此杀人者不浅,仲景深为之创,特视世人所惑,为之立说以翻驳之,此之谓"论"。"论"是字法,盖攻伤寒,非演伤寒也。得其字法,方可读全部论,读之从二脉法始。盖表里腑脏,分署于六经者,只属呆位次,从呆处得活法,须于表里腑脏中辨出虚实寒热来,方识病之有本有标,有主有客,有真有似,有异有同。此其枢纽全在脉上,二脉法上有了枢纽,自然以我之虚实寒热活处用六经,而不为六经之表里腑脏呆处用。拨动枢纽,遍体皆张,痉湿暍而下以及六经,无非锁子骨矣,此即论之冒也。从此便可读

---

①　青帝　我国古代神话中的五天帝之一,是位于东方的司春之神,又称苍帝、木帝。

②　白帝　古神话中五天帝之一,主西方之神

六经乎？未也。欲读六经须明其例，例在防似。病有脉异而经则同，亦有经同而病实异者，毫厘千里，须得其别，方可破似，六经皆作如是观，痉湿暍其例也。承上启下，此为论之颈。有了别法，六经乃可分而布之，迭而铨之，参差错综，比属，互而照之矣。曰三阳三阴，从"表里腑脏"四字画疆界也；曰太少正厥，从"表里腑脏"四字别职司也；曰之为病，从"表里腑脏"四字署年貌也；曰某方主之，从"表里腑脏"四字定丕蔽也。直从人身中行申画郊圻，慎固封守之法，一有病邪窃发，可以挨查，属何地方何人掌理，犯者系何摸样，所犯合何款律，表里腑脏可分而辖之，亦可翻而较之，罪人斯得，无复彼此影射，累及无辜，此为论之腹。至于经虽已定，防有诡吾经者，里可混表，脏可乱腑，如霍乱之诡伤寒，此其类也。所当略证而详脉，法虽已定，有难泥于法者，表里不分，腑脏难拟，如阴阳易之烧裈散、瘥后病之枳实栀子等汤，从意治也，一皆略脉而详证，二法又补出六经之辨例来，此为论之小结。乃若此书之作，全为庸医剽窃《内经》，妄言伤寒者设，胸无脉法，徒然乱经，临证胡诌，不过引一篇《热病》，阳炽阴虚之六经，妄加诸伤寒阴盛乘阳之等病，而以热病刺法之汗泄，妄移作汤丸药治之汗下，此处源流大差，以后线索都乱矣。始不过模棱处治，殊不投机，继亦欲平稳避咎，反增大剧，对证照用古方，到手罔非荆棘，迨至客热烦蒸，虚阳喘促，胸膈满闷，二便秘塞，病从虚坏，又不得一救坏之法，从前剽尽《内经》，到此博一"传"字杀人。此无他，胸中着了"伤寒"二字魔，一切病之本标，病之主客，病之真假与异同，总不识也。妄剽之经，究竟病之表里腑脏不明白也。所以不明白者，二脉无有入门，表里腑脏中之虚实寒热无着落也。凡属病来，都在疑似蒙昧之间，不汗无法，汗辄亡阳而动经；不下无法，下辄夺谷而损胃。举圣人扶阳建中大旨，悉坏于小人表里两剥关头，苟欲破迷救蔽，非从此处大设防闲不可，故终之以可汗不可汗、可下不可下焉。其可汗不可汗、可下不可下者，以病有此一经之实，即有此一经之虚；有此一经之热，即有此一经之寒；非表自是表，无关于里；里只是里，无关于表也。推之腑脏亦然。经虽一定，而虚实寒热，自是变动不常，须在脉上定的枢纽，方可参以六经之证，此为论之大结。凡仲景一书，源源委委，章有章法，起承转缴，一照论体结构，其间大旨，只是设六经以网尽众病，非曰伤寒始有六经也。故叮咛告诫，无非教人寻余所集，从前后参差彼此互换处，简别出见病知源之法，以后临着卒病，自不至为伤寒二字，印定眼目。总全论之端倪全在此，是字有字法，而不在字；句有句法，而不在句。处处现有灵机，层层包着巧诀，妙意精思，旁见侧出，都非寻常行墨所可宣发者，贵在善读者领略。及"表里腑脏"四字，于字句中字句外，无处不帮有"辨"字，辨中更着辨，直于"表里腑脏"四字从脉上还他个虚实寒热明白，久当辟尽伤寒，方能医得伤寒，使万病归宗于六经，六经归宗于二脉，此法也无已，则有吾所注《伤寒论》之《后条辨》在。钰自此日承先生之训，片言只字，无非破尽千古之鸿濛，醒及从来之昏聩。亟望此书之出以广世，而艰困者久之，今幸剞劂告成，日月庆中天矣。有此第一部注以辅翼仲景，方显仲景第一部论以辅翼《内经》，从前妄为剽窃者，方嫌仲景论中缺去春夏，今则圣言洋洋，不特四时之气咸具，而垂教定法，比类属辞，得为仲景一部扶阳宣化之书，得为仲景一部正名定位之书，得为仲景一部章显阐幽之书，得为仲景一部防微杜伪、正失救误之书，伤寒云乎哉？天道浃，人事备，不有先生，几没仲景，则此一部《伤寒论》，岂曰医世医民，直将医尽叔和来千百年前后医伤寒之医，此之谓大医。大医必本于大儒，先生为海阳名硕①，髫年辄以冠军补博士弟子员②，生平著述甚富，虽屡战棘闱③不售，愿弛声艺苑者垂三十年，经明行修，从而问字者踵相接也。遭值申酉，避地来吴，乃去儒而医，遂为大医。只此《后条辨》一书，虽云注《伤寒论》，而灵心慧眼，究极天人，其间申明论辨，揭出扶阳，自成先生一部通经原道之书，自成先生一部辟邪辨惑之书，自成先生一部搜源晰委之书，自成先生一部簸发神机、连贯气脉之书，《伤寒论》云乎哉？作者圣，述者明，自有仲景。谁是先生？小子钰之受知于先生，受益于先生最深，欲求一言之几于道，以辅翊先生之书，如先生之辅翼仲景，以辅翼《内经》者而不可得，淘之汰之，不禁其述之长，叙之冗，娓娓及问答之词，窃附先生卷尾于不朽云。

康熙辛亥受业门人王式钰谨跋

---

① 名硕　著名的博学之士。
② 博士弟子员　古代博士所教授的学生。汉武帝设博士官，置弟子五十人，令郡国选送；其后员数大增。唐以后也称生员为博士弟子。
③ 棘闱　指科举时代的考场。

辨《伤寒论》一

读书所以破人懵懂也，而独至读仲景之《伤寒论》，偏自增人懵懂。此又一说焉，外此又一说焉。此一是非也，彼亦一是非也。以为伤寒，殊非伤寒。既已分经，又自错经。头颅各出，丝绪纷然，纵能支离读去，附会诠来，终是一部懵懂之书。世之谈仲景者，顾为名高耳，无益。得之而不能读，读之而不能解，解之而不适厥用，不如不读之为愈也。谓能融会贯通，心知其所以然而不懵懂者，余不敢为其人阿也。推夫懵懂之根，实从题面上起。仲景题面，止有三字，曰《伤寒论》。以伤寒紧贴寒伤荣证，懵懂已不可言；而以"论"字比作曰编曰书曰集等类，则全部之书，尽懵懂于此一字矣。仲景悯宗族之死亡，伤寒十居其七。非尽死于伤寒之病也，自世上有伤寒之名，而医家舍伤寒则无以名病。舍伤寒则无以名病，则病不死于伤寒之无法，而尽死于伤寒之有法矣。仲景《序》中云，观今之医，各承家技，终始顺旧，是皆以伤寒之法死人者也。伤寒无法，仅死伤寒；伤寒有法，而不得其所以然，则必死尽法外之非伤寒，而并亦死尽法内之伤寒。仲景痛心疾首，因于伤寒门作一部惩书，即借此二字，外以名编，内则立案，于以穷极病情，于以备尽治法，示医家以法无二法，有法者无法也。有法之法为死法，死法者人人检书可用之。法尝有百千，法不能愈一病者，是为无法。无法之法，活法也。活法非书上葫芦，另有书诀。书自是样本，能融会贯通，则无样造样；不能融会贯通，依样即死于样。从死样中寻活诀，则范围莫外伤寒，不必另立法，而自无法外之伤寒。以此悟仲景名论，虽曰伤寒，实是法之总源也。则论中无数题髓，已包在此二字内矣。此为题面。至于题诀责重处，则全在"论"字上。论之为言，有法有戒有案有例，在仲景俨然以笔削自任，作一部医门断定之书，并要人从伤寒字贬之驳之，议及绳愆纠缪之法也。仲景颇虑后人懵懂解不出"论"字意来，随于每篇标首，另以"辨"字顶去"论"字，特为"论"字下一注脚，并示人"论"字中下手处，乃活法之源头也。不从吾伤寒内用法，则他法适足死人；从吾伤寒内用法，而未经讲习讨贯，辨得到手，则吾法更足死人。明示人不可不用吾法，而又不许徒用吾法，一片婆心，和盘妙蕴，不惜为医家作津梁①，而紧从津梁处下针砭，意在医医，不在医病。谈及病末②矣，谈及伤寒益末③矣，伤寒不能该病，病不能该医，医可以该病，病可以该伤寒也。故"论"字断不可以曰编曰书曰集等字代之，曰编曰书曰集云者，乃经验之方书，无论《丹溪心法》等类为方书，即仲景之《金匮要略》亦方书。在举业家，如历科大题、历科小题等类，篇篇俱是现成文章，入场遇题，从头写去亦得，不从头写去亦得。《伤寒论》乃医门之规范，其中教人如何辨表里阴阳，如何察寒热虚实，如何认病，如何治病，防微杜伪有法，矫枉救误有法，一字一句，莫非规矩准绳。而规矩准绳，总不用之于医头医脚上。在举业家，如袁了凡之金针，举业之卮言④，乃教人作文章之窍⑤门，却无全篇文章。得法，不必写他人文章，无有不合式之题；不得法，则虽题中所有，欲抄写而无文章。欲抄写而无文章，则讲习讨贯，自不得不用功于平时矣。所以一卷之

---

① 津梁　渡口和桥梁，比喻能起引导、过渡作用的事物和方法。

② 末　式好堂版作"未"。

③ 末　式好堂版作"未"。

④ 卮言　无立场的随意言论。

⑤ 窍　式好堂版作"家"。

中，包罗万象，或举一以该余，或连类以博及，或借此以映彼，或从后以足前，或从角立处起机关，或从交纽处通锁钥①，已明者去之，未明者著之，雷同中究非雷同，断绝处未尝断绝，有起有伏，有呼有应，一字能现半天星斗，无句偏有遍地风雷。种种灵机妙诀，无非教人辨病，辨得病，方可擒得病。《序》云"庶可见病知源"，缘卒病之来，不必伤寒，皆得从六经冒伤寒。擒不住，不能知。知不真，不能治。故覃精一卷之书，为之布成格式，示以机宜，纸面上出兵机，句读中握庙算②，使医家放心、放胆，得从活路上做工夫，一破从前各承家技之旧非，是授人以战具，盖授人以谋成而后战之具也。故"论"中神奇变化，几于武侯八阵、卫公五花③矣，而得其门以入，握要正自无多，法在辨脉，法在辨证，固不必分之曰医病医伤寒，而无不可分之曰医病医伤寒也。凡《伤寒论》之所以为《伤寒论》，其书如此，则凡《伤寒论》之所以名《伤寒论》，其旨如此。世人一切懵懂，只据题面上有了"伤寒"字，一遇伤寒卒病，辄取来作摹元秘宝，以一部医医教人下手做功夫之《伤寒论》，移来作一部医人信手检集验之《伤寒论》，犹未学操刀而使割也，几何不伤其手，而以一部活人《伤寒论》沿为一部杀人《伤寒论》哉？世之谈仲景者，不知几何人，亟须改正题面，从题面上探出题旨来，方不懵懂。盖题旨非是教人依吾论去医伤寒，乃是教人依吾论去辨伤寒；非单单教人从伤寒上去辨，乃教人合杂病上去辨也。寒伤营外皆杂病。伤寒此表里阴阳，杂病亦此表里阴阳。而表里阴阳中，又各有寒热虚实之不同。卒病之来，伤寒大都责其有余，杂病大都责其不足，不互加辨剔，则伤寒得以似是者溷及

---

① 锁钥　喻重要关键或边防要地。

② 庙算　朝廷或帝王对战事进行的谋划。

③ 卫公五花　指唐卫国公李靖的五花阵，据传脱胎于诸葛亮的八阵图。

杂病，杂病亦得以似是者溷及伤寒。六经之见证处虽同，六经之
受病处各异。若要肃清，先从庞杂处下手。故其标篇只云辨脉
法、平脉法，未尝云辨伤寒脉法、平伤寒脉法；亦只云辨太阳病
脉证、辨阳明病脉证，未尝云辨伤寒太阳病脉证，辨伤寒阳明病
脉证，此仲景自言其为《伤寒杂病论》合十六卷也。以此推之，
六经何尝为伤寒而设，乃辨在六经，伤寒自不能逃。更以此推
之，脉法并未尝因六经而立，辨平了脉法，六经自不能诡，此所
谓道之根源也。得此旨以读《伤寒论》，则从前懵懂之张仲景，
自换出一精明之仲景。仍于烂熟后将全书团笼来理会一番，又逐
条解开去理会一番。盖团笼有团笼处辨法，泥不得解开处一例；
解开有解开处辨法，泥不得团笼处一例。若此处不能肃清，则不
以伤寒治伤寒错，以伤寒治伤寒益错。务使同者异之，异者同
之，疑者析之，略者详之，奇恒者参伍之，变易者比属之，从
"表里腑脏"四字，坐仲景于寝食间，为之指手划脚，左东右
西，日演其所知，直待造就已成。辨于此，详法即于此立。凡论
中纵横错乱之处，皆得条理井然，丝丝入扣，岂特不懵懂于伤
寒，而匠意生心，动成彀率。即以之作一部分门别类之总诀，不
待编辑，已无不编辑于胸中矣。然后北面谢师，为仲景辍去讲
席，而自称曰医。此医是从论辨中造就来的。毋①论圭璧《伤寒
论》为得手，即土苴《伤寒论》亦得手矣。

---

① 毋　式好堂版作"母"。

辨《伤寒论》二

义例有不易晓者，广设曲喻而旁及之，则无不晓。余尝从戏场上观《千金记》矣，"伤寒"二字，即垓下之项羽，因伤寒而有论，则因项羽而陈及垓下之师也。垓下者项羽，而垓下之师，非项羽也。垓下之师，则戏场上所演九里山头、十里埋伏者是也。凡垓下之师层层布置，总为一项羽而设，所以各各编成旗帜，各各列出名号，使之有以辨别乎项羽，万一军中有警，认定自家旗号，自不至为项羽溷乱。不至于为项羽溷乱，故两军相对，自不至为项羽逃逃。以此例及《伤寒论》，则伤寒自是伤寒，《伤寒论》自是《伤寒论》，伤寒只是伤寒，而《伤寒论》之"论"字，实是批株及根，寓着攻及伤寒、网定伤寒之意。故《伤寒论》之有二脉，非伤寒之二脉也，乃因伤寒而援二脉法以根究之；《伤寒论》之有六经，非伤寒之六经也，乃因伤寒而设六经辨以勘辖之。凡一部书谆谆辨脉辨证，无非从伤寒角立处定局，从伤寒疑似处设防，处处是伤寒，处处非伤寒也。只因似中有非，同中有异，其间是者无一是，而非者则不胜其非，不加之辨，何由论定。论者论其是，辨者辨其非，从百非而究一是，所以淄渑泾渭，到手便别。务使似者莫能同，而后真者莫能异，此"辨"字之旨也。世之读仲景书者，先已遗去一"论"字，如垓下则垓下耳，不复云师，楚与汉何处分别？所以一部书从头至尾，无处不是伤寒。无处不是伤寒，则"论"字尽被"伤寒"字溷去，更何人从"辨"字上着一非非想哉？非者不复非，则是者何由是？此其说，余更得之庄子之喻马矣。庄子曰：以马辨马之为马，不如以非马辨马之为马也。夫马之为马，四足而能走之谓也。徒以四足而能走之谓马，马则是矣，而非马莫辨，则见骆驼而云马肿背，犹曰似之。广及四足而能走之牛，何不可曰此有角之马也？广及四足而能走之虎，何不可曰此有爪之马也？广及四足而能走之麒麟，何不可曰此有甲之马也？此非谲辞，余童年闻诸长老曰，有庶人裔出高墙时，见民间驴马乃大骇，曰外面有如此大鼠。夫鼠之于驴马，非而又非者也。而庶人裔且谓驴马为鼠，由其所辨者只有鼠，而鼠之外，一切非鼠者，莫之辨也。非鼠莫辨，故四足而能走者，皆得指之为鼠，则知庄子亦虑人非马莫辨，必至四足而能走者，皆将指之为马也。故仲景亦虑人非伤寒莫辨，必至发热恶寒而头痛者，皆得指之为伤寒也。发热恶寒而头痛，皆得指之为伤寒，犹之四足而能走之牛、之虎、之麒麟，皆得指之为某马某马也。由其所辨者只是马，而马之外非马者莫辨。所以世人有七十二证伤寒之名也。试思仲景之名伤寒者，只有一病，曰太阳病或已发热，或未发热，必恶寒体痛呕逆脉阴阳俱紧者，名曰伤寒。由是言之，伤寒何尝不发热恶寒、而头痛也。要之，发热恶寒而头痛，自是太阳病，伤寒特太阳中之一例耳，其余非伤寒，而发热恶寒头痛者且多，不尽伤寒也。须从太阳中辨之，方定其为伤寒。盖辨之于虚实寒热，不辨之于发热恶寒而头痛也。犹之四足而能走，自是兽之属，马特兽中之一畜耳，其余非马而四足能走者且多，不尽马也。须从兽中辨之，方得其为马，盖辨之于骨角齿毛，不辨之于四足而能走也。太阳如此，推之阳明少阳三阴，亦复如此。亦复如此者，凡有一经之病，即有一经之辨也。有一经之辨者，以有一经之病，自有一经之脉，一经之证也。据经未尝不是伤寒，以证辨之则殊非；据证合经，未尝不是伤寒，以脉辨之则殊非。究竟非不在非处非，偏从是处非也。太阳自是太阳，其实太阳只算得表，伤寒有此表，杂病何尝不同有此表？同有此表，则同有此发热恶寒而头痛也。而发热恶寒头痛中，有实有虚，有寒有热，则是伤寒之太阳，与非伤寒之太阳，从此辨矣。从此辨，故有可汗之太阳，便有不可汗之太阳也。阳明原是阳明，其实阳明只算得里。伤寒有此里，杂病何尝不亦有此里？亦有此里，则亦有此不更衣也。而不更衣中，有实有虚，有寒有热，则是伤寒之阳明，与非伤寒之阳明，从此辨矣。从此辨，故有可下之阳明，便有不可下之阳明也。三阳腑病皆如此辨，推之三阴脏病亦如此辨，辨得表里腑脏，则一病自有一病之疆界，是为病之所在。于所在处辨出虚实寒热，则一病自有一病之本标，是为病之所生。病之所生，伤寒与杂病异；病之所在，伤寒与杂病同。故恶似而非，最怕伤寒之易溷也。凡人于病之未来，久已惑于其名。故于病之才至便复惑于其证，风声鹤唳，莫非伤寒，自非从伤寒一门大破其模糊不可，从伤寒门大破其模糊，自非从模糊处直穷鞠到底不可，此仲景所以有《伤寒论》也。余深悟得仲景之“论”字，实是一翻驳攻击字眼；而论内之“辨”字，实是一援比较譬字眼，故得比“伤寒”于项羽，而以“论”字比垓下之师，使人知“论”与“伤寒”自是两军相当，若二脉、若六经、若痉湿暍之与霍乱等，皆吾“辨”字内之陈师鞠旅处，非伤寒一边之师旅也。更比伤寒于马，而以非马贴辨字。使人知“论”中设“辨”者，处处是两物相形，若两脉、若六经、若痉湿暍之与霍乱等，皆从“论”字内博举而互较之，现出彼此异同之观，不啻百兽率舞，非只赵子昂①一幅牝牡骊黄②图，群然是马。此亦一伤寒，彼亦一伤寒也。从此以读仲景书，则神理宛然，气脉毕贯。凡全篇文

---

　　① 赵子昂　即赵孟頫（1254～1322 年），号松雪道人，水精宫道人，晚年曾作孟俯，湖州（今浙江吴兴）人。宋宗室，入元，官至刑部主事、翰林承旨。他博才多学，诗、书、画、乐造诣颇深。书画方面尤深。

　　② 牝牡骊黄　牝，读作 pìn，指雌性的鸟或兽，与“牡”相对。骊黄：一指鸟名：黄鹂、黄莺；一指马，黄马和黑马。

字，何不可作一篇读去？一篇文字，何不可作一条一句读去？一条一句文字，何不可作一字二字读去？一字二字者，何字？曰论也，辨也。"论"者，作书之名，而即作书之旨；"辨"者，著论之由，而即"论"内之法，法在于"辨"也。"辨"字上有窍门，则病之表里腑脏在我，而表里腑脏中之实虚寒热在我。处处可见病知原，何复虑及伤寒？此仲景一字心法，能于此悟仲景一字师，则巧中有法，法中有巧。全篇读去，无往非师矣。此余广设曲喻而旁及之之意也。

辨《伤寒论》三

　　读古人书，须得古人所以立言之旨，而后可以辅翼古人，代之作喉舌。顾古人立言之旨，有见于题面者，有不尽见之于题面者，须从全部书中领略古人，译而出之，方不至如盲者观场，随声附和。即如《千金记》之演韩信，谁不知有韩信者，而演韩信之旨云何，曰灭项兴刘。犹之《琵琶记》之演伯喈①，谁不知为伯喈者，而演伯喈之旨云何，曰三不从不失其为孝。杂剧且然，况正史正论乎？《春秋》文成数万，旨只两字。两字者何？曰尊王也。天王为天下之主，天下不可一日无主，故首尊之以春王正月。而全部《春秋》，翻来覆去，总不出四字为范围矣。知天下不可一日无主，则知人身之亦不可一日无主。人身之主何也？曰阳也，阳即人身之天王也。天下有天王，故可以正治而定乱；人身惟阳气，乃可以守正而闲邪。故仲景一部《伤寒论》，亦只有两字，曰扶阳而已。"凡阴病见阳脉者生，阳病见阴脉者死"，只此开章二句说话，即仲景全部《伤寒论》著书之大旨也。得其大旨以淹贯全书，则知《伤寒论》非仲景教人以伤寒治伤寒之书，乃仲景教人不可妄以伤寒治伤寒之书也。治伤寒之法，曰汗曰下，尽人知之，仲景不惧人误及伤寒，而甚惧人为伤寒所误。则知《伤寒论》非仲景汗下之书，而仲景不可汗、不可下之书也。汗下皆令人亡阳，而在伤寒，则用汗下扶阳。在伤

---

　　① 伯喈　东汉蔡邕的字，邕性笃孝。少博学，好辞章，精读作律，善鼓琴，工书画。灵帝时拜郎中。董卓征召为祭酒，累迁中郎将。后以卓党死狱中。

寒能以汗下扶阳，则汗下用之伤寒，诚为名器矣。名器不可以假人，而世之真伤寒少，假伤寒多。伤寒有此名器，而谋动干戈于萧墙之内者，遂不复勘及真假。凡属影响伤寒之类，俱得以其似是而非者，侮弄及名器。太阿倒置，不至犯上无等，而亡阳不止。此仲景《伤寒论》之所由作也。论之为言断也，断者蔽也，分明指此为伤寒之爰书矣。故首尾分篇，只存论之体裁，而别嫌明疑，指奸摘伏，深文大义，具见于标篇之"辨"字上。辨之为言诘也，诘者鞠也。既诘且鞠，则必无枉无偏，方蔽厥辜，自不得不借论以申其辨。《春秋》不辨，则僭与窃，皆得以尊王之名，而行其蔑王之实；伤寒不辨，则汗与下，皆得以扶阳之举，而兆出亡阳之机。故于辨处加严，笔则笔，削则削，俨以汗下和温之法，配着《春秋》之夺攘褒予，一出一入，务从纲中整目，而不令紊施。纲何在？在二脉。目何在？在六经。二脉犹《春秋》之为经，六经犹左氏之为传。使援经可以断案，而无幽不烛，无微不显。真伤寒至此不能逃，假伤寒至此不敢冒。凡正名署位，救乱防危，法皆出此，岂徒然一部伤寒书也。其系论以伤寒者，不过系《春秋》于鲁之意。知鲁有《春秋》，非鲁一国之史，则知伤寒有论，非伤寒一家之书。奈何从来尽人俱欲以仲景名书之伤寒，妄指为病内见证之伤寒，彼畔经者毋论矣，即遵经者，亦纷纷欲以温热病为仲景补亡。果尔，则尼父之《春秋》，亦必待操觚家补上二百四十二年之冬夏，方于题面无欠缺，而称为完史，岂非一大梦呓乎？要之，鲁之《春秋》，自是月令之《春秋》；而孔子之《春秋》字，实该着春生秋杀二义。世人之伤寒，自是冬季之伤寒，而仲景之伤寒字，实包着内伤外寒二义。则亦不必更旧书之名，而尊王之旨，与扶阳之义，即在题面上，亦可以互而领略之矣。总之，阳气为人身之天王，是曰生身之主。邪阳可祛，正阳宜辅，汗下二法，凡扶阳亡阳，俱于此处关系。所以仲景作论于其结处，独抽出可汗不可汗、可下不可下名篇，岂非即《春秋》之旨？所谓言之重，辞之复，其中必有大美恶存焉者乎。而余于此窃有感焉，于此窃有慕焉。仲景名论，只是伤寒，未有扶阳字揭出，乃东垣之《脾胃论》，却往往取"升阳"二字名方，以孔子之《春秋》，或明或晦者，且千数百年，直往朱子之《纲目》出，而尊王之旨乃大著。然则东垣之有《脾胃论》，殆亦仲景《伤寒论》之纲目哉？绍仲景之传，而不以伤寒作伤寒治者，东垣一人而已。凡师仲景而欲入其室者，且先求东垣之堂而升之，庶几《伤寒论》之统系犹存，不至流于邪说，诬民一派①也夫。

---

① 派　致和堂版与式好堂版均作"泒"，泒，读作 gū，为古河名，源出中国山西省，流至天津入海。"泒"字为"派"字的常见误字，此处"泒"疑为"派"字之误。据文义径改，下同。

辨《伤寒论》四

　　道之不明，有贼之者，辨其为贼，击亦何难？贼道而得逃于宗道，则举世皆宗道之，谁辨其为贼者？以故杨墨①尝贼孔子矣。杨墨何能贼孔子？杨墨之贼孔子，即以孔子贼孔子也。孔子曰仁义，杨墨亦曰仁义。天下以孔子仁义，而杨墨亦仁义。舍杨墨，无孔子，遂以孔子之仁义，归杨墨之仁义。以孔子之仁义，归杨墨之仁义，而天下无父无君之仁义，遂不以为杨墨之仁义，而以为孔子之仁义。率天下之人，尽归于无父无君；率天下无父无君之人，尽归于孔子；而孔子事父与君之仁义，尽变而为无父无君之仁义。究竟不曰杨墨，曰孔子，此之谓贼。故曰杨墨之道不熄，孔子之道不著。谓举世皆杨墨，则举世皆孔子；举世皆孔子，则举世皆杨墨。时无孟子，天理人心几泯绝矣。噫，可畏也。若季汉之有张仲景，亦医门之孔子也。既有医门之孔子，遂有医门之杨墨。医门之孔子，则张仲景；而医门之杨墨，则王叔和也。孔子有仁义，杨墨即以仁义乱孔子；仲景有伤寒，叔和即以伤寒乱仲景；其为贼均也。原仲景之有伤寒，非谓世无伤寒，无端演出一部伤寒书，正以世有伤寒，不得已破之以一部《伤寒论》也。世有伤寒者何？各承家技，终始顺旧之谓也。各承家技，终始顺旧之伤寒何？冬伤于寒，春必病温之谓也；凡伤于寒，即为病热之谓也；一日太阳受之，则头项痛腰脊强，二日阳明受之，则身热目疼鼻干不得卧之谓也；未满三日，可汗而已，已满三日，可下而已之谓也。家有此技，遂以其技杀人满沟满

---

　　①　杨墨　战国时杨朱与墨翟的并称，借指儒家以外的各学派。

銎，究竟不曰伤寒医杀人，尽曰伤寒病杀人。仲景所由创而惩焉，谓差讹悖乱，实此二字为招尤，故借题击题，破之以论，名曰伤寒，而一切伤时病俗之心，与夫矫偏革弊之道，俱从"论"字内，翻去伤寒也。翻去伤寒，故不从伤寒门立法，而从二脉立法，从六经立法，只在人形身表里腑脏上范围及一部《内经》。任诸病之来，总不能外，此为章程，为矩矱，以此为法之祖，其间字不徒字，字中有眼；句不徒句，句外有机。法不在字句，而在字句中，字句外之窾窾要会处。凡读吾论者，辨则得之，不辨则不得也。世人久承家技，徒然夺其旧而新是图，方且骇不能读，谁耐其辨？不复耐辨，则得一不辨而得者，名则攘彼之名，技仍播我之技，割裂经旨，示人以捷径又何难？以我之不辨而得者，夺去彼之必辨而得者，此叔和之伪例所以得逞于前也。不知此例，在仲景之前，久已滔滔皆是，但未有叔和，只是杀人以技；既有叔和，遂广杀人以书。杀人以技，仲景犹及而惩之；杀人以书，仲景已不及而惩之。叔和因其惩之不及，反得伪之为伤寒例。而家技遂成国技，此之谓贼。究竟叔和今日之所贼，即仲景当日之所惩，叔和未及为仲景惩，而叔和之祖若父，则皆仲景惩列也。叔和为太医令，承家有自，惩其祖若父，犹之惩乎叔和也。《伤寒论》若传，何啻孔子有《春秋》，乱臣贼子惧矣。叔和为此，其起于惧心乎？惧则思逃，逃则思掩。以一手掩尽天下人目与口，令不得睹《伤寒论》之全书读之则难；以一手掩尽天下人目与口，令不得睹《伤寒论》之一"论"字读之则易。"论"字不可掩，只从伤寒上，演出金口木舌，则"论"字不掩自掩矣。掩去"论"字，则"伤寒"字何复仲尼、阳虎之分，不难恣其所措，而以我之云云伤寒，换去彼之云云伤寒矣。故凡例内铺张处无非一诱法。人情莫不乐苟忽而厌艰难，喜速成而惮深造。以例较论，彼繁而我简，彼层而我径，彼无片段而我成片段，彼无引据而我多引据，彼穷年未得心通，我一览便资口给。

有书如此，又未尝不曰仲景之书，则凡有志伤寒者，谁不欢欣鼓舞，亟从此处一探仲景之龙门哉？而诱法中又兼有钉法，凡言之易入而难拔者，先之也。彼有论，我有例，但使例弁其前，令人于未面仲景时，朝夕我例，则楚人之庄岳，不待引而置之，而开门见山，人人胸中、口中、耳中、目中无不有一篇《阴阳大论》话头，为先人之言钉定矣。认此为仲景发源，则以后自无歧视，而一从牵强读去，附会读去，虽曰挞而求其不《阴阳大论》云云牢牢心口耳目中，不可得也。究竟例自是例之伤寒，论自是论之伤寒，装头不能盖脚，则其中更行一乱法，朱紫异同之间，无如乱之以《内经》，故举《内经》所指为热病，为阴阳应象，凡有一伤寒字面者，尽行割去头尾，砌入溇诐例内，而复从伤寒门炫惑以"变温"、"变热"、"传经"、"两感"等名，使人在枝叶上，已是眼花缭乱口难言，而再从节气之春夏秋冬上，节外生枝，与人以缠扰不去，应接不来，谁复有闲适工夫，在"论"字根本上讨分晓，为拨云见日计者？以此三年六十个月，浑着身只望伤寒字东撞西撞，及至撞不出头又似似非非，有一温热病，绊住做疑团，任你一部清清楚楚表里腑脏之《伤寒论》，不怕不溷入疑团中，同去瞎撞，只此当头一网，从安排布置中，打尽后来眼明心慧辈，尽入牢笼，虽复百千仲景，等闲尽作如是观。"论"未尝不是"伤寒论"，而细视论中，已无非暗以"热病"字，换去"伤寒"字，而明以"伤寒"字截去"论"字者矣。"论"已被截，自此而仲景《伤寒论》，自是仲景一部《伤寒论》之书；而世人《伤寒论》，自是世人一部《伤寒论》之书矣。自此而世人《伤寒论》，无非仲景一部《伤寒论》之书，而仲景《伤寒论》，并非仲景一部《伤寒论》之书矣。何也？仲景之《伤寒论》，是以题翻题，伤寒是击之书，从击处打破伤寒，展开全体；世人之《伤寒论》是以题盗题，伤寒是砌之书，从砌处捏出伤寒，缠住全体。全体之缠，由于题面之换；题面之换，由于一字之掩。自此而以热病杀人者，不曰叔和，曰仲景矣；以伤寒杀人者，不曰叔和，曰仲景矣。犹之场中卷面，一经他人割换，谁复辨其甲之非乙，而谓叔和之杀人，非仲景之杀人哉？叔和不特逃仲景之惩，且驾仲景以成名。仲景无从惩叔和，且为叔和掩去而代罪，元祐之后有绍圣，医门中先有其事。较之杨墨，彼为以邪乱正，此兼以小人乱君子矣！故杨墨之乱孔子，非有意于乱孔子也，以宗道而流于贼道，故杨墨有归儒之日；叔和之乱仲景，有意于乱仲景也，欲贼道而逃于宗道，故叔和无反正之时。试观今日之域中，《伤寒论》竟是谁家《伤寒论》也。近虽有方有执、喻嘉言辈，潜訾其劣，然争差不在优劣，在叛从。统系认差，所争皆谬，非叔和之与誉叔和，彼善于此者几何？观其大意，亦是谓仲景遵《内经》热病之旨作《伤寒论》，则何尝不以叔和之宗者是宗。叔和已是充塞天下，余何人，斯敢以突然之舌与天下争此事？但从全部书中为仲景题面上翻出一“论”字，则仲景之精神意旨，尽从此一字现出，而人人自可于伤寒字面上，作规鉴法读之，作参稽法读之，夺去彼冬春夏秋，补凑来填述体两字之伤寒，还归我阴阳表里，斧削成断制体三字之“伤寒论”，则二脉之凡筵、六经之庑序，自从辨字上列出颜曾思孟，岂容此离经叛道之伪例，篡乱其间为距为放？是所望于今而后之诵法仲景者。

辨《伤寒论》五

　　"伤寒论"三字，余辨之不啻辨矣，盖不得已而辨也。或遂从而罪我曰：天下事非一家之事，则天下书非一人之书。子于"论"字上拟仲景以笔断，或不失为尊经。至于伤寒二字，圣言煌煌，自是铜板册，子何根据而诋叔和以离经叛道？以一人之私臆，抹尽天下人所共遵所共读之书，恐离经叛道之在叔和者子一人，而离经叛道之在子者百千亿万人。其人，子能无惧乎？余曰：唯唯否否，群言淆乱，当折衷于圣。圣经伤寒之旨，何尝不鲜明可考？特被叔和于伪例内妄为援引，尽行失去经旨，涂饰人之耳目于不觉，世人不复解《内经》，何从解仲景？余于伪例内另有贬，姑勿辨，只就伤寒言之。《内经》于此二字，未尝有通辞，从变而移者居多。其他或反以伤寒病隶之中风，以风为百病之长故也。若秦越人，则从《内经》中稍为疏别矣，究未尝以伤寒尽属之冬月之病也。五十八难曰：伤寒有五，有中风、有伤寒、有湿温、有温病、有暑病①。可见伤寒，特伤寒有五中抽出之一病耳。其伤寒有五之"寒"字，则只当得一"邪"字看。邪则有虚邪、有实邪、有阳邪、有阴邪，俱统此寒之一字内。以伤寒对中风，则中风为虚邪，伤寒为实邪；以伤寒对温病，则温病为阳邪，伤寒为阴邪；其暑湿二种，则介在虚实阴阳之间。邪各不同，总名之曰寒者何也？以所伤在太阳寒水之表则同，故从同。曰②今叔和不以热病隶之伤寒有五之纲，反以伤寒隶之热病

---

　　① 暑病　在《难经》中无"暑病"之词，仅以"热病"见。
　　② 曰　式好堂版作"同"。

之目，妄引伤寒则为热病例之，殆欲溷五病于伤寒，溷伤寒于热病，以一目掩尽有五之纲，令人不复于寒水表之一字上，分别出阴阳虚实来，即此便是叔和乖乱之根矣。而不尽是也，伤寒有五虽不同，而感受之寒部①则同，故总名之曰伤寒，此则"伤寒"二字，作一串看去，人人所晓者，若截"伤"之一字言之，则有正伤、有邪伤。邪伤统之于寒，正伤不统之于寒。邪伤统之于寒，自分风暑温湿；正伤不统之于寒，于五邪中伏有本标主客。故"伤寒"二字，须串看，尤须峙看。峙看者，伤自是伤之病，寒自是寒之病。仲景论中，盖从串与峙兼而论之，故包括众。有此说，非余敢鉴，考之四十九难曰：有正经自病，有五邪所伤。何以别之？然忧愁思虑则伤心，形寒饮冷则伤肺，恚怒气上逆而不下则伤肝，饮食劳倦则伤脾，久坐湿地，强力入水则伤肾，是正经之自病也。何谓五邪？有中风，有伤寒，有伤暑，有饮食劳倦，有中湿，此之谓五邪。据此言之，正经自病中有挟邪，如形寒饮冷，久坐湿地，得之外是也；五邪所伤中有挟经，如饮食劳倦等，不关邪是也。特以病受之外，则正经自病，亦属邪伤；病受之内，则五邪所伤，亦关正病。故秦越人于两邪中，各互及一二证，正为"何以别之"四字作地步，见所重在此四字。凡仲景一部《伤寒论》，只是教人何以别之耳，缘邪正之间，病虽异而证颇同，凡卒病之来，未有不挟一二伤寒证同见者，世人不别其异，而只据其同，概名之曰伤寒，不但正经自病与五邪所伤不加别，即伤寒有五不加别，卒病一来，舍伤寒无治法。不曰未满三日者，可汗而已；即曰已满三日者，可下而已。籍令绳之以仲景不可汗、不可下之示，彼即穷于法矣。穷于法，自不得不死于法。穷于不可汗、不可下之法，自不得不死于可汗可下之法。凡仲景之宗族横死于伤寒者，死此之伤寒。故仲景之论伤寒者，亦

① 部　式好堂版作"邪"。

论此之伤寒。"论"字中有殷鉴，意从殷鉴中示之以宪章，此《伤寒论》之所以作也。论虽为着伤寒著论，法实踢开伤寒着法。踢开伤寒着法，故无遗法。无遗法，故不为伤寒所涸，亦不为伤寒所疏。而凡"寒"与"伤"之所以分而分之者在此，所以合而合之者亦在此，有絜矩之道焉。故但辨及六经内外诸篇，便得"寒"字源头，而"伤"字在其中；但辨及二脉法，便得"伤"字源头，而"寒"字在其中。特为"寒"字着法，所以有可汗可下，及诸正治之示；特为"伤"字着法，所以有不可汗不可下，及诸救逆之示。仲景论中，以脉法始，而以可与不可与终，其重在"伤"而不重在"寒"。可知轩轾出入，各有权衡。故伤寒有五，网吾法中不必言，其正经自病，与五邪所伤，又何者不网吾法中？织钜靡遗，彼此互贯，此之谓万病莫逃乎伤寒，谓吾论已定，则吾法已定，万病莫能逃，又何有于伤寒？盖蔑视夫伤寒耳。叔和不得"论"字之解，遂以伤寒截去"论"字；并不得伤寒之说，遂以热病扯入伤寒，剽窃《内经》，显出家技渊源，意以此压倒仲景，而僭与冒，更欲窃仲景欺世，以售其技，世人皆耳食，自不从二脉法上勘仲景六经，而妄从伪例上勘仲景六经矣。所以自古至今，吟哦《伤寒论》者多人，而吟哦中所神领而意会者，舍伪例无以为眼目、为口吻也，以其中有现成之眼目口吻也；编辑《伤寒论》者多人，而编辑中所深思而自得者，舍伪例无从得头脑、得肢节也，以其中有已然之头脑肢节也。则自有伪例，而仲景之"论"字遂掩；"论"字被掩，而仲景之"伤寒"字，遂为叔和之"伤寒"字所换。名为仲景承宗祧，实则从而篡之；名为仲景树门户，实则从而夺之。比之于贼，暗则嬴秦之有吕，明则汉室之有曹，为夺为篡，是为离经叛道中之乱臣贼子也。余虽有志于仲景而未逮，然弑父与君，亦不从也。故复有此辨①。

　　只为②万病莫逃乎伤寒，人人口中有此一句话，假令遗去一“论”字，则伤寒特《难经》中有五之一病耳。在五邪且不能兼，又何以使万病莫逃乎？世人之意，只是责重伤寒。责重伤寒，而万病俱坏于伤寒；及其病之已坏，不曰病实坏于伤寒，反曰伤寒中有此坏病，否则以热病聚纷争之讼，魔益着魔矣。以此“伤寒”二字，遂成千古一闷葫芦，要此葫芦转换得气，须是“伤寒论”三字看得剔透玲珑。盖三字中具广大法门，具圆通法门，具不二法门，任从截出“伤”字，一部书都是伤；任从粘着“寒”字，一部书都是寒，圆机活法之中，纪律森然，条理秩然。故仲景自序，不以为伤寒之书，而为平脉辨证，见病知源，能愈诸病之书。不以为《伤寒杂病论》，分十六卷；而以为《伤寒杂病论》，合十六卷也。伤寒杂病不分，是教人于伤寒杂病异处，辨其何以异，更于伤寒杂病之表里腑脏同处，辨其何以同，此处有源头，寒病方不杀人以伤，伤病方不杀人以寒。可笑今人只是靠此书去医伤寒，不肯把此书去论伤寒。须知论得伤寒，方能医得伤寒，“伤寒”是局面，“论”字在较量；“伤寒”是临身，“论”字先一着；“伤寒”是一病，“论”字无不该。此等处，却不现成，都是窍门上工夫③。窍门上工夫，辨是也。辨不定不成论，论不定不成医，医不成而医病，病不成其为病，伤寒益不成其为伤寒矣。病不成其为病，则杀人以病。伤寒不成其为伤寒，则杀人以伤寒。故知此之论，即论定后官之论，此之辨，即辨定后爵之辨，总非苾政临民后事。以此例医，全凭我于整暇时，从诸病中不漏及伤寒，庶几到医病时，“伤寒”二字，

---

　　①　故复有此辨　致和堂版缺，据式好堂版补。

　　②　只为　致和堂版有此二字，式好堂版无。

　　③　夫　原作“大”，据意径改。

不得乘我以手忙眼乱，掩尽诸病，蒙蔽乎我也。《伤寒论》之所以为《伤寒论》，其立言如是，其立法如是，此得为古今一部医书大全。夫书则安能全也？法全则书全，卷之不盈一握，舒之膏泽天下。以此语书，《伤寒论》而外，无医书矣；以此语道，《伤寒论》而外，无医道矣。今而后乃可语人曰万病莫逃乎伤寒。

王叔和伤寒序例贬伪

统有正伪，《伤寒论》之统，不能正其始者，由叔和之伪统僭之也。

余急贬其伪，而不诛其僭者，志在悬之国门，令人得目为禁书，则诛在不诛中，故仍前其例而不入之卷，则仲景之统，自是大居正云。

眉批：仲景"伤寒论"三字，是断制字眼。从断制体读他文字，知此部书都从伤寒字面上翻空，故处处出奇握胜，叔和将断制字法，误认作叙述口气，自不得不于伤寒字面上逐实填将去，而窥垣挖壁，处处成了仲景一个穿窬。

《阴阳大论》云：春气温和，夏气暑热，秋气清凉，冬气冷冽，此则四时正气之序也。

"伤寒论"三字，"伤寒"是死字，"论"是活字。死字上安得有法？法全在活字上，活字能翻簸死字，所以其法犹之弄丸①，"伤寒"则丸也。"论"是弄丸者，活字上看不出门路也自罢，何苦将活路尽行填塞，砌成一条死路？即死路尚是路，何苦将死路上尽行埋作火坑，诱尽天下人，不走此条死路不止；走此条死路，不驱之尽入火坑不止？勘其恶端，不过以仲景论只云伤寒，未经切出伤寒根脚，而搜得《内经》中有"冬伤于寒，春必病温"及"有人之伤于寒也，则为病热"语，遂可窃来立己之根脚，而捉仲景之空。因论有"伤寒"字，误认仲景为冬

---

① 弄丸　古代的一种技艺，两手上下抛接好多个弹丸，不使落地。用以喻娴熟巧妙，轻松不费气力。

月一季而设，遂从"冬"字上，铺演出春夏秋，从"寒"字上，铺演出温清暑来。不知仲景论中，寒热温凉备具，特根脚总在人体躯表里腑脏上，经理出病之寒与热，岂同望杏瞻蒲，作一部医门令书者？若曰四时正气，《内经》自是寒暑燥湿风，不闻着在温清寒暑上。着在温清寒暑上，则温病、寒病、暑病有之矣，秋时闻有清病、凉病名否？若病属燥湿风者，又从何处安插？以天气之寒热温凉，揣病证之寒热，此妇人女子之医。《阴阳大论》未必然，即有之，当另有说。叔和引来，不过影出一番春夏秋冬字眼，以此开谈，则暑往寒来春复秋，夕阳西下水东流，余耳其语矣。春有百花秋有月，夏有凉风冬有雪，余耳其语矣。人过不留名，哪晓得张三李四；雁过不留声，哪晓得春夏秋冬，余耳其语矣。铺场便得一江湖口令，亦谓开卷有益，其必套一《阴阳大论》者，以仲景自序有勤求古昔、博采众方，撰用《素问》、《八十一难》、《阴阳大论》等语。故例中搜及《素问》、《难经》处，费尽撋髭，而开口复现出阴阳大论字样，见其勤求博采。凡仲景所有者，己无不有，而"伤寒"二字，较之仲景则另得传授，此叔和闲居著例之肺肝，余得而见之也。

眉批：仲景之《伤寒论》，犹曲家之九宫谱，论从形身上辨出表里腑脏，使人于切脉验证处，审实虚寒热而得病。盖教人医病张本，非竟将此论当伤寒医。犹之谱从音法中，辨定宫商角徵，使人从按律叶调中①，得抑扬清浊而谐声，盖教人度曲渊源，非竟将此谱当曲子唱。叔和见谱中所载，是曲子说话，便认九宫谱，是一本九宫记，将来同《琵琶记》类唱演，恨其中少了②生旦净丑，遂增出无数风温、温疟、时行、两感等名，代仲景扮出伯喈、五娘、蔡公、蔡婆等角色。自此而南宫北吕，无复谱中事，只从锣鼓摊处，

---

① 中　式好堂版作"空"。
② 了　式好堂版作"子"。

敷演得如花似锦，自可骗动人人喝彩，有此伤寒例之九宫记，而九宫谱之为谱，以之属伤寒论者，遂成仲景之《广陵散》矣。古今事如此，良可叹也。

　　冬时严寒，万类深藏。君子固密，则不伤于寒。触冒之者，乃名伤寒耳。其伤于四时之气，皆能为病，以伤寒为毒者，以其最成杀疠之气也。

　　伤寒原是活病，初不可执一名之。《内经》曰：百病之始生也，必先于皮毛。邪中之则腠理开，开则入客于络脉，留而不去，传入于腑，廪①于肠胃。又曰，百病之始期也，必生于风雨寒暑，循毫毛而入腠理，或复还或留止，奇邪淫溢，不可胜数。又曰，百病之所始生者，必起于燥湿寒暑风雨，阴阳喜怒，饮食居处，气合而成形，得藏而有名。又曰，夫邪之生也，或生于阴，或生于阳，其生于阳者，得之风雨寒暑，其生于阴者，得之饮食居处，阴阳喜怒。以是知邪之客于皮毛肤腠者，皆得谓之伤寒。初未尝有定名也，故秦越人云：伤寒有五，其所苦各不同形。又云：有正经自病，有五邪所伤。可见风寒暑湿未定之先，及阴阳喜怒饮食居处等邪，夹在肤腠间时，伤寒还是活病。须从活病中，分别出其为何邪之伤。如仲景论中之中风、之伤寒、之温病、之痉、之湿、之暍等，与夫病之或生于阴、或生于阳等，一一得正之以名。此病方是就擒时，病既就擒，方辨其为伤寒类中之某病。前此之伤寒字，无非概举之辞。总非“冬时严寒”四字可以辖定，此仲景之六经所由设也。设六经所以擒病，擒病不是擒伤寒，专是擒伤寒之类之病。而伤寒自在擒列耳，使人于病邪到手，先得从表里腑脏上，根究一番。确是浮为在表矣，权且把里腑脏三路丢开，单单着落在太阳经上，太阳属表故也。擒定为太阳病，此时谓之为伤寒也可，不谓之为伤寒也可。谓之为

────────────

　　① 廪　积聚，郁结。

伤寒，固是此经病，不谓之为伤寒，也是此经病。一应虚实寒热，在此一经，已有定法待之矣。虚则从桂枝例出入，实则从麻黄例出入，寒则从小青龙、真武例出入，热则从大青龙、白虎例出入。凡百暑温燥湿等类，只从浮脉上分别，只从表证上分别，任你说寒说温，我腑脏上之表里，之虚实、寒热已经了明。岂是你肌表之寒温，摇惑得我动，又岂你天气上之寒温摇惑得我动。盖病邪万端，人身之腑脏总无两副，从此处定法，以擒倒病邪，则仲景所云料度腑脏，独见若神者也。是之谓举一而万事毕，是之谓活法，法不活，则邪不死。故仲景并未尝以"伤寒"二字属之冬月，以伤寒属之冬月，只是思量捉死老虎耳，天下岂有死老虎等你捉，坐见为虎啖也。

至云"君子固密，则不伤于寒，触冒之者，乃名伤寒"，益叛仲景之旨。仲景以世间寒伤营之伤寒，百中无一，而以之误治伤寒者，皆风伤卫之病。所以万举万错。《内经》黄帝问曰：有人于此，并行并立，其年之长少等也，衣之厚薄均也，卒然遇烈风暴雨，或病或不病，或皆病或皆不病，其故何也？少俞曰：春青风，夏阳风，秋凉风，冬寒风，凡此四时之风者，各不同形。黄色薄皮弱肉者，不胜春之虚风；白色薄皮弱肉者，不胜夏之虚风；青色薄皮弱肉，不胜秋之虚风；赤色薄皮弱肉，不胜冬之虚风也；黑色而皮厚肉坚固，不伤于四时之风。其皮厚而肥肉坚者，必重感于寒，外内皆然，乃病。又曰：风雨寒暑，不得虚，邪不能伤。卒然逢疾风暴雨而不病，盖无虚故邪不能独伤人。此必因虚邪之风与其身形，两虚相得，乃客其形，两实相逢，众人肉坚。又曰，其中于虚邪也。因于天时，与其身形，参以虚实，大病乃成，气有定舍，因处为名（八字乃仲景分营卫，分六经之由）。由是观之，风寒共是一病，从其人之虚实而分。虚者卫浅而疏。邪至则受，既受，即名中风。实则营深而密，邪不易入，入此方名伤寒。卫与营，气有定舍，故风与寒，因所处而

为名也。世人既虚者多，实者少，而邪之至也，亦虚者多实者
少。两虚相得之病，概作两实相逢治疗，夭人年寿，实从此始。
仲景所以于太阳有不可汗之戒，而救误汗之致逆者多端，正以触
冒之病，总非伤寒，不可误名之曰伤寒。今以"君子固密，则
不伤于寒，触冒之者，乃名伤寒"，遂以杀厉字毒字，为温病埋
根，余恐夫杀厉之气，不关伤寒，而毒先钟于名伤寒处矣。

　　眉批：若据叔和此说，伤寒病可专名之曰小人病矣，缘卖药家
惯是骗乡间人，骗不动君子，在稠①人广集中，先避开君子，是得
乡下人银，要还他一个着落耳。试问叔和例中，何不略一拈及中
风，曰仲景只名《伤寒论》，不名"中风论"，仲景自不依题，我比
他更依题耳，伤寒不会说话，有了寒毒藏于肌肤，乡间人，自是信
着他肌肤上的针穴，针后不怕你不贴上他六分细丝一张膏药②。

　　中而即病者，名曰伤寒。不即病者，寒毒藏于肌肤，
至春变为温病，至夏变为暑病。暑病者，热极重于温也。
是以辛苦之人，春夏多温热病者，皆由冬时触寒所致，非
时行之气也。

　　经云：天有四时五行，以生长收藏，以生寒暑燥湿风。必若
所云，则暑燥湿风，皆是寒之一气所变，舍寒而四时五行无专令
矣。缘其胸中已着了妖魔鬼怪，故于此处，将妖魔鬼怪话头搬弄
起。其乱经处总贬后。

　　凡时行者，春时应暖而反大寒，夏时应热而反大凉，
秋时应凉而反大热，冬时应寒而反大温。此非其时而有其
气，是以一岁之中，长幼之病多相似者，此则时行之气也。

---

①　稠　致和堂本此字不清，据式好堂版辨认
②　膏药　式好堂版缺。

极似戏场上，正出①未出，先跳一回小鬼，但《内经》于时行之气，只在六经上定其为风淫、燥淫、火淫、湿淫、寒淫之病，与夫土郁之发，金郁之发，水郁之发，木郁之发，火郁之发等不似。此处之云时行，可以挨着春夏秋冬，煎成一大镬药，令一岁中长幼人人可服也。一友云：只消一大镬九味羌活汤，不必挨着春夏秋冬更省力。

夫欲候知四时正气为病，及时行疫气之法，皆当按斗历占之。九月霜降后，宜渐寒，向冬大寒，至正月雨水节后宜解也。所以谓之雨水者，以冰雪解而为雨水故也。至惊蛰二月节后，气渐和暖，向夏大热，至秋便凉，从霜降以后，至春分以前，凡有触冒霜露，体中寒即病者，谓之伤寒也。其冬有非节之暖者，名曰冬温，冬温之毒与伤寒大异。冬温复有先后，更相重沓，亦有轻重，为治不同，证如后章。从立春节后，其中无暴大寒，又不冰雪，而有人壮热为病者，此属春时阳气发于冬时，伏寒变为温病，从春分以后，至秋分节前，天有暴寒者，皆为时行寒疫也。三月四月，或有暴寒，其时阳气尚弱，为寒所折，病热犹轻，五月六月，阳气已盛，为寒所折，病热则重，七月八月，阳气已衰，为寒所折，病热亦微，其病与温及暑病相似，但治有殊耳。十五日，得一气于四时之中，一时有六气，四六名为二十四气也。

仲景之云伤寒，只从寒字内，分出表里虚实。岂从寒字内分春夏秋冬？故可汗篇云，大法春夏宜发汗，已明说桂枝麻黄不单为冬寒而设矣。至于四季中并无冬宜温之句，可见四时中病俱从

---

① 出　戏曲术语，传奇剧本结构上的一个段落，同杂剧中的"折"相近。

活处看，推之温病，何莫不然，但以汗下温针之禁，概温病不同于伤寒之治。岂温病一门，又从表里虚实外，更分春温夏温秋温冬温之各自为病乎？据叔和说，毋论四时中阳气，总无出头日子。寒气总无伏入之时。万一讲及春伤于风，则九十日内，亦有二十四番花信风，应在人身上乎？只因有了一句"冬伤于寒，春必病温"语，俶扰天纪无所不至，遂令仲景一部《伤寒论》活活遭瘟，活活晦了二十四气。

然气候亦有应至而不至，或有未应至而至者，或有至而太过者，皆成病气也。

据其语中应至未至等，皆属寒，病气皆属热无疑矣，却不说出。叔和必自评曰，深得文家含蓄体。

眉批：春秋有春王正月四字，若令叔和释之，必将春正月字，演尽一部月令广义，而周家一代世纪，不难尽行砌入王字上矣，铺张扬厉，岂不远过尼父，只是尼父之春王正月，不作如是解耳，知春王正月，另有字法，则知《伤寒论》亦另有字法，一切春夏秋冬字眼自无处可以安顿着他。

但天地动静，阴阳鼓击者，各正一气耳。是以彼春之暖，为夏之暑，彼秋之忿，为冬之怒。是故冬至之后，一阳爻升，一阴爻降也。夏至之后，一阳气下，一阴气上也。斯则冬夏二至，阴阳合也；春秋二分，阴阳离也。

如此经典劝你不卖弄也罢，引来都与你一岁阳气，总为寒折处有些矛盾了。

阴阳交易，人变病焉。

变来变去，只是温，据你说，阴阳何曾交易。

此君子春夏养阳，秋冬养阴，顺天地之刚柔也。

一年四季都是温病，都是为寒所折。欲养阳则碍于温，欲^①养阴则碍于寒，虽君子亦无所措手足矣。观其引证处，何啻自家折狱。

小人触冒，必婴暴疹。须知毒烈之气，留在何经，而发何病，详而取之。

从头至此只因仲景题面有一"伤寒"字，遂从冬寒衍出春夏秋，从春夏秋衍出二十四气，不过急题缓做之法。意从二十四气衍出其胸中"温"字来耳，及到其间还是花拳花脚。岂能如仲景之谈温病，针针见血。曰太阳病，发热而渴，不恶寒者，为温病，云云乎，若云仲景未出治法，则视温病为六经外之病乃可，不然汗下温三禁外尚不能从一百一十三方内，随证用药，真呆鸟耳，仲景不欲以呆鸟待天下，故不出治。若叔和之论温病，脉何须脉，证何须证。凡四季中，但有卒病，只教家人一检历日，便可范围七八。人家谁无历日，何故编奉此例为神经宝录。此无他，卖假方者，偏会聚众，只是嘴里尽着他说。试看开章至此，岂非神仙化道中，一副卖帐排场套头话，即是温病，何不直截于《内经》上发明，而衍而又衍，可曾有一句下手功夫，卖帐家惯用筌法，彼自拟筌着一句"冬伤于寒，春必病温"之《内经》，便从此处倒流三峡水，即佛头上着粪不怕耳。

眉批：卖药家摊头辄云，此药春采花，夏采苗，秋采叶，冬采根制就，一味紫金丹，延年却病，人人可服，只须看病，换汤不换药，叔和移来作例内套头，自首段至此，揣其语气不过云此种病，冬名伤寒，春名温病，夏名热病，四季总名时行，传变不常，害人最胜^②，尔辈辛苦之小人，肩挑步走，尤多此病，人人肌肤中各有暗毒藏着，目下似无病，将来必婴暴疹，急须向我早医，在小子惯

---

① 欲　式好堂版作"而"。
② 胜　式好堂版作"毒"。

识此种伤寒，须知毒烈之气留在何经而发何病，详而治之，各人有病自家懵懂，不可纵意违师，当面错过也。

是以春伤于风，夏必飧泄；夏伤于暑，秋必病疟；秋伤于湿，冬必咳嗽；冬伤于寒，春必病温。此必然之道，可不审明之？

须知此段，方是他证题处。前面乱天地之经，扰阴阳之纪，皆从此处杜撰出来，世人不曾读及《内经》上下文，谁不附会其言者，按《内经》于"冬伤于寒，春必病温"等句，接连三见，见而又见者，恐人以辞害意。故复及之，《生气通天论》曰："凡阴阳之要，阳密乃固，两者不和，若春无秋，若冬无夏，因而和之，是谓圣度，故阳强不能密，阴气乃绝（二句即下文，冬伤于寒等因）。阴平阳秘，精神乃治，阴阳离绝，精气乃绝。因于露风，乃生寒热（二句即下文，春必病温等因）。是以春伤于风，邪气留连，乃为洞泄；夏伤于暑，秋为痎疟；秋伤于湿，上逆而咳，发为痿厥；冬伤于寒，春必病温。四时之气，更伤五脏"。《金匮真言》论曰："夫精者，身之本也。故藏于精者，春不病温。夏暑汗不出者，秋成风疟。"《阴阳应象论》曰："天有四时五行，以生长收藏，以生寒暑燥湿风，人有五脏化五气，以生喜怒悲忧恐，故喜怒伤气，寒暑伤形，暴怒伤阴，暴喜伤阳，厥气上行，满脉去形，喜怒不节，寒暑过度，生乃不固。故重阴必阳，重阳必阴，故曰冬伤于寒，春必病温"，云云，据《内经》之旨，"春伤于风"等四伤字，是内伤之伤，非外感之伤，风暑湿寒是令气之风暑湿寒，非外邪之风暑湿寒也。至洞泄、痎疟、咳逆、病温方是外邪，凡人五脏气合乎四时五行，春当风水①主令之时，万物发陈，有违圣度，而伤及肝，是为春伤于风，谓失春气养生之道也。夏当暑火主令之时，此谓蕃秀，有

---

① 水　式好堂版作"元"。

违圣度，而伤及心，是为夏伤于暑，谓失夏气养长之道也。秋当湿土燥金主令之时，此谓容平，有违圣度，而伤及土金，是为秋伤于燥湿，谓失秋气养收之道也。冬当寒水主令之时，此谓闭藏，有违圣度，而伤及肾，是为冬伤于寒，谓失冬气养脏之道也。凡此者阴阳离决，精气乃绝，伤在脏矣。以其乘令尚可御邪，令气一去，因于露风，寒热乃生，凡洞泄、痎疟、咳嗽、温热等病乘退气而各进矣，何也？四时之气更伤五脏也。此处"伤"字，方是外伤，从前四伤字，与《四气调神论》"逆春气则少阳不生，肝气内变；逆夏气，则太阳不长，心气内洞；逆秋气则太阴不收，肺气焦满；逆冬气则少阴不藏，肾气独沉"同旨。恐人误以伤寒等字认作外因，故于《金匮真言》篇，直以"冬不藏精"，互去"冬伤于寒"字，明说出非寒伤营之伤寒矣。以"夏暑汗不出"，互去"夏伤于暑"字，明说出非"因于暑，汗烦喘渴"及"汗出而散"之伤暑矣。仍恐人于伤字上狐疑，更于《阴阳应象》篇连举数伤字，而以"厥气上行，满脉去形，喜怒不节，寒暑过度，生乃不固"，推出"重阴必阳，重阳必阴"之故见，皆我于不节过度处，伤及寒脏之令气，暑脏之令气，非关表之寒邪。我伤暑邪，我伤也。岂唯不我伤，其得过时而病者，尚亏我气主令，客气不能预侵也。只观其名篇之义曰"生气通天"，曰"金匮真言"，曰"阴阳应象"，及三篇全文读之，何尝一句涉着外感。况《灵枢》中亦有"冬伤于寒，春成痹热"等句，更承一笔曰，此阴阳之变也。见此等病，不可作经常看承，叔和岂是看得出经旨者，只据白文上有一"冬伤于寒，春必病温"字样，仲景《伤寒》中殊未拈出，便不禁抓耳咋腮，任从无中生有，演出"中而即病者名伤寒，不即病者，寒毒藏于肌肤，至春变为温病，至夏变为暑病，以及春夏多温热病，皆由冬时触寒所致"种种胡谈，方自喜偷得《内经》，为谈天衍而不知"春雨如膏①"之《内经》，已捏成一"周文王似蒸饼②"之《内经》，生心害政，令千百年来举国如狂于"周文王之蒸饼"，不复觅及"春雨如膏"句矣，可叹可恨。

经曰："智者察同，愚者察异，病有名同而不必同，证同而不必同者，俱要同中察异。"余更得言之，春伤于风，由夺去春升藏令，肝虚故升从降迁，过时而得飧泄者，完谷不化，土无木制也。夏伤于暑，由夺去夏炎藏火，心虚故热从寒化，过时而成痎疟，痎疟者阴疟也。评疟篇云"以秋病者寒甚之谓，秋伤于湿者，由夺去秋收藏液，肺虚故叶焦得燥，过时而病咳嗽上逆，发为痿厥，即咳嗽烦冤，是肾气之逆之谓"。冬伤于寒，是夺去冬寒藏水，肾虚故水竭热生，过时而病温。与经文冬伤于寒，春为痿厥同因，谓肾衰于下也。四时之气更伤五脏，见此种之温、之泄、之疟、之咳，与外因之温泄疟咳绝不侔，故曰此阴阳之变也。盖阴阳离决，精气乃绝，是诸证受病之源。而温泄等病，乃从脏气上发出来，治此者，仍从脏气上求法，温要益精，泄要养木，疟要助火，咳要复液，若作寻常之温、泄、疟、咳来治，必致伤生。奈何以此之伤于寒，混入仲景之伤寒病，而曰：凡伤于寒，即为病热乎。

---

① 春雨如膏　典出唐太宗与其大臣许敬宗的问对。唐太宗问许曰"观群臣之中，惟卿最贤，人有议其非者，何也？"敬宗对曰："春雨如膏，滋生万物，农民喜其润泽，行人恶其泥泞；……天地大尚不可满足人愿，何况臣乎？……是非不可听，听之不可信，……是非人皆有，不听自然无"。

② 周文王似蒸饼　据《封神演义》载，善演易经而有贤名的西伯侯姬昌（即后来的周文王）被纣王囚禁在羑里（今河南汤阴），纣王为试探他是否真能未卜先知，将姬昌的长子伯邑考杀死做成肉饼，赐给姬昌吃。姬昌佯作不知，忍痛吃下，使得纣王放下心来，释放了姬昌回到了封地西歧周原。

眉批：苟曰，名同即同，则孔子之称夫子，人人知之，但未知夫子，欲之之夫子，与时然后言之夫子，亦是此夫子否。

眉批：外因之温泄疟咳，皆邪气盛则实之病，此处之温泄疟咳，属内伤，乃正气夺则虚之病。

伤寒之病逐日浅深，以施方治。今世人伤寒，或始不早治、或治不对病，或日数久淹，困乃告医，医人又不依次第而治之，则不中病，皆宜临时消息制方，无不效也。

此段说话毋论浮泛之极，只就"伤寒之病"四字论之，其承上文温病言伤寒乎？亦剔出温病言伤寒乎？并下段合是一条，则二条之前是古之人。古之人二条后，也是古之人。古之人，何故着此二条夹七夹八文字，此等章法真令人摸头脑不着。但据其云："逐日浅深，以施方治。"则知其胸中无六经，而只计日之次第，以施呆方矣。此句自觉破绽，因足上一句曰"临时消息制方，无不效也"，仲景一百一十三方，皆是配制在先，临时只观其脉证主之，或宜或与，何尝临时制方？必临时消息而制，知其胸中不但无脉无证，并无仲景之一方矣。此等家秘，岂非仲景所痛斥为不念思求经旨，演其所知，相对斯须，便处汤药者乎。

眉批："伤寒之病逐日浅深"至"困乃告医"，是招病人蚤蚤就我医疗之意，又恐病家跳槽，故有"医人又不依次第而治"之则，不中病一番叮嘱，末二句"无不效也"四字，自是包愈受谢口吻。

今搜采仲景旧论，录其证侯，诊脉声色，对病真方，有神验者，拟防世急也。

仲景之书自足千古，何必其搜，必搜而后有《伤寒论》，则仲景之《金匮要略》何以不因其搜而日月中天也。后人因搜之一字，遂妄拟仲景尚有《杂病论》轶去，以致温病失详。不知仲景自序已云"《伤寒杂病论》合十六卷"矣。何尝有轶，并示其书非伤寒书，遂承之云："虽不能尽愈诸病，庶几可以见病知源。"今即以搜字归功于叔和，亦胡不可，但叔和意不在居功，论指为旧明伤寒已有新翻样式，此等不合时宜之论，当戞戞乎陈言之欲去矣。云搜、云采、云录，皆极其网罗，短中取长之意。故将六经丢开，以逐日浅深，自有方治。凡医人不依次第者，皆因六经之说生其岐惑也。言证候诊脉，并及声色，直以脉证等之皮毛工夫，至云对病真方，则言外便有不对者矣。云有神验者，则言外必有不验者矣。仲景之书穷年皓首，优游岁月，尚不能穷其底蕴，岂是一部防急之书。防急者，犹云备用也，拟急对病而防，明说居恒用他不着，亦不必看着他。此处无故提出一仲景，而于字句间，皆作咬牙謇涩之状，无非欲人于此一对勘，以显出己之逐日浅深，以施方治为心法。"临时消息制方，无不效也"，为神秘耳，无礼于仲景如此。揣其意，不过当时仲景名高，视其书，则下士闻而大笑者也，故遂列其家技于前，作一卖药招牌，以标榜国中，但求其术之售，不求其书之售。为尧为桀，一任后人分笑骂，不意后之读其书者，曰是亦尧而已矣。一人云然，千人不敢废也。以一副卖药招牌，竟博了千年俎豆，则黄袍遮身，或亦非其梦想所及者乎。

　　①眉批：叔和变"伤寒论"而为例者，不过以其家技精②为活套，字样亦③未必活人先死矣。昔徐镕之为《辨惑论》有云，今世凶险之徒，粗知字义，辄撰医方，未阐轩岐，不面仲景，如《金匮钩玄》之钩镰人，《古今医鉴》之成医剑，《诸证辨疑》之变于夷，与夫《医学入门》之未入门，《万病回春》之刑乎春，《医学正传》之失其传，诸如此类，不可枚举。余谓此辈尚可恕，及至于叔和之序例，实是伤寒家一道鬼催牒，医家纵未面仲景，先须焚去此牒，则亦胜彼四十九日罗天大醮也。

---

　　①　本段眉批，致和堂版字迹模糊，部分字据式好堂版辨别补入。

　　②　精　式好堂版作"称"。

　　③　亦　式好堂版作"套"。

又土地温凉高下不同，物性刚柔，食居亦异。是故黄帝兴四方之问，岐伯举四治之能，以训后贤，开其未悟者，临病之工，宜须两审也。

此段文字，既非承上又非启下，何从嵌入？只要从天说到地，从地说到物，以为渊博过于仲景，遂不论文之片段，胡乱砌入耳。观起处一"又"字，及"临病之工"二语，分明指出仲景之缺陷，以示众工，不知仲景之不言天地，无处不范围着天地。经云，言天者求之本，言地者求之位，言人者求之气。交故曰"数之可数者，人中之阴阳也"，仲景只从人身中之阴阳，部署以太少正厥之六经，则天地之至数，合于人形气血，可以决死生，可以处百病，可以调虚实而处邪气。叔和于人形身上毫无着落，而偏会说天说地，较之仲景，有画人画鬼之异矣。然则叔和之说天说地，只是说鬼话耳，不道世间同是一辈东坡居士，最喜者是听人说鬼。

眉批：有人招牌上刻有四时伤寒字样矣，余亦欲树一南北伤寒招牌何如？

凡伤于寒则为病热，热虽甚不死，若两感于寒而病者，必死。

前面说话话俱是鸣锣击柝，以作先声，此处方是一声炮响，大开辕门，排下天门阵，按定了九宫八卦。大破仲景之伤寒，大破仲景之六经，大破仲景之一百一十三方，三百九十七法。有人代仲景道个不字，上面隐隐临着一位黄帝作主帅，旁边隐隐坐着一位岐伯作军师。你可知道他是英杰，觑觑叫你化为醢酱，指指叫你变作脊血。余此际安敢效秦庭之哭，只向辕门外探走一周遭看去，阵法却是错排来鬼混的，便猜破他上面临的主帅，是一假黄帝，旁边坐着的军师，是一假岐伯。解铃何须系铃人。急急请到真黄帝、真岐伯排下了真天门，按定了真九宫八卦，又何必破他阵法。坐见叔和倒也，决撒了也。缘昏迷人看文字，只是不看题

目，叔和于《伤寒论》题目，失去一论字，任他横说竖说尽成
蟊贼。今于此篇文字，瞎了眼，不看《内经》题目自是《热病
论》乎，余只将《内经》衍出全文，则叔和应无地缝可钻入矣。
按《素问·热病论》篇次，属三十三，接上三十三的便是《刺
热》篇、《评热病》篇，三篇文字合拢看来，方知叔和之为狐鸣
鬼噪也。《热病论》①："黄帝问曰：今夫热病者，皆伤寒之类也，或愈或
死，其死皆以六七日之间，其愈皆以十日以上者何也？不知其解，愿闻其
故。"开口便道破热病为伤寒之类。其与伤寒自是两病可知，两
病何以复云伤寒之类？盖伤寒有统属之伤寒，有分隶之伤寒病，
一指经言所该者广，即下文巨阳主气之谓，凡病从皮毛得而属于
太阳经者，皆得谓之伤寒。一指证言，指定一病，于太阳经中，
分出其有发热恶寒，头身痛，骨节疼，无汗而喘，脉阴阳俱紧
者，方得名为伤寒病。其外风暑湿热等病，不必如伤寒，此一病
之脉之证，而为伤寒之类，则一以其同属于太阳经故也。观热病
下着一"皆"字，明热病外，同为伤寒类者且多也，故谓热病
为伤寒之类则可，谓伤寒为热病之类则不可。伤寒犹宁国嘉兴之有
府，伤寒病犹宁国嘉兴之有县，而伤寒之类则宁国县之外有兰陵、泾县，
嘉兴县之外有平湖、秀水，兰陵、泾县不必其县之宁国而可称宁国，平湖、
秀水，亦不必其县之嘉兴而可称嘉兴。以其府属则同也，以其府属之同而
得名为宁国嘉兴者，遂谓宁国府，总是兰陵泾县，嘉兴府总是平湖、秀水，
其可乎？今叔和意在混伤寒于热病，遂抹去此首一问，"对曰：巨
阳者，诸阳之属也，其脉连于风腑，故为诸阳主气也。"此明热病得类
于伤寒之故。太阳一经，为诸阳之统属，而脉连风腑，职司乎
表。故凡诸阳经之病，属在气分者，皆其所主，虽非伤寒而总得
称为伤寒也。人之伤于寒也，则为病热。热虽甚不死。"人之伤于寒

---

①　《热病论》　　本段内容原版排版形式与其余正文不同，故用不同字
体字号。下同。

也，则为病热"十字连读，"也"字断而未断之辞，语气现成之极，盖即"冬伤于寒，春必病温"一语，于此重叙起耳。"伤于寒"即冬不藏精之"伤寒"，与"伤寒之类"之"伤寒"字贴在热病上，作外感说者迥别，只因"冬伤于寒"四字来历，经文已疏而再疏，不必复及。而温之证候，未经叙及，故摘出此字名篇，而详及之。其易"温"云"热"者，以夏至前为温，夏至后为暑，温不足该之，而有热无寒，则均也。"热虽甚"三字，即指下文六经中，所见诸热证而言，伤寒必恶寒，表虽热而里无热。温病一起，表里俱热，挨经而日增剧，势之难遏，似不同于伤寒，然热从经巡，未连及脏，故虽甚不死。今叔和于本文除去一"也"字，加上一"凡"字，不复领略及伤于寒，为脏气受伤之令寒，竟将世间寒伤营之病，尽贴合作热病，而以热虽甚之热，套上伤寒发热之热，李鬼李逵，从此混黑白为一矣。其两感于寒而病者，必不免于死。"两感"字指病源，"病"字指温，两感于寒，谓冬不藏精，而伤于寒者，犯之再犯也，肾气日衰，阳气独胜，经与脏两伤矣，故见温而不免于死。经曰：二阳俱扰，其病温死不治，不过十日死是也。若作表里两感上看，毋论仲景治法多端，即叔和后边，亦云两感病俱作，治有先后，发表攻里，本自不同。安见此处之两感，为必死乎。总因伤寒字之源头被乱，名不正则言不顺矣。

　　尺寸俱浮者，太阳受病也，当一二日发，以其脉上连风腑，故头项痛，腰背强。尺寸俱长者，阳明受病也，当二三日发，以其脉挟鼻络于目，故身热、目疼、鼻干、不得卧。尺寸俱弦者，少阳受病也，当三四日发，以其脉循胁络于耳，故胸胁痛而耳聋。此三经皆受病，未入于腑者，可汗而已。尺寸俱沉细者，太阴受病也，当四五日发，以其脉布胃中，络于嗌，故腹满而嗌干。尺寸俱沉者，少阴

受病也，当五六日发，以其脉贯肾，络于肺，系舌本，故
口燥舌干而渴。尺寸微缓者，厥阴受病也，当六七日发，
以其脉循阴器，络于肝，故烦满而囊缩。此三经皆受病，
已入于腑，可下而已。若两感于寒者，一日太阳受之，即
与少阴俱病，则头痛，口干，烦满而渴。二日阳明受之，
即与太阴俱病，则腹满，身热，不欲食、谵语。三日少阳
受之，即与厥阴俱病，则耳聋，囊缩而厥，水浆不入，不
知人者，六日死。若三阴三阳，五藏六腑皆受病，则营卫
不行，腑脏不通，则死矣。其不两感于寒，更不传经，不
加异气者，至七日太阳病衰，头痛少愈也。八日阳明病衰，
身热少歇也。九日少阳病衰，耳聋微闻也。十日太阴病衰，
腹减如故，则思饮食。十一日少阴病衰，渴止舌干，已而
嚏也。十二日厥阴病衰，囊纵，少腹微下，大气皆去，病
人精神爽慧也。

　　帝曰：愿闻其状。“状”字指热言，故下文皆详及热状。以热
病而称曰伤寒之类，其间必有类于伤寒之状，有不类于伤寒之
状，故以为问。岐伯曰："伤寒一日，巨阳受之，故头项痛，腰脊强；
二日阳明受之，阳明主肉，其脉挟鼻，络于目，故身热目疼，而鼻干不得
卧也；三日少阳受之，少阳主胆，其脉循胁，络于耳，故胸胁痛而耳聋；
四日太阴受之，太阴脉布胃中，络于嗌，故腹满而嗌干；五日少阴受之，
少阴脉贯肾，络于肺，系舌本，故口燥舌干而渴；六日厥阴受之，厥阴脉
循阴器，而络于肝，故烦满而囊缩。三阴三阳五脏六腑皆受病，营卫不行，
五脏不通，则死矣。热病之状，其得类于伤寒者，以六经之所主，
及其脉之所挟、所络、所循、所布、所贯、所系等同于伤寒，人
可于此识腑脏之经络耳，究竟伤寒是寒，热病是热，类中自有不
类处，人当于此别见证之源头也。一日巨阳受之，头项痛腰脊强
类也。其不类者，伤寒必恶寒，此不恶寒，表里皆热故也。二日

阳明受之，身热，目疼，鼻干，不得眠类也。其不类者，伤寒入胃，此不入胃，入胃不传故也。三日少阳受之，胸胁痛而耳聋类也。其不类者，伤寒则往来寒热，此不往来寒热，有半里热无半表寒故也。伤寒则三阳为尽，三阴方受邪；热病则三阳证不罢，三阴证紧挨上。伤寒则三阳经属热，三阴经属寒；热病则三阳三阴，只有热而无寒。盖此热自冬不藏精，而伤于寒时，已从脏气酿成，至春阳发动，从前所酿之脏气，尽成病气，分布出来。虽经络有三阳三阴之不同，而所受者，只此阳热之一气为布现。四日轮太阴受之则腹满，嗌干，全不类伤寒腹满，吐利，食不下之太阴也。五日轮少阴受之，则口燥舌干而渴，虽类伤寒少阴负趺阳之一证，而总不类伤寒脉微细，但欲寐之少阴也。六日轮厥阴受之，则烦满而囊缩，在伤寒烦或有之，而却不类伤寒食不下，下即吐蚘之厥阴也。伤寒三阴受病，不及三阳，三阳受病，不及三阴，以五脏六腑表里各别故也，今则三阴三阳，五脏六腑皆受病，不急施治，与治不得法。从此而营卫不行五脏不通，不必两感，亦死证矣。吉凶危险，视伤寒何啻天渊，岂可混也？经旨如此。

今叔和欲将伤寒扯入热病，遂于三阳经，加上一尺寸俱浮，尺寸俱长，尺寸俱弦之脉；于三阴经，加上一尺寸遂沉细，尺寸俱沉，尺寸俱沉缓之脉。彼见经文上无有脉法，遂可恣其杜撰，不知热病之脉，经文已于后篇《评热》论补出"脉躁疾"三字矣，即仲景论中"脉数急为传"之"数急"字也。"数急"字，紧对论中"脉若静者为不传"之"静"字看，浮长弦沉细缓，皆不传之静脉，与传经之热病何干？热病经虽传，而所传者罔非热，首尾只此一个病因，故数急外无他改移。虽六经各有见证，其为阳旺阴衰、津液内竭之诊则一，若伤寒，则病随经变，脉辄从病转。其虚实寒热等，一经有一经之病，则一经有一经之脉，故治法有实表、发汗、吐下、和解、温经等之不同，一皆配着脉法而处治。今叔和以此等脉法，套上热病，热病为阳浮弦长，岂是两阳合明火邪熏灼之脉？至于加三阴经，以沉微缓，则是阳病见阴脉者死矣。经文又何以云热虽甚不死？此等处关系岂小？何至欺世皆聋聩，任其意中篡乱，尽行紊去经常，思之令人发指。

至于本文"受之"云云者①，缘未病之先，经络已是阳热布满，挨到便现，六经皆已然而然之事。今叔和于"之"字上换去一"病"字，则未受之前无病气，病从经到方受，与伤寒之续得转属证何异？受则病，不受则不病。六经不应传遍矣，热病之传经，限定一日者，如刻香而燃，头尾香料，于未燃之先，已经刻定，只消燃起，逐段挨去，总无差暑。所以仲景云二三日阳明、少阳证不见者，为不传也，两日内便要该两经，今于一日两日等下，各加一字，若云热病，岂容游移，若云伤寒，期并无定，本经叙及三阳三阴后，仍惕人以死字，明此病不同于伤寒。误汗、误下、误烧针，皆能令营卫不行，五脏不通。隐然有仲景"一逆尚引日，再逆促命期"一段说话在内了。叔和何故删去，缘叔和援经之意，见仲景论中之六经，总配不着《内经》之六经，遂引来辟仲景之谬。其间寒热殊途，经同而病异处，总不管理。但于经文有不合处，辄窜改一二字，添捏一二句，以踹定寒热之两头船，小人之中庸也，小人而无忌惮也。何后人无从正其舛讹，反以此篇伪例，竟作了六经中一篇山河带砺之文，为歌为赋，无不以之从君之恶，几何不以《内经》为锋镝，是又叔和之罪人也。其不两感于寒者，七日巨阳病衰，头痛少愈；八日阳明病衰，身热少愈；九日少阳病衰，耳聋微闻；十日太阴病衰，腹减如故，则思饮食；十一日少阴病衰，渴止不满，舌干已，而嚏；十二日厥阴病衰，囊纵，少腹微下，大气皆去，病日已矣。

伤寒过一经即罢一经，其衰而愈也。只从本经得解便已，而

① 者　式好堂版作"有"。

传与罢，总无次第。热病必传遍六经，方得从头罢去，传与罢，次第俱限日子，以从前各经，皆为阳热所布伏，故毒热必从头次第发得出来，真阴方从头次第复得转去，万无中止之理，亦万无越次之理。其病与小儿痘疹颇似，伤寒中总无此证，真可谓之异气耳。热与寒异也，寒不传经，热必传经。今叔和倒于本文上增上"更不传经，不加异气"八字，即不传经，则太阳病一衰，便是愈期。八日之阳明病衰，九日之少阳病衰，及十余日之三阴病衰。诸经何处得此病而衰？岂六经逐日直中得之耶？至云"不加异气"，则即其所谓"中而即病"之伤寒矣。两感外又不应有温病，着此二语，掩饰其于《内经》，并非抄白，实是增删手秘，而满纸荒唐，遂至自讲自不信。帝曰：治之奈何？岐伯曰：治之各通其脏脉，病日衰已矣。其未满三日者，可汗而已；其已满三日者，可泄而己。

汗泄二字，俱是刺法，故云各通其脏脉，刺法有浅有深，故云可汗、可泄，法详《刺热》篇，不多援，乃《灵枢·热病》篇亦云。热病三日，而气口静，人迎躁。取之诸阳，五十九刺，以泄其热，而出其汗，实其阴，以补其不足。其可刺者，急取之，不汗出则泄。故本文于汗泄下，着"而已"二字，见刺法外无他治。隐然伏有仲景汗下温针之禁矣，但仲景不言刺法，已于刺法外，另领会及《内经》意，按《刺热》篇，其中有一条云："治诸热，以饮之寒水，乃刺之，必寒衣之，居止寒处，身寒而止也。"从此推之，仲景法中，岂无一二方法可以代此四寒字者乎？何物叔和竟以汗①字换去经"藏"②字；而以"下"字换去"泄"字。笔尖一动，冤魂载道。千载来谁复于汗下二字外，一从《内经》检及《洗冤录》也。

---

① 汗　式好堂本作"府"。

② 经藏　式好堂版作"藏脉"。

帝曰，其病两感于寒者，其脉应与其病形何如？岐伯曰：两感于寒者，病一日则巨阳与少阴俱病，则头痛，口干而烦满。二日则阳明与太阴俱病，则腹满，身热，不欲食，谵言。三日则少阳与厥阴俱病，则耳聋，囊缩而厥，水浆不入，不知人。六日死。帝曰：五脏已伤，六腑不通，营卫不行，如是之后，三日乃死何也？岐伯曰：阳明者，十二经脉之长也，其血气盛，故不知人，三日其气乃尽，故死矣。"两感于寒者病"，六字作一句读。两感于寒，指病源，病字指温。两感非表里俱病之谓，仲景论中治表里俱病之法多端，何尝有两感之说。凡两感病俱作，发表攻里，本自不同，固叔和之胡谈，而后人俱宗之为支派也。两感俱指脏中令气，谓逆冬气而伤之，复伤也。后篇所云是人者，素肾气强，以水为事者也。水指肾精言，初然之感，已是寒水被伤，阴虚而阳凑之矣。然感虽深而伏之浅，其间微阴已有所复，若不待春阳发动，寒水夺而再夺则竭，脂伐髓伤，由脏而并连及腑，故次年病温辄见双传，推其由来，得之冬时之两感，即后篇所谓阴阳交之病也。一腑一脏，阴阳交而以火作合也，人身一水不能胜两火，况水亦是火，以之布满于腑脏营卫间，如燔如炙，宁不速死。然阳明有气，尚能迟之三日，可见不成死证之温病，便宜留此胃汁，不容汗下温针之重夺矣。余甚惧世人有了叔和可汗可下法，遇此证而不自寻死路者几希。

凡病伤寒而成温者，先夏至日者为病温，后夏至日者为病暑，暑当与汗皆出，勿止。

内经全文，俱是说热病。恐人失去了"冬伤于寒，春必病温"之题目，故以"凡病伤寒而成温者"八字结出之，见其言热都是言温也。温病已成，在春不发，在夏亦发，温与暑实是一病，与时令之温病，时令之暑病，从外得之，而各自为病，各不传经者不同。热病中之温暑，与温暑中之温暑，且是两种。岂是温热病之名伤寒者，即伤寒病之名伤寒者哉。论春夏之病根，何尝不种于冬时，但所种者原是热，不是寒。若云寒毒藏于肌肤，至春变为温病，至夏变为暑病，则今冬种桃，明年变出李；今冬种麦，明年变出禾，世间无此病妖。暑当与汗皆出，是温病传证中，遇暑则增此一证，戒勿止者。谓汗之与泄，刺仍治温，不当治暑也。治暑兼敛汗，治温要得汗，但用不得辛温发散耳。一篇经文被叔和窃来当作天狗，令仲景一部明彻九州之书，被蚀者千百余年。余特从其所窃处，搜出卖假香手段，彼自无假可卖矣。缘叔和玩弄世人者，指书《内经》之伤寒，混入仲景之伤寒，使仲景自多矛盾，自多破绽耳。不知"伤寒"字有三解，一曰伤寒，一曰伤寒病，一曰伤于寒。伤寒，即《难经》所云"伤寒有五"，及正经自病，五邪所伤之谓，仲景以伤寒名论者主此。伤寒病，即《难经》有五中分出之一病，《素问》所谓两实相逢，众人肉坚，必重感于寒，内外皆然之病，仲景论中"太阳病或已发热，或未发热，必恶寒，体痛，呕逆，脉阴阳俱紧，名曰伤寒"者主此。至若伤于寒，则非病也，乃温病所受之源头。《素问》所云"冬不藏精，阳强不密，精气乃绝"之谓，其发为病，则仲景论中"太阳病发热而渴，不恶寒为温病"者近此。温病对伤寒病言为两歧，温病对伤寒言为统属。伤寒所统属者该而广，热病其一耳。温病对伤于寒言为胎系，冬伤于寒是从母腹中受妊，寒水被伤，而阳热遂胎于此。至春必病温，则其出胎成人时也。《六节脏象论》曰：肾者主蛰，封藏之本，为阴中之少阴，通于冬气。"冬气"二字即寒字之解。《经脉》篇曰：春夏秋冬，四时阴阳，生病起于过用，此为常也。"过用"二字即"伤"字之解。

　　三伤寒各还他来历，则热字各有所贴矣。有在表之热，经曰"风者，百病之长也"。今风寒客于人，使人毫毛毕直，皮肤闭而为热。此"热"字，是恶寒发热之热也。有入里之热，经曰"人伤于寒，而传为热者，何也？对曰：夫寒盛则生热也"。此"热"字，是恶寒将自罢，即自汗出而恶热之热也。二热字虽不同，要不过一病而分表里，究其病根，总是伤寒得来。与人之伤于寒也，则"为病热"三字，两无干涉，热病之热，热从根上发出来，表里经络，俱是热气所敷布，又非阳明入胃之里热，故得名之为热病。与前热字之属证，而不属病者不同，如此分疏开去，则寒自是寒，热自是热。寒自是寒，则说热亦是说伤寒中之热，非热病中之热字也。热自是热，则说伤寒亦是说热病中之伤寒，非伤寒中伤寒字也。寒热各不模糊，则杀人者曾参，曾参究不杀人，叔和无从影射，使千年蒙翳，霍地云开，仲景之日月，人皆仰之矣。

旄按：《内经》此种之温病，似与仲景之论温病尚有别，疑非近今所恒见。病固有有于古，按之今则亡；亦有有于今，合之古则亡者，不可一例论也，然亦未始不可一例论也。温病亡于今，余不敢臆测，若痘疹之亡于古，则确然者。看来二病颇相类。或者古人无痘疹，则淫火蕴蓄于胎中者，未经发泄，阴精所奉，故人多年寿，而发之于病，辄多阳热证，则阴水不足者居多。今人有痘疹，则淫火禀受于胎中者，发泄无余，阳精所降，故人多年夭，而发之于病，辄多阴寒证，责之阳火不足者居多。不然，温病之来路，与痘疹之来路，其蕴发于先天之相火者，何其同？其病热而得类于伤寒者，何其同？其热虽甚而不死者，何其同？其死皆以六七日之间，其愈皆以十日以上者，何其同？其三阳三阴皆传遍，而无差日者，何其同？其病衰则逐日愈去，从无间经而愈者，何其同？不宁是也。痘疹以面上红点所见处，定五脏之部位。而热病亦以左颊先赤者，属肝热病，右颊先赤者，属肺热病等，分五脏证之见于面。痘疹以一齐拥出为不治，热病亦以表里双传为不治。种种大同小异，故余妄臆古人有温毒，由于无痘疹；今人有痘疹，定当无温毒也。固然不然未可知之辞，然《评热论》曰：巨阳主气，故先受邪，少阴与之为表里，得热则上从之，从之则厥也。以痘疹之身热足冷证之，病颇同源。至于热病之治，表里刺之，饮之服汤，则痘疹虽刺法无传，然用辛凉，而首尾不可汗下，又未始不同在个中也。故妄言之，以俟高明。痘疹汉前已有，扁鹊有三豆饮，油煎法。

眉批：唯三阴经之热证已①传，而三阳经之热证不罢，故后面有七日巨阳病衰，头疼少愈，八日阳明病衰，身热少愈等云云也。

眉批：又经②云尺肤热甚脉躁盛者，病温也，浮长弦沉细缓六字与躁盛何异也③。

眉批：证则从温，脉则从伤寒，此甚得《幽闺记》酒保打扫一间房，铺下两张床之法，可笑世人两肯之，省得叔和猴④儿牵进牵出耳。

眉批：仲景所云"太阳病，头痛至七日已上自愈者，以行其经尽故也"，正指此之谓。

眉批：各通其脏脉，谓热病五十九穴皆热之左右也，及取凡左右⑤五十九，刺之属也，病日衰者，谓今且得汗，待时而已，待时者，"七日巨阳病衰，头痛少愈"云云之谓也。

眉批：以刺法之汗⑥泄改为药法之汗下，桂枝下咽，固亡⑦矣，神丹又不毙乎？承气入胃，固亡矣，甘遂又不亡乎？迄今冤魂载道，何莫非此处之二字，为剑⑧锋矢镞，读之真令人寒心。

眉批：孤阳独留，其阴已绝于头一⑨年矣。

眉批：伤寒之热，热在皮肤也，从皮肤而积渐入里；热病之

---

① 已　原作"色"，据式好堂版及文义改。

② 经　式好堂版作"徙"。

③ 何异也　式好堂版作"如衍涉"。

④ 猴　式好堂版作"驴"。

⑤ 凡左右　式好堂版作"之诸阳"。

⑥ 以刺法之汗　致和堂版无，据式好堂版补。

⑦ 亡　式好堂版作"毙"。

⑧ 剑　式好堂版作"刀"。

⑨ 一　式好堂版作"四"。

热，热在骨髓也，从骨髓而骤然达表也①。

　　眉批：起句"人之伤于寒也，则为病热"，结句"凡病伤寒而成温"，与中间"伤寒一日，巨阳受之"，三伤寒字俱是"冬伤于寒，春必病温"之伤寒字。此寒在天为令气，在人即为脏气，一有所伤，当时乘此②，未觉其病，遇时感③必见矣。病虽见出凉④来，而温实成⑤于冬时之病及⑥伤寒也。伤寒时⑦，便已成温⑧，过时方发⑨。只⑩此一个病⑪传到底，何尝变出来。

　　若过十三日以上，不间，尺寸陷者大危。

　　此等蛇足，可以勿找，接上前面，使人知是《内经》增删手秘补遗，较原本多脉法，固非直写耳。

　　眉批：尺寸陷是危字，一尺⑫八寸三分帽，何必专戴在热病头上。

　　若更感异气，变为他病者，当依旧坏病证而治之。

　　仲景之于病，有并有合，有转有属，有误致，有续得。一病自有一病之来路，一病之去路，未有从空变出来者。变病见于例中者，重重叠叠，只是"冬伤与寒，春必病温"一语，展转不

---

① 也　式好堂版无此字。
② 此　式好堂版作"旺"。
③ 遇时感　式好堂版作"过时病"。
④ 凉　式好堂版作"温"。
⑤ 成　致和堂版缺，据式好堂版补。
⑥ 病及　致和堂版缺，据式好堂版补。
⑦ 伤寒时　致和堂版缺，据式好堂版补。
⑧ 成温　致和堂版缺，据式好堂版补。
⑨ 发　致和堂版缺，据式好堂版补。
⑩ 只　致和堂版缺，据式好堂版补。
⑪ 病　致和堂版缺，据式好堂版补。
⑫ 尺　式好堂版作"个"。

能去臆，遂觉病上有无限孙行者毫毛耳。以余看来，孙行者变法多端，至于变作弼马温，得无亦是害了伤寒上得的。若夫伤寒坏病，似可拟之为变，以误汗误下误温针，为医所坏，已经失去本来面目也。然此际仲景亦无法可依，只曰"观其脉证，知犯何逆，随证治之。"今有旧证可依，则坏病有现成之坏病，依然病内之金刚身矣，何得云坏？叔和只依样葫芦，得仲景二字，便是似我者死，算计总不如，望望然去之为妙。

眉批：祖叔和者，遂于坏病分为一门，而配以知母麻黄汤、鳖甲散等方，可笑极矣。

若脉阴阳俱盛，重感于寒者，变为温疟。阳脉浮滑，阴脉濡弱者，更遇于风，变为风温。阳脉洪数，阴脉实大者，更遇温热，变为温毒。温毒为病最重也。阳脉濡弱，阴脉弦急者，更遇温气，变为温疫。以此冬伤于寒，发为温病，脉之变证方治如说。

《五十八难》曰：伤寒有五，其脉有变否？变者，不同也。然伤寒有五，有中风，有伤寒，有湿温，即温热病，有热病，暑热病也，有温病，其所苦各不同形。中风之脉，阳浮而滑，阴濡而弱。湿温之脉，阳浮而弱，阴小而急。伤寒之脉，阴阳俱盛而紧涩。热病之脉，阴阳俱浮，浮之而滑，沉之散涩。温病之脉，行在诸经，不知何经之动也。《难经》之原文如此，盖以凡病从太阳寒表得之者，皆得名之伤寒。而其为类则不同，恐人混作伤寒，故特从脉上辨出风寒暑湿温热来，不令人混同处治也。何意秦越人方欲从"伤寒之类"四字上分出来，叔和竟将"伤寒之类"四字上合将去。更可笑者，脉上不生出病，劈空变出病来，脉亦是冬天害过伤寒病乎？试将《难经》原文一读，病从脉上叫起倒悬之屈来，奈何只据其意，不过援类而及之，以根据冬伤于寒，发为温病之伤寒字耳。试思"以此"二字，如何接得下"脉之变证方治如说"。"方治"二字，从何着落？看来叔和实是文理一字不通，扯来扯去，还系倩代之笔，意在做一温元帅，发科卖药。故凡遇七十二变相，俱呕呕拦入瘟部，亦不顾其是我族类，非我族类耶。

眉批：想是江湖上惯了手段，不知不觉中，自令病亦现出，大变金钱、小变金钱、小鬼吹灯、八仙过海等诸妙诀，在他三指下乎？不如此，那称国手。

凡人有疾，不时即治，隐忍冀差，以成痼疾。小儿女子，益以滋甚，时气不和，便当早言，寻其邪由，及在腠理，以时治之，罕有不愈者。患人忍之数日乃说，邪气入脏则难为治，此为家有患，备虑之要。凡作汤药，不可避晨夜，觉病须臾，即宜便治，不等早晚，则易愈矣。若或差迟。病即传变，虽欲除治，必难为力。服药不如方法，纵意违师不须治之。

前面说天说地，现出无限青面獠牙之相，忽然收到深闺卧榻，作此一段殷勤款嘱之语，生旦净丑，一时脚色各现。无非欲此一篇说话，上可以倾王公大人，下可以动巴人里妪，不怕药肆中不挤倒硃红栏杆耳。

眉批：他医只是治①病，此方是教人孝顺父母，爱育妻孥的先生，怕及傍观者插入②，故有纵意违师云云。

凡伤寒之病，多从风寒得之，始表中风寒，入里则不消矣。未有温覆而当，不消散者。不在证治，拟欲攻之，犹当先解表，乃可下之，若表已解而内不消，非大满犹生寒热，则病不除。若表已解而内不消，大满大实，坚有燥屎，自可除下之。虽四五日，不能为祸也。若不宜下，而

---

① 治　式好堂版作"疗"。
② 入　式好堂版作"嘴"。

便攻之，内虚热入，协热遂利，烦躁诸变，不可胜数。轻者困笃，重者必死矣。

热病伤寒，自是两病，热病治法，不可用之伤寒，伤寒治法，不可用之热病。此段文字，何尝不从仲景论中，撰构出来，但合之热病题目，又不无背旨了。自凡人有疾起，至此段止，另是一人手笔，前后笔力，煞是不同，只看通篇接凑处，痕迹显然，因知温病之说，并非出自胸中。道听窃取，只要凑得一段说话，可以骇众，是其本心，而流毒遂至于为矢为匠，故术不可不慎也。

夫阳盛阴虚，汗之则死，下之则愈；阳虚阴盛，汗之则愈，下之则死。夫如是，则神丹安可以误发，甘遂何可以妄攻，虚盛之治，相背千里，吉凶之机，应若影响，岂容易哉！况桂枝下咽，阳盛即毙；承气入胃，阴盛以亡。

通篇真伪，至此毕露，缘其医术，仅有汗下二法，而汗下之药，仅有神丹、甘遂二丸方，当时必有从而议之者，又必有从而效之者。盛名之下，不拉倒仲景，无以盖其短，无以显其长。故复借《难经》，汗下语作引头，《难经》如是解，不如是解，不暇懂也。云神丹安可以误发，正见其发之之不误。云甘遂何可以妄攻，正见其攻之之不妄。岂容易哉？自夸之辞毕见矣。抑桂枝，所以显神丹；戒承气，所以逗甘遂。患得患失之心，惟恐仲景分去我之主顾，特以毙亡二字，断绝人于彼作皈依想。

眉批：卖帐家，自病人身上五脏六腑，无不说到，只不知葫芦中，所卖者何药，此尚有甘遂二字说出，当是此味已经为人觑破耳。

死生之要，在乎须臾，视身之尽，不暇计日。此阴阳虚实之交错，其候至微；发汗吐下之相反，其祸至速，而医术浅狭，懵然不知病源，为治乃误，使病者殒殁，自谓其分，至令冤魂塞于冥路，死尸盈于旷野，仁者鉴此，岂不痛欤！

仲景序中作此等语者，悯宗族之沦亡，而愤及于医，见其作论之不得已也。叔和怀仲景之志，只须例中推尊仲景，阐明论中大旨。虽桂枝能毙人，极辨仲景之桂枝不毙人。虽承气能亡人，极辨仲景之承气不亡人，便是济世心肠，何至效颦乃尔？观其冤魂塞于冥路，死尸盈于旷野二语，皮里春秋明明指定桂枝承气矣，意中实是向人阻塞住仲景。然不打自供，句句是他自己一篇招稿。

凡两感病俱作，治有先后，发表攻里，本自不同。而执迷妄意者，乃云神丹甘遂，合而饮之，且解其表，又除其里，言巧似是，其理实违。夫智者之举措也，常审以慎；愚者之动作也，必果而速。安危之变，岂可诡哉！世上之士，但务彼翕习之荣，而莫见此倾危之败，惟明者，居然能护其本，近取诸身，夫何远之有焉。

胸中只有一热病，故温字展转不能去臆，葫芦中只有二丹丸，故神丹甘遂，展转不能去臆。前面之两感，不过口网，此处之两感，实欲卖药，故亦不暇照应。至于后面一段说话，余逆其招牌上，必有一行云：神丹甘遂，只此一家为真，求者须认本斋招牌，方不有误。仍有服药方法，及临时应用汤药等不同，明者慎之。

眉批：以上二段，不过神丹甘遂，自是家传，岂容他人窃取之意。

凡发汗，温服汤药，其方虽言日三服，若病剧不解，当促其间，可半日中尽三服。若与病相阻，即便有所觉。病重者，一日一夜，当晬时观之，如服一剂，病证犹在，故当复作本汤服之。至有不肯汗出，服三剂乃解；若汗不出者，死病也。

为人作序例，并病家服药法，详悉如此，仲景可汗不可汗法中，固不可无此功臣，病家当喜欢，煎药童子亦喜欢。但问其发汗应用某汤，则必曰：临时消息制方，无不效也。

眉批：仲景论中，何尝无此等谆训，但只桂枝、麻黄二汤，使①有啜粥不啜粥之别，不似此处空空一个药袋上，可预填着水二盅，煎一盅，温服，食前后，查入水再煎服等一般套语。

凡得时气病，至五六日，而渴欲饮水，饮不能多，不当与也。何者？以腹中热尚少，不能消之，便更与人作病也。至七八日，大渴欲饮水者，犹当依证与之，与之常令不足，勿极意也。言能饮一斗，与五升。若饮而腹满，小便不利，若喘若哕，不可与之。忽然大汗出，是为自愈也。凡得病反能饮水，此为欲愈之病，其不晓病者，但闻病饮水自愈，小渴者，乃强与饮之，因成其祸，不可复数也。

仲景一部论中，汗法、下法、吐法、和法、温法、利小水法，精详备细，无不备具，与水特其法外之一法耳。今独于水法，娓娓不竭，盖叔和以温热名病。则与水自是轻车熟路。然此外何无一技痒处，此之谓黔之驴。

凡得病，厥脉动数，服汤药更迟；脉浮大减小；初躁后静，此皆愈证也。

说水法，何其源泉混混；说脉法，搜尽枯肠，于愈证仅有两滴墨汁。此两脉外，还有愈脉否？窃恐两滴墨汁，还未必洒自胸中也。

凡治温病，可刺五十九穴。又身之穴，三百六十有五，其三十九穴，灸之有害；七十九穴，刺之为灾。并中髓也。

---

① 使　式好堂版作"便"。

君子精于一艺，又何妨阙其所不知。刺法中一"泄"字，且妄作为"下"。则此处之鬼薄，亦不必从《内经》搜而点之何如？

眉批：三日可汗有神丹，三日可下有甘遂，又何须用着这许多刺穴，有了刺穴，自是用着膏药了。

凡脉四损，三日死。平人四息，病人脉一至，名曰四损。脉五损，一日死。平人五息，病人脉一至，名曰五损。脉六损，一时死。平人六息，病人脉一至，名曰六损。

上条刺法从温，此条脉法，又不从温，不从温而何故单言损至，言损至，而何故遗去至脉。岂数疾脉无关于温病，而温病脉，自是二三息一至为经常耶。即《难经》亦[①]只言，三呼一至曰死，四呼一至曰命绝。此直讲到五呼六呼上。此无他，因仲景序中有"短期未知决诊"一语，故直从期日卖弄及时刻耳，断法算得医门李淳风，但伤寒热病，定相对而疾首蹙额曰：吾辈死固死耳，不料沉寒至于四损不已，而五损六损，夫何死我于冰池雪窖中也。

眉批：除去《内经》中引证，其余自始至终，何莫非皮毛上又皮毛，说话衍了更衍。

脉盛身寒，得之伤寒；脉虚身热，得之伤暑。

据上下文读去，此二句经文何由得嵌入，只为句中有伤寒二字，割舍不得，欲安顿又无处安顿。只得将经文二气字，换作二脉字，勉挨在此，良工苦心极矣，但经文不如是解说耳。按《刺志》，黄帝问曰：愿闻虚实之要？岐伯对曰：气实形实，气虚形虚，此其常也。反此者病，帝曰：如何而反。岐伯曰：气盛身寒，此谓反也；气虚身热，此谓反也。气盛身寒，得之伤寒；气虚身热，得之伤暑。夫实者气入也，虚者气出也。气实者热

---

① 亦　式好堂版作"文"。

也，气虚者寒也。《内经》之文，是言人身形气之失常，必有所得之由。而特以伤寒伤暑，为气盛身寒，气虚身热者，一推原之也。阳气盛之人，宜其身热，何以反常而身寒？此必得之于伤寒，由寒伤形而不伤气，从前伤寒，病其形，故遂成一气盛身寒之躯。阳气虚之人，宜其身寒，何以反常而身热？此必得之于伤暑，由暑伤气而不伤形，从前伤暑，病其气，遂成一气虚身热之躯。夫实者气入也，寒主秘固，气所以实。虚者气出也，暑主疏泄，气所以虚。由是推之，寒热在气，而不在形。气实者，身虽寒而不失其为热也；气虚者，身虽热而不失其为寒也。经文之旨如此，何至换去一脉字，以身寒身热，贴在伤寒伤暑之证候上言，不曰得之伤寒，得之伤暑，直曰谓之伤寒，谓之伤暑矣。果尔伤寒恶寒即有之，身不但不寒，而且发热；伤暑虽发热，亦未始不洒淅恶寒。颠倒错谬，只图卖弄《内经》，亦不自知其字义之通与不通，真是无耻小人。

眉批：凡《内经》上有一伤寒字，辄欲扯入例中，如作文家胸无题旨者，遇"学而时习之"等题，不将学字上所有字眼逐个填入，便是空疏无法了。

眉批：最不通者是叔和《脉经》，今人无不盛称之，余亦欲二三日内撰一部学经，只据古今书上有一学字，辄分门逐类，不必顾及文理，顾及气脉，或可远胜叔和。然古今必无此一部学经之理，则古今岂容叔和有此一部脉经乎？

脉阴阳俱盛，大汗出不解者死；脉阴阳俱虚，热不止者死。脉至，乍疏乍数者死。脉至，如转索者，其日死。谵言妄语，身微热，脉浮大，手足温者生；逆冷，脉沉细者，不过一日死矣。

此等脉法，何处不可抄袭。岂若仲景之脉中寓法，能为人防死，能为人救死。叔和宁抄袭他人，必不肯根据仲景。此等处，都是与仲景放一头敌，以欺当世耳。何举世无人，看得他破！千百年来之福医，应算叔和为第一，故千百年来之祸医，遂算叔和为第一。以其为祸根苗故也。

眉批：昔人有读书多而号之为两脚书厨者，今①读《脉经》，却笑叔和是脉行一个经纪，不然为何堆的堆、积的积，挪扯得他人多少脉料在家，只苦于有木头无斧②锯，此之谓不成材。

此以前，是伤寒热病症候也。

治病何难？难在认病。认病犹文家之认题，题有题理，有题神。寻着题中神理，则题面上未必有题，题反在题面外。医家从证候上认病，已属低手，况妄从字句上认证候乎！叔和只因过于识字，遂认定伤寒即是热病，此何难。指武王之十臣为叛党，而孔子必欲手刃及非帷裳者。伤寒热病，只是过于识字，亦何妨聚十六州铁，为之铸一个错字。而叔和之罪不在错，称孤道寡，居之不疑。初只冰炭乎仲景，久则以一座火焰山，占尽三千大千世界，其③一切，红孩儿外，总不容唐僧半点须弥。千百年来，伤寒即为热病，有不如是解者否？回视仲景之伤寒，可是如此解否？仲景之自序曰：为《伤寒杂病论》合十六卷，伤寒方可与杂病合，又胡伤寒不可与热病合。但仲景之所谓合者，合以二脉，合以六经，此处自是一分金炉。任你一切金银铜铁锡，入我炉中，杂者不杂矣，以不杂者治及伤寒，何不可合之有，盖合处即分处也。叔和不于此处求伤寒热病之合，急欲踢翻仲景之分金炉，归并于己之火焰山，凭陵僭伪，遂成其篡。爰至今日，《伤寒论》之名仲景者，徒然东周一天子，而礼乐征伐，有不自叔和之伪例出者哉！固知扶危定倾，非一人之力。而笔其首末，贬以私评，或亦秘为余之家秘，以资谈柄云。

---

① 今　式好堂版作"余"。

② 斧　原作"釜"，据式好堂版及文义径改。

③ 其　式好堂版作"除"。

　　王叔和，余不知其何如人也。据《脉经》及《伤寒序例》，俱署之以西晋太医令王叔和。夫西晋之国祚，仅六十年，而张仲景之著《伤寒论》在汉献帝建安十稔后，嗣是而著《金匮要略》者，又不知几何年。叔和官且长于西晋移祚之前者，亦不知几何年。合而计①之，远亦百年之内，近则相去不踰数十年。其能私淑仲景，与不能私淑仲景，俱不可考。但既署曰太医令，是以其爵著矣。爵而不名，而以字显。僭乎？否乎？以此弁②他人之书，亦万无此理，况以之弁汉太守张机书者乎？原其僭序例于前之意，不过要人彼此互较之，若曰彼有论，吾有例，较以代，则晋与汉，有见与闻之异；较以官，则太医令与长沙太守，有专与别之异。彼不足师我也，岂可自屑越于君前臣名、父前子名之列。于是乎，序例遂以西晋太医令王叔和著矣。播之当时，只知有太医令王叔和，不知叔和之名某。传之今日，只知有太医令王叔和，不知叔和之名某矣。以余度之，太医令王叔和，固当时王叔和之招牌也。太医令名某，则太医令，人得从而核其真；太医令字某，则太医令，人谁得从而查其假。如今之贴报单者，多太医院某某，岂尽太医院哉。从来卖假药者，一假则无不假。以此一例代及报单，使远近知有太医令王叔和之招牌。如近世某某之膏药，某某之紫金锭，远近驰名，俱以其招牌，又何尝以其名，而又何必以其名。余是以拟王叔和之为卖帐者流也，以卖帐之流，而成其僭篡，且为百世师者，则以伪及《内经》故，如僭盗之有符命纬谶，得假之以聚众。余观其例所伪乱者，翻来覆去，只恃《内经》一篇文字，前《内经》者，引龙入穴，而固作逶迤；后《内经》者，余波散漫，而特为荡漾。故余于其援经之案处，急订经以正其伪。子舆氏曰，经正则庶民兴。庶民

────────────

① 计　式好堂版作"同"。

② 弁　弁言，书籍或长篇文章的序文、引言。

兴，斯无邪匿矣，并不使人以莫须有议余也。其余彼之故为逶迤、荡漾者，余即姑与之为嬉笑怒骂，纵令言之者有过，而闻者足以戒，东方曼倩之谲谏存焉已。

或诘余曰：叔和医学，相传千百年，祖之者从无间言，若果如此僭妄，何从前无一人指而摘之。意者叔和即其名也，余应之曰，字即是名，古人诚有之。如韦应物即名应物，孟浩然即名浩然是也。然千古下定有人拈出，若叔和是名叔和，为问从有人一拈及否？况西晋去三国不远，考之于史，双名者寥寥不上数人。叔和或亦在寥寥数人列，不可得而知。然余之贬之者，以其例之乱真，因及其字之僭，而非因字而遂以人废言也。果信其言之足传，则又何妨为之掩上一名，以为考之逸传得之者，其为有功于叔和，更胜于徒读其书而惘惘者数倍，余又安禁后世之不有其人乎！余亦谨谢之，以苟有过，人必知之耳。

叔和满纸都是春夏秋冬，试读仲景论，只有大法春夏宜发汗，大法春宜吐，大法秋宜下，数条而外，可曾有一字涉及春夏秋冬否？世人求其说而不得，乃从而为之辞曰，仲景非无春夏秋冬也，彼只说冬天之伤寒中风，冬天外之病，其书或遗亡焉耳。叔和满纸都是伤寒即为热病，试读仲景论，只有"太阳病，发热而渴不恶寒者，为温病"条外，更有一字重涉着温热病否？世人求其说而不得，乃从而为之辞曰，仲景之言寒，非有背于热病也，彼实兼着阴经直中言耳。

叔和满纸都是传经，试读仲景论，只剔出"伤寒一日太阳受之，若躁烦，脉数急者为传也"一项外，可曾更有一字，涉着传边①说者否？世人求其说而不得，乃更从而为之辞曰，仲景未尝不言传经也，彼自是说，巡经越度，首尾等传耳。推世人为此调停两可之说者，彼其胸中不道叔和大乖仲景，反嫌仲景深碍

---

① 边　疑为"变"字之误，音近致误。

叔和。叔和言言《素问》，言言《难经》，圣典洋洋，其为车同轨，书同文，行同伦，不必言矣。乃仲景则又所称为医门之祖者，从中道个不字，则离经叛道，必在仲景，又安敢毁佛而谤祖，不得已作一个和事老人，从两人岐而又岐处，牵扯来合为一家。则于叔和之门，可放胆任为功臣，而以空名遥尊个仲景，自有此一番抵饰，仲景翻作了叔和一位韦驮尊者，而道高一尺，魔遂千丈矣，魔头得了佛面，谁人不皈佛皈僧，以此千百年来，三千大千，尽成了个魔子魔孙世界。眇余寡陋，亦此三千大千世界中人，何至狂而且瞽，思欲一弄及降魔杵，但思魔头虽盛，祖派原存，此处岂容两立，一任群魔压倒，只是傍祖寻龙耳。

乐　集

伤寒论后条辨卷之一 —名直解

辨脉法

伤寒之有六经，夫人知之，须晓仲景之意，要使人用六经，不当为六经用也。一为六经用，凡一切似是而非之病，皆得假伤寒以诡投。真伤寒不一入网①，何则？伤寒杂病，同此六经，所区别之者，脉法耳。有脉法，则可以用六经；无脉法，遂不免为六经用，辨之宁勿辨乎。此处辨之有法，凡后面六经之辨，方有源头，法从此立故也。所以阴阳则辨之以为纲，表里腑脏则辨之以为目。务使本标了然，主客了然，邪正虚实了然。指下无差，方从六经一勘合之。病邪有真有假，总莫能逃。矫枉正偏在此，杜渐防微在此，实实虚虚，万无此害。是为道之根源。故论中自痉湿暍而下，各自名篇，未尝系之以法。二脉独系之以法而不名篇，明乎治伤寒不可无法，而不从二脉中辨定之，百千法有何用处？在六经内外诸篇，总不得不归宗于此，以为法之祖云。

[一]问曰：脉有阴阳，何谓也？答曰：凡脉大、浮、数、动、滑，此名阳也；脉沉、涩、弱、弦、微，此名阴也，凡阴病见阳脉者生，阳病见阴脉者死。见当作现②。

阴阳二字，有时可以互举，有时不容并轩。其可以互举者，无病之阴为纯阴，于阳则耦也；其不容并轩者，病至之阴为邪

---

① 网　式好堂版作"纲"。

② 见当作现　致和堂版无，式好堂版有。

阴，于阳则贼也①。经曰：知阳者知阴，知阴者知阳。脉有阴
阳，病机之盈虚倚伏在此，医道之辅相裁成亦在此。能于此穷其
所谓，则于病之先一层上有了工夫，亦于病之深一层上有了工
夫。从此范围诸病，自无犯手处②。故开口该以二凡字，使万有
不齐之脉，特约之为阳脉阴脉③，则万有不齐之病，可针之为阳
病阴病④。又何伤寒杂病之多岐⑤乎？盖⑥脉不单见，有互有兼，
各以类聚也。类不聚不成邪。则凡大浮数动滑之互而兼者，自是
一类。而凡沉涩弱弦微之互而兼者，自是一类矣。欲从彼之杂⑦
出者分其类⑧，无如以我之不二者总其名⑨，在大浮数动滑五者
之体状，之息数⑩，各不一矣。然其⑪为邪气盛则实之诊则一。
经曰：阳道之诊则一⑫。经曰阳道，实则就其实处一以名之曰，
此为阳也。而凡于其所生病，曰实，曰热，曰表，曰府，皆从此

---

①　"阴阳二字……于阳则贼也"　此段文字为致和堂版内容。此处式
好堂版作："人身以阳气为主，滋生发育之本也，有时互阴而举之，以抱阳
之阴为妻阴，不嫌其偕，有时黜阴而伸之，以背阳之阴为贼阴，最防其
夺。"

②　"从此范围诸病，自无犯手处"　此处式好堂版作："见病知源，
此处是其绪路"。

③　特约之为阳脉阴脉　此处式好堂版作："皆囊到阴阳两字来"。

④　可针之为阳病阴病　式好堂版作："自难逃阴阳两字去"。

⑤　多岐　式好堂版作"纷讼"。

⑥　盖　式好堂版无此字。

⑦　杂　式好堂版作"沓"。

⑧　分其类　式好堂版作"类其委"。

⑨　总其名　式好堂版作"名其源，不二者何也？曰，阳也，阴也。"

⑩　"之体状，之息数"　式好堂版作"之来，其体状，其息数"。多
"之来"两字。

⑪　其　式好堂版无此字。

⑫　"经曰：阳道之诊则一"　式好堂版无此句。

五等脉中，体认一阳字，勿令误也。在沉涩弱弦微五者之来，其体状，其息数，亦不一矣，然为正气夺则虚之诊则一。经曰：阴道虚则就其虚处，一以名之曰，此为阴也。而凡于其所生病，曰虚、曰寒、曰里、曰脏，皆从此五等脉中，体认一阴字，勿令误也。阴阳两判，无有混淆，其不为病邪播弄，亦自易易。而无如几微疑似之际，病偏以假乱真，则阳中有阴，阴中有阳，吉凶悔吝之所关非小耳，是不可不就病与脉交互处，一合参之，并就病与脉参差处，一反勘之。凡病之来，非阴即阳，邪却定矣，其间转移进退，机则系乎脉。阴病受邪虽深，勿谓便难回护也。阴病能见阳脉，则脏邪从里还表，邪退而正欲复，死处便可冀生。阳病受邪固浅，勿谓可成玩愒也。阳病见出阴脉，则腑邪去表入脏，正虚而邪渐盛，生中亦须防死。生死关头甚大，只在阴阳反复之间，则见而未见处，果病势自然而然乎，抑或有关于人事也。阴病自应以阴脉，何由见阳，力能挽回其阳，则阳长阴消，阳脉即从阴脉长出来，见此处未必便生，然而高真之气已来，却便是生字滋扶之本。阳病自应以阳脉，何至见阴，过于戕伐其阳，则阳消阴长，阴脉即从阳脉消下去，见此处未必便死，然而鬼幽之气已兆，此便是死字窒误之根，于至微至渺中，露出端倪，而于大吉大凶处，判翻人鬼，洵乎伤寒一门，不能外汗、下，正不可妄汗、下也。无论亡阳阴即见，即亡阴，阳无所依，阴亦见。推之吐利温清，是处坦皆防险，机可畏也。

　　所以大浮数动滑，此名阳矣。仲景于浮大脉，有曰：浮则无血，大则为寒；于数脉，有曰：数为虚，虚为寒；于动滑脉，有曰：此三焦伤也。曰滑则为哕，此等虚实关头，即阴阳转换处。学者未辨到脉理之精微，穷其变伏，防其胜复于脉疑处，无有犀烛，何能于病难时，得下雷斧。仲景特于阴阳二脉上，首一揭明生死，却以两见字示机关，则一部书，俱包容含蓄其中，使人猛然于阳脉可以生人，何法维护此阳，图几于早；阴脉可以死人，何法消弭此阴，普救于先。生死二字关心，于凡几微疑似之际，自不徒然病上费揣摩，而兢兢乎脉上设轨则矣。因知"脉有阴阳何谓也"之问，非必之懵懂于大浮数动滑、沉涩弱弦微之名，正启人于此处，见微知著，杜渐防微也。阳可进，万不可退；阴可退，万不可进。务使三指之下，不至为病欺瞒，而三指之下，并不至为病恫吓。不撇却六经，实不靠定六经，从履霜坚冰中磨洗出一架秦镜来，脉道上有了根源，则阴阳在握，可以衙官六经，奴隶百病，又何伤寒之足云。从此读仲景书，乃知一部太少正厥之《伤寒论》，其间千支万派，只此首一条为昆仑。

○古人作书，其全副精神意旨，未有不注在开章第一义上，以为渊源者，《易》之乾，"元、亨、利、贞"，春秋之"天王正月"，皆全部书聚精会神处。树有根本，方能垂布枝叶，此亦书之根也。《伤寒论》是何等一部书，开卷竟是一则生死前定数，本本皆同，殊可笑。观其以伤寒名论，一起手，便撇去伤寒，归之阴病阳病，及勘到生死却贬去阴脉，归重于阳之一字，则知此书为仲景一部扶阳书矣。扶阳必须禁似，禁似所以防微，此全论所由作也。条中两见字，即莫见乎隐之见，甚欲人戒慎恐惧也。读《伤寒论》，读一回，增一回警惕，自读一回，增一回神识。于扶阳抑阴之旨，领略在敬小慎微上，则以反说约，处处得钤病法，固知三阳三阴中说话，皆医门中，一部惩书之规略，不是医门中一部方书之集验也。

○凡人身真元之气，与夫腑脏之气，营卫之气，脾胃之气，宗气，焦气，以及真阴之气，无不从阳之一字，以验盛衰，以定消长。易所云，时乘六龙以御天者是也。在人身，谁不知当扶而殖，不容戕而伐者。但云扶殖，则真阴亦滋扶殖之功；若云戕伐，则邪阳更多戕伐之暴。安见阴病尽生于阳，阳病必死于阴。盖此阴非关病邪，凡阳气不足之人，无病之时，周身之气，莫非阴作主持，奉生之气原少，其不至为之并凌者，未得其隙耳。病邪一至，此翻阴气，辄得挟邪恣贼，欲从吾夺此真元等气，悉行革去阳令，成彼阴之一统。苟无擒王之师，阳虽复，抗我不能抗，则彼愈进，而我愈退，一进一退，无非以彼之阴气，换去我之阳气，看看换尽，所以为死，比之月然。阴病见阳，哉生明也，明渐进，魄渐退，依然成望，此即条内之生字也。阳病见阴，始生魄也，魄渐进，明渐退，不怕不晦，此即条中之死字也。此盈彼亏，此消彼长，理固如此。月可晦而复明，人不可死而两生。养生家珍重及此，则此部《伤寒论》，自当秘为人天宝籍矣。

　　眉批：阳于人身，诚为主气矣，无奈病邪既至，则攻伐又不能免。主气之处吾身者一，而伤寒杂病之纷纭而来至者不啻其百，欲令彼之百至者，不至连而妄干我之一，则必先令我之处一者得别，而无混彼之百，然后知所宜，知所禁，攻伐百行，一于生阳无碍，斯为善耳。故法从简捷上做去，无如辨脉。脉从关要处辨起，无如阴阳。以阴阳布濩于周身，稍有弗从，无不随时动作，效象形容于脉故也。

　　眉批：人身以阳气为主，生身之原在此，切须从脉上照顾。浮阳多从证上见出假有余，真阳自从脉上见出真不足，万不可以假乱真，令生气变成死气也。

　　眉批：两"见①"字，是说②到病上现成处看，则阳病见阴脉，有死道矣，阴病见阳脉，百无一二，岂病属三阴，遂乏生趣乎，其真武、四逆等汤，用之三阴且无益，而主③三阳，并以之为主治，为救逆，又何为乎？凡太阴之阳微阴涩而长为欲愈④。阳微阴浮为欲愈，与厥阴阳浮为欲愈之两浮脉，皆阴经自传到阳经见出来的，

---

①　见　式好堂版作"是"。

②　是说　式好堂版作"从派"。"派"，疑为"脉"字形近致误。

③　主　式好堂版作"在"。

④　此字后面，式好堂版另有"之长脉。少阴"等字。

而不浮为未愈者，乃照定阴病不传经者言乎。果尔，则阴病之死生，自是一定的，医家诊后，只须断病，不消医病矣。注此条者，幸明以告我。

[二] 问曰：脉有阳结阴结者，何以别之？答曰：其脉浮而数，能食，不大便者，此为实，名曰阳结也，期十七日当剧。其脉沉而迟，不能食，身体重，大便反硬，名曰阴结也，期十四日当剧。

生死关头，只在阴阳，阴阳不辨，则仲景六经只资①后世杀人之具，缘只从序例内，误认《伤寒论》为仲景汗下之书，不知从脉法中，辨定《伤寒论》为仲景不可汗不可下之书也。试即此条首承之阳结阴结，及次条之阳不足阴不足，二脉法辨之，阴阳虽属二气，然有脏气之阴阳，有病气之阴阳，二者偏于胜负，自形诸脉，而汗下之法，则不可以紊施，有如胃实便硬之谓结，下证无如于结矣，然而有别焉。

胃实之结，属病气，病气自不能久，不必有定期；阴阳之结，属脏气，脏气能容久，偏有定期。故不曰病有，而曰脉有，盖二气所禀有偏胜也。

阳结者偏于阳，而无阴以滋液，责其无水。阴结者偏于阴，而无阳以化气，责其无火。于脉之浮而数，沉而迟，辨其无关于胃也。此为实，指阳气言。能食而不大便，食从何处消，此为阳气有余，故能化谷，而胃中不致填塞也。不能食三句，作一串读，犹曰食难用饱，饱则身体重，大便反硬。阴不能化谷，而大便反硬，胃中寒燥其液也。无水者壮水之主，无火者益火之原，济其偏以滋培气化，是为治法，与其失治，无宁俟之。盖二结无关于胃，剧亦期之十七日、十四日，胃结其能久此乎？安有阳结反缓于阴结乎？当剧，非如谵语潮热腹满痛等之变证，此辈十余

---

① 资　原作"盗"，于文义不通。据文义及式好堂版改。

日一大便，自是泛常，须十七、十四日期至，方觉有所苦耳。二
"期"字，盖甚宽其辞，不啻向医家告限状，见下之一法，不必
为二家着忙也。阴阳二气，胃实司之，乖怫不便成邪者，全赖环
中之胃气，莫厥悠居，妄下重夺及胃，则谷消水去，阳结遂为消
中，肠空寒入，阴结遂成胀满，不待期至，而剧证成危矣。结证
且有不可下者，其余不可从脉而类推之乎。

　　○从来解此者，俱指作阳明一例，果尔，仲景当是捉弄病
人，留①此剧凑定期日，以验其阴阳有准耳。不然，阴结姑勿
论，阳结十七日前，颇可着手，胡为耽搁，尽一干硝黄蜜煎猪胆
汁辈，期期不敢奉诏，殊可喷饭。

　　眉批：别是别此结之脉，景②于他结，非在本条之阴阳上别。

　　眉批：曰脉有者，指其人平素脉言。名曰阳结也，阴结也，此
处当一顿。期十七日、十四日，复折下来读。期至此当现剧证，方
成二家邪结也。

　　眉批：浮而数，沉而迟，须照定"伤寒三日、阳明脉大"句
看，便知其无关于胃家实矣。浮数之结，为邪结于脏。其不可下，
见五百十三条。沉迟之结，为无阳阴强。其不可下，见五百二十
条。

　　眉批：叔和序例，插入二脉后，六经前，无非欲从此处冒仲
景，混仲景。而其混冒处，又口上撼拾《内经》，安得不尽人堕其
技中，一为彼用？若不为彼所用，则当头棒喝，急读二脉，只从二
脉读六经，不从序例读六经，则处处得棒下悟师。

　　[三]　问曰：病有洒淅恶寒，而复发热者，何？答曰：
阴脉不足，阳往从之；阳脉不足，阴往乘之。曰：何谓阳
不足？答曰：假令寸口脉微，名曰阳不足，阴气上入阳中，

---

①　留　原作"晋"字，于文义不通。据文义及式好堂版修改。
②　景　式好堂版作"异"。

则洒淅恶寒也。曰：何谓阴不足？答曰：假令尺脉弱，名曰阴不足，阳气下陷入阴中，则发热也。阳脉浮，阴脉弱者，则血虚。血虚则筋急也。其脉沉者，荣气微也。其脉浮，而汗出如流珠者，卫气衰也。荣气微者，加烧针，则血流不行，更发热而躁烦也。

恶寒发热，为伤寒在表之初证，发汗宜莫如洒淅恶寒而发热矣。殊不知阴阳二气，因虚而自为乘侮，则恶寒发热多从不足处而见，不必病邪也。阳不足者，阳部之脉不足也，即下面之微脉，虽兼心肺言，而责重在膻中，营卫之所主也。阴不足者，阴部之脉不足也，即下面之弱脉，虽兼肝肾言，而责重在三焦，肾之夫，肝之父也。缘阴阳二气，虽是互为循环，而未尝不各归其部，一升一降，中焦其辖辂也。上部借膻中为关隘，则阳升而阴不得升，故无恶寒证。下部借三焦为底载，则阴降而阳不至降，故无发热证。今寸口脉微，知膻中之处阳部者不足，不能防御乎阴，而阴气得上入心肺之阳中矣，阳为阴侮，故恶寒也。升极则必降。今尺脉弱，知三焦之处阴部者不足，不能载还此阳，而阳气下陷入肝肾之阴中矣，阴从阳现，故发热也。微即诸微亡阳之微，弱即诸弱发热之弱。观"假令"二字，微弱实该诸阴脉言之，当其恶寒时，非不兼弦紧等脉，要之不足之微脉终在，故只从不足处，断之为微。当其发热时，非不兼洪数等脉，要之不足之弱脉自现，亦只从不足处，断之为弱。观"阳往从"之"从"字可见，不足犹言无力也，治法只宜建中以行奠定，而或补或升，按法审机，以还阳退阴为务，一误汗而在上之阳先亡，在下之阴亦散，虚虚之祸即在此。汗证已具之中，可不慎之于脉软？阳脉浮，阴脉弱，以下皆有洒淅恶寒发热证，而详及其不可汗之脉也。阳浮阴弱，同于中风之缓脉，而此云血虚者，彼之阴阳，以浮沉言，此之阴阳，以尺寸言也。筋急者，血虚失所养也。部中只有一弱脉，则浮字且作另议矣。沉为里阴，故主营气微；浮为表阳，故主卫气衰。血流不行者，吐衄外溢，而营气内涸，着此一条者，盖以不可汗之脉，并及于不可温，而凡击实之法，既不得行于虚脉之中，可类推矣。

眉批：世人都谓仲景二脉，无关伤寒，不知仲景正为伤寒定此脉法。凡伤寒一二证，脉法合不着伤寒，便将"伤寒"二字丢开，不得作伤寒治矣。一部脉法，俱是为伤寒设关防也。若①伤寒之脉既②高必章，高章名曰纲者，谓其为伤寒之主脉也。

眉批：表证之见，总由邪伤营卫。然营卫自伤者，亦必有，若③表，见证颇同，而阳气之盛衰，自关着脉。

眉批：曰阳往从之者，谓阳乃有余之证④，似⑤陷入阴中，则亦从阴而成不见⑥矣。

眉批：曰上入，曰下陷，皆责中焦不足，不能拦截之故。

[四]脉蔼蔼如车盖者，名曰阳结也。脉累累如循长竿者，名曰阴结也。脉瞥瞥如羹上肥者，阳气微也。脉萦萦如蜘蛛丝者，阳气衰也。脉绵绵如泻漆之绝者，亡其血也。

结与恶寒发热，皆伤寒六经中所具之证，而六经中汗下之法，不过于浮沉脉取之，今曰不可下、不可汗，则浮沉必有不一之浮沉，此不可以名取，更须仿佛其形容，则不止病之异同有别，而气之微甚亦别，因更就阳结阴结以下之脉状形容以申言之。前阳结之脉浮数，此复以蔼蔼若车盖者，形容其浮数中有拥

---

① 若　式好堂版作"盖"。
② 既　式好堂版作"必"。
③ 有，若　式好堂版作"病及"。
④ 证　式好堂版作"诊"。
⑤ 似　式好堂版作"以"。
⑥ 见　式好堂版作"足"。

上之象。经曰，脉数者久数不止，止则邪结，正气却结于脏，故邪气浮之与皮毛相得。脉数者不可下，下之必烦、利不止。前阴结之脉沉迟，此复以累累如循长竿者，形容其沉迟中有牢劲之象。经曰，无阳阴强，大便硬者，下之必清谷腹满。前卫气衰之脉浮，此复以瞥瞥如羹上肥者，形其浮而衰之象，浮虽同，而羹肥之浮，与车盖之浮异矣。前荣气微之脉沉，而此以萦萦如蜘蛛丝者，形其沉而微之象，沉虽同，而蛛丝之沉，与累累如循长竿之沉又异矣。顾前言荣气微，此言阳气衰者，正见荣虽阴，而实阳气之所主，亦由阳气衰，故荣气微也。仲景重阳之一字，处处照料到前言荣气微而血流不行，则蜘蛛丝之微脉，经烧针而渐欲绝可知，兹复以绵绵如泻漆之绝者，补出而形容之，欲绝不绝，正肖夫血流不行之状，得诸脉之形容，而阴阳有偏、有损、有微、有甚，自不得据六经之证，而妄容汗下矣。

眉批：阳结非实热，其不可下，在浮数上辨，故以蔼蔼如车盖，形其浮之状，阴结非冷痼，其不可下，在沉迟上辨，故以累累如循玕，形其迟之状，有间节而却不涩也。至于血虚筋急，则身疼痛可知；营气微，卫气衰，则发热恶寒可知，皆表症①惑人处，故复极力形容其脉象来缘。浮脉不皆阳气微，故以瞥瞥如羹肥，形出阳气微之浮；沉脉不皆阳气衰，故以萦萦如蛛丝，形出阳气衰之沉。若夫绵绵如泻漆之绝，似有类②止之象，而止脉不皆亡血，故下条复以阳结阴结之二③脉证之④，知仲景教人辨脉处，细微曲⑤折如此，奈医⑥家总不领略何。

---

① 症　式好堂版作"证"。
② 类　式好堂版作"半"。
③ 二　式好堂版作"死"。
④ 证之　式好堂版作"反形之"。
⑤ 曲　原作"当"，据式好堂版及文义径改。
⑥ 医　式好堂版作"注"。

[五] 脉来缓，时一止复来者，名曰结。脉来数，时一止复来者，名曰促。脉阳盛则促，阴盛则结，此皆病脉。

脏气之阴阳虽有有余不足之分，总不在汗下之列，已出其例辨之矣。至若病气之阴阳可为汗下法者，须从脉象间一勘其因，因出结促二脉辨以例之。二脉皆因止而得名，则病根在止，不在缓数。乃从缓数别其名，曰结促何也？亦从阴阳上别之，缓数者，无形之阴阳也，如阴结阳结之类，虽云偏胜，无物阻留。结促者，有形之阴阳也，偏胜之处，忽为邪阻。阳盛则促者，脉行疾而遇阻则蹶也；阴盛则结者，脉行迟而遇阻则停。此为病脉，指言病邪盛而致脉气中之阴阳不和也。且以辨前此之为脉病，而非病脉也。脉病者，吾身脏腑自不和而见诸脉也。汗下之法，可施于有形之阴阳，不可施于无形之阴阳。有形者汗下之，邪从汗下出，而阴阳自安。无形者，一误汗下，无邪可去，而所去者，无非本脏之气，损阴损阳，害不可言，此邪正本标之不可不辨也。

〇或问此之促结与桂枝去芍药加附子汤之促，炙甘草汤之结，何处分别？曰促结则同，而脉势之盛衰自异，彼之促者，疲于奔而自憩也；彼之结者，不能前而待替也。非关前途修阻，或百步而后止，或五十步而后止，则是行不动也哥哥。

眉批：此处之结促，曰阳盛阴盛，则彼处之结促，自是阳虚阴虚。此处曰病脉，则彼处自是平脉①。

眉批：阳脉以行数为常度，阴脉以行迟为常度。度处一有所阻，阴阳壅盛而不得行，遂成结促。

[六] 阴阳相搏，名曰动。阳动则汗出，阴动则发热。形冷、恶寒者，此三焦伤也。若数脉见于关上，上下无头尾，如豆大，厥厥动摇者，名曰动也。

　①　平脉　式好堂版作"脉病"。

病有阴阳之偏，则凡阳胜者，必归之数动之类；而凡阴胜者，必归之迟缓之类矣。不知有形之阴阳每成一定，无形之阴阳变易不常。二气有乘有伏。亢则害，承乃制，不得以阳即为热，阴即为寒也，因即承出动缓之二脉辨之。阴阳相搏名曰动，动者数而兼紧，击于指下之谓，浮沉三部均至，此为动之正体，属之五阳脉列，其为邪气实，可分别以为汗下法也。若止浮而得之，或止见于寸口，则曰阳动。阳为阴搏则汗出，卫虚可知。若止沉而得之，或只见于尺部，则曰阴动，阴为阳搏则发热，荣弱可知。至于不发热汗出，而反形冷恶寒者，此其动必止见于关上，而不及尺寸。若字作似字读，上下无头尾如豆大，短而缩也。厥厥动摇，摆动无势力也。以关部之假有余，成上下之真不足，故为三焦伤。夫三焦者，人之三元之气，和内调外，导上宣下，莫大于此，伤则元气虚衰，无以温及分肉。故形冷恶寒，不但营卫两虚，而中焦且冷，三动皆为正气不足，或养阳或养阴，或从阴以引阳，分别为治，而总非汗下之列，孰谓动数为阳而不加辨乎？

　　眉批：二动，皆非阴阳相搏之动。各从其部而露一被击不宁之象，乃此搏而彼不搏也。

[七] 阳脉浮大而濡，阴脉浮大而濡，阴脉与阳脉同等者，名曰缓也。

缓能成结，明属迟阴，然正无妨于迟也。浮大则附阳以为用，濡则存阴以为体。而且浮沉同等，不至相搏，是为和平之脉。毋论汗下无所用，而且不事于和温，孰谓缓之为阴而不深辨乎。按缓脉有三样看法。阴阳同等，为胃之正脉；阳浮阴弱，为卫不和之脉；阴阳同等而欠濡，为胃气实之脉。复着阴脉与阳脉同等句者，仲景论脉，凡有一"而"字者，多是上字属浮，下字属沉。今"浮大而濡"四字上，有阳脉阴脉字，恐人误将阴阳看作尺寸，则浮大而濡未免看作浮大而沉濡矣。浮大而濡是从下面浮大上来，却和柔而不搏指。浮如此，沉亦如此，故曰同等。脉虽同等，势却硬帮而不和柔，则胃家实之缓。三等脉势虽不同，却总无紧急之象，故皆得行之曰缓。缓者，宽绰之貌，脉不大何由宽？

眉批：以此条之"同等"字例之，则知前条阳动阴动，及见于关上，皆是不同等之故，遂失去阳脉之正体也。

［八］脉浮而紧者，名曰弦也。弦者，壮如弓弦，按之不移也。脉紧者，如转索无常也。

浮大而濡名曰缓，是合三脉而成一脉，则凡二三脉合而见者，从何脉作主，是则脉之体用不可不辨矣。附彼者为用，存我者为体，因举一弦脉例之。弦具少阳之体，有发汗之禁，非浮紧者比。然浮而紧者，名曰弦，以附于浮而成表阳之用，亦汗脉也。究竟弦如弓弦不移，寒因自着，性故静而不移。紧如转索无常，寒因邪击，性故动而无常，非从浮处求之，则弦与紧且有别，何从辨其以阴从阳而成表脉乎？

眉批：状如弓弦者，举而得之。不移者，按而得之。转索无常者，翻转底面亦如此，甚言二脉浮沉俱有力，方可从浮为在表看，故下以弦则为紧①，对勘此条之不移。以按之反芤，对勘此条之转索。见弦紧自见②寒虚阴体，不可因此条误认之为阳。

［九］脉弦而大，弦则为减，大则为芤。减则为寒，芤则为虚。寒虚相搏，此名为革。妇人则半产、漏下，男子则亡血、失精。

弦脉从阳，遂为阳用，体在彼故也。便以我为体，则亦能夺彼之阳为我阴用。如弦在大之上，阳已见统于阴矣。及按之，则

———

① 紧　式好堂版作"减"。
② 见　式好堂版作"具"。

弦只有边，是谓减而为寒，大且中空，是谓体①而成虚，寒虚相
搏，内阳总归于外阴，外坚中空是名曰革。既已成革，阳益不能
统阴，而半产、漏下、亡血、失精之证成矣。使不辨弦之为体，
又何从知大已革去其实而成虚，竟为弦用侵及营分乎。

○弦为阴脉，王叔和妄以为阳，倍经甚矣，然在王叔和自是
生姜树上生耳。自仲景论之，何尝不龙从火里出也。岂特弦脉阴
阳颠倒颠，推仲景之意，即谓大浮数动滑有时名曰阴也可。

眉批：曰寒曰虚，是不从举处之浮大上断病，而在按处之减芤
上断病。大②凡病有两脉兼乘者，俱例此法去断别阴阳虚实，即后
条"假令脉迟，此为在脏"之旨。

[十] 问曰：病有战而汗出，因得解者，何也？答曰：
脉浮而紧，按之反芤，此为本虚，故当战而汗出也。其人
本虚，是以发战。以脉浮，故当汗出而解也。若脉浮而数，
按之不芤，此人本不虚。若欲自解，但汗出耳，不发战也。

脉有体用，虚实因之，标本之间，一失治而系安危矣。浮紧
浮数，未始非邪实之脉，芤则发战，不芤则不发战，只就解时之
险与易分观之，不预辨其虚实而治之失宜，因标犯本，则虚虚之
祸未始不在实证之中也。紧与数俱着浮为在表上看，两数③之乃说其为
在里虚也。

眉批：上条举一大脉，此条举一浮脉，皆是要人于阳脉中，体
认一"虚"字。浮紧未尝非伤寒，脉芤则为本虚，不知"本"字，
伤寒所以能杀人，只因揭条有大浮数动滑名曰阳一句提纲，恐人
郊④于其名而不核实，故层层从阳脉中，洗将出"寒虚"字来，不

---

① 体　式好堂版作"芤"。
② 大　式好堂版作"矣。"
③ 数　式好堂版作"按"。
④ 郊　式好堂版作"误"。

欲人因标误本也。盖表根诸里，腑根诸脏，表与腑，只属客邪，里与脏，实关本气也。

[十一]问曰：病有不战而汗出解者，何也？答曰：脉大而浮数，故知不战汗出而解也。

大则为芤，是芤脉之虚，源①从大数②得来。但大以弦则③芤，若从于为④浮数之脉⑤，原是阳盛则⑥解，故⑦不至如芤脉之发战矣。是就一脉辨之，而虚实有互呈也。数为在腑脉，而浮数多着在表，从汗治者以非沉数，自无关于里之腑气。

[十二]问曰：病有不战，不汗出而解者，何也？答曰：其脉自微，此以曾经发汗，若吐、若下、若亡血，以内无津液，此阴阳自和，必自愈，故不战、不汗出而解也。

解证以得汗为佳兆，邪盛者，得表而出；邪正盛虚半者，得表兼内托而出；全然正虚，得温补而出。三者俱从脉辨。今之脉微正虚可知。岂任汗吐下亡血，在内之津液既亡，则在外之阴阳以无津液之搏结而亦散，所谓自和者，不过如此。此时寒热亦自退而成解证，但脉微而无所战，无所战，故无复汗，以其由来夹邪原浅，此则正气孤危，而津液难复，所云脉病人不病之根源，已胎于此矣。解不足喜，如此类宜辨也。

眉批：例此一条，正见伤寒得阴脉，虽在解后仍须着意和其阴阳，以复津液而克其脉，不可因解辄住⑧手，酿成后面阳微阴弱等

---

① 源　式好堂版作"原"。
② 数　式好堂版作"脉"。
③ 则　式好堂版作"而"。
④ 为　式好堂版无此字。
⑤ "之脉，"　式好堂版作"则大脉"。
⑥ 则　式好堂版作"其"。
⑦ 故　式好堂版作"自"。
⑧ 住　式好堂版作"去"。

病根。以上数条，为诸脉写一有力无力照子耳。阴脉有力可从阳，阳脉无力即从阴，乃首条二"见"字关会处。

[十三] 问曰：伤寒三日，脉浮数而微，病人身凉和者，何也？答曰：此为欲解也，解以夜半。脉浮而解者，濈然汗出也；脉数而解者，必能食也；脉微而解者，必大汗出也。

此条与下条，特为上条反勘以作注脚，只云伤寒三日，未经汗吐下亡血，可知微兼浮数，非正气全虚可知，病人身凉和津液未亡可知，犹须解以夜半，未得阴消阳长之子刻，无以助微脉之纤阳而协浮数也。即此勘之，则岂有诸微亡阳之脉，能任汗吐下亡血以伐去其阳而安然得解之理乎。浮与微之解，得汗而后能食，兼数之脉，先能食而助其汗。至于微脉之汗出必大，只观一必字，辨出彼微之不战不汗出之非佳兆矣。

眉批：此条对上条独揭出一"伤寒"字者，见伤寒总无微脉，虽三日后，从浮数中微去，然解亦不寻常。若自然而微，与误治而微，皆是亡阳之兆，便不可为"伤寒"二字所误矣。

眉批：脉浮数而微者，自是一项下面另分三项。惟濈然汗出、故能食二项皆互辞，解之正也。以浮数皆伤寒本脉，若脉微而解者，非解之正，故大汗出，诸微亡阳，胃中必冷，汗出涨满，岂能食？

[十四] 问曰：脉病欲知愈未愈者，何以别之？答曰：寸口、关上、尺中三处，大小、浮沉、迟数同等，虽有寒热不解者，此脉阴阳为和平，虽剧当愈。

可见解证以脉为主，固有病愈而脉未愈，亦有脉愈而病未愈者，不可不辨。此云寒热不解，虽剧当愈，则知彼证之解，特寒热解耳。此云脉阴阳和平，则知彼证之阴阳自和者，特表气中之阴阳，非脉气中之阴阳。今人遇虚邪而妄行克伐，以此得解者多矣，表气暂平，虚机内伏，不多时而咳嗽烦冤，延成痨瘵，杀人而不任罪，可不凛凛欤。

眉批：寸口关上尺中言部位，大小言脉形，浮沉言举按，迟数言息数，可见解不解，重在脉不在证。

[十五] 师曰：立夏得洪大脉，是其本位，其人病身体苦疼重者，须发其汗；若明日身不疼不重者，不须发汗；若汗濈濈自出者，明日便解矣，何以言之？立夏得洪大脉，是其时脉，故使然也。四时仿此。

解证视脉之和平，设有所偏，治须合法。然有病脉而混乎？本脉者，如不战汗之微脉是也。亦有本脉而类乎病脉者，如此条之洪大脉是也，故特举一时令之脉以例之，使人可推类而得辨也。缘洪大为夏令之脉，亦为邪盛之脉，有病则从邪，无病则从令。解不解，不烦另辨矣。是其本位，着在心部上看，藏令两胜，自可夺邪。

眉批：从脉更须辨证，语气亦是欲人郑重及汗字。

[十六] 问曰：凡病欲知何时得？何时愈？答曰：假令夜半得病者，明日日中愈；日中得病者，夜半愈。何以言之？日中得病，夜半愈者，以阳得阴则解也。夜半得病，明日日中愈者，以阴得阳则解也。

此条一凡字，所以总结上文之意。乃反不言脉而言病者，盖无论大小浮沉迟数等脉，只以调其阴阳二气为主。阳得阴则解，阴得阳则解。特举日中夜半以示例，而正邪虚实，脉治之大端，无不可就此二语推及之也。夜半之阴，正属阳长；日中之阳，正属阴生。则首条所云阴病见阳脉者生，乃阴中之阳，非亢阳之属也。阳病见阴脉者死，非阳中之阴，乃死阴之属也。仲景贵阳贱阴之旨，原寓有和阳济阴之意。在学者深思而自得之。

〇经脏中之阴阳互根互换，岂容偏胜，稍一挟邪，则阳便不可虚，阳虚受侮，便是损机；阴便不可盛，阴盛生寒，乃具杀气。阳则拒邪，阴则容邪故也。

眉批：阳得阴则解，阴得阳则解，两"得"字，言外欲人在此处调燮也。

［十七］寸口脉，浮为在表，沉为在里，数为在腑，迟为在脏。假令脉迟，此为在脏也。

前法备晰阴阳者，以外有阴阳，内亦有阴阳，从脉辨之，使外气之实虚寒热，都协到体躯之血气营卫上，审取气机。明是教人宝①定里气矣。然人身无表不成里，无里不成表，则无如署阴阳以行在而界画之。使气有定舍，则邪至属标属本，气交为逆为从，可因处为名，而取之于其舍，此在字窍也。其法先要捉定寸口，乃缘寸口脉去准他部。盖脉之在人，六部不无参差，而五脏六腑，气皆聚于胃，以变现于气口。故寸口为脉之大要会也。寸口脉浮界在浅，知邪为在表应亦浅，于凡病气之为疏泄，为闭凝，俱责之腑脏之外署，自是营卫间事耳。有不能责表者，必其标中夹本，实处脏虚，脉虽见浮，里必有奸，仍兼里诊，以验里气来协不协。寸口脉沉界在深，知邪为在里应亦深，于凡病气之有实热，有虚寒，俱责之腑脏之内署。不当从皮肤浅处求之矣。有不能责里者，必是标从本陷，实入虚留，证虽见里，脉则有奸，仍兼表诊，以验表邪，肯罢不罢。所以然者，表者里之廓，里者表之根，于其署之应不应，知其气之临不临，只此来出去入间，邪正分，客主定已，故表与里对署之也。若沉脉②取里署中又分表里，此则不去别营卫，单别腑脏矣。腑邪曷别？里之寸口脉数，数为阳为热，以邪乘于腑，腑为里阳所司者热故也。其有里阳失守，腑气游外而见数者，则浮界鼓，沉界不鼓。脏邪曷别？里之寸口脉迟，迟为阴为寒，以邪乘于脏，脏为里阴所主者寒故也。其有里阴被阻，脏气滞腑而见迟者，则沉界搏，浮界不

---

① 宝　式好堂版作"实"。

② 脉　式好堂版作"为"。

博，求其法，唯是表里腑脏间，分诊又夹诊，故于浮沉迟数来群断可独断。独断云何？假令脉迟，此为在脏也。谓迟从沉见，虽有浮数之表，不去责表矣。以脏例腑同法。盖表为客邪，里之腑脏关于本气，腑又本之标，脏更本之本。经曰，料度腑脏，独见若神，则知其所舍，消息诊看之谓也。知其所舍，消息诊看，则审察表里，三焦别焉之谓也。观伤寒脉浮紧，而尺中一迟，便曰营气不足血少，故阳明脉浮而迟，便曰表热里寒，用四逆，何莫非即此处假令二字广为式也？

　　○此条以表里腑脏，换出从前阴阳，又为下诸条作纲，下文层层，俱从此条申辨例。虽表里腑脏，亦不外于阴阳，然合之形身，则无定者阴阳，有定者表里腑脏。以有定者辖无定，使阴阳直从位求，又纲中之目也。

　　眉批：上四句，似属排体，拖上假令脉迟一尾，便令排体中藏着滚体，令人徒解一排一排列栅读开去，不解一层一层踏梯读下来。凡仲景文心雕龙处，即成法家绣虎，此等奇书秘书，都被世人作一部腐书板书读坏了。浮表沉里云云，谁人不晓，仲景已是不堪三家村学究了，更何至煞尾处，更[1]上一老婆舌头也？

　　眉批：标中夹本，实处藏虚，即后条趺阳脉浮而涩，其病在脾，法当下利之类。

　　眉批：标从本伏，实因虚陷，即后条营卫内陷，其数先微，脉反但浮，其人必大便硬，气噫而除之类。

　　眉批：数迟之配腑脏，须要活看，从里得之为贴，不从里得之为离，不比浮沉之在表里，是呆位次。

　　眉批：里阳失守之数，如脉浮而数，则为风虚相搏类。气滞于腑之迟，如阳明脉迟，虽汗出不恶寒云云之类。举一数脉，该诸阳脉言。举一迟脉，该诸阴脉言。

---

　　[1]　更　式好堂版作"添"。

眉批：平脉篇云，初持脉来疾去迟，此出疾入迟，名曰内虚外实也。初持脉来迟去疾，此出迟入疾，名曰内实外虚也。内实外虚，即数为在腑也。内虚外实，即迟为在脏也。皆从外而责重于内，非表自是表，里自是里也。

[十八] 趺阳脉浮而涩，少阴脉如经也，其病在脾，法当下利。何以言之？若脉浮大者，气实血虚也。今趺阳脉浮而涩，故知脾气不足，胃气虚也。以少阴脉弦而浮，才见此为调脉，故称如经也。若反滑而数者，故知当屎脓也。

浮为在表，必须夹着里脉看者，试一言其例可乎。盖在表之浮定三部俱浮，不专责在寸口也。伤卫之寸口，其浮不必言。顾趺阳虽浮，按之则涩，不及少阴脉之浮，能尽合风伤卫之常，是以遂有脾病而下利，缘脾部有不如经之涩脉也。若脉浮大，则称如经，合夫卫实营虚之中风证无疑。今趺阳脉浮，按之则涩，涩与迟同为阴脉，以此例之，此为在脏也。中部之脏在脾，脾气不足，缘胃气虚寒之故，与阳邪下陷之热利不同诊，纵使有表，自遵先温其里，后攻其表之定法，治及脏矣。若少阴之弦脉，未尝非阴，而不从脏断者，以弦在浮之上，举指才见此，而稍按则仍是浮，弦算不得弦，故无弦脉之病。自是调而如经，万一少阴脉浮，而里有滑数之诊，则直作屎脓断之何也。浮虽在表，而滑数则为在腑也。在脏在腑之里脉，即从浮为在表内看出来，前所云假令脉迟，此为在脏者，又须察其何部之腑及而分别之，此一条是其例也。

眉批：假令涩在少阴则下利，又属肾而不属脾。滑数在趺阳则屎脓，又属脾而不属肾。此等处全要人将证候活看，以推移脉法。

[十九] 寸口脉浮而紧，浮则为风，紧则为寒。风则伤卫，寒则伤营。营卫俱病，骨节烦疼，当发其汗也。

表里腑脏合看，不但里之腑脏病，能从表脉中看进去，而浮为在表，又可从里证中看出来，因立一寒伤营之案以例之。此与下条作一串看，重在下条，此只轻轻递过，而以当发其汗也，作笋头。

　　○浮字着在表，紧字着在里，表里如一之诊也。营卫俱病，犹云营卫俱有余。尤须合着骨节烦疼之营伤证，脉则不只于浮，浮而有力，证则不只于头痛恶寒，而必连及骨节疼，其间别无在腑在脏之兼脉，更无在腑在脏之夹证，如此方是浮为在表之浮，在伤寒方是当发其汗之伤寒，于作案处例出，正示人不可将伤寒来泛看了，遂将发汗来轻看了。

　　眉批：骨节对皮肤言，中风有恶寒证，无骨节痛证，是营卫分表里处。

　　[二十]　诸①阳脉迟而缓，胃气如经也。趺阳脉浮而数，浮则伤胃，数则动脾，此非本病，医特下之所为也。荣卫内陷，其数先微，脉反但浮，其人必大便硬，气噫而除。何以言之？本以数脉动脾，其数先微，故知脾气不治，大便硬，气噫而除。今脉反浮，其数改微，邪气独留，心中则饥，邪热不杀谷，潮热发渴，数脉当迟缓，脉因前后度数如法，病者则饥。数脉不时，则生恶疮也。

　　果属在表之浮，舍发汗外无他法。纵经误治，现出里证，而邪气留连，他脉虽改，浮脉必存，不致差惑也。如寒伤营一证，能如上文当发其汗，则既汗之后，邪退正回，寸口之浮紧者，改为迟缓不必言，而趺阳亦复迟缓，是为胃气如经。若前证不发汗而误下之，则趺阳不惟无迟缓之内和，且并失浮紧之外击，脉浮而数，数为在腑，几于伤胃而动脾矣。然其伤胃而动脾，实由误下以陷其营卫，故其数也，初诊先微，重按乃数，而浮反在数之

――――――――

　　①　诸　式好堂版作"趺"。

上，自是在表之邪现在，只因邪气内陷，欲升不得升，故大便硬，气噫而除，是之谓脾气不治，中焦有所碍也，是之谓邪气独留，表阳不能出也。心中则饥，邪热不杀谷，潮热发渴，皆坐是相沿，以脉反浮，为在表之浮，而数改微，非在腑之数也。若欲得解，必是脉当迟缓，脉当迟缓，必是发其汗，失之于前者，仍用之于后，只以浮字为主，不因紧与数而变其度数，是谓前后如法。所以然者，数为误下之数，非本原之数，故不作腑治，而只救及误下之浮为在表脉也。诸证皆去，病者则饥，乃胃气得回之饥，非邪热不杀谷之饥也矣。惟脉于迟缓后仍不时见数，此则陷入之邪已着滞在经络间，必生恶疮。推之流注痛痹等，皆伤寒失表，故可见表证挟有阴邪，便宜先温后表，前条是其法也。若挟阳邪，自是先表后攻，此条是其法也。浮沉迟数，又须分看者，以此尚其遵此例而广及之乎。

　　〇其数何云改微，盖数脉原即紧脉，始之势盛则为紧，邪外击而主寒，下后势微则为数，阳向内而主热，故数之未去，仍是紧之未去。胃气实热之数脉，能消谷引食，邪气独留之数脉，虽饥而不杀谷。

　　眉批：前一条，为"数为在腑，迟为在脏"句，定个活例。此二条，为"浮为在表"句，定个活例。后一条，为"沉为在里"句，定个活例。见"表里腑脏"四字，总非据呆证，配着浮沉迟数者。

　　眉批：阳内陷，故大便硬，表欲升，故气噫而除。

　　眉批：今脉反浮，"今"字宜玩。言病之由来虽久，只据现今。今脉较前反浮，数脉较前改微。改微者，从前只是先微，今则诊到底，虽前之不微处亦改而为微，表盛里不盛也。纵使里证较前倍增，只是营卫所陷之邪，留而不去，扰动及腑气耳。病虽在腑，却非腑邪，仍以汗法拔出表邪，中焦之脾气，不治者自治矣。经所谓病反其本，得标之病，治反其本，得标之方也。

　　[二十一]　师曰：病人脉微而涩者，此为医所病也。大发其汗，又数大下之，其人亡血，病当恶寒，后乃发热，无休止时。夏月盛热，欲着复衣，冬月盛寒，欲裸其身。所以然者，阳微则恶寒，阴弱则发热，此医发其汗，使阳气微，又大下之，令阴气弱。五月之时，阳气在表，胃中虚冷，以阳气内微，不能胜冷，故欲着复衣；十一月之时，阳气在里，胃中烦热，以阴气内弱，不能胜热，故欲裸其身。又阴脉迟涩，故知亡血也。

　　前法因误下，而在表上体认者，以其为阳邪而尚见表脉故也。若经误治而脉已入阴，则虽见表证，又当从迟为在脏例定法矣。有如微而涩之脉，在证不应恶寒而复发热也。病人有此，只因从前曾为医误，大发其汗，而复大下之，以致其人成了一个亡血之躯，病根已为在脏。故一病而微涩之脏脉辄应之，大寒大热，只是阴阳二气之逆厥，病在阳气内微，阴气内弱，非表也。欲着复衣，欲裸其身，是一时递见之证。夏月欲着复衣，则发热时裸其身不必言。冬月欲裸其身，则恶寒时着复衣不必言。极言寒热势之剧盛如此。盖微阳弱阴，虽自胜复无休止时，而生气已绝于里，虽有时令，只增客气于其内，何救于表。此证阴阳两亡，何以首尾皆曰亡血？盖并其有形者亡之矣。末二句，亦非释辞，以迟字换去微字，见不但微脉，凡阴脉如此类，皆同迟，为在脏例辨别，盖不必有里无表，而始曰在里在脏，凡表里腑脏，只在脉上辨定或有不合处，仍在脉上推求其故也。

　　〇大凡未发汗未下之浮沉迟数，与已汗已下之浮沉迟数不同看，则未汗未下之表里腑脏，与已汗已下之表里腑脏，亦不同看。须于脉证参差处一辨别之，而定法在其中，活法亦在其中，要观其脉证，知犯何逆，以法治之也。

　　眉批：无休止时，兼寒热证言，谓逾冬逾夏，无间断也。

眉批：亡血是从前之证，病当恶寒以下，是现今之证，非接连事，观末二句便知。

眉批：大汗大下，是一层事。亡血，是一层事。恶寒发热，是一层事。寒热从亡血得来，亡血从汗下得来，曰此为医所误也。曰以阴脉迟涩，故知亡血也。皆是从脉上推原出来的。

[二十二] 脉浮而大，心下反硬，有热属脏者，攻之，不令发汗。属腑者，不令溲数。溲数则大便硬，汗多则热愈，汗少则便难，脉迟尚未可攻。

合前条观之，可见沉即是浮内之沉，而数迟即是沉内之数迟，表里腑脏只从一个脉中，递分下去，便于诊法有把拿矣。然却有一脉，而介在浮沉疑似间可以从表，可以从里，可以从腑，可以从脏者，彼此之间，逆从虚实系焉，则又不可不从外证以决犹豫也。脉浮而大，浮为太阳，大为阳明，而尚未离乎太阳，是脉在表里之间矣。证则心下反硬而有热，热如烦热躁渴之类，非只发热之热，下文汗多则热愈，亦是此热，是在表里之间矣。意欲攻之，恐里阴未离乎表，今一虚其里，而阳邪遂陷，意欲汗之，恐表阳已入于里，今一虚其表，而阴液遂亡，缓急之宜，于何取决乎。属腑属脏，从大便硬不硬分表里，非阴阳之腑脏也。属脏攻之，脏病从急，腑脉从缓也。属腑汗之；腑脉从急，脏病从缓也。盖此证之下有似于大陷胸，而非承气证，故曰攻之。此证之汗有似于大青龙，而非麻黄证，故曰汗多则热愈，汗少则便难。大陷胸所以去津液，大青龙所以存津液，故并不令溲数也。脉法相同，而一汗一下，关系非小，可不审之又审乎。若复脉迟，迟为在脏，以未离乎表之浮大，合乎阴脏之迟，恐实证夹虚，阳证夹寒，俱未可知，敢攻之乎？只此一个脉，有在表在里，在腑在脏之不同，又安见其递分之易易也。故定法虽是如此，神明则存乎其人耳。

眉批：脉浮而大，心下反硬，有热，十字作一头，下面分三脚。属脏之硬为热结，其热为里；属腑之硬为内①陷，其热为表；若脉迟之硬为阴逆，其热为格。

眉批：观"不令溲数"句，知此之腑属膀胱言。观"溲数则大便硬"句，知此之脏，属广肠言。

眉批："攻"字兼汗下说，观此处云脉迟，则前浮大脉中，兼带数可知。

[二十三] 脉浮而洪，身汗如油，喘而不休，水浆不下，形体不仁，乍静乍乱，此为命绝也。

非其人而妄议及攻，则大汗大下之法，去病何难。难在辨证，辨证何难，难在辨脉，辨脉何难，难于脉证参差，两在疑似之间，辨之不确而实实虚虚之祸，顷刻关于命矣。故上条尚未可攻，留作歇后语以接此条。浮洪之脉，洪即大脉，涌则为洪，夫浮大之脉，非命绝之脉，一旦洪而得此阴阳离脱之象，其命之自绝乎，抑或有误汗误下以灾之者。

[二十四] 又未知何脏先受其灾，若汗出发润，喘而不休，此为肺先绝也。阳反独留，形体如烟熏，直视摇头者，此为心绝也。唇吻反青，四肢絷习者，此为肝绝也。环口黧黑，柔汗发黄者，此为脾绝也。溲便遗失、狂言、目反直视者，此为肾绝也。

脏云受灾，明系虚虚之祸，大汗则成阳脱，肺心之脏先受之，大下则成阴脱，肝肾之脏先受之，脾主阴而统四脏，脱则无不脱者，必其人先有此脏之虚，而后受及于灾，视其所绝，知犯何逆矣。脉法可不辨乎。

[二十五] 又未知何脏阴阳先绝，若阳气前绝，阴气后竭者，其人死，身色必青；阴气前绝，阳气后竭者，其

———————————

① 内　式好堂版作"阳"。

人死，身色必赤，腋下温，心下热也。

阴阳二气不离，阳绝而阴未竭不死，阴绝而阳未竭不死。但有先后之殊耳。误汗误下之灾，纵令生前之证，莫可追忆，而或青或赤，尚留身色于死后，谁谓杀人而无证验，可遂逃其罪乎。吾姑数举之。以为从事伤寒，不辨及脉法者，一警惕也。

［二十六］寸口脉浮大，而医反下之，此为大逆。浮则无血，大则为寒，寒气相搏，则为肠鸣。医乃不知，而反饮冷水，令汗大出，水得寒气，冷必相搏，其人即𩜹。

总此一浮大脉，于脉迟尚未可攻之下，忽接上死证三条而略不叙起致死之由，乃于此条，突出一"寸口脉浮大，而医反下之，此为大逆句"作冒，则仲景明示人以此句，为透上前三条，连来作接下之虚势，波平风起，藕断丝牵，文阵莫奇于此，大逆无踰于死，既往不必咎矣。今更言其逆者，浮未必无血，大未必为寒，而医反下之，浮则无血矣，大则为寒矣。有表无里，此为在脏。医者于肠鸣之时，应悟肠空寒击，从脏治急救其逆为当，乃因其虚躁，而饮以冷水，误之又误，宜乎寒加水搏而致𩜹也。以此证之下浮大脉而致中寒且虚，如此则知喘而不休等证之命绝者，自是误攻浮大兼迟之脉之灾矣。表里腑脏之源头，可不辨乎。

［式好堂版在此页中间空白处另有一段：］

伤寒准绳曰：王宇泰云：脉大病当热，而曰寒者似指所伤之邪而言也。然下文曰水得寒气，冷必相搏，则似又以寒为胃中之虚寒矣。既是真寒而非邪热，又何以见大脉？邪寒气相搏，气是何气？浮脉也，虚浮脉之因也。脉与因何以相搏？此皆吾所不解也云。

眉批：浮大中藏有迟脉在内，故曰无血、曰寒。经曰：迟者，营中寒。营为血，血寒则发热也。其医反下之者，以心下反硬故耳。① 医反饮冷水者，以其有热故。

眉批：饐者，食入不纳，有似于噎状。

[二十七] 趺阳脉浮，浮则为虚，浮虚相搏，故令气饐。言胃气虚竭也。脉滑，则为哕。此为医咎，责虚取实，守空迫血。脉浮、鼻中燥者，必衄也。

饐因饮冷水，人遂归咎于冷水，而反令妄下者逃其误。不知此证即不饮冷水，亦令致饐。趺阳主胃，下后大脉纵去减其寒，浮脉现存益其虚，水寒相搏固饐，胃气虚竭亦饐，为在脏故也。甚者脉滑，岂曰腑邪，不过正气去而邪阴实，故寒得浊而加哕，此为医咎，咎在虚虚故也。虚虚之咎，误下不可，误汗亦不可。误下者，责虚取实，谓病宜责其虚，反取其实也。误汗者，守空逼血，谓营之为卫，守者原空，而更逼汗以竭其血也，以致孤阳上越，脉浮而鼓鼻燥衄血，肺气之所存者有几，下厥上竭之势成矣。合而观之，不过浮大一脉，可攻者在此，不可攻者亦在此。可汗者在此，不可汗者亦在此。一误而即成危，可漫然曰浮为在表，而不从人之腑脏处一辨与？浮则为虚，此等虚字，俱指里气言，谓浮有按无也。

眉批：误下之证，已有饐哕足验，而误汗之证未详，故出一衄证补出之。阴格于下而阳从上升，故衄。

[二十八] 诸脉浮数，当发热，而洒淅恶寒，若有痛处，饮食如常者，畜积有脓也。

至于数为在腑，腑则为热。果其有热而无寒，或有寒而不见表脉，谁不知数为在腑者，而其惑人处，偏在数从浮见，而发热恶寒，有似于寒伤营者。若非于若有痛处，饮食如常之证，一兼参之何以辨其为阳热之邪，逆于肉里，而蓄积有脓也。盖若有痛

---

① 耳　式好堂版作"其"。

处，非一身尽痛可知。曰饮食如常，邪不在里，可知非表非里。故数脉从浮脉而见，不察之此，而误以辛温发散，助其阳热，否则误以寒凉彻热，闭①住邪气，滋祸深矣。是则数为在腑，而不专在腑，辨之未易辨，更有如此类者。

眉批：浮数固伤寒之脉，然发热洒淅恶寒者，伤寒之所有，而若有痛处，饮食如常者，伤寒之所无，故断其为蓄积有脓也。

[二十九] 脉浮而迟，面热赤而战惕者，六七日当汗出而解。反发热者，差迟。迟为无阳，不能作汗，其身必痒也。

若夫迟为在脏，脏则为阴，果其有阴而无阳，或有阳而不兼表脉，谁不知迟为在脏者，而其惑人处偏在脉浮迟，而面热赤与战惕，微似于风伤卫者，若非于六七日不解，反发热处一深求之，何以悟出不解之故，由表阳为脏阴所持，卫少内托而身痒，不能作汗。盖面热赤者，阳气怫郁在表也。战惕者，邪阴制胜于里也。发热者，阴寒久而逼阳于外也。表实里虚，中寒实甚，故表脉并脏脉而见，既宜辛热助阳于其脏，又宜甘温发散于其表。两脉平治，方不致误。是则迟为在脏，而不尽在脏，辨之未易辨者，又类如此。

眉批：脉浮而迟，表热里寒之诊，而②热赤者，表热也。战惕者，里寒也。凡病得战汗而解者，阳胜也。今以脉迟，知为阴胜，故虽合浮脉之发热而迟，脉无阳在里，不能作汗也。在腑而不尽在腑，在脏而不尽在脏，以数迟，不从沉见，而从浮见也。

[三十] 寸口脉阴阳俱紧者，法当清邪中于上焦，浊邪中于下焦。清邪中上，名曰洁也；浊邪中下，名曰浑也。阴中于邪，必内栗也，表气微虚，里气不守，故使邪中于

---

① 闭　式好堂版作"遏"。
② 而　式好堂版作"面"。

阴也。阳中于邪，必发热、头痛、项强、颈挛、腰痛、胫酸，所谓阳中雾露之气，故曰清邪中上。浊邪中下，阴气为栗，足膝逆冷，便溺妄出，表气微虚，里气微急，三焦相混，内外不通，上焦怫郁，脏气相熏，口烂食断也。中焦不治，胃气上冲，脾气不转，胃中为浊，荣卫不通，血凝不流。若卫气前通者，小便赤黄，与热相搏，因热作使，游于经络，出入脏腑，热气所过，则为痈脓。若阴气前通者，阳气厥微，阴无所使，客气内入，嚏而出之，声嗢咽塞，寒厥相逐，为热所拥，血凝自下，状如豚肝，阴阳俱厥，脾气孤弱，五液注下，下焦不阖，清便下重，令便数难，脐筑湫痛，命将难全。

从前诸脉，曰表、曰里、曰腑、曰脏，着在内外浅深处分。至若脾阴之脉，夹表而成，则脉之表里腑脏，又不在浅深处分，而在上下部分矣。缘夹①阴之为证，腑脏溷一，虚实相煎，不塞则脱，不脱则塞，以其中纯夹阴毒。辨得其脉，且着不得手，况其不辨者乎。凡阴脉之能为残贼②者，莫甚于紧，紧则为寒，具严凝肃厉之象。若三部阴阳俱见，何难以伤寒断之。今只寸口脉阴阳俱紧，浮沉皆搏指而有力，而他部，却不至此，其于寒必先有所中，故于中处得伤，则中字是根源，而伤字亦同中字看耳。中于上者，仅感外气之清凉，故曰清曰洁；中于下者，实由房淫之湿秽，故曰浊曰浑。于何征之？凡阴中于邪者，其人内虚，但见寒噤而栗，便知表邪从虚而着矣。究其由来，表气微虚，不过形冷所致，非若风寒外入之甚，而精去阳虚，实是里气不守之

---

① 夹　式好堂版作"来"。

② 贼　致和堂版此字字迹模糊，似为"贱"字。式好堂版作"贱"字。依文义取"贼"字入正文中。

故，此邪中于阴之根源也。邪中于阴，与阳邪见证自是不同。阳中于邪，必发热头痛项挛、腰痛胫酸，今皆无此则阳中者，所谓雾露之气耳。盖里气不守不特风寒易入，即略受表气清肃，便能引邪入里，故曰清邪中上，浊邪中下，而所见证，莫非阳去阴逆，精气下夺之象。阴气为栗，足膝逆冷，便溺妄出，证皆阴寒，表气微虚，里气微急。总上二证言，见所感之初，凡阴阳之见于外证者，此仅示以端倪，初不与人以甚觉也。孰知毒流中焦，浊邪不化，邪气郁结而成壅瘀者，殆不可言。原夫里气不守之时，真精下走，枯阳上逆，一切残精浊气都随枯阳退缩胃中，一经表邪作滞而营卫之间，皆复布有其气，所以凝者凝，郁者郁。此三焦相溷，内外不通之所由来也。三焦相溷者，谓清邪中上之处，亦夹住浊毒，浊邪中下之处，亦夹住邪表，如油之入面，糊涂不分。内外不通者，里不得大便，表不得汗也，是为闭证。闭则毒气留中上焦，怫郁口烂食龈，固下焦脏气相熏使然。中焦不治，胃气上冲而脾气不转，亦下焦入胃为浊使然。故不特营卫中无形之气，遏而不通，即肠胃中有形之血，亦凝而不流周身，自脏腑以及经络何一非浊毒克塞之地，即就其郁久得者言之，不可谓通也。卫气前通者先得汗也，究非清气所升之汗，故浊仍不降，而小便赤黄可验。不过卫气与热相搏，因热作，使游于经络，出入脏腑而暂得通也。所以热气所过之处，即淫毒所过之处，乃奏汗孔而为痛脓，如阴背淫疮结毒等类皆是也。阴气前通者，先欲大便也，究非浊气所降之便，阳气厥微，阴无所使，二气未经相交而升降，故清仍不升，而鼻嚏嗢塞可验。不过表寒与里厥相逐，为热所壅而所凝之血自下耳。所以两邪相逐之气，莫非淫毒相挟之气，而色如豚肝，如脏毒结阴便血之类皆是，二证虽有阴阳气血之别，然不成死证者，以胃中阳气自旺，其始也，阴欲脱而阳持之，其久也，阴欲塞而阳通之，虽郁之深，仅使毒气连绵岁月耳。所以然者，紧为阴为寒，而亦为实也。其或脏寒兼虚之辈，肾气素怯，一或中此，只有阴精下脱，并无阳气上持，故不惟阴厥而阳亦厥，谓表寒亦变为里寒，有阴而无阳也。三焦总无火气，求其相溷而内外不通者，不可得也。火败则土衰，脾气孤弱，失去底载，求其胃中为浊者，不可得也。夫水谷入口，其味有五，津液各走其道，而提防之者土也。土衰则五液注下，兼以下焦不阖，肾更不为胃关，可知由是肾既失其闭藏，肝亦失其疏泄，后阴则清便下重，似痢不痢，前阴则便数且难，似淋不淋，求其营卫不通，血凝不流者不可得也。是则肾已伐根，仅在脐间筑筑然动。水已绝流，凡脐下茎中及尾间之渐道，因枯涸而牵绞作痛。生气之绝也，已绝于表气微虚，里气微急之际，已脱故也。是则同一紧脉，有胃气者，寒虽中而邪尚凝，寸口之紧，能为下部操胜复，无胃气者，寒才中而阳已去，下部脉不至，遂为寸口绝根株，可见浮脉固从沉脉审腑脏气，而寸部尤于尺部审腑脏气也。经故曰：尺中脉微，此里气虚，须表里实，津液自和，便自汗出愈，此则后条病六七日，手足三部脉皆至之谓也。同此一脉，同此一证，其中有危微剥复之别，医家遇此，其可不辨之有素而枉担杀人之名乎？

　　眉批：《金匮要略》中所云阳毒阴毒者，即此证。卫气不前通，即成阳毒。阴气不前通，即成阴毒。二毒得通，即痈脓便血之证。又冬伤于寒，至春发为温病者，亦即此证。冬不藏精，当时无外感者，则为春温，当时中寒者，乃成此证。皆从肾水受伤上为源头也。

　　眉批：寸口脉阴阳俱紧，人皆谓兼尺部言。是未互照及末条"手足三部脉皆至"字耳。其人表气微虚，故寸口脉阴阳俱紧，里气不守，故三部脉不至，于①一起一结处双照出，中间自可悟及仲

---

① 于　原作"公"，据文义及式好堂版径改。

景文字之妙，注①寓及法也。

眉批：以②后条之"身③发热，手足温大发热"等证对看④，知此处无发热头痛等证矣。

眉批：故使邪中于阴，"故使"二字宜玩。表气微虚，何由得中于阴？则以里气不守之故使然耳。

眉批：此种病机，颇同阴阳易。缘彼窍中相火之毒，寒淫之秽，乘我精离，冲而⑤入经络，表邪夹之，遂无出路，害更甚于⑥易病。

[三十一] 脉阴阳俱紧者，口中气出，唇口干燥，蜷卧足冷，鼻中涕出，舌上胎滑，勿妄治也。到七日以来，其人微发热，手足温者，此为欲解；或到八日以上，反大发热者，此为难治。设使恶寒者，必欲呕也；腹内痛者，必欲利也。

此条之证，一同于上条，踡卧足冷，则浊邪中下可知，鼻涕舌苔，则清邪中上可知，所中颇与上同，而证之轻重较异，乃复戒以勿妄治何也？原此证有二，一则枯阳上逆，寒以中而成塞，营卫不通，血凝不流者是也；一则虚阳下泄，寒以中而成脱，阴阳俱厥，脾气孤弱是也。治脱宜急而治塞不能急。条中尚有口中气出，唇口干燥一证，近于胃中为浊之验。而脱证则未全具，急治恐迫中于脱而复⑦有妨于塞，故不妨缓以待之，到七日以来，

① 注 式好堂版作"在"。
② 以 疑为"与"字之误。
③ 身 式好堂版作"微"。
④ 证对看 式好堂版作"字照看"。
⑤ 而 式好堂版作"射"。
⑥ 于 原作"手"，据文义及式好堂版径改。
⑦ 复 式好堂版作"反"。

微发热手足温者，为阳回阴去之象，脱固非脱，塞亦不塞，庶几可调停于塞与脱之间，以助其欲解之机矣。到八日以上，反大发热者，为难治，分明营卫久则必通，而孤阴无能内守，里气随表气而外夺。恶寒者，阳夺于上，故必欲呕；腹内痛者，阳夺于下，故必欲利。盖前此之不呕不利者，实阳邪固之。阳邪去而脱形，现紧脉必因之而脱故也。

眉批：口中气出，唇口干燥者，阴寒下盛，射孤阳于上也。

眉批：云到七日以来，微发热，手足温，则从前之为厥寒可知。此之谓阴证①，所云里证②不守是也。阴③证不应发热，故以为反。

[三十二] 脉阴阳俱紧，至于吐利，其脉独不解，紧去人安，此为欲解。若脉迟至六七日，不欲食，此为晚发，水停故也，为未解；食自可者，为欲解。

脉阴阳俱紧，至于吐利，前证是也。倘吐利后，紧脉独不解，则知阳邪虽去，而阴寒之本气仍从紧伏，脱尚未脱也。此际可专意治其紧矣，紧去而吐利随止，此为入安，知阴邪亦欲解也。若脉迟至六七日不欲食，此非尚有前邪，只缘脾土未复，续得停水，治须补土以胜之，使食自可，而水之停，不解而自解矣。

眉批：云食自可者，为欲解。可悟病后重在培谷气，轻在去病邪之旨。不欲食，指吐利止后言，故曰晚发。

[三十三] 病六七日，手足三部脉皆至，大烦而口噤不能言，其人躁扰者，必欲解也。若脉和，其人大烦，目重，睑内际黄者，此欲解也。

---

① 证　式好堂版作"寒"。
② 证　式好堂版作"气"。
③ 阴　式好堂版作"此"。

手足三部脉皆至，厥气已从脉回矣。大烦口噤躁扰者，缘此证近于塞一边，为实邪，故于营卫前通之时，真阳能逐尽经中之邪浊，而作此战胜之象也。欲解独于此处加一"必"字，见脉至之烦躁与前条反大发热者不同断也。不同断者，前条三部脉不至，而寸口之紧并解去也。若脉和而紧去入安之谓，其人大烦，阴得入①阳而自复矣。目重睑内际黄者，缘此证近于脱一边，为虚邪，故阳气得张于目，脾土得苏而形于色，足征寒谷回春之象，而大烦非关阳越，可温经散寒，以助其欲解之势矣。条中凡云欲解，是病势已可从此处解，不是竟解，只因塞脱二证，参详未定，难于着手，必待虚实从欲解处分别出来，方可相机利导。前云勿妄治，正是为此例此数条者，正见阴阳俱紧，最是伤寒如经之脉，而其中又有表证作符验，何至危疑若此，可见表与里实是互相根柢。沉者浮之根，尺者寸之根。后人于寸口脉阴阳俱盛，关尺只是细微，便当防有阴证夹杂，万不可于表气微虚，里气微急时，徒以二微字忽略之也。

眉批：此证在阳经则作战汗，今从躁烦解者，阴经无汗故也。

眉批：目重睑内际黄，作一句读。重字，平声。睑，从目不从月。

[三十四] 脉浮而数，浮为风，数为虚，风为热，虚为寒，风虚相搏，则洒淅恶寒也。

既有阴证夹表之脉，便有表证夹阴之脉，谓于风寒后，重感阴邪也。此不当于尺寸辨，尤当于浮沉辨也。缘夹阴之脉，不必有脏阴之里脉来朝，但合三部看来，总是表不根诸里，腑不本诸脏，便属表实里虚，表热里寒而断为夹阴矣。浮而数，伤寒中多有此脉，何以不曰在表在腑也？盖浮脉虽不失其为风，而数脉无力之甚，则为虚。风为阳邪，虽不命其为热，而虚因脏得，自不

---

① 入　原作"人"，据文义及式好堂版径改。

免为寒，其所以不见沉迟而反见浮数者，只因表邪壅盛，寒自不能安于藏，故鼓而上升，此风虚相搏之由也。于何征之？风与寒搏，则发热而恶寒，今只洒淅恶寒，知所搏者，非外寒而虚寒，经所云无热恶寒者，发于阴也。故于浮而数中，辨出其为表证夹阴之脉，又不必迟为在藏而后，谓之阴脉也。从此推之，浮为在表，而有不仅责之表，数为在腑，而有不仅责之腑者，皆当以"假令脉迟，此为在藏也"一句诀法，广援而博例之于"沉为在里"句内矣。千百年来，谁解此乎？

眉批：浮为热之实①，指外证而言，最②为热③之虚，指病根而言。

眉批：较之出疾入迟，名曰内虚外实之脉，此之浮数，可名之曰有出无入也。

[三十五]脉浮而滑，浮为阳，滑为实，阳实相搏，其脉数疾，卫气失度，浮滑之脉，数疾，发热汗出者，此为不治。

此与下条，所以结全篇之大旨。从前脉法，既以阴阳辨，复以表里腑脏辨，谆谆然反复详明者，岂好为此饶舌哉？良以人身有正气、有邪气，邪气盛则实，不辨而实其实则不治；正气夺则虚，不辨而虚其虚则死。故于此条出一邪气盛之脉法以示例，下条出一正气虚之脉法以示例，所以双结上文也。浮而滑，非不治之脉也。然浮则为阳，滑则为实，阳实相搏，而更助以数疾，是曰重阳，邪气盛极矣，卫气失度之所由来也。夫卫有常度，从虚而健运，昼则行阳二十五度，夜则阴行二十五度。今浮滑之脉数疾，则风痰实火，壅塞于缠次间，卫气从何得署。失阳度则不

---

① 实　式好堂版作"热"。
② 最　式好堂版作"数"。
③ 热　式好堂版作"虚"。

瘖，所以有风痰卒壅昏迷不省诸证；失阴度则不寐，所以有癫狂
厥怒，目不得眴诸证。若复发热汗出，则阳气喷薄，出而不
止①，遂致鱼口气粗，咽喉响锯，或为登高怒骂，卒然僵卧，虽
欲治之，何从治之。邪气盛之祸如此，使早从实处辨而治之于腑
之表，则卫得循经，何至卒病而辄有此。余首条欲人知夫脉大浮
数动滑，此名阳也；脉沉涩弱弦微，此名阴也。以此亦见必如此
之浮滑而沉有数疾之阳脉，方是失汗失下之阳脉也。

　　眉批：此症虽见浮滑，却非汗证，故以发热汗出为难治示戒。
汗则助阳也，虽亦有从前失汗得来者②，然此际则不能汗矣。

　　[三十六] 伤寒咳逆上气，其脉散者死，谓其形损故
也。

　　伤寒咳逆上气，非死证也。然实证以咳喘为轻，邪中表而不
及里，中上而不及下；虚证以咳喘为重，正自里而损及表，自下
而损及上，二者须于其脉辨之。伤寒脉浮，虚则浮而散漫无根；
伤寒脉数，虚则数而散乱无绪。是谓两伤，正气虚极矣，所坐在
形损故也。夫形与气相依，既已成尪羸瘦弱之体，自无复有克盈
腴泽之气。稍遇伤寒，而营卫才侵，气血两夺，唾红潮热，诸虚
百损之证递见矣，不死何待？昧者方归咎于伤寒失表，而不悟所
由来，使早从虚处，辨而治之于脏之里，则精胜邪却，何至伤寒
而辄有此。余首条欲人知夫阴病见阳脉者生，阳病见阴脉者死。
以此，凡脉无根俱曰散，亦以见阳病见阴脉之死，不必沉涩弱弦
微为阴脉之见，而大浮数动滑中无阴脉之见也。经曰：别于阳
者，知病之所由生；别于阴者，知死生之期。实实虚虚，皆能致
死。使非辨之于阴阳，辨之于表里脏腑，何从得其孰为正而不虚
其虚，孰为邪而不实其实，此辨脉法之所以不容已也。

---

　　①　止　式好堂版作"入"。
　　②　者　式好堂版作"则"。

○结处乃提出一伤寒字，见全篇脉法，俱要着在伤寒上体认，伤寒咳逆上气，最为常证，脉散形损则死，甚欲人将伤寒看得轻，形气看得重。此仲景一片婆心。全论铁案，看至此，而叔和为三日可汗三日可下作俑处，直是罪不容于死矣。

[三十七]

世之习伤寒者，谓仲景论中，有三百九十七法，法何多哉，多则不成法矣。仲景自言其法者二：辨脉法、平脉法，外此并未尝言法。世人反舍此不言，岂其去少就多，良由不知法之为法耳。法犹方圆中之规矩，妍媸中之镜子。规矩诚设，虽千万之方圆，总不离规矩之一；镜子诚悬，虽千万之妍媸，总不逃镜子之一。以一统万，是之谓法。欲于伤寒门讨法，诚莫如脉矣。脉为方圆中之规矩，妍媸中之镜子。则此规矩镜子，可不制而有现成之规矩，可不铸而有现成之镜子否乎？仲景之二脉，正是要人制规矩、铸镜子耳。而制规矩、铸镜子，先不可以无法，是以要辨要平，故此处之论脉论证，与六经篇之论脉论证，大是不同。六经篇之脉证，是已有现成之规矩，现成之镜子，只须方圆处一比，妍媸处一对耳，自然而然，不待造作。此处之脉证，正是造规矩而极力求其稳当，铸镜子而极力求其光净之时。凡言证者，非以脉辨之平之，乃借彼来作寸①尺以整齐规矩，作粉霜以拭磨镜子，务使规矩无一毫违度，镜子无一毫留翳。此时之法已成，虽千万之方圆、千万之妍媸，总不出我范围，何三百九十七之有哉，此仲景之自为法者如此。今人有志于伤寒，且漫向六经中问方圆，较妍媸须是自家制规矩、铸镜子要紧。

○六经内三阴，惟少阴厥阴多假证，如躁烦戴阳类是也，然而其脉不假。三阳中阳明间有假脉，如热深厥深而脉反沉之类是也，然而口燥舌干不得卧之证自在。仲景恶其惑人，竟并诸少阴

---

① 寸　式好堂版作"绳"。

厥阴列，不与同中土，少阴三承气证，厥阴一调胃证，皆从而外之之词也。至若太阳脉证原自无假，太阳之脉必浮，太阳之证必发热，只因太阳一经，与少阴肾为表里，同司寒水，所以表证原自根里。脉虽浮，而浮中自分虚实，实则主表，虚则便关乎里；证虽发热，而发热原分标本，标则从邪，本则便关乎正。世人顾表不及里，顾邪不及正，卒病一来，开手便错，以致坏病种种，莫不自太阳变成。此非太阳之假，人自不辨其标本，不辨其虚实耳。仲景辨脉平脉二法，只从太阳中深文刻核，从浮脉辨及标本，辨及虚实，丝毫备见，使无遁情。此处不错，阳明三阴，自无错处。至若少阳一经，岂无涵淆？然少阳来路，必由太阳，不兼太阳之证，不成少阳矣。故辨在太阳，自可统及少阳，不烦多费词说也。

眉批：寒则伤形，虚家已不可任，更从伤寒法治伤寒，则脉散于内，形损于外，形气不复保矣。形损已能致死，况伤寒之损营卫血气者多端乎？

眉批：经曰：养神者，必知形之肥瘦，营卫血气之盛衰。血气者人之神，不可不谨养。

门人王式钰仲坚校
伤寒论后条辨卷之一终

伤寒论后条辨卷之二 —名直解

平脉法

前篇辨脉理，此篇示诊法。示诊法而云平，何也？平即平天下之平，有絜矩之道焉。辨之精，自能平之，当呼吸间有了轨度，则于凡脉之来而藏气，而岁气，而形气，而阴阳二气无不于斯得均齐。方正之准，又何太过不及之差，如相乘脉、残贼脉之能逃我寸尺乎。自此而可以守约，自此而可以该博，自此而可以伤寒之脉，准诸坏病，亦可以诸坏病之脉准伤寒，一以贯之，伤寒杂病直作平等观耳。然则仲景之有《伤寒论》，岂仲景之《伤寒论》直谓之为仲景之阴阳论，仲景之营卫论，仲景之脾胃论，仲景之三焦论，水火论，又胡不可无大无外，不向伤寒门寻儒①侧法，此平字之源头也。

[三八] 问曰：脉有三部，阴阳相乘。荣卫血气，在人体躬。呼吸出入，上下于中，因息游布，津液流通。随时动作，效象形容，春弦秋浮，冬沉夏洪。察色观脉，大小不同，一时之间，变无经常。尺寸参差，或短或长。上下乖错，或存或亡。病辄改易，进退低昂。心迷意惑，动失纪纲。愿为具陈，令得分明。师曰：子之所问，道之根源。脉有三部，尺寸及关。荣卫流行，不失衡铨。肾沉、心洪、肺浮、肝弦，此自经常，不失铢分。出入升降，漏

---

① 儒　式好堂版作"偏"

刻周旋，水下百刻，一周循环。当复寸口，虚实见焉。变化相乘，阴阳相干。风则浮虚，寒则牢坚；沉潜水畜，支饮急弦；动则为痛，数则热烦。设有不应，知变所缘，三部不同，病各异端。太过可怪，不及亦然，邪不空见，中必有奸，审察表里，三焦别焉，知其所舍，消息诊看，料度腑脏，独见若神。为子条记，传与贤人。

　　此总叙平脉之根源，借问答示其法。虽似脉法中一篇小叙，然一部《伤寒论》定法之源头，皆根据于此。脉有三部，阴阳似有定位，究竟阴阳之相乘者，无定邪，此皆本之营卫。营统乎血，卫统乎气。在人体躬，即体躬之阴阳也，故邪之乘也，必乘乎此。营行脉中，卫行脉外，无不随脉道呼吸而出入于上下中之三部，凡脉之见于寸口趺阳少阴者无非此也。营卫因息以游①布，津液因营卫以流通。故凡血气津液，皆得依营卫之盛衰呈现于脉，随时动作，效象形容，自是不爽。如春而木用事，营卫发陈，脉应以弦；秋而金用事，营卫容平，脉应以浮；冬而水用事，营卫闭藏，脉应以沉；夏而火用事，营卫蕃秀，脉应以洪之类。其间色脉可以兼恭，大小各不一样，从而广之，脉何难平？然此自其经常言之，谁人不懂，迨夫经者不经，常者不常，变生一时之间，尺寸短长有参差，上下存亡有垂错，病一至辄改易其常，进退低昂间，皆心迷意惑处，平日所恃为纪纲者，到此毫无把柄，何得不从道上讨根源也？脉有三部，不过尺寸及关，使营卫流行其间者，不失衡铨。肾心肺肝，沉洪浮弦者，不失其沉洪浮弦，此自经常，铢分何失。然无病之经常，不可以之治有病，则无病经常之脉，不可以之脉有病，贵在得其虚实，得其变化之相乘，阴阳之相干，方谓之道。道于根源上有法也。脉之出入升

---

　　① 游　式好堂版作"分"。

降不徒然出入①升降，实应刻漏而循环五脏六腑为终始，故水下百刻循环一周，从②平旦复会于寸口，此脉之大要会也。营卫慄卑，脉见于寸口即为虚；营卫高章，脉见于寸口即为实。凡变化相乘，阴阳相干无不变现于寸口。风则寸口脉浮虚，寒则寸口脉牢坚。寸口脉沉潜为水畜，假令变为支饮，则寸口脉亦变急弦矣。寸口见动脉则痛，寸口见数脉则热烦。应无不应，只据寸口，设有不应，病上失其经常矣，仍从脉上知病变之缘，必三部脉协于寸口，有不同至病邪生出异端。（如寸口脉浮则为风，趺阳见一涩脉，便得下利，少阴见一滑数脉，便得屎脓，类推其所变，未尝复缘于风也）。三部太过于寸口可怪，三部不及于寸口亦然。三部上夹见一邪，腑脏中必伏有一奸。此处不当为病惑，仍从脉上审察表里，别及三焦寸口外，所以复有趺阳少阴之诊也。盖病固有舍，经曰：五脏六腑，邪之舍也。从舍上消息诊看之，见偏察隐显偏察微，不料度病而料度其腑脏，是则舍支派而取根源，何不独见若神之有？凡吾之著论，俱是从脏腑上定法，使人审表里察三焦也。分六经所以署之，使病从此为勘验耳。何尝逐病定法，更何尝于病上剔出伤寒定法，后人不于脉上求法而于病上泥吾法，已失根源。倘并不于病上求法，而以伤寒二字乱吾法，此则与于不肖之甚者，吾故条记之传于贤人。吾固有言曰：若能寻余所集，思过半矣。盖吾所条者，未必吾之所集，而吾之集者，不必尽于所条。吾安知后世不有窃吾说，以惑世诬民者，故传而有不传者，在使吾一部《伤寒论》，不至失传于《金匮》，反失传于褊国中，则庶几拭目于贤人耳。

　　条中明明说三部，则后面言趺阳少阴，俱指关尺，不令人舍手取足审矣。然则仲景何以不言关尺，止言趺阳少阴？盖两寸主

①　入　式好堂版作"方"。
②　从　式好堂版作"而"。

乎上焦，营卫之所司，不能偏于重轻故言寸口。两关主乎中焦，脾胃之所司，左统于右故言趺阳。两尺主乎下焦，肾之所司，右统于左，故言少阴。

眉批：于脉法中列出阴阳、列出营卫、列出血气、列出津液，盖欲人于凡病之来，须从体躯中认，此为根源。凡四时之气以此而符，五脏之气于此而验，此即料度腑脏，独见其神之谓也。

眉批：道之根源指脉言，分明以六经为支派了。

眉批：经曰，治病之道，藏内为实质，求其理求之不得，过在表里，守数处治，无失俞理。又曰，圣人之治病也，必知天地阴阳、四时经纪、五脏六腑、雌雄表里，审于部分，知病本始八里九候诊必得矣。

眉批：曰传与贤人，知仲景满目都是不肖之医，传无可传者，孰知后世更得叔和为不肖之尤，其传更不可夺。

眉批：阴阳少阴字眼，犹云胃气肾气也。若认真在穴道上取诊，则趺阳少阴之在足，何异人迎气口在结喉？知取人迎气口者，不于结喉，而于两寸，则知取趺阳少阴者，不于足而于两关两尺矣。

［三九］师曰：呼吸者，脉之头也。

此示人诊法吃紧处。呼吸，就诊家言，脉有根源，从何处作工夫起？能于呼吸间，凝神定气，穷思极虑，即根源中之根源矣。此则诊不在指而在息，不在息而在心，彼心粗气浮者，乌足与语呼吸。呼吸间无脉法，而求之指下千丝万缕，何从得头绪来？《平人气象论》黄帝问曰：平人何如？岐伯曰：人一呼脉再动，一吸脉亦再动，呼吸定息，名曰平人。平人者，不病也，常以不病调病人，医不病，故为病人平息，以调之为法。

眉批：前条所谓料度腑脏，独见若神者，何莫非呼吸间事，故曰脉之头。

［四十］初持脉，来疾去迟，此出疾入迟，名曰内虚

外实也。初持脉，来迟去疾，此出迟入疾，名曰内实外虚也。

呼吸为脉之头，于何见之？凡脉有去有来，有出有入，迟则为虚，疾则为实。不须呼吸，亦稍得之，而一息之间，有出入疾迟，则一脉之中兼表里虚实。非澄潜呼吸之间，何能细细区别名之曰此为内虚外实，此为内实外虚也？医家治病非难，而名病为难，诚能推此例，而表里虚实，一一秋毫无爽。此岂呼吸间事，而亦何莫非呼吸间事，医家宜自讨头脑矣。

"初持脉"三字宜玩，名字从"此"字得来，此者指画在心，名者区别在口，脉才到手便能此便能名，当下领会不着迟凝，煞有心闲手敏意，呼吸炼到此方是真呼吸。

指下但使内外虚实不差，便已思过其半，其余外证，多是望问间事，仲景但要人名病，不必人名证，稍费精神于揣摩，呼吸便不真，故此后先从望问上说起。

眉批：疾字兼诸阳脉言，迟字兼诸阴脉言。来字出字帖在外，去字入字帖在内。

辨脉篇内假令脉迟，此为在藏，与此条同法，内外字当表里字看，虚实字当腑脏字看。

〔四一〕问曰：上工望而知之，中工问而知之，下工脉而知之，愿闻其说。

师曰：病家人请云，病人若发热，身体疼，病人自卧。师到，诊其脉，沉而迟者，知其差也。何以知之？表有病者，脉当浮大，今脉反沉迟，故知愈也。假令病人云，腹内卒痛，病人自坐。师到，脉之，浮而大者，知其差也。何以知之？里有病者，脉当沉而细，今脉浮大，故知愈也。

脉而知之固呼吸事，而呼吸间有未逮处，则法在望问，故承此条以示例，病家人请云及病人云，皆师未到时之病，得之于问述者，病人自卧自坐，是师已到时之态，得之于望者，此时胸中已有一表里和不和之成见矣，故一脉而知之，知其差，知之于已差，非断其差也。

　　眉批：经曰，凡诊必先问其所始病，与今之所方病，而后各切循其脉，视其浮沉，以上下逆从循之。

　　[四二] 师曰：病家人来请云，病人发热，烦极。明日师到，病人向壁卧，此热已去也。设令脉不和，处言已愈。

　　阳热证多外向，阴寒证多内向。发热烦极而向壁卧，阳已得阴而解。今日之望殊于昨日之问闻，脉纵不和而必和可以断矣。

　　[四三] 设令向壁卧，闻师到，不惊起而盼视，若三言三止，脉之，咽唾者，此诈病也。设令脉自和，处言汝病太重，当须服吐下药，针灸数十百处，乃愈。

　　病非妇稚，诈者殊少。仲景亦不欲人售其欺，其为医谋者至矣。

　　[四四] 师持脉，病人欠者，无病也。脉之，呻者，病也。言迟者，风也。摇头言者，里痛也。行迟者，表强也。坐而伏者，短气也。坐而下一脚者，腰痛也。里实护腹，如怀卵物者，心痛也。

　　此更就望法而引伸之，欠者先引气入而后呵之，谓阴阳和，故欠。呻者，吟而声若叹之谓，有所苦故呻。言迟者语言涩塞之谓，风邪拘其舌络，故言迟。摇头言者，痛深则艰于出声，故必待头左右引而后能言。行迟者，步履不随之谓，风邪束其筋络，故行迟，行迟曰表强，则言迟为里强可知。而伏者，内实气短，恐其动则增促也。坐而下一脚者，坐久则痛郁，下一脚以求伸也。里实护腹如怀卵物者，心痛则伛，手捧其下，如有所怀而防坠也。

[四五] 师曰：伏气之病，以意候之，今月之内，欲有伏气。假令旧有伏气，当须脉之。若脉微弱者，当喉中痛似伤，非喉痹也。病人云：实咽中痛，虽尔，今复欲下利。

此于望问外，更示人以意候之法，特出伏气一证例之。今月之内，欲有伏气，谓此月正当发伏气之月。假令旧有伏气，当须脉之。谓此时之病，辄防旧有伏气，诊脉便当留意于此。伏气一病，多得之于冬，万类至冬而潜藏畏冷故也。人身之气亦如之。冬不藏精之人，精去阳虚，肾气无阳以安，遂逆上而伏处胃中，胃暖而肾寒故也。得寒而伏者，必得暖而伸，所以此病发于春夏交者多。若从前肾阴受亏者，发则为温病。只少阴经气自缩者，发则为伏气。一为阳邪，一为阴邪。从脏腑而分寒热，分清浊也。病本得之于寒，故脉微弱，病属少阴，故咽痛而复下利。肾司二便，而其脉夹咽故也，更有小便清白可验，然必以意候之，何也？以喉痹一证，挟时行之气，亦多发于春夏交。彼则随感随发，此从伏气而来，同证而表里寒热有不同，故意之而仍脉之。喉痹属实热，痛必喉伤，伏气属虚寒，痛而无伤，故曰似。病涉疑似，辄不可不敬慎如此，非今人医者意也之谓。

眉批：经曰，喉主天气，咽主地气。故厥阴有喉痹，少阴无喉痹。厥阴属上焦之火郁，少阴属下焦之寒冲。

眉批：喉痛只是假热，下利乃属真寒。以真破假，要在脉上讨根据。

眉批：当喉中痛似伤，已意及之矣。恐其人狐疑为痹痛，故以下利决其惑，其云虽尔者，亦候之辞也。意候在脉不在病上。

[四六] 问曰：人病恐怖者，其脉何状？师曰：脉行如循丝，累累然，其面白脱色也。

此下更示人察色合脉之法。恐则气下，神被夺矣，故脉细而且不定，面色白而且脱也。

［四七］人不饮，其脉何状？师曰：脉自涩，唇口干燥也。

不饮，如妇人斗气，二三日汤水不沾唇类，肺失游溢之精气，故脉涩而唇口干燥。

［四八］人愧者，其脉何类？师曰：脉浮，而面色乍白乍赤。

愧则心虚负歉，肺气亦荡而不定，故脉浮。而面色乍白乍赤。

以上三条非病也。有所负于中，辄复形之色脉，以此推及于病情，而有余不足之间无不可，即外以征内矣。

［四九］问曰：脉有灾怪，何谓也？师曰：假令人病，脉得太阳，与形证相应，因为作汤比还。送汤如食顷，病人乃大吐，下利，腹中痛。师曰：我前来不见此证，今乃变异，是名灾怪。又问曰：何缘作此吐利？答曰：或有旧时服药，今乃发作，故为灾怪耳。

望问固医家之事，亦须病家毫无隐讳，方能尽医家之长。因复出此条为病家服药瞒医之戒。灾因自作而反怪及医，故曰灾怪。然更有怪灾病，不可不知。得仲景法，处仲景方，病家大怪，以示诸医。盖摇头吐舌而大怪，乃从其不怪者治之，轻者剧，重者死。而灾及其身，终不解其病谓何病。此病近日竟成疫，沿门渐染，仲景却未言及，想仲景时只有灾怪病，尚无怪灾病耳。一噱。

［五十］问曰：经说，脉有三菽、六菽重者，何谓也？师曰：脉，人以指按之，如三菽之重者，肺气也；如六菽之重者，心气也；如九菽之重者，脾气也；如十二菽之重者，肝气也；按之至骨者，肾气也。假令下利，寸口、关上、尺中，悉不见脉，然尺中时一小见，脉再举头者，肾

气也。若见损脉来至，为难治。

　　此条以下，方撇去望问功夫，一意脉而知之之事。脉本于阴阳，从五行生，而五行合乎五脏。五脏气之所朝，各有层署。五脏气之所次，各有方位。其间体象则肖乎形，禀受则依乎胃，体旺则从乎时，胜复则从乎制。阴阳离合之间，生死系焉，是则各脏气之脉，所宜首考也。考之则自肾始，天一之所生故也，就肾脏而列及各脏之层署之方位，其余若体象则不可假借。而胃气之脉，制胜之脉，从令之脉，可彼此互考而得之，故举一脏而五脏之气存焉。浮中沉，五脏气所朝之层署，举按寻，诊家指下之权衡。三菽、六菽，从举字内分轻重，以别心肺之气。十二菽按至骨，从按字内分轻重，以别肝肾之气。九菽从举之下按之上得轻重之匀，以别脾气。所云菽者，特约略言之，非有其形也。以后言肝脉心脉肺脉皆照此以定举按，举按轻重之间，可以得五脏其有余不足矣。又须从各脏部位定之，脏有五，而寸口关上尺中部只三，故但定肾脉于尺中，可以不言北方，而以后若东若南若西，自可照方而定左右部位，又可以不言寸口关上矣。凡五脏各有本脉之形，如肝脉微弦濡弱而长等是也。肾脉沉濡而滑，独不言之，盖已绘其形于尺中时一小见。“脉再举头者，肾气也”句，上文云“按之至骨者，肾气也”，照此，肾气内当有按之至骨字，是为沉，时一小见四字，是为濡。举头二字，是为滑。再者云一呼再至也，合一吸为四至，而不言四者，中尚有太息之余在。此一字实该微弦濡弱而长等脉，乃见于肾脏脉中以作互文，真是奇笔。凡脏脉关系，在于印合本脏之证，以定吉凶。故特于肾脏中，拈下利一证以例其余。缘下利属肾家病，虽上中二部，悉不见脉，不过因肾虚下陷，不足拟心肝肺之绝与未绝。单从尺部北方取肾气，于“寻”之一字可耳。得本脏脉则吉，得损脉则凶。一息二至为损，脾之迟脉也。土来克水，是为鬼矣。求肾气于尺部，其法如此，则以之求他脏之脉，凡其所有者，不妨例而无之，其所无者，不妨例而有之也。

照下文，则此条宜有"肾者水也，名少阴"句，何为缺之？盖肾有两，左水右火，而少阴之气，全藉手少阴为温育，故不欲以北方专属之肾，言外明是倚重三焦意。

眉批：经曰，察其腑脏以知死生之期，必先知经脉，然后知病脉。

眉批：三菽、六菽等，是在病人肤肉上，觉得诊察指下之轻重也。

眉批：脏脉非泛指及脏，谓有此脏之病，方云合此脏之脉，有余不足，从病脉相互处，知其吉凶，故指一下利证，以例肾，其余脏俱括在假令二字内矣。此部之病又只从此部脉断，故先有三部悉不见脉之示，以他部皆无关于肾也。

［五一］问曰：东方肝脉，其形何似？师曰：肝者木也，名厥阴，其脉微弦濡弱而长，是肝脉也。肝病自得濡弱者，愈也。假令得纯弦脉者，死。何以知之？以其脉如弦直，此是肝脏伤，故知死也。

曰东方则候在左关，可知曰肝脉，则按从十二菽可知他皆仿此。微弦二字连读，弦不甚弦也。濡弱为胃脉，有冲和之象，春升之气，以土为本。弦而濡，故不可汗。弦而弱，故不可下。肝主开泄疏通。一经汗下，便伤胃气，可见肝病辄宜实定胃气。弦直曰肝脏伤，以其伐土，适自绝去发生之源耳。

眉批：肝病自得濡弱之自字，正指本部言也。与前条尺中时一小见之尺中字，互发以为例。

微弦二字单属之肝，若濡弱字，则诸脏脉内俱要兼此，特从肝部例及之。

［五二］南方心脉，其形何似？师曰：心者火也，名少阴，其脉洪大而长，是心脉也。心病自得洪大者，愈也。假令脉来微去大，故名反，病在里也。脉来头小本大，故

名覆，病在表也。上微头小者，则汗出；下微本大者，则为关格不通，不得尿。头无汗者可治，有汗者死。

来去头本上下字，俱在诊家一个指头上。来去以脉势言，头本以脉体言，上下以指法言。诊南方心脉只在左寸六菽上定其有余不足，岂容浮沉寸尺移动来微去大。微字非微小之微，乃衰微之微，言着指于六菽上，脉形虽大而来势不如去势之盛，盖大而不洪也。第二句来字，第三四句微字，俱从此句来。微字剔出来，虽不微而头小本大，其体尖而短，大不能过于本位，盖大而不长也。第三句头小，第四句本大字，又从此句头小本大字剔出，头小即该本大，上句不言本，本大可知，下句不言头，头小可知。上微头小者，言所谓来微之势。若从上边头小处微将去，虽是不洪不畏，而大犹有根。若从下边本大处微将去，则大并无根，有阴无阳，心火灭尽矣。缘心脉纯阳，火炎盛上。洪大长三字，有一不具，便属阴邪所干，火体失旺。病在里者，阴反消其阳于内也。病在表者，阴覆占其阳于外也。汗出者，阴盛于上，无阳以御卫也。关格不通不得尿者，阴盛于下，无阳以化气也。头汗出则阳从上脱，孤阴独盛，其与趺阳脉伏而涩之关格，脉虽有异，而有阴无阳，其理则同，难治宜矣。

眉批：上下头本字，世人从尺寸上分，看是未照到其形，何似之脉形字耳。

[五三] 西方肺脉，其形何似？师曰：肺者金也，名太阴，其脉毛浮也，肺病自得此脉。若得缓迟者，皆愈；若得数者，则剧。何以知之？数者南方火，火克西方金，法当壅肿，为难治也。

本脏脉外，总以生我者为吉，克我者为凶，故又于此条指出例之。濡弱为土脉，土则生金；数为火脉，火则克金。金伤不能通调水道，为喘为胀，壅而兼肿，是水火相射也。故难治（壅肿一作痈肿，指肺痈肺胀言）。

眉批：缓迟二字与濡弱二字互发，俱指胃脉言，失去缓迟，故水来乘土，而不复制火，水火交攻，土金两败矣。

［五四］问曰：二月得毛浮脉，何以处言至秋当死。师曰：二月之时，脉当濡弱，反得毛浮者，故知至秋死。二月肝用事，肝属木，脉应濡弱，反得毛浮者，是肺脉也。肺属金，金来克木，故知至秋死。他皆仿此。

克我者死，前已见之，但彼属脏气而未及月令，故复出此条足之。濡弱字兼有微弦而长四字在内，金来克木，虽该寸关尺言，而肝部尤为关系，脉气禀乎阴阳。阴阳按乎四季，脉气之生旺休囚于己不觉，而时令早已兆之。故其制克合符于脏气者如此，医者不明于顺逆避从，以为补夺，则以之代脏气、岁气之司，生者不足；而以之代脏气、岁气之司，杀者有余矣。

眉批：数条虽据脉言脉，然欲医家于脉上毋伤脏气，毋伐天和之意，具在言外。

［五五］师曰：脉，肥人责浮，瘦人责沉。肥人当沉，今反浮；瘦人当浮，今反沉，故责之。

五脏之脉各以菽数之轻重别浮沉，合则吉，违则凶。固不待言矣。而人肤肉有厚薄，又须斟酌于轻重间，以合指法之举按。若不观形与质，以合脉度，则以不当见之浮沉，反认为合于脏气、岁令之浮沉者有之。故又出此条例之。责者，治也，惩也。病未见而脉已见，便可从此惩而治之，使得如经。肥瘦其一端耳，而病之当惩治者不止一端也。

眉批：《内经》曰，候法必先度其形之肥瘠，以调其气之虚实，故着此一条于脏气、令气之后，诚欲合人形于阴阳四时虚实之应也。

［五六］师曰：寸脉下不至关，为阳绝；尺脉上不至关，为阴绝。此皆不治，决死也。若计其余命生死之期，期以月节克之也。

脏有五，其生克制化之理，于肾肝心肺，已不啻详及之矣。而独略于脾说者，谓其寄旺于四季，四季之中各有土，故不妨略之。然有说焉，脾为四脏之母，略之所以尊之，尊之所以责重之，何以明其然也？脾主中州，位乎两关，虽以东方之肝部，亦兼而统辖之。退厥阴于下焦，而不令其乎为牵制，其故何也？阴阳出入，以关为界。而脏气循环，终而复始。自下而上，则阴升为阳；自上而下，则阳降为阴。阴阳互换而亦互根，其所以为之换而为之根者，关之职也。关则必有津梁，阳欲降而不能自降，阴欲升而不能自升，得津梁为之迎送，而升者升，降者降矣，此之谓互换。关则必设防隘，阳欲降，何者不降？阴欲升，何者不升？有防隘为之闭别。而阳可降，阳之清者，不许降；阴可升，阴之浊者，不许升也。此之谓互根，唯其互换所以互根。今则寸脉下不至关，是心肺之阳为之阻绝于上矣。尺脉上不至关，是肝肾之阴为之阻绝于下矣。阴阳方欲互换以为根，而关河隔断，欲渡无梁，是则断绝之形，实由于关，而阴阳乃致阻绝。世未有关河不断而能阻人以往来者，以关之不治而成寸尺之皆不治，则断绝于始，阻绝于中者，必死绝于末。纵有一脏之游气为余命，不过野马尘埃耳。一逢月节之克，而旺气被夺，无能为矣。夫天地之设关，所以达南北东西之路，而为之要冲。要冲为南北东西而设，则凡南北东西之精华，皆得输之于关而纳之外腑。腑以所纳之精华，禀令于关主而复散之四方。所谓和调于五脏，洒陈于六腑者，皆是物也。苟输纳能不失职，关何由绝。纳而不输，责之心肝肺肾，输而不纳，责之脾之外腑。外腑者，胃也。凡人之生皆受气于谷，万物资生之本也。而凡谷之入，必先至于胃，万物归土之义也。但使四脏之中，各有胃脉，而关河络绎，何至阴阳之绝？脾为四脏主，又何必详及之，而始见其尊且重哉。

上下俱不至关，则阴阳各不能以其所有易其所无，不免饱死。脾胃既不能有其所无，自当无其所有，不免饥死。不言脾只言关，兼责胃可知。

眉批：脾脏者，当注胃上之精也。上者，生万物而法天地，故上下至头足。

〔五七〕师曰：脉病人不病，名曰行尸，以无王气，卒眩仆不识人者，短命则死。人病脉不病，名曰内虚，以无谷神，虽困无苦。

脉之为脉何物也？资始于先天之元气，资生于后天之谷神。一则曰命之本，二则曰气之神，三则曰形之道，经曰天和者是矣。故脉不可须臾病也。然合上文观之，脏气之乖违能令脉病，岁令之乘制能令脉病，形气之不合能令脉病，阴阳二气之不接能令脉病。脉之受病多端若此，而人不觉悟者，以其人未病耳。孰知脉病人不病，名曰行尸。所以良工治病于未形者，为此行尸急救其脉，恐不遑于卧尸急救其人也。若寻常医家病家，能于王气未乘之先，震号而如焚如溺者有几。卒眩仆不识人而死，无非短命使然。使早得良工察脉，未必不十救二三。盖脉病之恶，恶在不与人以打点，遂有行尸之号耳。若人病脉不病，以无谷神而致内虚，则亦不必预能救脉之医，始知养胃充谷以救其人矣。故虽困无苦下段，不过借来以形容世人，但知医人，不知医脉。殊不知人可不医无害，脉若不医必死。脉不病，亦不必为平和，但无脉病之脉耳。病除伤寒属虚者多，诸虚皆本于胃，故以内无谷神该之。

眉批：虽曰脉病，然必是人不病时有以致之，故有卒然之死。

〔五八〕问曰：脉有相乘，有纵、有横、有逆、有顺，何谓也？师曰：水行乘火，金行乘木，名曰纵；火行乘水，木行乘金，名曰横；水行乘金，火行乘木，名曰逆；金行乘水，木行乘火，名曰顺也。

脉之有纪，从阴阳始，始之有经，从五行生。惟五行能生，所以五行能死。从前所列脏气、岁气、形气、阴阳二气，皆能令人成行尸者，无非生气先去，而死气乃乘生气去。在死气未乘之先，无论纵横，逆气为死气，即顺气亦成死气。况顺气一而逆气三，即无病之躯亦且正不敌邪，虽残贼我者少而乘我正多。纵有些微残贼，只成病气，唯从病气中伤及正气，则残贼未除，而纵横遂逆，心肝肺肾尽化残贼之流，而生气亦成死气矣。所以有相乘之脉，有残贼之脉。相乘为正气虚之脉，随其所虚而传及之之谓。残贼为邪气实之脉，恃彼之强而虐及我之谓。二脉不辨，往往自开一可乘之际，以招残贼之来。所以伤寒以正气虚为重，以邪气实为轻。正气虚者多，邪气实者少。故特于行尸条后，揭出相乘残贼二脉，以示辨焉。乘犹乘传之乘，行犹行在之行，五行之行次，以此为传舍，内无室家作居停可知，扫除备至，难免车马之骚扰可知。伤寒稍一夹虚，变证必然百出，虽从其所胜所不胜以分纵横逆顺，而和取从折属之中，必先顾及主翁，斯一定之法也。

[五九] 寸口诸微亡阳，诸濡亡血，诸弱发热，诸紧为寒。诸乘寒者，则为厥。郁冒不仁，以胃无谷气，脾塞不通，口急不能言，战而栗也。

被乘之脉必无实脉，邪乘之证必无虚证。明眼人不当以脉为证惑也。诸字指诸脉而言，即下文五脏六腑相乘者是也。诸微亡阳四句，是受乘之本，诸乘寒者以下，是乘及之证。诸乘寒者，谓所乘之脉又属寒脉，如沉迟涩细之类。寒又夹寒，所以其证厥而中，虽是郁冒不仁，口急不能言，战而慄，而胃无谷气，脾塞不能通，是其根源。则因虚致寒，因寒致厥，可从脉辨也。

眉批：以胃无谷气而下是推原，郁冒不仁之故，不欲人误认作尸厥，而用及牛黄丸类以杀人也。

[六十] 问曰：濡弱何以反适十一头？师曰：五脏六腑相乘故令十一。

乘寒致厥，特举一证以为例。如此之证不多见，恐人误认乘邪为偶然之事，故设问答以明之。见虚则必乘，凡五脏六腑所见之脉之证，纷纭错杂莫非此耳。濡弱字承上文诸濡亡血、诸弱发热言，而诸微亡阳包在其中。适，犹言便也。头，犹言最也。虚脉莫甚于微与濡弱，在诸脉中，便于十一之来乘者。算濡弱为第一语气，须如此说。凡乘腑者不必乘脏，乘脏者不必乘腑，而脉一濡弱，则五脏六腑皆得相乘，合计之，故令十一。

眉批：濡弱者，无力之名。

[六一] 问曰：何以知乘腑，何以知乘脏？师曰：诸阳浮数为乘腑，诸阴迟涩为乘脏也。

诸阳浮数为乘腑云云者，濡弱而见诸阳之脉，如浮数类，则知所乘者为腑邪。濡弱而见诸阴之脉，如迟涩类，则知所乘者为脏邪。腑为阳为热，脏为阴为寒。乘邪之来，每多内真寒而外假热之证。补此一条，正见濡弱之脉，无论寒为虚寒，即热亦为虚热。虚虚之祸，正缘不辨热为虚热耳。经曰：脉至而从按之不鼓，诸阳皆然，正谓其濡弱而无力也。

眉批：然而乘邪亦间有有余者，若无濡弱脉见，则诸阳浮数又为乘腑矣。即在郁冒不仁中，可以分脱与中之异。

[六二] 问曰：脉有残贼，何谓也？师曰：脉有弦、紧、浮、滑、沉、涩，此六脉。名曰残贼，能为诸脉作病也。

平脉篇中至此条，方是言病邪，残贼乃暴虐之名。脉中有此，当属实邪。然亦有辨残则明伤，作病于暴，属实者多。贼则暗袭，作病于渐，属虚者半。弦、紧、浮、滑、沉、涩六者，不论何部脉中兼见此脉，辄防邪至。凡伤寒疟痢之类，种种皆是。在虚人尤为可虑。

[六三] 问曰：翕奄沉，名曰滑，何谓也？师曰：沉为纯阴，翕而正阳，阴阳和合，故令脉滑。关尺自平，阳

明脉微沉，食饮自可。少阴脉微滑，滑者，紧之浮名也。此为阴实，其人必股内汗出，阴下湿也。

弦、紧、浮、滑、沉、涩，何以见其能为残，能为贼也。因于六脉中，单举一滑脉以例。夫脉之能为残者状，翕即翕如也之翕，奄即奄有四方之奄，沉一名石，有力之谓。翕奄沉者，环转周旋，合聚来都有沉之一字。中间作奠，四围虽觉柔润，而按之顶指不散，是之谓滑。纯阴乃无邪之阴，正阳乃胃中之阳，一以为体，一以为用。犹之哲后临朝，而四方八面皆正人君子，不害其为阴也。阴在内为阳之守，阳在外为阴之卫，是为阴阳和合。正阳者胃，纯阴者肾。故必关尺均平，方得附于大浮数动，名之曰阳脉。倘阳明脉微沉，虽食欲自可，而滑只微见之少阴，有体无用，便足反唐为周，与紧脉阴邪浮外者同断矣。阴在外，郁阳于内而不使事，纯阴变为邪阴，此为阴实。实在下则残下，其证为股内汗，阴下湿；则实在上，必残上，其证为湿痰郁热，壅滞不宣可知。责其故，实由阳明脉微沉，正阳失令故也。从而升之，使阳明不遏，则在上者，子禀父宣；在下者，妇承夫化，而三部得和合如初。此亦治残之一法。则举一滑脉，而弦、紧、浮、沉、涩之为残者，可类推矣。

眉批：阴实，阴字作里字看，浮紧为表实，沉滑为里实。实者邪气也。二脉皆阴邪郁住阳气所变现，但表里上下部不同耳。

眉批：此处带阳明脉言，见弦紧浮滑沉涩六脉之见，皆从胃阳不足处成耳。

[六四] 问曰：曾为人所难，紧脉从何而来？师曰：假令亡汗，若吐，以肺里寒，故令脉紧也。假令咳者，坐饮冷水，故令脉紧也。假令下利，以胃中虚冷，故令脉紧也。

更于六脉中，单举一紧脉以例。夫脉之能为贼者状，夫滑以阴实，而遂受浮紧之名，则紧之为正阳害者殊深，故不特浮紧之

为伤寒。沉紧之为中寒，残我多端。只就条中一问三答例之。乘
机窃伏，贼状如此。则凡养生君子，且慢祛邪，只宜防正，以饮
食起居之间，莫不有贼，贼不关外感也。只举一紧脉，而凡弦、
浮、滑、沉、涩之为贼者，可类推矣。

或曰紧则为寒，称曰乘脉。今复列之残贼何义？曰：虚则为
人乘，实则乘人。凡脉皆然。不独紧也。

眉批：三故令皆推原字眼。见紧脉关于正伤者，多不可把来概
作寒伤营看。紧反入里，则见数象，亡汗误作阴虚，吐误作胃火，
咳家误，误作协热利。

[六五] 寸口卫气盛，名曰高；荣气盛，名曰章；高
章相搏，名曰纲。卫气弱，名曰惵；荣气弱，名曰卑；惵
卑相搏，名曰损。卫气和，名曰缓；营气和，名曰迟；缓
迟相搏，名曰沉。

脉状多端。既不可以连类而尽，而翻换变易，又不可以执一
而求。若得一简约之法以该括之，终不免童习而白首纷如。仲景
因于伤寒坏病中，单取寸口及趺阳之脉，谱之为案，犹弈①谱中
之布成残局者然。从前起手之差，应着之差，总无可改。只审局
中强弱之空隙，以求救着，稍放一着间，便无救着。所以残局之
势，不难人下子，正难人布算也。然局势虽有更翻，而从强弱为
布算者，究不离黑白二子之间。须知此处之满盘黑白子，即从前
所布四角之黑白二母子是也。唯先有母子，所以纵横错综，终局
不紊。胜负只从黑白间一览而决。仲景亦是此意。故于未布案之
前，先列纲损二脉，以为脉母。虽辨脉中首名浮大数动滑之阳，
沉涩弱弦微之阴，不在此二脉之列，而总不出此二脉之列。便人
于案中所得之本脉，稍有模糊，一顾及高章惵卑之母，而清浊了
然，邪正了然，有余不足之间，永无实实虚虚之患矣。缘浮大数

① 弈　原作"奕"，形近致误，径改。下同。

动滑，沉涩弱弦微之脉，只名之曰阳曰阴耳，而名未必实之，因复加之以形容，如蔼蔼若车盖之为浮，累累如循长竿之为沉是也。然蔼蔼若车盖固为浮，瞥瞥如羹上肥亦浮也；累累如循长竿固为沉，而萦萦若蜘蛛丝亦沉也。其间有辨乎？无辨乎？则莫若于体势态状间拟之，署以一定不易之名，使诸脉至此，纵能混我以名，而总不能掩我以体势态状，法莫简于此，亦莫捷于此，力来坚硬而顶指曰高，现头现脚而向前曰章。慄对章言，缩头缩脚而退后曰慄；卑对高言，随指无力而低下曰卑。高则必章，卑则必慄，故上下互对言之。人纵不识脉，而高卑之形，进退之势，未有不识者。故以高而章者曰纲，有揽权当令之意。苟邪气有余则未有不纲者。以慄而卑者名曰损，有见凌披削之意。苟正气不足，则未有不损者。只此二脉分强弱，则不必辨及诸脉之名与体。脉势高章，虽阴脉可进之为纲；脉态卑慄，虽阳脉可抑之为损。若于二者之态状，均无所拟。只属寻常之脉，虽迟与缓，只可名之曰沉。以此取脉，所以迟与缓，有时名之曰强，必于迟缓中，有高章之气势也。浮与大，有时名之曰虚，必于浮大中有慄卑之体态也。推仲景之意，亦只是教人于有力无力间，讨分晓。节庵云：诊法不论浮沉迟数，但见指下有力则为实为热，无力则为虚为寒。此言虽得一二，然有力中亦有寒而实者，不可不知。此法虽是该及诸部，然尤以寸口为准。缘寸口者，胃气所变现，营卫俱征兆于此也。以后凡言脉迟而缓，脉滑而紧之类，俱贯有纲损二脉在内。

　　眉批：经曰，诊病之始，五决为纪，欲知其始，先达其母。

　　眉批：沉为阴脉，而主里气，从迟从缓而言。

　　眉批：沉迟缓固属阴而不失为纯阴者，此类是也。俗人谓之六阴脉①。

[六六] 寸口脉缓而迟，缓则阳气长，其色鲜，其颜光，其声商，毛发长；迟则阴气盛，骨髓生，血满，肌肉紧薄鲜硬。阴阳相抱，营卫俱行，刚柔相得，名曰强也。

凡寸口云缓而迟，弱而迟之类，上一字从浮，下一字从沉。此条缓而迟，即上条名曰沉之脉。何以易其名曰强？亦如谱弈者，欲谱互为胜负之局，必先谱一和局以定盘。此局不同于上条，从何处看出，妙在二脉不相搏而相抱，举之而缓中有迟。阳气从阴中长上来，按之而迟中有缓，阴气从阳中盛下去。营不失其为营，卫不失其为卫。所以自无损脉之不及，亦无纲脉之太过。是谓阴阳相抱，营卫俱行，刚柔相得也。强者健也，得天行之体，以自强不息也。营卫为一身之主，营卫强则气血两充，而运行于周身者无不充可知，是为脉中之君子。较之上条之沉脉，只是迟缓按之俱有力，而浮沉转换处，不能浑然，便谓之相搏，而非相抱。然二脉俱在好一边看。此条特一结完沉字之案，见以下坏局中非纲即损，只在有余不足之间分邪正，不容以闲着作救着也。或曰上条惵卑之为损，统归之正气不足宜矣。至若高章二脉，明曰卫气盛，营气盛，今统归之邪气有余。岂营卫可强而不可盛乎？曰营卫甚欲其盛，若不相搏，则高章为王脉而非病脉。病在高章相搏，遂成其邪，即卑惵之脉。平人见此者殊多，若不相搏，只为弱脉，而亦非病脉为损之列。只如此条强脉，一有相搏，遂有持实击强之害。余可类推矣，凡别本脉及病脉处，俱如此体贴。

眉批：名曰强则缓迟中浮沉俱不弱可知，与前条沉至而浮不至之缓迟又不同。

---

① 此眉批式好堂版作："沉为阴脉而主里气，从迟缓胃脉中现中。脉有偏于阴而不失为纯阴者，此类是也。俗人谓之六阴脉。"

[六七] 跌阳脉滑而紧，滑者胃气实，紧者脾气强。持实击强，痛还自伤，以手把刃，坐作疮也。

自此以下，言寸口辄连跌阳，而间及少阴，非各为部署也。弈家，有正局，有变局，或有二变三变者。盖一局之势，不足以尽之，而必推变以穷其法，亦以见应着之变换，局中更当审局，不可拘定。条中凡言寸口，是正局，只从营卫为布置，一身之经络，俱统于此故也。顾中焦者，营卫所从出，有余不足，唯跌阳能增能减，而亦能翻。故以之作寸口之变局，犹恐势有未尽，则从少阴订之。三焦者，元气之别使，与营卫俱行阴行阳者也。局至此，不容遗局矣。盖寸口之强之弱，皆禀跌阳为母气。今寸口强矣，而跌阳更滑而紧。滑者胃气实，痰液素充可知；紧者脾气强，寒邪郁结可知。强客犯主，而适逢主气之盛，则寒邪反为痰液胶固不散，伏梁心痛种种，虽曰寒结，实吾身之主气成之。两邪相搏，是谓持实击强，而有以手把刃，坐自创伤之喻也。较之上条，寸口之与跌阳，遂以强与纲，截然分两局矣。

眉批：中焦独见有余，则成填壅，阻住升降道路故也。加以邪乘，必见痛证，故脉滑而紧，紧主痛故也。

[六八] 寸口脉浮而大，浮为虚，大为实。在尺为关，在寸为格。关则不得小便，格则吐逆。

浮为虚，慄卑之浮也；大为实，高章之大也。正虚不能运化，邪实不肯运化。故在阴部，则邪实在阴，无阳以化，遂不得小便而为关。在阳部，则邪实在阳，无阴以运，遂吐逆而为格。以我之损，承彼之纲，则实者愈实，而虚者愈虚矣。

眉批：此虚实二字，指脉象言，浮之不足，按之有余，非断其主病之虚实，在寸在尺，只此个脉象，推移上下之间，断其阻绝。

[六九] 跌阳脉伏而涩，伏则吐逆，水谷不化，涩则食不得入，名曰关格。

然或关或格，虽属阴阳水火不交，而上下部，只成偏胜之局。苟中焦升降之职，未经革除，关尚可开，格尚可撤。今趺阳复伏而涩，慄卑如此，则胃中之阳已亡，脾中之阴亦槁①，中州之气索然矣。吐逆水谷不化，是无火也。食不得入，是无水也。水火两亡，则上焦之阳为死阳，下焦之阴为死阴。格而且关，不特不得小便，而且无小便之得矣。

眉批：合之上条，彼只阴阳部偏胜，加以趺阳伏涩，则浮沉之在尺者，并病及上，在寸者，亦病及下，以升降之源绝在中焦，故关格两成，殆亦寸不至关为阳绝，尺不至关为阴绝之脉。

[七十] 脉浮而大，浮为风虚，大为气强，风气相搏，必成瘾疹，身体为痒。痒者名泄风，久久为痂癞。

此于浮大脉中，另布一局。只云脉者，该三部言，与上条分表里者以此。风虚则浮尚带损，而表邪原浅。气强，则大独揽纲，而营卫热盛。以虚风而搏强气，宜乎卫得凝浊。而其气不清，瘾疹特其浅者耳。若更汗出当风，则风热夹湿，蒸而生虫，遂身痒增为泄风。然犹分肉间，病久则风入脉，搏及热营厉风成矣。夫风虚之证，人时有之，搏及气强，邪遂成实，其不为上条之病者，以无趺阳之伏涩脉也。

眉批：大抵气强者血必弱，血弱而风燥之营气不从，逆于肉里则虫生，虫生于风也。治此者，全在养营和血，切忌疏风重增其燥。

[七一] 寸口脉弱而迟，弱者卫气微，迟者营中寒。营为血，血寒则发热；卫为气，气微者，心内饥，饥而虚满不能食也。

营中寒，本于卫气微来，诸微亡阳故也。里寒阴盛，故拒阳于外而发热。所谓诸弱发热者，以此气微非邪，故心内饥。无阳化谷，故胀而不能食。盖唯弱之与迟，莫非慄卑之状。故不唯气

---

① 槁　原作"稿"，形近致误，径改。

虚，而且中寒，不必以实热之满，于此疑狐矣。

眉批：血寒发热，妇人最多。此证一用寒凉，迟脉遂变紧涩。世人复误认紧涩为涩，数以滋阴退热一法，杀人于腹胀洞泄不止以死者多矣。

［七二］肤阳脉大而紧者，当即下利，为难治。

营卫虚寒如此，必无尚盛之跌阳可知，医者不察，往往以发热作阴虚，虚满作？胀误治，胃阳消尽者有之。大而紧，必非高章之大，而为慄卑不能容之大。尽逐其阳于外，胃谁与载而不下利？诚犯手之局矣。

眉批：病属血寒，误人处在发热。病属虚满，误人处在不能食。大紧之跌阳，当从营卫病中虚虚得来。下利为难治者，阳脱故也。

［七三］寸口脉弱而缓，弱者阳气不足，缓者胃气有余。噫而吞酸，食卒不下，气填于膈上也。

食入于阴，长养于阳。阳气不足，则无从克化，而食宿于胃。是以阳气之不足，成其胃气之有余也。传送之官失理，则水精不下布，而浊气上壅。故噫而吞酸，食卒不下，气填于膈上也。向使阳气不慄卑而成弱，胃气岂容高章而成缓？纲损之脉两持。所以清不升，浊不降也。较前条虚满不能食者殊。

眉批：胃气有余，犹云胃中多滞，气指邪气言，非胃之本气有余也。

［七四］跌阳脉紧而浮，浮为气，紧为寒。浮为腹满，紧为绞痛。浮紧相搏，肠鸣而转，转即气动，隔气乃下。少阴脉不出，其阴肿大而虚也。

前此仅脾滞病，虚而未至于寒。若跌阳脉紧而浮，紧在浮之上，气欲高章而不得高章，知为寒邪所布，伸不得伸，故腹满而绞痛，直待肠鸣气转，动而下利。所填之隔气，乃得从上焦转到中焦。使早从中焦预治，当不留邪驻此。若更少阴脉不至，则沉潜水畜之诊。谷气虽下于胃，水气自渍于膀胱，其阴肿大而虚，仍系土寒不能制水，非疝瘕病也。上下枢纽，宰自中焦，使中焦反卑慄之状为高章，亦自易易，舍此不图。既以身为壑，而更壑及于邻，夺去三焦之火，谁为蒸腐水谷？是则寒胀之势已成，并验于阴之肿大而虚处矣。

　　眉批：胃气有余而阳气不足，则上焦闭，闭则气还，还则下焦胀。一升一降，只在腹内摆动，升者升不出头，降者降不出头。

　　眉批：其阴肿大而虚，阴寒并犯及三焦也。

　　[七五] 寸口脉微而涩，微者卫气不行，涩者营气不足。荣卫不能相将，三焦无所仰，身体痹不仁。营气不足，则烦疼，口难言；卫气虚者，则恶寒数欠，三焦不归其部。上焦不归者，噫而酢吞；中焦不归者，不能消谷引食；下焦不归者，则遗溲。

　　营卫三焦，本同一气。营卫固本三焦，三焦亦资营卫，盛衰共之。今营卫之脉微涩，则慄卑之状，各自羞避之不遑，岂能相扶而行？营卫不能相将而行，则三焦无所仰赖，亦不能游行于上下间矣。凡三焦不到之处，营卫亦不能达。虽有气血，只成死气血，所以身体痹不仁也。烦痛口难言者，痹气着营而心受之也。恶寒数欠者，痹气着卫而肺受之也。三焦不归其部者，无营卫为之置邮，凡所当到之处，不能到也。所以当受纳者不受纳，当腐熟者不腐熟，当约制者不约制。三焦有令不能行，而酢吞诸证递见矣，此时方恨无一高章之脉势为之纲，尚何邪气之可逐哉。

　　眉批：三焦为真阳发生之祖，虽属相火而权从君授，营卫不能相将而君火失令，阳气不下交，三焦谁仰？火不安其位则离部，此部既空，周身上中下之部俱无所归而求其纳矣。此等证，人亦知补命门之火，要必从上焦营卫处采取真阳，使之下授，方有源头。

　　[七六] 趺阳脉沉而数，沉为实，数消谷。紧者，病难治。

　　然此脉局，犹有翻换处。以微涩之脉，因气脉不流通，而成慄卑态，阳未尝亡也。如趺阳脉沉而数，沉在数上，沉必高而数必章，可知此为实热，实热在趺阳自能消谷。中焦得其腐熟，则上焦自不至酢吞，下焦自不至遗溲，是三焦不能茌之处，犹得借此胃中之阳，代署其职，纵使寸口卫微营涩，只自成其身体痹不仁耳，尚无关于腑脏也。实数虽是邪气，然正气久虚之人，有时得赖邪气秉纲为之锢其鐍钥，此时不宜去邪，只宜养正，养正以和邪，邪久反肯让舍，此秘法也。使不数而紧，火势损而灭矣。周身承冰冷之局，谁复为之纲，而炎以阳燧，难治必矣。可见人身三焦重于营卫，而胃阳尤重于三焦。以肾水得胃阳镇伏，三焦之气始得上升，而循中焦，入上焦，以发生营卫也。谷神为宝，三复斯言。

　　眉批：命门无火之人最忌寒中。

　　眉批：脉沉数者有胃气也，浮数者无胃气。脉浮紧者有胃气也，沉紧者无胃气。

　　［七七］寸口脉微而涩，微者卫气衰，涩者营气不足。卫气衰，面色黄；营气不足，面色青。营为根，卫为叶。营卫俱微，则根叶枯槁，而寒慄咳逆，唾腥吐涎沫也。

　　营卫两虚，则心肺不得不各窃母气以为养。面色有黄有青，则肺金母气，反为心火母气所克，所以金失土养，而受火刑，寒慄欬逆唾腥吐涎沫，而痨瘵之证成矣。缘此证卫脉之微，实由营脉之涩成之，血液枯滞，而水不济火，肺伤则卫伤故也。法属阴虚，故曰营为根，卫为叶。此证无一纲脉为邪，则知外证之阴阳秉我原浅，而正气一虚，正无奈自身之水火木金，互为残蚀，而损之又损也。

　　眉批：虚家最忌涩脉，根伤故也。根属营，发虚家之汗而伤及营者，往往有此脉而见此证。

　　［七八］趺阳脉浮而芤，浮者卫气虚，芤者营气伤，

其身体瘦，肌肉甲错，浮芤相搏，宗气衰微，四属断绝。

水火木金互乘之势已具，倘得环中之趺阳，不解其纲，犹有变理之机。今趺阳脉浮而芤，则浮已无根，芤成中脱，固知卫气之虚，莫虚于此，营气之伤，莫伤于此。根基中堕，一身谁主，因知卫虚而乏资生之气，营伤而成枯槁之形矣。故不特肌消肉槁而成索泽，抑且呼吸莫续而见宗气衰微。夫宗气者，营卫之精气，积于胸中而名气海者是也。气海以其所积者，主呼吸而布之经隧，是为脏气之所禀，宗气衰微，知无所积，何有所布，是以四属断绝而损骨损筋损肉损皮毛之无不损也。可见脾胃为一身之主，主气解纲，百损备至，安见阴虚之来，不关脾胃。

眉批：浮芤为夺血之诊，合之上条，知液亡于上，血亡于中矣。大都此为医所病也。大发其汗，又数大下之，其人亡血，故曰营气伤。营卫在此处并贴到趺阳上言者，以趺阳之病根已从营卫处伤及矣。盖卫以营为根，而卫营之统于宗气者，又以趺阳胃为根也。

[七九] 寸口脉微而缓，微者卫气疏，疏则其肤空；缓者胃气实，实则谷消而水化也。谷入于胃，脉道乃行，水入于经，而血乃成。营盛，则其肤必疏，三焦绝经，名曰血崩。

卫疏肤空，阳气衰乏故也。胃气实，无阳化气，致积瘀凝胃而成燥热故也。瘀而兼燥，所以谷入胃而徒消去，水入胃而徒化去，不复游溢精气，上输下淫，使水精之四布，五经之并行也。夫谷入于胃，脉道乃行，水入于经而血乃成，恒人之常也。今则谷消而水化，则消化之水谷，不能入胃而充其肤之疏者，当自挟瘀而积成营之盛，营盛则肤愈疏，灌溉不到故也。营以不行脉，不入经之水谷而盛，则所盛者，死阴之属。不但其卫愈疏，而三焦亦成败绝。盛血无经可归，必当妄溢而为吐衄类，汹涌济济而来，是谓之奔。既奔之后，恐营之盛者未必盛，而卫之疏者则益疏。脉中慄卑之状，当不堪观矣。

眉批：营者水谷之精气也，和调于五脏，洒陈于六腑，乃能入于脉也。入脉则胜者不胜，疏者不疏，此为平人，今之营盛肤疏者，自是营卫之行已不能循脉上下以贯五脏络六腑也。

［八十］肤阳脉微而紧，紧则为寒，微则为虚，微紧相搏，则为短气。少阴脉弱而涩，弱者微烦，涩者厥逆。

前局之营盛，实由卫疏而阳气衰少所致，寒能涩血故也。顾上焦之阳，本于中焦。若肤阳脉微而紧，则寒虚在脾，脾胃一虚，肺气先绝矣。卫气虚微而短气，较之营盛之空我肤者，当有主客本标之分，不可不忧也。再加少阴弱涩，必致零星之火，尽成外越。而孤阴独盛，微烦厥逆，更从何处挽回其阳？较之寸口之脉局，虽无所翻，前犹阴盛，今竟寒虚，无阳之局，酿之于始，谁肯于营盛之时，打点提出高章之纲，一驱尽后来慄卑之种种乎？

眉批：凡见失血之后脉多微紧弱涩，不悟此乃三焦绝经之诊，不去益火之原，反去昧昧以逐火。未读仲景书，谁不甘入井而受石也？以诸微虽曰亡阳，而诸弱则有发热证，如此条之微烦是也。故虽有涩者厥逆之阴寒，不复领略及根源矣。

［八一］跌阳脉不出，脾不上下，身冷肤硬。

前案俱从寸口布起，接入跌阳。此于结局二案，独开金绳觉悟。此一条，突出跌阳脉不出一语。跌阳何物也？而可令其脉不出哉？脾不上下，脾未尝死也。但使其伏而不动，便无以温分肉而柔肌肤。虽未尸而已成厥矣。厥成于跌阳脉不出，顾跌阳脉不出之故，亦尝谛本文来路，一思及之否乎？

［八二］少阴脉不至，肾气微，少精血，奔气促逼，上入胸膈，宗气反聚，血结心下，阳气退下，热归阴股，与阴相动，令身不仁，此为尸厥。当刺期门、巨阙。

跌阳主中焦，少阴主下焦，生气之原在此。少阴何物也，而

更可使其脉不至哉？肾气虚而少精血，其所由来，非一日矣。气
以无所纳而上奔，下焦有形之阴为上焦无形之阳所阻，遂聚而结
于心下。但所奔之阴，原挟肾阳共上，阴结而阳遂孤。虽退下，
不得归元，徒走入少阴支络，与阴相动。上既血脉结聚不得流
通，下则阳归阴股不得主持，呼吸断绝，卒然以死。使脾得上
下，则土能制水，岂容阴气上奔至此哉？然其死也，犹得耳鸣鼻
张，两股至阴俱温，则仍赖宗气未散，尚留其阴之力，故只成尸
厥证耳。满局空空，即欲搜寻一慄卑之辈，稍为只候，杳不可
得。刺期门巨阙，通其阴以行宗气，使卑慄辈得一露面，再请主
翁可也。此等险局，少阴脉不至则有此。然则少阴脉不至之故，
自宜急省矣。

　　一解。此二条乃承寸口脉，再定一局。趺阳脉不出，是并其
微紧者而无之矣。身冷肤硬，阳气随奔而不有也。至于少阴脉不
至，是弱涩者并亦引去，二脉皆因血之暴崩而脱，遂成尸厥之
形，其实乃血厥也。厥因肤空肤冷而致，而营盛之根源，究竟未
除，所以宗气得促逼之奔气，反聚而血结心下，阳热退入阴股，
则周身不得阳热可知，所以尸厥。究其病因，总是营盛肤空。故
刺期门、巨阙，随其实而泻之，通结血以行宗气，则脉道行而血
入经，此死局中仙着也。

　　[八三] 寸口脉微，尺脉紧，其人虚损多汗，知阴常
在，绝不见阳也。

　　虚损所该固广，独着一多汗证，则内热烦蒸，种种虚阳之
现，包含在内可知。在人未有不认为阴虚者，仲景独曰：阴常
在，绝不见阳者，于何知之？知之于寸微尺紧。顾微即诸微亡
阳之微，紧即诸紧为寒之紧。二诸字内，却该有弦数动滑诸般脉
在内，非只单见微，单见紧。与人以易晓也。只因诸脉中非慄即
卑，断无高章二脉在内，所以弦数动滑之来，尽可抹去，而只名
之曰微曰紧耳。微紧固知阴常在矣。阳从何处绝不见来，只看局

中三部，没了何物，及参上条趺阳脉不出，少阴脉不至，为何失去寸口，则知仲景棒喝不已，遂从三部呈爻。余读论至此，每作数日祗惧，谁谓仲景非大菩萨，仲景非大圣贤哉！寸口为脉之大会，五脏六腑之所终始。寸口不见，而一身之脉，尽皆停止，遂现尸形。趺阳乃正阳，为五行之母，营卫禀焉。不见趺阳，诸虚百损尽现，参及于此，欲勿只惧，宁勿只惧哉。或曰，子以此二条，为仲景设象呈教，似矣。然少阴与三焦合为一气，人身之真水真火系焉。凡上焦营卫之气，中焦脾胃之气，皆根荄于此。仲景既肯设象呈教，何为独吝此一爻？余曰，仲景之书，为扶阳而著。少阴属水脏，只怕阴盛生寒，断无阳盛生热之理。凡伤寒阳热之证，统属阳明，于少阴无涉也。少阴三承气证，实阳明热深厥深证。仲景入之少阴以其脉沉发厥，迸之不与同中土耳。少阴得趺阳镇伏，而后肯交合三焦。三焦之气升则为神，元阳透脑至髓海为神光，是即营卫发生之祖。少阴之气升，则为鬼，奔豚犯阙，夺绛宫为死气。实因趺阳失令之由，为神为鬼，只在趺阳胜负间。故仲景只于上中二爻，宝定阳气。卫营盛，其下自有温泉；趺阳厚，其上必无阴气。三阳开泰，仲景性命之圭旨在此，幸读者勿以《伤寒论》徒作医编蓺视之。

　　经曰，太阳病三日，已发汗，若吐，若下，若温针，仍不解者，此为坏病，桂枝不中与也。观其脉证，知犯何逆，随证治之。及观太阳篇中所载坏证殊多，莫不有头有尾。如曰太阳病，发汗，汗出不解，其人仍发热，心下悸，头眩，身瞤动，振振欲僻地者，真武汤主之。仍发热，心下悸，头眩，身瞤动，振振欲僻地者，坏病之证也。太阳病，发汗，汗出不解者，推其致坏之由，头也；真武汤主之者，定其治坏之法，尾也。今皆抹去头尾，单单悬列如彼如此之证。令人从何处捉摸？不知论中之证，不过三日后之坏病，知犯何逆，尚是易事，故亦不难以法知之。至于迁延日久，坏之又坏，变证多端，种种不一，诘其转坏之由，已难安头，则只据目前之脉，便是其头，头现何难尾现，除不可治外，尾法谅不出一百一十三方之内。有不在内者，仲景自应补出。如尸厥证之刺期门、巨阙是也，其余按图可以索骥，人其索之于牝牡骊黄之中也可，即索之于牝牡骊黄之外也可，此则仲景跃如之指引而不发者也。或又问，伤寒为七日之病，此自何经受之，容其坏之又坏，迁延不死，致此之剧。曰，阳明无坏病，误治只从本经为变现。救之只在本经，不救亦在本经，无坏病也。三阴不容坏病，一误治而死随之，只争顷刻。救本病且无法，何忧其坏。凡坏病都是太阳，而少阳则间有之。然太阳不错，何处从坏及少阳。太阳一错，不复留此坏于少阳。所以坏病之证，可专责之太阳。然太阳之坏，必非伤寒之太阳。伤寒之太阳误治，不过转属他经，何至变为虚寒、虚损，尽行失却本来面目？吾固知坏病非关太阳病之坏，乃坏病之自为坏也。既已属之太阳，又何以为其自坏？盖太阳未见证之先，其人素虚素寒，此即坏病之根，但不治，只属本气，非关病气，何由得坏病？唯太阳稍一见证，人只据证而责太阳于其外，不解据脉而顾虚寒于其中，一误攻太阳，而虚寒之本气乃成虚寒之病气矣。始犹有太阳为之遮遮掩掩，久则出头露面，不复有太阳，而只有坏病矣。吾故曰坏病非关太阳病之坏，乃坏病之自为坏也。究其由来，坏病原无此病，不过为太阳所骗，而诱之成坏耳。但太阳能骗我以证，不能骗我以脉，脉无不真，证无不假。但从真处防闲，而假局面无从布设矣。先儒有言，伤寒之证，转热即佳。太阳之脉，和里为要。盖热从里转，只属阳明，热从外转，便多坏病。脏腑合一之原，急从辨脉平脉中讨钟鼓也。

眉批：经曰，脏有要害不可不察。肝生于左，肺生于右，心部于表，肾治于里，脾为之使，胃为之市，膈肓之上，中有父母，七节之傍，中有小心。从之有福，逆之有咎。父母，即心营肺卫。小心，即少阴之三焦。而市，则跌阳也。

眉批：地气上为云，天气下为雨。一升一降，运之在中。下焦无阳，气不蒸腾。中焦无阳，气不转运。上焦无阳，气不宣布。有降无升，而所积于身中者，皆阴气为之留止，此之谓死气矣。

门人朱元度月思校

伤寒论后条辨卷之二终

伤寒论后条辨卷之三　一名直解

辨痉湿暍脉证篇

[八四]伤寒所致太阳病，痉、湿、暍三种，宜应别论，以为与伤寒相似，故此见之。

上伤寒字，指《伤寒论》一书，下伤寒字，指寒伤营一病。仲景设论，全是防似，缘伤寒只太阳中一病，而六经实无病不该。经同病异处，世人多因此模糊，设论专从此厘剔。故病在六经，皆得召致之。援彼勘此，真似互形，不啻为伤寒家悬下一照胆镜，以此法为伤寒而设，故名之《伤寒论》。非谓入吾论者即伤寒，非伤寒辄不入吾论也。故首痉湿暍，提清线路以例其法。谓伤寒论中所致太阳病多矣，太阳脉无不浮，痉湿暍三种，俱在浮外，不必伤寒，即以太阳言之，宜应别论矣，为其不似也。顾别之仍见之，则以其似伤寒。故伤寒发热、恶寒，三者亦发热、恶寒，知似者之非真，则知别者之防似。别者辨也，辨则皆似，不辨则皆真，即三种悬个标榜，此后六经有所见，俱要例此别字，设及关防，方不为伤寒溷乱，匪独太阳也。

剧家必用着楔子，开场无多词话，却能令全部关目具括其中。痉湿暍三种，不入六经，反列六经首，且特书之，曰以为与真伤寒相似，故见之。只此一句特辞，即全书中大关目，特从痉湿暍引来作一楔子。有此楔子，以后读到六经，遇着关目处，不必再白，都是已经禀过。凡宜应别论者，不复别论，既作伤寒论了也。故一部书中奇奇正正，穿者穿，插者插，漏者漏，罗者罗，与伤寒若关系，若不关系，俱从此笔内，预补造化天无工矣。观所条实金匮中文，较彼总不出一方，盖不欲人从此处认真，议及治法，把一绝妙楔子，误作出中之杂板令，照样排场也。

世人看此三种，与金匮略无异同，岂有仲景书，肯于活人颈上，套上一死骷髅头乎？须知通身气脉，俱从此处引动，则千百年来之骷髅头，自是眼光如电，口沫成珠，处处现有此座佛头青隐身说法，奈何不带眼睛，随口附和，曰此痉也、湿也、暍也，则我这副活口眼，真是骷髅头上一副死口眼耳。

眉批：余尝谓《伤寒论》乃千古来第一部奇书，总非人世间所有。其间千岩竞秀，万壑争奇，处处是蓬莱仙境，无奈游其中者，不遇妖魔，便逢鬼怪。无他，不得其源而溯，便有层层障雾，从桃源渡口布起，遮迷住别一洞天。固知神京仙界，岂寻常杭筏可苇？须悟到痉、湿、暍颠顶处，开门便是海外三山。津从此问，则蓬阆中无穷丘壑，自有此处之一线天，逗出为我游屐作渔父也。源头此处不寻，自是撇却痉、湿、暍，而从《阴阳大论》之春夏秋冬上问渔父矣。凡论中之洞天福地，霎地被妖魔鬼怪占满，不道此渔父是一个妖魔鬼怪头耳。

〔八五〕病身热足寒，颈项强急，恶寒，时头热，面赤，目脉赤，独头面摇，卒口噤，背反张者，痉病也。

凡病有名有证，名指受病之源，证指外见之证。痉病在筋，筋固不可以名病，而致筋成痉之病，又种种多端，或寒湿为拘，或火热为燥，或亡血失津而不得滋养，皆能病筋成痉。是痉之来路，不能指定一病名之，自不得不于证上定名耳。身热、足寒、颈项强急、恶寒、时头热、面赤、目脉赤，由下虚而上盛，中枯而外炽也。然此太阳中同有之证，模糊疑似之间，不足定其为何病。须于其独处观之，独者何？头面摇，卒口噤，背反张是也。身热足寒等证，因筋既拘急，则一身之经络尽为筋束，筋统于肝，故无浮脉。而经络统于太阳，太阳受郁，总不得宣畅，故有此身热足寒、颈项强急、恶寒、时头热、面赤、目脉赤，皆属表；内惟颈项强急，则亦属筋病，其余皆太阳经分之证。至于头面摇者，头以下之筋被束，则颈以上之筋失统，遂从缓而摇动也。口噤者，舌络之筋被掣，缩而不得舒也。背反张者，人一身之筋，皆督脉统之，督脉通于背，筋强而不得伸，则督脉所过之处，皆挛急而不得直也。有此三证，显出筋病，则痉与非痉可一望而决矣，伤寒不能混也。

[又八五] 太阳病，发热，脉沉而细者，名曰痉。

夫痉病之证，有同有独，固以其独者名之矣。乃其脉在太阳，更有独而无同，以头面摇、口噤、背反张之证，合之沉而细之脉，则虽有太阳发热等证，而不致为伤寒所溷，乃可定其名曰痉矣。

[八六] 太阳病，发热无汗，反恶寒者，名曰刚痉。太阳病，发热汗出，不恶寒者，名曰柔痉。

既得其证与脉之所独，则不妨转于同处，分别而定其证之或偏于阴或偏于阳也。如得太阳寒伤营证，而发热无汗反恶寒，究竟非寒伤营病也，筋受寒而现太阳之寒证，但可名之曰刚痉耳。如得太阳风伤卫证，而发热汗出不恶寒，究竟非风伤卫病也。筋受热而现太阳之风证，但可名之曰柔痉耳。刚柔别而寒热虚实分，不特痉与非痉有区别，而痉之为痉，又有区别矣。不别，乌从正名也。

[又八六] 太阳病，发汗太多，因致痉。

证似伤寒之外邪，在人不免疑痉为表病，不复究其所由来。虚从实治，为害匪浅。以太阳病发汗太多，因致痉之一端，推之则知此病，得之亡津亡血，而因虚致寒，因虚致燥者不少。盖阳气者，柔则养筋。发汗太多则亡其阳，而损其经脉之血液故也。后人于桂枝瓜蒌汤、麻黄葛根汤、小续命汤外，有附术散、桂心白术散、附子防风散、八味白术散等方，皆得仲景意而广推之者也。

　　［八七］太阳病，关节疼痛而烦，脉沉而细者，此名湿痹。湿痹之候，其人小便不利，大便反快，但当利其小便。

　　以太阳宜应别论之湿病言之，关节疼痛而烦，所谓与伤寒相似者此也。脉则同痉证之沉而细，所谓伤寒致太阳宜应别论者此也。盖湿属阴邪，其性凝滞而沉着，所以见出此证此脉。经络虽属太阳，却与风寒表入之邪各别，只可名之曰湿痹耳。痹之为言着也，湿流关节，着而不行也。至于沉细之脉，加以大便反快，不无微似三阴，却有小便不利一证以辨之。所以利其小便，遂为湿痹之专治。盖周身阳气总被阴湿所遏，一利其小便，使湿邪有所去而阳气自得疏通，固与风寒表治迥别也。

　　［又八七］湿家之为病，一身尽疼，发热，身色如似熏黄。

　　至于体气素以湿为事者，是为湿家。虽有一身尽疼发热之证，而身色如似熏黄可别。熏黄虽亦是阴暗作滞，然终不为伤寒相似者繇及也。

　　［八八］湿家，其人但头汗出，背强，欲得被覆、向火，若下之早，则哕，胸满，小便不利，舌上如苔者，以丹田有热，胸中有寒，渴欲得水而不能饮，则口燥烦也。

　　头汗出为伤寒阳郁之证，今则背强，欲得被覆、向火，阴寒胜而湿蒸，非阳郁也。纵使大便不利，自是寒秘。若下之早，则胸中之阳尽陷，谁复为之化气者？所以不特胸满，而胸之上，清气不得升，则为哕；胸之下，浊气不得降，则为小便不利。此证舌上不应有胎，然而有如胎者，则以阳热被下，尽陷入丹田之下焦，而胸中以上唯有寒浊之气郁蒸而结成，非热胎也。虽渴欲得水似热，而不能饮可辨，则只是口燥烦，而实非胸中躁烦，可知证同病别也。

[又八八] 湿家下之，额上汗出，微喘，小便利者，死。若下利不止者，亦死。

前证因下早致逆，阴上阳下，已成错乱，此际不堪再逆矣。若误认舌苔、燥渴等证为实热，而更下之，则额上汗出、微喘，为阳离，而小便利与下利不止，为阴脱。阴阳离脱，安得不死？此非死于湿而死于医也，死于医之伤寒也。曷谓伤寒证具，可不别乎？

[八九] 问曰：风湿相搏，一身尽疼痛，法当汗出而解，值天阴雨不止，医云：此可发汗。汗之病不愈者，何也？答曰：发其汗，汗大出者，但风气去，湿气在，是故不愈也。若治风湿者，发其汗，但微微似欲汗出者，风湿俱去也。

湿家不唯不可误下，即汗亦不可误汗。惟风湿相搏一证，一身尽疼痛，虽是微挟表邪，然其脉不浮，终是汗难大汗。治风兼治湿，但使微微似欲汗出者，是其法，较之伤寒汗法，亦从病辨及分数也。

[又八九] 病者一身尽疼，发热，日晡所剧者，此名风湿。此病伤于汗出当风，或久伤取冷所致也。

湿与风湿之别，不只一身尽疼，兼有发热、日晡所剧之证别之，以其微夹阳邪，怫郁在表，此名之风湿耳。推其由来，湿则素有之湿，风非外中之风，实是湿汗之时，偶尔当风，或久伤于湿，湿中取冷所致。故虽名风湿，而风药不可以独加也。

[九十] 湿家，病身上疼痛，发热，面黄而喘，头痛，鼻塞而烦，其脉大，自能饮食，腹中和无病，病在头中寒湿，故鼻塞，内药鼻中，则愈。

前证总以脉沉而细，别之于伤寒，然亦有脉似伤寒，究竟属湿者又不可不辨。身上疼痛发热，虽有似伤寒，而面黄而喘，头痛鼻塞而烦，则尽属上焦之证。虽脉大不类沉细，乃自能饮食，则知腹中不但无寒病，且无湿病。病在头中寒湿，所以鼻塞，塞知湿遏于头，较之伤于湿者，下先受之之证自异。纳药鼻中则愈，此又治湿之另一法。故虽脉大，亦从太阳中别及之也。

[又九十] 太阳中热者，暍是也，其人汗出恶寒，身热而渴也。

以太阳宜应别论之暍证论之，暍病与温病同气，而中热与中寒殊途。此证较之伤寒，则多一汗渴，较之温病只多一恶寒，太阳何别此而不别彼？盖寒与温同得太阳之浮脉，而暍病则不浮也。

知此处之脉，别者宜别，则知彼处之证，别者亦有别。知此处之以证似故见，则知彼处亦以脉似故见。别此所以例全论也。例全论者，不欲人于别处别，正欲人于混处别也。别处别，人人会别。如仲景所已别之痉、湿、暍是也。混处别，方是真别，如仲景所未别之六经是也。今人不解从混处别，偏会仿仲景痉、湿、暍病例，分门类出证来，歧而又歧，愈别愈混矣。当世所以多头痛医头之医，谁复知从脉之一字上，别及表里腑脏，以为真别者。

[九一] 太阳中暍者，发热恶寒，身重而疼痛，其脉弦细芤迟，小便已，洒洒然毛耸，手足逆冷。小有劳，身即热，口开，前板齿燥。若发汗，则恶寒甚；加温针，则发热甚；数下之，则淋甚。

安见暍病与伤寒相似？发热恶寒，身重而疼痛是也。安见暍病在太阳宜应别论？其脉弦细芤迟是也。脉既不同，病源自异。寒则伤形，责其实；热则伤气，责其虚。所以小便已，洒洒然毛耸，手足逆冷，小有劳，身即热，口开，前板齿燥也。诸证不惟热甚伤阴，抑且邪阳盛而正阳虚，火盛克金，元气不足。以其火盛故不可温，以其阴阳两虚，故不可汗，亦不可下。益气生津，不求驱暍，而求御暍，另有法在也。

[又九一] 太阳中暍者，身热疼重，而脉微弱，此以夏月伤冷水，水行皮中所致也。

可见中暍之病，大都阳气在表而胃中虚冷，所以身热疼重而脉微弱。夏月饮冷水，里阴郁住表阳，水气不得宣泄，而行于皮中，多有此证。此则开郁宣阳，又为暍证中增一义也。

按：三证见于太阳篇者，颇有其证矣，此独曰宜应别论，何哉？三种之前为脉法篇，三种之后为太阳篇。脉法中以"阴病见阳脉者生，阳病见阴脉者死"二语为提纲。三种皆阳病见阴脉，恐人疑其矛盾，故借三种别出之，以承上篇。非三种外，皆伤寒太阳所应有，而不必别也。太阳篇中寒风温湿无所不具，此三种以脉异于太阳见别，非因证异于伤寒见别，故复弁六经而首及之，以起下篇，使人知太阳中脉与证互似者且多，俱不能别出，而实未经别出，不可不于六经中更防异气，而标本虚实之间，尤不可不辨其脉与证也。条中须如此参解，则知此处之痉、湿、暍，与《金匮要略》中之痉、湿、暍，文虽同而旨趣不同，不可诗云亦云，子曰亦曰也。

世之言伤寒者，竞归重于六经，若不从脉法中辨之，则六经莫非孟莠。故仲景例此三种于脉法后，六经前，正见脉法为六经辨别之大要会。若只以经辨经，如三种者之经，何尝非太阳？若只以证辨证，如三种者之证，何尝非伤寒？彼此异同，各名其病者，要在脉上讨分晓，其不欲以六经之混法，混及三种者，正欲以三种之别法，别及六经也。但要别处得其所以异，何妨治处从其所以同，故三治总不出一方，见同是六经中病，则亦同在六经中治。勿谓治伤寒是一法，治杂病又是一法也。世人不知辨法，遂从而二之，且谓仲景治伤寒有法，治杂证有方。读此可以解惑。

太阳病自是众家的病，今人都收来归之伤寒。今人都收来归之伤寒者，以仲景都收来归之《伤寒论》故也。不知伤寒只一病，而论中之病，无所不该，从淆杂中行厘剔法。故设六经，以便人去辨，名虽六经，实不外表里腑脏四字。人身有表里腑脏，莫非受邪之具，则六经自成驻邪之区，其分六经以太少正厥者，正以表里腑脏中之阴阳，其受气有浅深刚脆之不同耳。世人既以太阳一经，尽并入伤寒，则他经未免说不去。遂以传之一字轮转之。似乎舍伤寒，则太阳可以无病，舍伤寒由太阳传去，则六经可以无病矣。岂人身之表里腑脏，在他病则能拒，唯伤寒则能容乎。千古聩梦，只是《内经》一篇《热病论》之六经，横竖于胸中，以《热病论》等之《伤寒论》，既以《内经》诬仲景，而以《伤寒论》认作伤寒书，更以仲景诬仲景。有此赃证，有此口供，千古而下，遂坐仲景于覆盆底矣。仲景想已逆料及此，其列痉、湿、暍于六经前者，欲人昭雪及六经，此殆为六经递及下马状欤。

门人冯无咎补之校

伤寒论后条辨卷之三终

射　集

伤寒论后条辨卷之四 —名直解

辨太阳病脉证篇第一

太阳为诸阳主气，气者何？营也，卫也。诸阳者何？下焦肾阳，中焦胃阳，上焦膻中之阳，协胆腑升发之阳也。诸阳得布护于身中，而各归其部，无有扰乱者，全借卫外之阳，为之捍御，此之谓表，表兼营卫者。经云：心营肺卫，通行阳气是也。故统六经而言，则腑脏为根，营卫为叶。就太阳一经而言，则又营为根，卫为叶。何以言之？营气精专，统血而行于脉中，其体秘固而属阴，邪犯之也难。凡其犯之也，则必为实邪，则必见残贼之脉。卫气慓疾，统气而行于脉外，其用疏泄而属阳，邪犯之也易。凡其犯之也，则皆见虚邪，则皆见相乘之脉。卒病之在太阳，实邪百不一二见。而所见者，虚邪往往皆是。世人被伤寒二字，蔽塞在胸，不复从阴阳表里间，辨及虚实，所以在太阳一经，便有披枝伤根之害。仲景因揭出中风一病，以辨伤寒之讹。凡表虚受邪，皆中风使然。其与冬令寒风似是而非。冬时冷冽之风，统隶之伤寒，即如风温风湿之类，咸属客气加临，论中所云邪风是也。不必别出，此风因卫虚而中。凡大块之噫气，无日不有，生物之以息相吹，无刻不然。表气诚壮，只自成其噫气与息，于我无涉。表气一虚，而卫外之阳不足，则出入起居之间，噫气与息动皆成风，着于腠理，郁而不宣，此即为中。然则伤寒之与中风，似乎感受同因，实则实虚各别。伤寒唯冬月有之，中风则不尽在冬月也，时时有之。唯俱从太阳见证，疑似之间，易致混淆。在表稍误，诸阳遂扰乱于中，此则坏病之由也。然风与寒，病虽各别，而受自太阳之标，统属寒因。寒则不传，有转属者，内郁而成热，属彼因也。至于经云伤寒则为热病者，单指热病而言，在伤寒另是一种。其云则为热病者，犹云伤寒不为寒病，即为热病也，热则传矣。故经言，热病者，伤寒之类也。未尝言，伤寒者，热病之类也。虚实既明，寒温更辨，伤寒自无坏病矣，坏病多得之于虚。六经循环，逆从互应，所当于太阳一经，提六经之纲，而总其要领，使营卫和谐，阴阳自协。治伤寒之法，无出于此。故约略条及之，以为大端云。

眉批：太阳经实邪，只有伤寒。伤寒外之太阳，都是夹虚。须从表之一字上，审及里之腑脏气，方不致误。

眉批：卫为阳，阳者卫外而为固也。营为阴，阴者藏精而起急也。卫外而得中风，不固甚矣，则汗出恶风脉缓者，虽名中风，实太阳表虚病也。藏精而得伤寒，是并藏及邪矣，则恶寒体痛呕逆，脉阴阳俱紧者，名曰伤寒，实太阳表实病也。后面种种救误之法，皆是救太阳之虚。救其虚者，缘其始误认作太阳之实也。

眉批：六经揭条，不但从证脉上认病，要人兼审及病情，故太阳曰恶寒，阳明曰恶热，少阳曰喜呕，太阴曰食不下，少阴曰但欲寐，厥阴曰不欲食，凡此皆病情也。

[九二] 太阳之为病，脉浮，头项强痛而恶寒。

伤寒者，卒病之总名，气交之病也。邪自彼乘，气从我现。在我者，有表中里之形层；在彼者，遂有初中末之候次。受属不常，本标易失，欲使邪无遁情，无如署我经气。经则犹言界也，经界既正，则彼此辄可分疆；经则犹言常也，经常既定，则徙更辄可穷变。六经署而表里分、阴阳划矣。太阳在六经为纲，牧皮肤而主表。凡外邪之来必先犯之。捍御在我，纵有盛邪，终不能越我疆而侵彼界。故凡云太阳病，便知为皮肤受邪，病在腠理营卫间，而未涉乎腑脏也。病固莫可形似，而脉与证则有以验之。

脉浮者，太阳主表，浮为阳为表故也；头项强痛者，太阳经脉行头项，邪客则触动其经脉故也；恶寒者，太阳为邪所袭，郁而不宣故也。治伤寒之法，全在认病。病在太阳，不得模糊以阳明；病在阳明，不得模糊以太阳。凡在六经皆然，此处一差，方治皆谬，不得表里阴阳之所属也。故认病乃可识经，而认病之下手工夫，则全在辨脉辨证上。凡六经之有揭条，皆教人吃紧认病处。观上句俱着"之为"二字，正见诸病自在揣摩臆①度中。不有下句，何从详确出来？太阳之见证，莫确于头痛恶寒。故首揭之，使后人一遇卒病，不问何气之交，而但兼此脉此证，便可作太阳病处治，亦必兼此脉此证，方可作太阳病处治。虽病已多日，不问其过经已未，而尚见此脉此证，仍可作太阳病处治。虚实寒温之来虽不一，其病务使经署分明，则统辖在我，不难从经气浅而浅之，深而深之，亦不难从经气浅而深之，深而浅之矣。

人身之有卫气，所以温分肉而充皮肤，肥腠理而司开阖者也。卫气若壮，邪何由入。邪之入也，由卫外之阳不足也。故《灵枢》曰：虚邪不能独伤人，必因身形之虚而后客之。识得此意，方知仲景太阳诸处治，无非扶其阳以宣通营卫。

太阳虽皮肤受病，邪却在腠理营卫。《金匮》云：腠者，是三焦通会元真之处，为血气所注；理者，是皮肤脏腑之纹理也。又经云，营出于中焦，卫出于下焦。由是言之，太阳虽属表，而表里阴阳，实互相根抵，未可以皮肤受邪，仅在浅分，而不照料及六经之气也。如论中所云，尺迟不可发汗。病人有寒，复发汗，胃中冷，必吐蛔等戒，论其病，何尝非太阳病哉？

眉批：六经之设，是从人身画下疆界，辖定病之所在，无容假冒，无容越逃。故一经有一经之主脉，一经有一经之主证。稍有假冒，以经核之，可以据此验彼。若有越逃，以经核之，可以从彼执

---

① 臆　原作"億"，形近致误，径改。

此。即以太阳一经而论，脉浮，头项强痛而恶寒，自是太阳之为病，固无与他经事。何以阳明亦有太阳，少阳亦有太阳，三阴中亦有太阳？无非与此条之脉与证，有符合处耳。又有太阳病，究不能作太阳病处治者，亦无非与此条之脉与证，有参差处耳。名曰六经，实是为"表里府脏"四字，各与之设一个地方限界。有地方界限，可以行保甲。此仲景之六经也。因地方界限，以之作驿递，此众人之六经也。

眉批：脉浮，头项强痛而恶寒，是太阳受病，其经气中自见出此脉与证也。必视其所加者为何脉何证，方可定其乘此经者为何邪，而病及我太阳，非谓脉浮头项强痛而恶寒，便是伤寒也。

眉批：六经揭条，俱着"之为"二字者，以诸经之病，各有其性情，各有其体状，此处得其肖似，以后病到，其声音笑貌，已有了个行乐图在我传神阿堵中耳。

［又九二］病，有发热恶寒者，发于阳也；无热恶寒者，发于阴也。发于阳者七日愈，发于阴者六日愈，以阳数七，阴数六故也。

病字作一句读，所该者广，而特借伤寒以例之也。伤寒部署分明，则据证即可识病，诚为第一义矣。顾六经环列，其间有证异而病实同，亦有证同而病实异者，毫厘千里，未探穷夫病之来路，则据证可区别乎病者，正恐据证可混淆于病也。奈何不知经虽有六，阴阳定之矣。阴阳之理虽深，寒热见之矣。试举前条恶寒之一证例之。前条虽未言发热而恶寒，内便包有发热证。岂但太阳，即推之阳明少阳，虽恶寒或有微甚，而发热必相兼而见，凡此皆恶寒属表而为阳证者。若阴证在里，亦有恶寒者，恶寒虽同，发热无热则异。在发热恶寒者，阳神被郁之病，寒在表而里无寒，是从三阳经为来路也。在无热恶寒者，阴邪独治之病，寒入里而表无热，是从三阴脏为来路也。同一证而所发之源自异，则凡病之来，莫不有根有蒂。所贵于见证处，察及根蒂，辨证无差，方能处治合法。阴阳二病虽不同，七与六获愈不难有定日也。阳数阴数，或以水火之成数言，或以生杀之进退言，仲景之意，总不重此。见得阴阳有一定之理，合于一定之数，于其所发与所愈者观之。则凡发之后，愈之前变动不居，莫非阴阳进退消长于其间，一或失宜，而乖其所治，岂唯当愈者，不能如日愈，而轻病变重，重病变危，往往是也。若少阴厥阴条中，所列七日死六日死之病，何莫非即此处七日愈六日愈之病哉？则凡所以辨表里察寒热之法，正不可不于临病时精研及"发"字处也。

条中揭出阴阳，正见病之关系处，自非我能先阴阳而不违，何能使彼合阴阳而奉若？他家讲此处，已是敕敕如律令，亦不必了，又何苦于六七字上，杜撰出一番观梅数来。

眉批：只揭一"病"字，足见万病同归阴阳之义。曰发曰愈，彻及病之始终言。七日六日，阳数阴数字，见阴阳之征兆，无有不合符者，其间病有差讹，只是看得差讹，阴阳自是不差讹的。不是认真在七日愈、六日愈，两"愈"字上立说。

眉批：万病参差，难于识认，只认定"阴阳"二字，便有根源。根源在"发"字上寻。发热无热，俱指六七日之始证言，乃起因之萌芽也。到得后来，寒热便有模糊，俱作枝叶上看去，不以枝叶紊根本，方得阴阳真种子。

眉批：不曰受于阴、受于阳，而曰发于阴、发于阳，着在人身脏腑上言。客气之阴阳，算不得准，已成气交，从何经脉变现出来的，方是此处之阴阳，方可言发。

七与六，不过"奇偶"二字解。特举之为例，以配定阴阳耳。日子上宜活看，重在阴数阳数二日字上。

[九三] 病人身大热，反欲得近衣者，热在皮肤，寒在骨髓也；身大寒，反不欲近衣者，寒在皮肤，热在骨髓也。

以寒热辨阴阳，表里诚莫逃矣。然有真热即有假热，有真寒即有假寒。不察乎人之苦欲，无以测真寒真热之所在，而定本标也。病人身大热，反欲得近衣者，沉阴内锢而阳外浮，此曰表热里寒。身大寒反不欲近衣者，阳邪内菀而阴外凝，此曰表寒里热。寒热之在皮肤者，属标属假；寒热之在骨髓者，属本属真。本真不可得而见，而标假易惑我以形，故直从欲不欲处断之。盖阴阳顺逆之理，在天地征之于气者，在人身即协之于情，情则无假，合之前条，彼为从外以审内法，此则从内以审外法也。

欲得近衣，与恶寒不同。一则借外以御内，寒得御减。一则体有着而成忤，不在衣之厚薄上。

眉批：病到不愈时候，传变多端，阴阳固无改易，而寒热则难泥定矣。故阳病有厥深热深，阴病有表热里寒等症。因复例以此条，使人循常仍须察变。

上条"发"字，就起因言。此条"在"字，据现在言。

眉批：不言表里言皮肤骨髓者，极其浅深分言之也。

[又九三] 太阳病，发热，汗出，恶风，脉缓者，名为中风。

经署首明，既可从寒热辨阴阳，更可从标本察寒热，凡表里虚实，总不外此。则以之认天下病无难事矣，何必着成见于伤寒哉。故自此可于太阳中辨其孰为伤寒，孰为同于伤寒，孰为异乎伤寒之病矣。如脉浮头项强痛而恶寒，则知太阳受病矣，病在表而不在里矣。然表有营与卫之分，营行脉中，卫行脉外，风寒入之而各有所隶。遂有表虚、表实之不同，总不难于兼脉兼证间得之。以伤寒亦发热而汗却不出，兹可以发热汗自出者，别其证为中风之证。以伤寒亦恶风而脉却紧，兹可以恶风脉缓者，别其脉为中风之脉。缘风则伤卫，以卫阳虚而皮毛失护，故发热汗出恶风也。受风性之游飏，而卫气失其慓悍，故脉缓也。证与脉，兼得其实矣，然后乃得正其名曰，此其病在太阳，自是中风之病，而于伤寒毫无与也。

仲景于首条揭出太阳之为病，明是削去伤寒之号矣。而列证复先之以中风，不但论中之正统，不许伤寒僭居，即太阳之正统，亦不许伤寒僭居也。

眉批：曰太阳病，是从太阳病中列出其为伤寒，非是有伤寒方列出其为太阳病也。

眉批：寒必兼风，风寒合乃为伤寒。寒若无风，是为中寒，夫风不必兼寒。身之表气才虚，外之客邪辄着。外气者，何气也？经曰：风以动之。动即为风，验之草，无刻不动，则知人身之毫毛，亦无刻不动矣。我不能御此动，即为彼所着，此之谓中者，此之谓中风也。

[九四] 太阳病，或已发热，或未发热，必恶寒，体痛，呕逆，脉阴阳俱紧者，名曰伤寒。

风伤卫之证与脉，已经剔明矣，更须剔出寒伤营之本脉与证，方不令混入风伤卫之病也。太阳受病虽同，而寒属阴邪，则发热较迟于中风。然已未之间必恶寒，唯寒则恶寒，自不同中风之仅恶风，而稍兼恶寒也。其体则痛，阴寒系于经隧而血气凝泣，自不同中风之无内系也。其呕则逆，寒束于皮毛，气无从越而壅上，自不同中风之干呕，仅鼻鸣而气不甚逆也。即此略略叙之，已不待辨及有汗无汗处，而其证，已不同于中风之证矣。至若寒伤营之脉，则阴阳俱紧，以寒主劲急，而且为实邪，故紧而浮沉俱有力也，此其脉则大不同于阳浮而阴弱之缓脉矣。证与脉兼得其实矣，然后乃得正其名曰，此其病在太阳，才是伤寒之病，而非中风所能混耳。非中风能混，则推之暑湿温热，俱不得以其似是者，混名之曰伤寒矣。风寒不必同气，然亦有交互之时，特中在卫分，虽寒亦从阳化，而并为风，并为风只属虚邪，卫主疏泄故也。伤在营分，虽风亦从阴化，而并为寒，并为寒，便属实邪，营主秘固故也。风寒虚实，从营卫之所受而分，不必风自风，寒自寒也。犹之邪在太阳，则从寒水化气，入阳明，则从燥土化气，转属不常，总因经气为主客。

以后取证，莫不弁以太阳病者，犹形家之用罗针，先取子午为定盘，东西南北，但视加盘，辄可定向。所以太阳病一准，则兼证可以广及，而凡在风寒暑湿之中，及不在风寒暑湿之中者，皆不难病至而名之矣。病至能名，方不致为"伤寒"二字所惑。不然，太阳之有伤寒，其病止有此条，何至后来救逆多般？无非为此条而设，只因定盘星先错，不辨伤寒仅太阳中之一病，反以太阳为伤寒中之一经耳。

眉批：寒未即热者，谓太阳证具而未热耳。此自其始发时言。缘伤寒为病中渠魁，不欲其以之诬兼他病，故于太阳病中，详及兼诬，而下一"必"字，欲其赃明证确，不得以已发热一项冤及他，太阳更不得以未发热一项，逃入太阳外之三阴也。

眉批：大抵邪阻于外者，里气不利而多逆，所以中风有干呕证，伤寒有呕逆证。

眉批：经曰：气有定舍，因处为名。卫所处之舍为虚地，营所处之舍为实地故也。犹之巢居来风，穴居来渗，不然而然者。

眉批：邪固无方，经则有定。有了六经，只从经气所呈现处，看何脉症，便知邪在何经，而得某病。此仲景分经之意，盖不欲人胡乱称之曰伤寒也。

[又九四]　伤寒一日，太阳受之，脉若静者为不传；颇欲吐，若躁烦，脉数急者，为传也。

伤寒二三日，阳明少阳证不见者，为不传也。

中风伤寒之辨别，只据太阳经始得之证言耳，其间反复变迁，未可以太阳一经之脉证，概彼六经。后人遂援《素问》中传经之说，而且按日定之，则误莫大焉。夫《素问》之言传经者，为热病言也，非为伤寒言也。伤寒无定经之传，而亦无定日。何以言之？无病之人，经以顺传为恒，始厥阴而终太阳，日过一经，无衍期也。伤寒一日，太阳受之，经为邪阻，而遂逆，顺传者恒而易，逆传者变而难。脉浮缓者安于缓，脉浮紧者安于紧。总无躁动之脉相乘，此之谓静，静则不传。又以证论，经逆则气亦逆，故颇欲吐，中风则有干呕，伤寒则有呕逆是也。总之，寒邪多滞，故经气阻而壅逆不传。若传经之证与脉则异是，一日太阳受之，便作躁烦，阳盛可知。论所云，太阳病发热而渴不恶寒者近是，伤寒之一日，无此证也。脉则不缓紧而数急，热剧可知。经所云，有病温者，汗出，形复热而脉躁疾者近是，伤寒之一日，无此脉也。有此脉与证者，必其人太阳之寒水素从火化，故经气才受邪，而逆势遂从火令之迅速而莫阻，此为传也。况经不传则已，传则遍及，无中止也；不传则已，传必刻期，无差日也；不传则已，传必依次，无凌越也。所以二日即见阳明热证，三日即见少阳热证。推之三阴，若嗌干，若口燥舌干，若烦满囊缩，日见其经之热，此之谓传经也。若伤寒，则或从太阳而解，或从阳明而解，不必遍周。或数余日仍在太阳，或数余日方过阳明，不必刻期。或从太阳而阳明，或从太阳而少阳，不必挨经。且寒热各随经气而变见，不必有热无寒，此之谓转属，非传经也。转属非由误汗误下而成，即由日久邪深而变。总之，寒温异气，故传不传殊途也。得此说以治伤寒，自知根经以辨证，据证以验经，无复死定始太阳而终厥阴，今日太阳，明日即阳明之伪且误也。

伤寒之有六经，无非从浅深而定部署。以皮肤为太阳所辖，故署之太阳。肌肉为阳明所辖，故署之阳明。筋脉为少阳所辖，故署之少阳云耳。所以华佗曰：伤寒一日在皮，二日在肤，三日在肌，四日在胸，五日在腹，六日入胃。只就躯壳间约略及浅深，而并不署太阳阳明等名。然则仲景之分太阳阳明等，亦是画限之意，用以辖病也。观其标篇，只云太阳阳明等，太阳阳明字下并无经字，何复言传？大抵人身无病之气，恒由里而达表；有病之气，恒由表而达里。由里达表者，吾身之正气也，是为顺传；由表达里者，客外之邪气也，是为逆传。凡病邪之来，自是

表轻里重，表浅里深，邪久不罢，只有里向之虞，谓此经之病不
去，彼经之病又因此经之病而起。轻病变重，浅病转深，切须着
意关防，使邪得外解为佳。岂是太阳必传阳明，阳明必传少阳，
一定不移之谓乎？且传经之"传"字，乃从"受"字得来。热
病一日，太阳受之，受此热也。既已受之，虽太阳寒水之经，亦
复奉令而变寒为热，下文所谓发热而渴，不恶寒是也。太阳已受
之二日，遂将此热，传递到阳明，阳明受之而禀令焉，遂为热病
之阳明，不复见出伤寒胃实之阳明矣。三日，又将此热传递到少
阳，少阳受之而禀令焉，遂为热病之少阳，不复见出伤寒寒热往
来之少阳矣。四五日，以此热次第传递到三阴，三阴受之而禀令
焉，亦复变为热病之三阴，无复伤寒寒证之三阴矣。缘所受之
热，虽属太阳传来，顾所禀者，非太阳之令，而热病之令也。不
过视其经道之远近，而敕书到日，一同太阳钦此钦遵耳。所以然
者，此热成其气候，秉令已久，凡三阳三阴，皆其管辖之地界，
病气未传之先，热势已成吾身之一统，故传无不受。若伤寒太阳
一日受之，只可行其界内之令，不能行之界外。苟欲传之阳明，
阳明方且招降，纳尔太阳之寒，归我阳明之热，岂肯受令。苟欲
传之少阳，少阳方且起半旅之师，角尔于半壁外，拒则成邪耳，
非关受也。若云传之三阴，则阳去入阴，岂唯不受，而深渊幽壑
之下，坐令全军皆没，成其亡阳。亡阳者，寒深之故也，岂有传
经为热之理？或曰传经无热，三阴经何以有热证？曰，此阴经自
其之阳神，从郁伏而现，非受表阳而现也。至若三阴之有承气
证，则由三经阴液素少，畜有燥气，一过阳明，辄归之而成胃
实，只可名为三阴之阳明，岂是本经无热，受及表间阳邪而为热
乎？唯是六经循环五脏六腑之气，自是交通，阴邪或病及阳，阳
邪或病及阴，则视其人经中之本气为之。经所云，阴不足者，阳
往从之；阳不足者，阴往乘之之谓也。又不可谓病此者，不累及
彼，须认定六经中之主脉主证，而旁通四达，自无往不得仲景之

法。若云传经，则碍仲景之法者，莫此为最，幸勿认贼作祖也。

眉批：一云，一日二日等"日"字，当是"曰"字之误，尤为得解。

眉批：二条之旨，是言伤寒无传经之说。恐人狐疑，因指出热病之传者以对勘之。见其证其脉其日期，总总与伤寒不同，后人见合不着经意，遂有巡经越度诸纷纷之附会，总是《内经》一篇《热病论》文字，移作一篇《伤寒论》文字，为叔和牢牢嘱定耳。

[九五①]

[又九五] 太阳病，发热而渴，不恶寒者，为温病。若发汗已，身灼热者，名曰风温。风温为病，脉阴阳俱浮，自汗出，身重，多眠睡，鼻息必鼾，语言难出。若被下者，小便不利，直视，失溲；若被火者，微发黄色，剧则如惊痫，时瘛疭；若火熏之，一逆尚引日，再逆促命期。

传经不传经，从寒热而分，是为异气，则欲明伤寒者，宜兼明夫异气之病。盖风寒暑湿，病虽异而不失其为同。以邪皆自表而入，故皆见太阳恶寒证，纵伤寒亦有热渴而不恶寒者，然必俟寒邪变热，转属得之。乃今于太阳初得之一日，便发热而渴，便不恶寒，是则邪乍外交，气早内变。其外交者，太阳特其发端；而内变者，热畜固非一朝一夕矣。盖自冬不藏精，而伤于寒时，肾阴已亏，一交春阳发动，即未发之于病，而周身经络，已莫非阳盛阴虚之气所布护，则所云至春发为温病者，盖自其胚胎受之，病字只当气字看。今则借衅于太阳病，而发热而渴不恶寒之证，遂从内转耳。犹之赵检点革周为宋，以为陈桥兵变，而不知黄袍加身之日久矣，陈桥其发觉处耳，业已革周为宋，则宋之为宋，此日不传宣而遍及天下不止，温之所以为温者如此。温病虽

---

① 九五　致和堂版与式好堂版原版均无第"九五"条。

异于伤寒，然热虽甚不死，以其病即伤寒中转之病，而温病以之为初传，热在于经隧之间，又非伤寒入里胃家实者比。治法只宜求之太阳署之里，阳明署之表。如所云心中懊恼，舌上苔者，栀子豉汤主之。渴欲饮水，口干舌燥者，白虎加人参汤主之。脉浮发热，渴欲饮水，小便不利者，猪苓汤主之之类。若不汗出而烦躁者，大青龙汤可借用，如葳蕤汤亦是也。温病之源头，只是阴虚而津液少，汗下温针，莫非亡阴夺津液之治，故俱属大忌。未发汗，只是温，发汗已，身灼热，则温病为风药所坏，遂名风温，以内蕴之热，得辛温而益助其炎炽也。阴阳俱浮者，自里达表，数急脉中更增其洪盛也。自汗出者，火势熏蒸，而透出肌表也。伤寒烦热，汗出则解。温病得之误汗，热闷转增，身重多眠，睡息必鼾，语言难出者，热盛于经则伤气，故气滞神昏而络脉壅也。被下者，阴虚重泄其阴，小便不利，直视失溲者，水亏营竭，而肾气不藏也。被火者，火盛重壮其火，微发黄色者，两阳熏灼，致脾阴不守，而土气外见也；剧则如惊痫，时瘛疭者，阳气根于阴，静则神藏，躁则消亡，亡则精不能养神，柔不能养筋也。若火熏之者，对微发黄色言，黄而加黑，津血为火热熯枯也。凡此皆温病中之坏病。变证如此，视夫发热而渴，不恶寒之初证，吉凶顺逆，何啻天渊。一逆者，若汗若下若火也；再逆者，汗而或下，下而或火也。温乃阳盛阴虚之病，一逆已令阴竭，况再逆乎？甚矣！温热病不同于风寒治也。此证初治，可用辛凉治标，一经汗下后，芩连栀膏，只增其热。王冰云：寒之不寒，责其无水。须大剂六味地黄汤，重加生地麦冬，救肾水为主。若干呕烦逆者，加山楂贝母，折其冲势。金水两亏者，宜二地二冬，加人参为固本汤，滋水之上源。若见斑衄等证，此为上竭，宜四物汤倍生地赤芍加山楂丹皮，复营分之亏，以生阴气。煎法俱用童便或加金汁和服。盖病根得之冬不藏精，故滋阴可以退火，而凉血即能清热。余以此活人多矣，因附识于此。大抵冬伤于精，发为温病者，尚曰阳盛使然。若阳气并虚者，发不能发，此则骨蒸劳热等病之源头也，不可不知。

　　眉批：发热而渴不恶寒，非太阳证。而曰太阳病者，巨阳为诸阳主气，《热病论》所云，伤寒一日太阳受之，头项痛，腰脊强者是也。故为太阳之温病，而非伤寒。

　　眉批：冬时伤肾，则寒水被亏，是温病源头。误治温病而辛温发散，是风温源头。风温即温病之变证，非温病外又有风温也。温病外之风温，乃从时令得之，其证自从恶寒始。

　　眉批：若火熏之，即形体如烟熏之谓，心欲绝也。

　　眉批：初证热虽甚，不死。至于促命期者，营卫不行，五脏不通之故也。营卫不行，五脏不通者，一逆再逆，阳光亢极，阴液竭流之故也。

　　［九六］太阳病，头痛至七日以上自愈者，以行其经尽故也。若欲作再经者，针足阳明，使经不传则愈。

　　温病不可误治者，以其经气本热故也。故以日计经，总皆为热，是则经中之热自传，非太阳之病气传也。所以行到三阴，热自热，而头痛仍头痛。与其妄治，不如守之，不至成上条风温等诸坏病。至七日以上自愈者，经尽则热亦尽，阴气当来复也。若欲作再经者，热不罢，故头痛仍头痛也，刺阳明，以泄去其热，无经可传，而逆者顺矣，故自愈。治热病莫宜于刺，故《内经》有《刺热篇》，法最详悉，仲景例此，盖不欲人之妄为汗下温也。

　　眉批：三阴无头痛，何以七日行经尽而方愈？是即《热病论》中，至七日，太阳病衰，头痛少愈之旨也。热病必传经，故刺之，使不作再经，所云"各通气脏脉，病日衰已矣"之谓也。

　　［又九六］太阳病三日，已发汗，若吐，若下，若温针，仍不解者，此为坏病，桂枝不中与也。观其脉证，知犯何逆，随证治之。

　　知温病之不可妄治，益知伤寒之不可妄治矣。缘汗吐下温，治虽有一定之法，而表里寒热，病固有不定之邪。以有定者治无定，则在太阳病之三日，发汗，若吐若下若温针，仍不解者，知病非本来之病，而已坏于法之不对矣。如汗后亡阳动经，渴躁谵语，下后虚烦结胸痞气，吐后内烦腹胀满，温针后，吐衄惊狂之类，纷纭错出者俱是。既为前治所坏，后人便不得执成法以救逆。所以前证虽属桂枝，坏则桂枝亦不中与也。观其脉证，知犯何逆，随证治之。盖欲反逆为顺，非从望闻问切上探出前后根因，无从随证用法，非头痛医头之谓随证也。

眉批：观其脉证，知犯何逆，随证治之，括尽一部《伤寒论》。必欲辨脉辨证者，正是教人临病能观脉观证耳。辨是定法时，观是用法时。

坏病不知经略者，以有传经之说也。传经之杀人者，以脉证不必观，治不必随也。故仲景首要人辟去，而以桂枝不中与太阳示戒，他经可例矣。

［九七］本发汗，而复下之，此为逆也。若先发汗，治不为逆。本先下之，而复汗之，此为逆也。若先下之，治不为逆。

究竟治逆之法，非能于法外议法也。只此表里之间，汗下酌其所宜，而不失先后之序，则凡彼之所为逆治者，即我用之以治逆者矣。医固贵于酌宜合法，而又不当过于惩羹吹齑也如此。

世多依违两可之医，胸无断决，托言曰慎。观仲景之标篇，俱着"辨"字。不辨而慎，何必汗下始杀人？能辨而断，何必汗下不救人也？

［又九七］凡病若发汗，若吐，若下，若亡血亡津液，阴阳自和者，必自愈。

至于凡病，若发汗，若吐，若下，已至于亡血亡津液，则阴阳亏负，自尔垂忤失和，此何暇更视其何逆，急急治病哉。直当求诸生成化育之本，以滋培其元气，使阴阳自和，则亦不必治病而病自愈。盖人身资乎津血，而津血统诸阴阳，欲和阴阳，其亦求诸上焦之卫营、中焦之脾胃、下焦之真水火乎。

眉批：阴阳自和后方有"愈"字，此正着在病中言。亡血亡津液后之病证，较前必剧。病气盛者，元气衰也。阴阳为元气祖，世以伤寒杀人者，知有病气，不知有元气耳。

[九八] 欲自解者，必当先烦，乃有汗而解，何以知之？脉浮，故知汗出解也。

可见治伤寒有法，凡未解之先，为正治，为救误。在审脉验证间，诚不可稍有疏虞矣。即于其欲解时，正自难忽略也。彼欲自解而竟解者，固然矣，亦有自解而不遽解者，必须汗出，而汗不遽汗也。必当先烦，当其烦时汗不汗，未可知也。全凭乎脉，如诊得脉浮，即是邪还于表之兆，切勿妄治其烦，使汗却，而当解者，反不解也。可见病之欲解，脉即应之。况其初发于阴，发于阳者，间或不同，而自一日以至六七日，为传为变者，又复不一，其间脉随证而转迁不定者，当更何似？其可不凭脉合证，认证求治，而泛然曰，伤寒其七日愈，六日愈哉？

眉批："何以知之"四字，欲人详及病之征兆也。兆在病势未然之先，解不解，俱要见微知著，方获功夫。

[又九八] 太阳病欲解时，从巳至未上。

巳午虽乘阳王，而必借令未土。土者，阴阳之冲气也。缘病之发也，非虚发，必阴阳之乖气，有乘吾之经气者，而病之解也不徒解，必阴阳之冲气，有王吾之经气者。时暑且然，辰与季可知矣。所以辛甘酸苦之治，实宰生化制克之机。不有参赞变理之能，何以使人身之无愆阳，无伏阴哉？此《伤寒论》之所以作也。欲代天地之生成，故不得不于伤寒门，破去一切终始顺旧之家技也。

门人孙　鹤闻于校

伤寒论后条辨卷之四终

伤寒论后条辨卷之五 —名直解

辨太阳病脉证篇第二

论为伤寒而著，则太阳一经，自应取重于麻黄汤，乃反冠以桂枝汤，而加减备至者，以云救也。伤寒自昔相沿，而中风之说，别自仲景。在伤寒门中有中风，亦犹中风门中有类中风也。类中风者，明其非中风也。非中风，而人往往以中风名之，以其有中风之证故也。非中风而见中风之证，只是假中风。则仲景之名中风者，亦明其非伤寒也。非伤寒而人莫不以伤寒名之，以其有伤寒之证故也。非伤寒而见伤寒之证，则亦只是假伤寒。世人以假作真，凡遇卒病之来，统名之曰伤寒。既名之曰伤寒，则未满之三日，只有可发汗之一说，而麻黄汤其所必主矣。纵不敢主麻黄汤，而十神①芎苏②等类，何莫非其流亚也。南辕北辙，正缘伤寒真者少，假者多耳。仲景专从假处破之，则别嫌疑，正犹豫，昭德塞违③，兢兢乎唯桂枝是赖，营弱卫强以之，卫气不和

---

① 十神　出自《太平惠民和剂局方》，组成：川芎、麻黄、升麻、干葛、白芷、紫苏、陈皮、赤芍药、香附子、生姜。主治风寒两感，时气瘟疫，头痛发热，恶寒无汗，咳嗽，鼻塞声重。

② 芎苏　芎苏散，出自《太平惠民和剂局方》，组成：川芎、苏叶、枳壳、桔梗、柴胡、半夏、广陈皮、白茯苓、干葛、炙甘草。主治四时感冒，发热恶寒，头疼身痛。

③ 昭德塞违　彰明美德，杜绝错误。出自《左传·恒公二年》："君人者将昭德塞违，以临照百官。"孔颖达疏："昭德，谓昭明善德，使德益彰闻也；塞违，谓闭塞违邪，使违命止息也。"

以之，卫不与营和谐以之。推其意，只是辑宁在我，而傍及于牧御，以视麻黄汤之职，专驱伐者，有安中攘外之别，故特于宜禁间，大示详略。其间五苓散一方，则为佐桂枝以和卫分之里而设。既设五苓散佐桂枝以和卫分之里，自不得不例。而桃核抵当方佐麻黄以攻营分之里，壁垒井然，旌旗互树，正防人虚实之或紊耳。究竟太阳病中，桂枝证多，麻黄证少，五苓散证多，桃核抵当证少。其余若吐若下若温，更从桂枝解肌一法连类，而博约之，以互考异同，以反勘真伪。而凡所以弥缝其缺失，匡救其不逮者，误汗较等诸误下，岂太阳伤寒之不可汗哉？真伤寒，太阳可汗；假伤寒，太阳不可汗也。故虽类证设防，着方定则，网罗莫外，须从急脉平脉二法中，打开虚实鐍钥①，方得伤寒变证所由。而一切汗吐温下之法，乃可从桂枝解肌外议治议救耳。

　　[九九] 太阳中风，阳浮而阴弱。阳浮者，热自发，阴弱者，汗自出。啬啬恶寒，淅淅恶风，翕翕发热，鼻鸣干呕者，桂枝汤主之。

　　治伤寒之法，首宜正名者，所以为出治之地也。既已正其名，曰太阳中风矣，则必出其方以治中风之病。而病之来路不精详，犹恐方治不对也，故复历历叙其脉与证焉。阳浮而阴弱，释缓字之体状也。阴阳以浮沉言，非以尺寸言。观伤寒条，只曰脉阴阳俱紧，并不着浮字可见。唯阳浮同于伤寒，故发热同于伤寒。唯阴弱异于伤寒，故汗自出异于伤寒。虚实之辨在此。热自表发，故浮以候之。汗自里出，故沉以候之。得其同与异之源头，而历历诸证，自可不爽。啬啬恶寒者，肌被寒侵，怯而敛也。淅淅恶风者，肌因风洒，疏难御也。翕翕发热者，肌得热禽，合欲扬也。啬啬淅淅翕翕字，俱从皮毛上形容，较之伤寒之

---

　　① 鐍钥　即锁钥，比喻成事的关键所在。

见证，自有浮沉浅深之别。鼻鸣者，肺主皮毛，皮毛失护，肺气张也。干呕者，诸阳受气于胸中，阳不能布，因而逆也。脉既浮虚，证多疏泄，风鼓则虚，阳不内固，于此已的。则一意赞卫和营无容宣伐①，乃可主之以桂枝汤，而无所易也。

眉批：凡六经见证，只是要人认定揭条之主脉主证，使表里腑脏四字不得溷淆耳。其余经络环通，病此即可动彼，何容过泥。即如此条之鼻鸣干呕，与膀胱经何涉？若从经络而论，岂是太阳传肺胃为并病乎？

[又九九]　桂枝本为解肌，若其人脉浮紧，发热，汗不出者，不可与也。常须识此，勿令误也。

桂枝之于中风，诚为主方矣。而桂枝所以治中风之故，不明其本，用之不无有误者。缘邪之初中人也，浅在肌分。而肌之一字，营卫均主，特卫主气行于肌之经脉外，营主血，行于肌之经脉中，二者夹肌分而行，同谓之曰虚。要从表处，分出阴阳表里来，则卫之为阳为表，营又为阴为里矣。故邪中于肌之表分，卫阳不固，是曰中风。法当解之，以其脉浮缓，发热，汗自出，皆为虚邪，卫主疏泄，得风而更散故也。邪伤于肌之里分，营阴受闭，是曰伤寒。法当发之，以其脉浮紧，发热汗不出，皆为脉邪，营主收敛，得寒而更凝故也。唯其均属于表，故脉浮则同，唯其一虚一实，故缓紧、汗出不出自异。今因风伤卫气，肌腠遂虚，脉必浮缓，证必自汗出，故主以桂枝汤。取桂枝、生姜之辛热，以赞助表阳而御邪，取甘草、大枣、芍药之甘缓酸收，从卫敛营，而防里阴之失守。乃补卫之剂，为太阳表虚而设。其云解肌者，犹云救肌也，救其肌而风围自解。若脉浮紧、发热、汗不出者，寒且中肌之血脉，而伤营矣。方将从肌之里一层，驱而逐出之。岂容在肌之表一层，固而护卫之？故虽与中风同属太阳，

---

①　宣伐　宣泄攻伐，解表祛邪。

同有浮脉，同有头项强痛恶寒证，桂枝不可与也。识即嘿而识之①之识，有念兹在兹意。盖可与不可与，在毫厘疑似之间，误多失之于仓卒。须常时将营卫之来去路，两两相形，两两互勘，阴阳不倍，虚实了明，方不临时令误耳。不以桂枝误脉浮紧汗不出之伤寒，自不至以麻黄误脉浮缓汗自出之中风矣。缘营卫为太阳虚实攸分，同经异病，关系最重，故仲景特借桂枝方中，彼此遥映，以作戒严。

眉批：仲景一部《伤寒论》，非是为病家设，专是为医家设。故于立方定法处，务申之以戒条。一百一十三方皆已裁酌停当，要在辨脉辨证上。平素有功夫，临时用去，方不归咎于方，彼此异同之间，有宜即有忌，毫厘容不得设字②。须识此，要人着眼在当字上？

[一百] 凡服桂枝汤吐者，其后必吐脓血也。

其所以不可或误者，何也？桂枝用之于中风，则为解肌；用之于伤寒，则为闭邪。邪无出路，反得挟辛热之助，怫郁其营中之血，淫溢上升，吐而继以脓血，所必然也。夫桂枝本为解肌，未尝令人吐脓血也，而今吐脓血者，则非桂枝之误，而用桂枝者之误也。

眉批：寒伤营，营之所主者，血也。观伤寒脉浮紧，不发汗，因致衄者之用麻黄，与头痛者必衄之用桂枝，在仍须发汗后，则知此处用桂枝而致吐脓血之因由矣。

[百一] 酒客病，不可与桂枝汤，得汤则呕，以酒客不喜甘故也。

不特此也，前证之误，以未识脉之缓与紧、汗之出与不出

---

① 嘿而识之　"嘿"同"默"。默，不语，不说话。"识"通"志"，记住。默而识之，把所见所闻默默记在心里。

② 设字　式好堂版作"误，当"。

耳。至若酒客病，则亦有脉浮，汗自出，似桂枝证者，不知由湿热熏蒸使然，肌不致虚，误与桂枝汤，虽辛热未经宣郁其营血，而甘能助涌，得汤而呕，此必然也。夫桂枝本为解肌，未尝令人呕也，而今呕者，此非桂枝之误，而用桂枝者之误也。

眉批：条中有一呕字，当亦是吐脓血之根。

[百二] 发汗后，水药不得入口为逆。若更发汗，必吐下不止。

不特此也，发汗后，水药不得入口，已逆在汗矣。乃其人亦复脉浮自汗出，似桂枝证，不知此阳浮于表、中寒内拒使然。虚不止肌，误与桂枝汤，更发其汗，则实其表者中愈虚，温其表者中愈寒，胃中无阳，吐下不止，所必然也。夫桂枝本为解肌，未尝令人吐下不止也，而今吐下不止者，此非桂枝之误，而用桂枝者之误也。以此推之，药有所宜，即有所禁，不明其所禁，而欲用其所宜，虽桂枝有不能恣意者，况他药乎？

眉批：发汗后见此者，由未汗之先，其人已是中虚而寒，故一误不堪再误。

[百三] 太阳病，头痛，发热，汗出，恶风者，桂枝汤主之。

以桂枝汤之多所禁如此，后人得无有畏葸①焉，而不敢主其方者乎。不知不足畏也。桂枝自有桂枝之证，纵太阳病之头痛、发热，有雷同，而合以汗出、恶风，则无雷同矣。何所畏乎桂枝汤而不主之也？

眉批：九十二条重认病，又九十三条重辨证，九十九条重定治，此条重援例，叙述颇同，并非于太阳屋下架屋。

[百四] 太阳病，外证未解，脉浮弱者，当以汗解，

① 葸　读作"xǐ"，害怕，畏惧。

宜桂枝汤。

盖桂枝自有桂枝之脉，脉象于中者，证乃应于外。纵太阳病未解之外证有模糊，而合以浮弱之脉则无模糊矣，何所畏乎桂枝汤之不宜也。

眉批：脉既浮弱，则外证不必有汗，亦可主桂枝为汗法矣。

[百五] 太阳病，发热，汗出者，此为营弱卫强，故使汗出，欲救邪风者，桂枝汤主之。

究从前所以用桂枝汤之故，以桂枝汤为营卫之总司也。以其为营卫之总司，故不特虚风可解，即邪风亦可救。邪风者，四时不正之风也。邪风则不必脉尽浮缓，然太阳病之发热汗出证自存也。夫汗者，营所主，固之者卫。今卫受风邪，则营为卫所并而营弱矣。正气夺则虚，故云弱也。卫受风邪，肌表不能固密，此亦卫之弱处。何以为强？邪气盛则实，故云强也。营虚而卫受邪，故使津液失其所主与所护，徒随邪风外行而溢之为汗。然则营之弱固弱，卫之强亦弱也，凡皆邪风为之也。欲救邪风者，不必另治风，但用甘酸固护其营卫，而大助之以辛，风邪得所御而自去矣。桂枝汤所以主之者，此也。

眉批：脉浮紧而尺中一迟，便不可发汗，曰营气不足、血少故也。则知此处营弱之用桂枝，为益营之剂，而非汗剂矣。益营而却不助邪，故救邪风者亦主之，则以其宣卫故也。

眉批：邪风证，亦病人身体重、骨节疼痛，但汗稍异于伤寒耳。

[百六] 病人脏无他病，时发热，自汗出，而不愈者，此为卫气不和也。先于其时发汗则愈，桂枝汤主之。

知桂枝汤之功，在于和营卫，而不专治风。则人病不止于太阳中风，而凡有涉于营卫之病，皆得准太阳中风之一法，为之绳墨①矣。如病人脏无他病，属之里分者，只发热、自汗出，时作时止，缠绵日久而不休，此较之太阳中风证之发无止时不同矣。既无风邪，则卫不必强，营不必弱，只是卫气不和致闭固之，令有乖。病既在卫，自当治卫，虽药同于中风，服法稍不同。先其时发汗，使功专于固卫，则汗自敛、热自退而病愈。此不必为太阳中风，而桂枝汤可主者一也。

桂枝为解肌，而有时云发汗者，何也？助卫气升腾，虚回而正气得宣之汗，与麻黄汤逐邪气使外泄之汗不同。

眉批：凡脏病，亦有发热汗、自出连绵不愈者，骨蒸劳热类是也。

[百七]病常自汗出者，此为营气和。营气和者，外不谐，以卫气不共营气和谐故耳。以营行脉中，卫行脉外，复发其汗，营卫和则愈，宜桂枝汤。

又，使有一病，而汗出为常，不复时作时止也，却不同太阳中风证之有发热。此不必疑其病在营，而用营分之药，如今人滋阴敛汗等类。病原在卫，以卫气不共营气和谐故耳。以营行脉中，卫行脉外，二者相依，卫病则营亦病，故汗常自出耳。病既营卫相兼，治亦营卫相兼，先发其汗以和卫矣，复发其汗以和营，由浅达深，营卫两和而病愈。此不必其为太阳中风，而桂枝汤亦宜者又一也。

眉批：营气不足，血少故也。辄不可用麻黄，则知和营养卫无如桂枝矣。当卫为太阳大关键。然主营者心，主卫者肺，即人身气血之阴阳也。而营气又资于卫气，后面救逆多端，皆因误在治病气而不照料及营卫。

[百八]太阳病，外证未解者，不可下也，下之为逆。欲解外者，桂枝汤主之。

---

① 绳墨　木工打直线的工具，比喻规矩或法度。

不宁此也，本桂枝证，为医误治，桂枝证不罢者，仍须主桂枝也。以证而论，太阳病，外证未经全解，虽有可下之证，不可下也，下之诚为逆矣。若下后，外证未解者，仍当解外。有是证，用是药，不以既下而桂枝汤不可主者，其一也。

眉批："下之为逆"四字轻看，犹云下之尚未逆也。至若已成坏病，则自有"知犯何逆，随证治之"之条，桂枝不中与也。

[百九] 太阳病，先发汗不解，而复下之，脉浮者不愈。浮为在外，而反下之，故令不愈。今脉浮，故知在外，当须解外则愈，桂枝汤主之。

又以脉而论，先汗后下，似不为逆，然愈不愈，必辨之于脉。其愈者，必其脉不浮而离表者也。若脉浮者，知尚有表，则前此之下，自是误下，必令不愈。从前之误，不必计较，只据目前。目前之证，不必计较，只据其脉。今之脉浮，知尚在外，虽日久当须解外则愈。有是脉，用是药，不以既下而桂枝汤不可主者，又其一也。

眉批：今脉浮，故知在外。悟古人略证详脉之法。

[百十] 伤寒发汗已解，半日许复烦，脉浮数者，可更发汗，宜桂枝汤。

不宁此也，桂枝为风伤卫之药，而用之得宜，虽寒伤营中，可以主之。如伤寒服麻黄汤发汗，已经热退身凉而解矣。半日许复烦，脉见浮数，终是寒邪退而复集，与自汗、脉浮缓之中风无涉。然汗后见此，则阳虚，便防阴弱。盖烦因心扰，数属阴虚，此际宁堪再任麻黄？改前发汗之法，为解肌，则虽主桂枝，不为犯伤寒之禁也。

眉批：经曰：脉浮数者可发汗，宜麻黄汤。今脉浮数，而用桂枝，因知汗吐下后之脉法。与本经汗吐下之脉法，主断不同。

[百十一] 伤寒大下后，复发汗，心下痞，恶寒者，表未解也，不可攻痞，当先解表，表解乃可攻痞，解表宜

桂枝汤，攻痞宜大黄黄连泻心汤。

不宁此也，证当表里兼见之时，不能不用桂枝汤，又不止单用桂枝汤，仍不难审先后着而主之。如伤寒属表病，反大下以虚其里，里虚，则所陷之阳邪，既为里阴所搏结，而成心下痞矣。又发汗以虚其表，表虚，则阳气不充而仍恶寒。以其表未解，则宜解表；以其里有痞，则宜攻痞。二者不可并施，则先后之间必有定法。宜先解表，而主桂枝汤，使表实而阳向外宣，乃用大黄黄连泻心汤攻痞。斯痞泻而阳无内陷，此用桂枝汤于兼攻之治，所宜先而不可不先之一法也。

眉批：曰不可，曰当先，曰乃可，固知方是呆方，而呆方中着着有圆机活法。

［百十二］伤寒医下之，续得下利清谷不止，身疼痛者，急当救里，后身疼痛，清便自调者，急当救表。救里宜四逆汤，救表宜桂枝汤。

又如伤寒属表，病为医误下，里气太虚，故其人本不利，续得下利清谷不止，此阳从内脱，与挟热利者不同也。兼身疼痛者，此表寒未去，复为里阴所搏也。以其里虚则宜救里，以其表虚则宜救表，二者不可兼施，则先后缓急之间，必有定法。急先救里，而用四逆汤复阳以收阴，虽身疼痛所当救者，亦且后之。阳既复而清便自调矣，则前所未及救之表，亦非缓图也。急救其表，而用桂枝汤，壮阳以和营卫，诚恐表阳不壮，不但身疼痛不止，并里所新复之阳，顷刻间重为阴寒所袭，故救之宜急。此用桂枝汤于兼温之治，所宜后而后之，又不容缓之一法也。自此上溯之，桂枝汤之主中风也，但使无犯其所禁，而其所宜，遂尔纵横曲折，用之无不如意，如诸条所主云云者，况乎诸条之外，或原主本方，或主本方加减，种种不一，其法仍当于本经误汗误下误烧针，及阳明、少阳、三阴经中，备而放之可也。洵乎桂枝汤为太阳之总司、营卫之统领，而又不止为太阳为太阳之总司、营卫之统领已也。仲景以之冠一百一十三方，岂苟焉哉！

又按二条。桂枝主治有先后者，究其义，总以扶阳为主。前条阳虚在表，故见恶寒证，虽里有可攻之势，姑作缓图，只以扶表阳为先，使已陷之阳，从表而实，乃攻其痞，痞去而阳不受伤，此阳虚只在表一边，故曰解，曰不可，曰当先，曰乃可，见病势虽不甚急，而一定之次序，自应如此。后条阳从内脱，致所陷之表阳益无所倚，而阴邪得从内搏，故两势俱孤，危且急矣。急则宜救，非若上条，解字之势尚缓也。但表阳为里之卫，里阳为表之主，温里则阳回，兼可托表、温表，则阳出，遂为寒中。桂枝汤能救表阳，不能救里阳，故先四逆而后桂枝。玩本文，既曰后身疼痛矣，仍曰急当救表，见前之后此者，不得已而后之也。今虽清便自调，而身疼痛一证，仍在急救之列。如救焚救溺之状，后先奔走之不遑①也。阳之不可不扶，不使稍有偏失如此。或曰：太阳篇中又有桂枝人参汤一证，亦属表里不解，兹何不循其例，双温而救之？曰：彼乃表阳受陷，预防里阳欲脱之治，此条里阳已脱，单鞭救主②之时，虽有卫阳等当救，势不能不舍之，并力于此矣。就此推之，凡病有可攻之处，而表阳现虚，先当救表。表里之阳两虚，先当救里。表阳陷入，而里阳在欲脱未脱之际，救表中，即当照顾及里。阳所不足处，着着扶之，得此意，而三百九十七法，处处入范围矣。

眉批：身疼痛者，伤寒之本证。下利清谷者，为医误下之续证。缓急之宜，只是先医药、后医病，病只伤人于外，药辄伤人于里。清便自调者，药邪去而里气和，乃从外邪治病。

眉批：而已上三条言之，皆云伤寒而救法俱用桂枝，谓桂枝非

---

① 不遑　没有时间，来不及。

② 单鞭救主　原指隋唐尉迟恭单鞭打断单雄信长矛，救主李世民之事。此指病情紧急，当急救欲脱之里阳。

太阳之主方而何？

眉批：无限圆机活法，总是胸有定见。

[百十三] 太阳病，头痛，发热，身疼，腰痛，骨节疼痛，恶风，无汗而喘者，麻黄汤主之。

桂枝为中风而主，自不可以之误治伤寒，则苟正其名曰伤寒矣，自当出其方以治伤寒之病。而病之脉，前篇已揭出，可无模糊，至于证之同异处，不加详述，犹恐方治不对也，故复历历叙其证焉。头痛、发热，太阳病皆然，而身疼腰痛、骨节疼痛，则寒伤营室，阴血凝涩使然，风伤卫，无是也。恶风，太阳病皆然，而无汗而喘，则腠理闭密，阳被壅遏使然，风伤卫，无是也。得其所同，以别其所异。寒闭营，实阳气失宣，于此已的，则一意逐邪发表，无容敛肌，乃可主之以麻黄汤，而无更议也。

眉批：邪闭而搏及营，则多痛证，虽曰气血凝澹，亦是阳气受伤而阴寒胜。

[百十四] 脉浮紧者，法当身疼痛，宜以汗解之。假令尺中迟者，不可发汗。何以知之？然以营气不足，血少故也。

麻黄之治伤寒，诚为主方矣，然往往脉与证俱属伤寒，而用麻黄汤，未能得其所宜，辄复犯其所禁者，何也？以未谙麻黄汤治寒伤营之故，与其所以然耳。寒伤营，谓之阴盛乘阳，营被邪遏，不得宣泄，表里俱实之病也。故君麻黄，入营以泄闭；臣桂枝，温卫以散寒；佐杏仁，以破壅；使甘草，以和中。盖泻营以伐汗，虽为太阳表实而设，顾营之所主者，血也，较之于卫，则又属里。血与里，俱从尺脉候之，若其人脉虽浮紧，证虽身疼痛，而尺中一迟，便知寒邪自盛，营血自虚，当发汗而不可发汗矣。盖汗乃血之液，而营主之，麻黄之发汗，只因营血壅闭，从其有余者夺之。今营气不足而血少，岂堪再夺乎？知麻黄汤为泻营之剂，则如此证之脉浮紧、身疼痛，麻黄汤不唯非所宜，且为犯所禁矣。

眉批：仲景之书都是言不尽意、微辞妙义，要人言外求之。如此条之"何以知之"，及下条之"所以然者"字，皆是要人深思而得其故，不可随文宣说一番，便谓能读吾论也。

眉批：经曰：营为根，尺脉迟则营不足，奉生之气少也，故血少则身疼愈增，不尽在寒邪之去不去。

[百十五] 脉浮数者，法当汗出而愈，若下之，身重心悸者，不可发汗，当自汗出乃解。所以然者，尺中脉微，此里虚。须表里实，津液自和，便自汗出愈。

又如脉浮数者，虽与浮紧之脉稍异，然经曰：诸脉浮数，当发热而洒淅恶寒。言邪气在表也，法当汗出而解无疑矣。若下之而身重心悸者，不唯损其胃气，虚其津液，而营血亏乏可知，其人尺中之脉必微。夫寸主表，尺主里，营主血，而对之卫，则亦为里。今脉虽浮数，而尺中则微，是为表实里虚，麻黄汤之伐营为表里俱实者设，岂可更用之以虚其里乎？须用和表实里之法治之，是表里两实，则津液自和，而邪无所容，不须发汗而自汗出愈矣。可见验脉之法，全凭尺寸相应，尺脉不但主乎营血，卫气亦出于下焦，而始行于中焦，凡验表里虚实汗下，法于此，庶为其所宜，不至犯其所禁也已。

眉批：津液下夺则机关不利，故身重；津液下夺则不能上奉，故心悸。所恃表气未虚，津液不至全亡，只是要和之。盖阴生于阳，阴液耗者，阳气必不可重亏也。表里实则津液自和，不过养正而邪自除之意。

[百十六] 病人有寒，复发汗，胃中冷，必吐蛔。

尺脉微迟，即不可发汗，以微迟为阴脉，尺中无阳，营血必冷可知。则溯而上之，中焦之阳主于胃，欲发上焦之汗者，可不顾虑胃中之阳乎？病人有寒，乃阳少阴多，胃气素然也，纵得伤寒，其胃中之脉，不迟即微，虽有可汗证，先救其里，后救其表，自有定法也。误加则里气从表而越，孤阴独聚胃中，胃冷蛔不能安，直从口出，是为脏寒之证，即有乌梅丸安之之法，所丧良多矣。何不于未发汗前，防微杜渐①乎？

眉批：汗生于谷精，胃中阳气所酿也。有寒复发汗，知胃阳不复有于内矣。

[百十七] 病人脉数，数为热，当消谷引食。而反吐者，此以发汗令阳气微，膈气虚，脉乃数也。数为客热，不能消谷，以胃中虚冷，故吐也。

误汗，不特虚中下二焦之阳，且能虚上焦之阳。上焦之阳在膈，诸阳从此受气者也。见数脉而反吐者，数为热脉，亦为虚脉，膈虚阳客于上，不能下温，故令胃中虚冷。热为客热，寒为真寒，究其根因，只由发汗令阳气微来。阳气之珍重何如！而可误汗乎？

眉批：膈气虚而脉数者，阳气不下沉也。胃中无阳，何复有胃气？

[百十八] 咽喉干燥者，不可发汗。

夫以当发汗之证，而脉与病稍有微碍，麻黄辄为所禁。况证候彰彰，在禁汗之列者，不一而足。咽喉干燥者，燥气乘金，液衰卫乏可知，更发汗以夺其液。其传为索泽，为膈消，凡遇可汗之证，必当顾虑夫上焦之津液，有如此者。

[百十九] 淋家，不可发汗，发汗则便血。

淋家热蓄膀胱，肾水必乏，更发汗以竭其津，水府告匮，徒逼血从小便出耳。凡遇可汗之证，必当顾虑夫下焦之津液有如此者。

[百二十] 疮家，虽身疼痛，不可发汗，汗出则痉。

① 防微杜渐　微，微小；杜，堵住；渐，指事物的开端。比喻在坏事情坏思想萌芽的时候就加以制止，不让它发展。

疮家，风湿袭肌，肌表必虚，虽有身疼痛之证，乃营气不从，搏及肌脉也。更发其汗，则营气被夺，经脉失养，必至成痓。凡遇可汗之证，便当顾及周身之津液，有如此者。

［百二一］衄家，不可发汗，汗出必额上陷，脉紧急，目直视不能眴，不得眠。

衄家为血凌清道，阳经受伤也。清阳之气素伤，更发其汗，是为重虚。额上者，诸阳所聚，阳去则额上陷矣。诸脉皆属于目，目得血而能视，筋脉无血以养，则牵引其目以致脉紧急，目上瞪而不能合眼矣。卫气夜行于阴则眠，今卫无营主，仅能行于阳而不能行于阴，则不得眠矣。凡遇可汗之证，便不可顾虑夫阳经之营血，有如此者。

［百二二］亡血家，不可发汗，发汗则寒慄而振。

亡血家为阴虚，阴虚阳已无所依，更发汗以夺其液，阳从外脱则寒慄而振，是为阴阳两竭。凡遇可汗之证，便不可不顾虑夫阴经之营血，有如此者。

眉批：亡血而又发汗，身内只剩一空壳子，阳于何有？寒自内生，故慄而振。

［百二三］汗家重发汗，必恍惚心乱，小便已阴疼，与禹余粮丸。

心主血，汗者心之液，平素多汗之家，心虚血少可知，重发其汗，遂至心失所主，神恍惚而多忡憧①之象，此之谓乱。小肠与心为表里，心液虚而小肠之水亦竭，自致小便已阴疼。与禹余粮丸，其为养心血，和津液，不急急于利小便，可意及也。凡遇可汗之证，不可不顾虑夫表气之疏密、营室之衰旺，有如此者。

眉批：恍惚心乱，便有亡阳见鬼之象。

_____

① 忡憧　怔忡，心中剧烈跳动。

眉批：阳气盛，则从营中酿出津液来。是汗液少者，由营伤。营伤者，由阳乏。此诸不可发汗之缘，须与谷精之汗不同。

［又百二三］脉浮者，病在表，可发汗，宜麻黄汤。脉浮而数者，可发汗，宜麻黄汤。

以麻黄汤为寒伤营之主剂，而所禁多端，乃尔将令后人安所措手乎？曰，亦于脉与证之间互参酌之，不必泥定紧之一字，始为合法也。脉浮无紧，似不在发汗之列，然视其证，一一寒伤营之表病，则不妨略脉而详证，无汗可发汗，宜麻黄汤。若脉浮数者，虽与浮紧稍异，然邪势拥遍在表可知，则不必寒伤营之表病具备，自不妨略证而详脉，无汗可发汗，亦宜麻黄汤。就此二者之脉与证互参之。其有脉则浮紧，证具伤寒，二者俱符，又何麻黄汤之必在禁列哉？

眉批：王肯堂曰：但见恶寒，即为在表。

［百二四］发汗后，不可更行桂枝汤，若汗出而喘，无大热者，可与麻黄杏仁甘草石膏汤主之。

不特此也，酌用麻黄汤之所宜，则不必无汗方主之，即有汗，亦可以加减主之也。如发汗后，不可更行桂枝汤，及下后不可更行桂枝汤，可例见之。以其人原见寒喘之证，用桂枝汤发汗，汗虽出而喘仍不除。其汗出而喘也，虽无大热之在表，亦无大热之在里，则知喘属麻黄汤之本证。而汗乃肺金为辛热所伤，逼蒸成汗，非风伤卫之自汗也，其脉必浮数可知。不可更行桂枝汤，仍可与麻黄汤以解表，去桂枝之热，而加石膏之凉。此亦脉浮数者可发汗之一征也。

眉批：服桂枝后而汗出，究竟汗未尝出也。故用石膏止桂枝之汗，用麻黄汤出未出之汗，去其桂枝而辛凉之功两胜，肃清在肺矣。

［百二五］下后不可更行桂枝汤，若汗出而喘，无大热者，可与麻黄杏仁甘草石膏汤。

不特此也，前证不唯服桂枝汤发汗，而发汗后且下之矣。下后汗出，而喘仍不除，亦从前服桂枝辛热之气郁而未发，今因下后，热气方外浮耳。证既同前，治亦同前，此又脉浮数者，可发汗之一征也。就脉浮数者之发汗例观之，则病在表而脉浮，改用小青龙及各半汤以发汗又可类推矣。自此而上溯之，麻黄汤之主伤寒也，所禁多于所宜，而所宜之中，仍有加减，可见桂枝、麻黄，虽风、寒对待之方，而桂枝主实表，表实则卫阳固，而营阴亦和；麻黄主发表，表虚则营阴泄，而卫阳益疏。所以主桂枝之意，唯恐其失之不及；主麻黄汤之意，唯恐其失之太过。损益之间，务令固护多于宣泄，此仲景之大旨也。

再按此二条，以喘字为主者，喘虽寒伤营之本病，然亦有卫分之喘，有阳明之喘，故有桂枝发汗，及下之之误，汗下复汗出，则并失去寒伤营之面目矣。惑人处在此，仲景正于发汗后及下后处订其讹，可见治病不必手快，只要眼明。

眉批：下在用桂枝后，是从更字上看出。

［百二六］中风发热，六七日，不解而烦，有表里证，渴欲饮水，水入则吐者，名曰水逆，五苓散主之，多服暖水，汗出愈。

夫桂枝之于中风，曰解肌；麻黄之于伤寒，曰发汗。太阳病主此，皆为表邪而设。虽卫与营有浅深之分，而总之属浅一层，不知浅之与深，在解肌发汗外，尚更有辨，而治之更有其法，否乎？曰太阳一经，有标有本。何谓标？太阳是也。何谓本？膀胱是也。中风发热，标受邪也，六七日不解而烦，标邪转入膀胱矣，是谓犯本。犯本者，热入膀胱，其人必渴、必小便不利，是为太阳经之里证。有表复有里，宜可消水矣，乃渴欲饮水。水入则吐者，缘邪热入里未深，膀胱内水邪方盛，以故外格而不入也，名曰水逆。水逆则以导水为主，而导水中，须兼散表、和胃二义。五苓散能通调水道，培助土气，其中复有桂枝以宣通卫阳，停水散，表里和，则火热自化，而津液得全，烦与渴，不必治而自治矣。然犹多服暖水令汗出者，上下分消其水湿也。是则五苓散与桂枝麻黄二汤，虽同为太阳经之药，一则解肌发汗而治表，一则利小便渗热而治里，标与本所主各有别矣。

眉批：夫六七日，知膀胱之不化已久，而邪水必畜，烦渴而吐，皆因水格，特以五苓散，散而布之，诸邪不治自治。

〔百二七〕太阳病，发汗后，大汗出，胃中干燥，烦不得眠，欲得饮水者，少少与饮之，令胃气和则愈。若脉浮，小便不利，热微消渴者①，五苓散主之。

五苓散为膀胱经之里药，诚得其说矣。顾同一膀胱经之里证，而见消渴也，何以水入则据，何以水入则愈，又何以水入则消？其间必有辨焉。是则热在中上二焦，与热在下焦之不同耳。热在中上二焦者，胃中干燥是也，其人不必小便不利。热在下焦者，热入膀胱是也，其人小便必不利。如太阳病初未尝渴欲饮水也，以发汗后，大汗出，津液越出，胃中自尔干燥，故但烦不得眠，而小便自利，欲饮水者，少少与之，以润胃燥，使胃气和则愈。不可更用五苓散，重去其津液也。若热在下焦，自尔小便不利，顾其间又有不同。膀胱为津液之府，热入而蓄邪水，致小便不利者，是则水气挟热上升，必至格水，如前条渴欲饮水、水入则吐者是也。此证用五苓散者，取其开结利水也，使水泉不致留结，而邪热从小便出矣，故渴止而病愈。若脉浮，小便不利，微热消渴者，是则热入膀胱，而燥其津液，乃成消渴，谓水入即消，渴不为止，膀胱无邪水之蓄可知。此证用五苓散者，取其化气行津也，使膀胱之气腾化，而津液得生，故渴亦止而病愈。篇中"脉浮"字，对本条发汗后看，彼以大汗出，知表证已罢而转胃，则脉不浮可知，故与水则愈。此以未经发汗而脉浮，病仍

---

①　成本作"微热消渴者"。

在太阳，故用五苓散。"微热"字，对上条"发热"字看，彼以发热在表，则知里热未深，故邪液畜而拒水。此曰热微，则表热犯本已深，故热邪结而耗液。须细细理会，方知二条中，具有三证，不唯与水与五苓主治有别，而前五苓与后五苓主治亦略有别。

眉批：胃中干燥，已是转属阳明。证见之太阳者，特为五苓散作配证也。然欲得水，尚是膈热燔蒸未尽，下归于胃，故可少少与之。盖内水已涸，不妨资皮外水救之，法在祛其溽蒸耳。若有水而渴者，只须治水，水行渴止，即有生津之功，是则五苓散之专职也。

或问：渴用白虎汤宜也，其用五苓散走津液何哉？白虎之消渴，为燥气设也，胃火烁肺之故。五苓之治水，为湿气设也，阳水侮心之故。凡水津不能四布者，心火必不肯下行也。别在口虽干而舌不燥。

[百二八] 发汗已，脉浮数，烦渴者，五苓散主之。

知五苓散为太阳犯本而设，则不特风伤卫主之，而寒伤营亦主之矣。以风脉只浮，寒脉浮数，风尚热微而渴，寒则热烦而渴，所以然者，膈虚热入，液涸增烦也。脉表证里，知非阳明之里，而仍是膀胱之里，津液不输，故表里不解，亦五苓散主之。只从标本分浅深，而营与卫之浅深，不必分矣。此条无小便不利证，而主五苓散者，亦取其化气回津，从膀胱里分出其热势也。

眉批：发汗已，液虽涸而水气不消，水气不消，已耗之液终难复。五苓散降而能升，山泽通气之谓也。其所以通之者，土有功用，不专在渗泄也。

[百二九] 太阳病，小便利者，以饮水多，必心下悸。小便少者，必苦里急也。

知犯本亦有寒热之分，则太阳入里，虽有与水利小便之二法，岂二法有其所宜，独无所禁乎？以水言之，太阳病，小便利，而欲得水，此渴热在上中二焦，虽可与水，少少与之，和其胃而止。若饮水过多，则水停心下，乘及心火，火畏水乘，必心下悸。若小便少而欲得水者，此渴热在下焦，属五苓散证。强而与之，纵不格拒，而水积不行，必里作急满也。学者欲得水之所宜，必明水之所禁，而后勿误于水法也。

眉批：心为火而恶水，水既内停，心不自安，则为悸。里急者，溺孔上受煎并，膀胱总是盈而不下输也。

[百三十] 发汗后，饮水多者，必喘，以水灌之，亦喘。

不特此也，发汗后，阳气微而津液少，其人必渴必燥。渴或饮水多，燥或以水灌，皆令作喘。肺虚不能通调水道，水寒上逆使然也。

[百三一] 病在阳，应以汗解之，反以冷水噀之，若灌之，其热被却不得去，弥更益烦，肉上粟起，意欲饮水，反不渴者，服文蛤散。若不差者，与五苓散。寒实结胸，无热证，与三物小陷胸汤，白散亦可服。

且夫水之所禁，不特内治不可误，即外治亦不可误。一误而救之之法，遂尔多端。病在阳，为邪在表也，法当汗出而解，反以冷水噀①之，若灌之，寒束其外，热被却而不得去，羁留不行，阳无出路，故弥更益烦。水寒之气，客于皮肤，侵及皮肤之阳，故肉上粟起。热却而烦，复为水气所格，故意欲饮水，反不得饮。凡人身水气，方赖阳气布之，何至身之阳气，反被水气郁之，宣阳逐水，是宜亟亟②矣。文蛤散行水，五苓散两解，犹仅散之于无形，若水寒不散，结实在胸，则心阳被据，自非细故，

---

① 噀　含水喷出。

② 亟亟　急迫，急忙。

小陷胸汤之逐水而攻里，白散之下寒而破结，皆不得已之兵矣。诸所主治，皆为水设，水之不可误噀与灌且如此，况可误饮而不知所禁乎？

眉批：数条备及水厄，缘夫水为阴气，阴道从消，睟时潴而不消，阳无所栖，即成危道，不比火府之不更衣，十日无所苦也。

[百三二] 大下之后，复发汗，小便不利者，亡津液故也。勿治之，得小便利，必自愈。

以利小便言之，大下之后复发汗，津液之存于膀胱者有几？此而小便不利，非热结膀胱者比，以亡津液故也。夫膀胱为津液之腑，腑已告匮，只宜添入，岂容减出？虽具五苓散证，勿以五苓散治之。唯充其津液，得小便利，而杂病皆愈。学者欲得利小便之所宜，必明利小便之所禁，而后勿误于利小便也已。

眉批：得小便利，"得"字宜着眼。

[百三三] 太阳病不解，热结膀胱，其人如狂，血自下，下者愈。其外不解者，尚未可攻，当先解外。外解已，但小腹急结者，乃可攻之，宜桃核承气汤。

夫五苓散之利小便，为太阳犯本而设也。不知太阳犯本之证，舍五苓散，尚更有其法焉，否乎？曰，太阳犯本，又有气分血分之不同。何谓气分？膀胱主津液是也。何谓血分？膀胱为多血之经，下连血海是也。如太阳病不解，热必随经入里，搏于下而不化，是为热结膀胱，其人不能宁静，必如狂。如狂而小便不利者，是气分受邪，水得热沸，而上侮心火使然。如狂而小便自利者，是血分受邪，热逼膀胱，津液被耗，心火莫制使然。倘血已自下，则热随血出，必自愈，邪火得泄故也。夫愈因于血下，在人未免亟为攻血计，不复顾及于表。不知有表，则热邪未尽传经入里，攻之早而营伤热陷，变生莫测。故解表攻里，复有次第。但小腹急结，此则血热尽并下焦一处，尽属有形，此时行逐瘀软坚之法，方不犯及上中二焦气分耳。至于桃核承气汤中，而兼桂枝者，以太阳随经之热，原从表邪传入，非桂枝不解耳。是则桃核承气汤与五苓散，虽同为太阳犯本之药，而一从前利，一从后攻，气分与血分，主治各不同矣。

眉批：此条不及小便者，以有"血自下"三字也。然小腹急结处，包有小便自利句。

[百三四] 太阳病六七日，表证仍在，脉微而沉，反不结胸，其人发狂者，以热在下焦，少腹当硬满，小便自利者，下血乃愈。所以然者，以太阳随经，瘀热在里故也，抵当汤主之。

桃核承气之下血，知为热结膀胱设矣。不知热结膀胱，亦有浅深之不同，否乎？曰：此不当凭其外证，而唯取脉之浮沉，狂之微甚以验之。如太阳病六七日，为时既久，邪气自入传里，纵表证仍在，而脉微而沉，是徒有表证而已，无表脉，况反不结胸，邪不复在于上焦可知。其人发狂，比前条如狂证较甚，则热在下焦，而为蓄血证无疑。何以验之？少腹当硬满而小便自利也。少腹为膀胱所注之地，少腹硬满，故知其热在下焦也。小便自利，故知其热不结于下焦之气分，而结于下焦之血分也。热结于气分，则为涩溺；热结于血分，则为蓄血。血既蓄而不行，自非大下其血不愈。所以然者，以太阳之邪在经时，当汗失汗，否则不当利小便而误利，因随经而瘀热在里故也。热瘀则血瘀，故虽表证仍在，非桂枝所能散矣。况发狂深于如狂，少腹硬满深于急结，更非桃核承气汤所能攻矣。直用抵当汤，斩关峻入，破其坚垒，斯血去而邪不留，并无借桂枝分解之力耳。是缘热结膀胱，与瘀热在里，邪有浅深，故桃核承气与抵当，攻有缓峻。壁垒井然，不令紊也。

眉批：王肯堂曰：凡仲景称太阳病脉沉者，皆谓发热恶寒，头项强痛，而脉反沉也。微沉者，结胸脉也。脉沉而不结胸，知邪已入里，而直结于下焦血分矣。血分属阴，今阴不胜其阳，故视阳气之微甚，复有如狂与发狂不同。此等处之沉脉，皆是表病见里脉，不是阳病见阴脉也。

　　眉批：随经瘀热在里，谓太阳表邪随本经而反及阴络也。

　　[百三五] 太阳病，身黄，脉沉结，少腹硬，小便不利者，为无血也。小便自利，其人如狂者，血证谛①也，抵当汤主之。

　　夫抵当，诚非轻剂，而投之岂可妄投？务于证之中更辨其证，方得谛之之法。如太阳病，至于蓄血，其身必黄，里热故谛于色矣。脉沉而结，里热且谛于脉矣。小腹硬满，里热更谛于证矣。据此，遽可指为血证而用抵当乎？未也。须于小便谛之。小便不利，前三者虽具，只为畜溺而发黄，属茵陈五苓散证，毋论抵当不中与，即桃核承气不中与也。若前三者既具，而小便自利，其人如狂，是血证谛而又谛，何论桃核承气，直须以抵当汤主之而无狐疑矣。

　　眉批：黄皆土色，小便不利者土湿，小便自利者土燥。

　　眉批：沉结者，脉来缓，时一止也。经曰，脉直前来绝者，有瘀血也。

　　[百三六] 伤寒有热，少腹满，应小便不利，今反利者，为有血也，当下之，不可余药，宜抵当丸。

　　至若寒伤营室，其人营室，素有其热，则本之犯也，不必随经，而始见少腹满矣。夫满因热入气分，而畜及津液者，应小便不利。今反利者，则知所畜非津液也，而血也。血当下血，但有热之血，较随经而入所畜者，更为凝滞。随经之血，热气所过而遗也。有热之血，热气先聚而结也。故虽上条之桃核承气汤、抵当汤，皆属余药，不可与也。宜从抵当汤，变易为丸，煮而连滓服之，使之直达病所，化血而出，旧热荡尽，新瘀乃除根耳。总

　　① 谛　证据确实之意。

数条观之，血证固宜攻矣。初则曰外不解者尚未可攻，继则曰小便不利者，为无血也，终则曰不可余药，诚恐攻不如法，而营室一枯，其血永伤，是以未出所宜，先示所禁，学者于宜禁之间，调停得法，而后或用桃核承气汤，或用抵当汤，或用抵当丸，斯无误于下之之法也已。

　　眉批："有热"字，与前条"热在下焦"字，半主平素言，此太阳随经入里之根因。

　　眉批：三条辨证，总不脱"小便"字，是教人详慎，从其显微者，易察也。

　　[百三七] 病如桂枝证，头不痛，项不强，寸脉微浮，心中痞硬，气上冲咽喉，不得息，此为胸有寒也，当吐之，宜瓜蒂散。诸亡血家不可与。

　　外此则不可不明乎吐法矣。病如桂枝证，则是发热恶寒自汗出，与太阳中风无异也。而头不痛，项不强，则实与太阳中风证无与。脉浮，又似太阳中风矣，而只寸脉微浮，则又与太阳中风脉无与。其人胸中痞硬，不因误下而成，其非表邪陷入可知。气上冲咽喉不得息，病不在中下二焦，其非里邪结聚可知。非表非里，明属邪气蕴蓄于膈间，此为胸有寒也。虽胸处至高，尚属太阳之分，然而邪不在肌，解肌之法，无所用也，法当吐之。缘痞硬一证，因吐下者为虚，不因吐下者为实。实邪填塞心胸，中下二焦为之阻绝，自不得不从上焦为出路，所谓在上者，因而越之是也。宜瓜蒂之苦，佐以小豆之酸，使邪从上彻而痞自消、气自下，诸如桂枝之证，不治而自治矣。若诸亡血家，津液上竭，膈气已虚，虽有前证，不堪再吐，审此而用吐法，此则吐其所宜吐者矣。

　　眉批：气上冲咽喉者，从胸至咽也。不得息者，呼吸不能布气，似喘而短气也，胸有所阻塞故也。

　　[百三八] 太阳病，当恶寒发热，今自汗出，不恶寒

发热，关上脉细数者，以医吐之过也。一二日吐之者，腹中饥，口不能食，三四日吐之者，不喜糜粥，欲食冷食，朝食暮吐，以医吐之所致，此为小逆。

夫吐法之得所宜，以寒邪在胸而不在太阳之表，故吐之不为误吐也。若果属太阳病，自当恶寒发热，自当脉浮。有是病，自有此证与脉为印合也。今自汗出，不恶寒发热，明似阳明之证矣。而关上脉细数，乃成阳虚津液少之象，又非阳明之脉。证脉不应，皆由医吐之过。表邪不外越而上越，故自汗出，不恶寒发热也。里气微虚，不能安及胃阳，故细数见于关上。关以候中焦，中焦伤，故见此也。病一二日，邪气尚浅，吐之者，胃不尽伤，膈气早逆也。故腹中饥，口不能食。三四日，邪入渐深，吐之者，胃气太伤，阳浮在膈也。故不喜糜粥，欲食冷食，朝食暮吐，缘阳明之气下行为顺，上行为逆。以医吐之所致，则非脾胃本来之病，此为小逆，勿劳妄作关格治疗，使小逆竟成大逆也。可见吐有所宜，即有所禁，学者欲得其所宜，必明其所禁，斯吐之不为误吐也已。

眉批：吐之不当，则周身之气皆逆，而五脏颠覆，下空上逆，气不能归，故有此景气。

[百三九] 病发热头痛，脉反沉，若不差，身体疼痛，当温其里，宜四逆汤。

外此不可不明乎温法矣。病发热头痛，太阳表证也。脉反沉，阴经里脉也。阳病见阴脉，由其人里气素虚素寒，邪虽外侵，正难内御，切不可妄从表治，须静以候其自差。若不差，而更加身体疼痛，知寒从内转，此时不温其里，六七日传之少阴经时，必成厥逆亡阳之变，温之无及矣。故舍证从脉，用四逆汤救里。不当因发热头痛，迟疑瞻顾也。此虽病在太阳，无可温之理，而温其所当温，不为误温也。

眉批：经曰，内有阴阳，外有阴阳。盖表有阴而里有阳也。此证乃太阳中之少阴，麻黄附子细辛条乃少阴中之太阳。究竟二证，皆是发于阳而病在阴，故皆阳病见阴脉。

[百四十] 太阳病，以火熏之，不得汗，其人必燥，到经不解，必圊血，名为火邪。

温其所当温，虽四逆可用于太阳，若不明其所禁，而妄行温法，则火逆烧针，其变有不可胜言者。如太阳病，以火熏之，取汗矣，竟不能得汗，液之素少可知。盖阳不得阴，则无从化汗也。阴虚被火，热无从出，故其人必躁扰不宁。到经者，火邪内攻，由浅及深，循行一周，经既尽矣。若不解，则热邪且陷入血室矣，必当圊血。缘阳邪不从汗解，因火袭入阴络，故逼血下行，名为火邪。苟火邪不尽，圊血必不止，故申其名，示人以治火邪，而不治其血也。

眉批：到经者，随经入里也。

[百四一] 脉浮，热甚，反灸之，此为实，实以虚治，因火而动，故咽燥吐血。

火犯血室，不止逼血下行，为圊血已也。且有逼血上行而为吐血者，尤可畏也。如脉浮热甚，无灸之理，而反灸之，由其人虚实不辨故也。表实有热，误认虚寒，而用灸法，热无从泄，因火而动，自然内攻，邪束于外，火攻于内，肺金被伤，故咽燥而吐血。

[百四二] 微数之脉，慎不可灸，因火为邪，则为烦逆，追虚逐实，血散脉中，火气虽微，内攻有力，焦骨伤筋，血难复也。

脉浮热甚，不可灸者，以营分受邪，束血为实故也。若血少阴虚之人，脉见微数，尤不可灸，虚邪因火内入，上攻则为烦为逆。阴本虚也，而更加火，则为追虚。热本实也，而更加火，则为逐实。夫行于脉中者营血也，血少被追，脉中无复血聚矣。艾火虽微，孤行无御，内攻有力矣。无血可逼，焦燎①乃在筋骨，盖气主呴②之，血主濡之，筋骨失其所濡，而火所到处，其骨必焦，其筋必损，盖内伤真阴者，未有不流散于经脉者也。虽复滋营养血，终难复旧，此则枯槁之形立见，纵善调护，亦终身为残废之人而已，可不慎欤？

眉批：同一火逆，或圂血，或吐血，或血散脉中，火势无处不到，视其人之虚与实处而追之逐之，总是阴络受煎熬也。

[百四三] 脉浮，宜以汗解，用火灸之，邪无从出，因火而盛，病从腰以下，必重而痹，名火逆也。

前二条虽有血实血虚之异，然挟热则均，故为不可灸也。不知无热之邪，尤不可灸。脉浮在表，不必挟热也，汗解为宜矣。用火灸之，不能得汗，则邪无出路，因火而盛，虽不必焦骨伤筋，而火阻其邪，阴气渐竭。下焦乃营血所治，营气竭而莫运，必重着而为痹，名曰火逆，则欲治其痹者，宜先治其火矣。

眉批：痹证属阴湿者居多，此亦阴气盛于下体，由火灸而邪汗无从出之故，因以"火逆"二字推原之。

[百四四] 太阳伤寒者，加温针，必惊也。

灸之不可或误如此，针家可推矣。如太阳伤寒者，寒伤其营血。寒伤营血，当汗不汗，反加温针以攻其寒，孰知针用火温，营血得之，反增其热，营气通于心，引热邪以内逼神明，必至损营血而惊动及乎心矣。夫心为神明之主，今既受惊，非细故也。

眉批：王肯堂曰：心属火，火先入心，心主血神。血热，血如水，神如鱼，两阳相熏灼，水热汤沸，则鱼惊而跃，不能安矣。

[百四五] 烧针令其汗，针处被寒，核起而赤者，必

---

① 焦燎　谓受烧烤。
② 呴　同"煦"，温暖。

发奔豚，气从少腹上冲心者，先灸核上各一壮，与桂枝加桂汤更加桂。①

心一受惊，势必引动脏气，而承所不胜，为害遂速。如前证以烧针取汗，损及心血，而惊动心气矣。热虽逼心，寒仍外束，针处被寒，结而不散，则核起而赤矣。由是以寒召寒，遂从类聚。若肾者，寒水之脏也，发为奔豚，所必然矣。夫心被烧针，已惊而虚，肾邪一动，势必自小腹上逆而冲之。水来克火，是为贼邪，与前火熏艾灸之主于治火者不同矣，专以伐北方之肾邪为主。伐肾无如桂，用桂三倍，加入桂枝汤内，外解风邪，内泄阴气也。此证救之不专不力，则心被肾凌，亡阳之变，告在顷刻，害可胜言哉。以上诸条，皆其不当温而温也。火艾烧针如此，四逆等汤可鉴矣。学者欲得温之所宜，必明温之所禁，斯温之不为误温也。

眉批：汗者，心之液。病虽起于下焦，而心虚实有以来之。

[百四六]　太阳病，先下之而不愈，因复发汗，以此表里俱虚，其人因致冒，冒家汗出则自愈。所以然者，汗出表和故也，得里未和，然后下之。

外此则不可不明乎下法矣。虽病在太阳，无可下之理，而或经误治，有不得不下，而又不能先下者，必审表里而得之。如太阳病，先下之而不愈，阴液先亡矣。因复发汗，营从卫泄，阳津亦耗，以此表里两虚，虽无邪气为病，而虚阳戴上，无津液之升以和之，所以怫郁而致冒冒者，清阳不彻，昏蔽及头目也，必得汗出津液到，而怫郁始去。所以然者，汗出表和故也。则非用发表之剂，而和表之剂可知。得里未和者，阳气虽返于内，阴气尚未滋而复也。故从前妄下以亡津液者，至此不得不斟酌下之，以

---

① 成本作"烧针令其汗，针处被寒，核起而赤者，必发奔豚，气从少腹上冲心者，灸其核上各一壮，与桂枝加桂汤，更加桂二两。"

助津液矣。观条中"所以然"者及"然后"字，知此际之汗下，皆不得已而强为汗下法也。此之谓和，和者，和正气也。

眉批：其人因致冒者，阳气不到也。汗者，阳气之所酿。汗出，知阳气复于表，故愈。然阳主表不主里，其主里也，必由浅入深，须从和表中和得，里未和，方是反里虚、为里实时候。"得"字宜玩，盖迟久之辞，里未和者，大便由溏而燥，由燥而硬，务使下证已其得其实而和之，方可丢手。和表药，桂枝加附子汤，或大建中汤类也。汗出，亦是得汗，非发汗也。

[百四七] 太阳病未解，脉阴阳俱停，必先振慄，汗出而解。但阳脉微者，先汗出而解。但阴脉微者，下之而解。若欲下之，宜调胃承气汤。

夫汗下之法，宜审表里，如前条是也。顾在证为表里者，在脉即属阴阳。凡病邪久而未解，不过是入阳入阴之两途，稍有偏胜，互见于脉矣。如太阳病不解，脉阴阳俱停止而不见者，是阴极而阳欲复也。三部既无偏胜，解之兆也。然必先振慄汗出而解者，郁极而欲复，邪正必交争，而阴阳乃退耳。若见停止之脉，而仍不解者，必阴阳有偏胜处也。但于三部停止中，而阳脉微见者，即于阳微处，知阳部之邪实盛，故此处欲停之而不能停也，先汗出以解其表邪则愈。于三部停止中，而阴脉微见者，即于阴微处，知其阴部之邪实盛，故此处欲停之而不能停也，下之以解其里邪则愈。若欲下之，宜调胃承气汤。盖正虚邪实，理自环生，汗下得宜，不特去邪气以之，而和正气亦以之。以上二条，此其例也。

振慄汗解，单指脉停者言，下边两解，不必有战汗证。

眉批：阴阳俱停者，伏极欲伸也。阳微阴微者，结处露倪也。三者皆因阳虚①，汗与下，从达从夺也。大都阳气困，郁极，辄如

---

① 虚 式好堂版作"郁"。

此等脉。

　　[百四八] 太阳中风，下利，呕逆，表解者，乃可攻之，其人漐漐汗出，发作有时，头痛，心下痞硬，满引胁下痛，干呕，短气，汗出，不恶寒者，此表解，里未和也，十枣汤主之。

　　邪在太阳，调法即在下法中。况以太阳之里，较阳明之里，更在高分者，攻法并非调胃承气所宜乎。凡下利呕逆，有表者，属寒属虚，不可攻。无表者，属饮属实，宜可攻。然太阳中风有此，明属表阳不宣，郁住里水而成，故必表解，尽成里证乃可攻。漐漐汗出，水气外蒸也。发作有时，邪已成实也。纵有头痛之证似表，而心下痞硬，满引胁下痛，干呕短气，则皆水邪壅阂①，气不流通使然。所可惑者，头痛外，唯身汗一证。表里未判，不知不难辨也。汗出恶寒者，则为有表。若汗出不恶寒者，则只从不恶寒处认证。此表已解，此而里气为饮邪搏结不和，虽头痛，亦属里邪上攻，非关表也。此时不议下，则水癖与痰隔之证，几几乎成矣。顾下之一法，多为胃实而设。今邪在胸胁，较之于胃，高下不同。况胃实者，邪热燥干津液，肠胃中责其无水，今邪液结聚，肠脘间责其多水，故荡涤肠胃之药，俱无所用，唯取芫花之辛，甘遂、大戟之苦，从高分下之，使沟渠泾隧无处不达，而复用大枣十枚，以补土气，以杀毒势力，则破结仍是和中，不令其有伤于胃耳。此虽病在太阳，无可下之理，而此数条，皆下其所当下，不为误下也。

　　[百四九] 太阳病，发汗，汗出不解，其人仍发热，心下悸，头眩，身𥆧动，振振欲擗地者，真武汤主之。

　　可见病在太阳，治之得法，毋论解肌发汗，为得其所主，若

――――――――――

　　①　壅阂：壅遏。

与水，若利小便，若下血，若吐，若温，若下，无不合宜者。若不得其所宜，而犯其所禁，则救误之法多端，除与水，利小便，及下血，若吐若温外，已经示法，而在误汗误下二条，尤不可不观其脉证，知犯何逆，以法治之也。即以汗论，太阳病，不解肌而发汗，或肾中真阳素虚者，不唯汗出不解，而阳浮在外，失其所依，则其人仍发热，触动肾气以凌其心，心阳不安则悸，阳虚于上则头眩。经脉失其所养，而周身总无阳气主持，则身瞤动而振振欲擗地。此皆阴邪从下凌上，亡阳动经，乃有此象。土败水奔，火气莫主，故用真武汤温中镇水，回阳消翳以为救法耳。

[百五十] 太阳病，发汗，遂漏不止，其人恶风，小便难，四肢微急，难以屈伸者，桂枝加附子汤主之。

又如太阳病，当解肌。不解肌而发汗，或卫阳平素不足者，一旦彻去护卫，营无从守，遂漏不止，腠理既开，风无所御，其人恶风。小便者，得阳气之施化，而津液乃渗也。今卫气外脱，阳气不复施化于膀胱，小便乃难。四肢者，诸阳之本，阳随津液外泄，则柔不能养筋，四肢乃微急，难以屈伸，此皆津液从中走外，阳气内虚，乃有此象。卫气彻护，阳不能返，故用桂枝加附子汤，固表敛液，益气扶阳，以为救法耳。

眉批：误汗亡阳，实是夺液之故。燥液无如附子，仲景偏生用之，盖阳亡便来阴袭。阴不破，阳必难回，且附子走而不守，桂枝加此，便能壮阳气直走于表，而建捷功。故凡药有附子，能为人祛湿遗风，强筋壮气而杜格拒者，皆此走之一字也。

[百五一] 发汗，病不解，反恶寒者，虚故也，芍药甘草附子汤主之。

凡伤寒发汗一法，原为去寒而设，若病不解，较前反恶寒者，非复表邪可知。缘阳外泄而里遂虚，故主之以芍药甘草附子汤。芍药得桂枝则走表，得附子则走里。甘草和中，从阴分敛戢①其阳，阳回而虚者不虚矣。

眉批：发汗后恶风者，卫气走也。发汗后恶寒者，营中寒也。故前方用桂枝，此方去桂枝。

[百五二] 发汗后，身疼痛，脉沉迟者，桂枝加芍药生姜各一两、人参三两新加汤主之。

且汗后虚实之辨，不但证有异，而脉更有异者。如身疼痛，脉沉迟，全属阴经寒证之象。然而得之太阳病发汗后，非属阴寒，乃由内阳外越，营阴遂虚。经曰：其脉沉者，营气微也。又曰：迟者营中寒。营主血，血少则隧道窒涩，卫气不流通，故身疼痛。于桂枝汤中倍芍药、生姜，养营血而从阴分宣阳，加人参三两托里虚，而从阳分长阴。曰新加汤者，明沉迟之脉，非本来之沉迟，乃汗后新得之沉迟，故治法亦新加人参而倍姜、芍耳。前条曰虚，反用附子而不用人参，以有恶寒证，故但令阳回而虚自补，恐人参之恋阴，故去之。此条脉沉迟，反用人参而不用附子，以有身疼痛证，故但令虚益而阳自回，恐附子之燥血，故去之。

眉批：张兼善曰：寒邪盛则身疼，营血虚则身亦疼。其脉浮紧者，邪盛也；其脉沉微者，血虚也。

眉批：血无气领不自归经，血不归经不能生养，此加人参而倍姜芍之故。

[百五三] 发汗过多，其人叉手自冒心，心下悸，欲得按者，桂枝甘草汤主之。

汗者心之液，不唯妄汗不可，即当汗而失其分数亦不可。叉手自冒心者，阳虚。而心惕惕然不能自守，按则定，不按则不定

---

① 敛戢　戢，收敛，收藏。敛戢，收敛。

也。心下悸，推原叉手自冒心之故。心悸有心气虚，有水气乘，然水乘必先因心虚，故心下一悸，辄惕然自恐，肾气之上凌，欲得按以御之也。桂枝能护卫阳气，甘草性缓恋膈，主此者，欲其载还上焦之阳，使回旋于心分耳。

眉批：汗为心液，汗去心虚，而失所荫，则为悸，责在胸中阳气不足也。

[百五四] 未持脉时，病人叉手自冒心，师因教试令咳，而不咳者，此必两耳聋无闻也。所以然者，以重发汗，虚，故如此。

夫叉手自冒心，特阳虚之外候也。欲从外以测内，亦测之于未持脉时耳。令咳以试之，则阳虚之内候，并得之于耳聋矣。所以然者，诸阳虽受气于胸中，而精气则上通于耳。今以重发汗，而虚其阳，阳气所不到之处，精气亦不复注而通之，故聋。以此验叉手自冒心之为悸，而其悸，为心虚之悸，非水乘之悸也。所以用桂枝甘草汤，载还上焦之阳者，并欲卫住上焦之精气，不令走散耳。况正气虚之耳聋，与少阳邪盛之耳聋不同，又可于叉手自冒心之证互验也。

眉批：耳聋属内气暴薄者多，故以虚字别之。

[百五五] 发汗后，其人脐下悸者，欲做奔豚，茯苓桂枝甘草大枣汤主之。

夫汗后心悸，由虚其心中之阳故也。心阳既虚，肾气遂欲上凌而克之，不可不防其渐。若发汗后，其人脐下一悸，便知肾气发动，水邪已不安于其位，欲逆冲而作奔豚。须于欲作未作时，急主之以茯苓桂枝甘草大枣汤，益我心气，伐彼肾邪，安中补土，水不得肆，而汗后之阳虚可渐复矣。

[百五六] 发汗后，腹胀满者，厚朴生姜甘草半夏人参汤主之。

奔豚之证，由发汗后阳虚于上，遂令阴盛于下。不知发汗后，阳虚于外，并令阴盛于中，津液为阴气搏结，腹中无阳以化气，遂壅为胀满，主之以厚朴生姜甘草半夏人参汤者，益胃和脾培其阳，散滞涤饮遣去阴，缘病已在中，安中为主，胃阳得安，外卫不固而自固，桂枝不复用也。

眉批：人身之阳气实则虚，虚则实。胃为津液之主，发汗亡阳，则胃气虚而不能敷布诸气，故壅滞而为胀满。是当实其所虚，自能虚其所实矣。

虚气留滞之胀满，较实者自不坚痛。

[百五七] 伤寒汗出解之后，胃中不和，心下痞硬，干噫食臭，胁下有水气，腹中雷鸣下利者，生姜泻心汤主之。

病在中者急安中，以中气为胃阳所主，关系最重，不知照料，表病以汗出而得解者，胃中以汗出而欠和矣。缘胃阳为水谷中津液所化气，津液因从前发汗而外亡，则胃阳失治，邪阴于今反乘阳虚而结聚，其人乃心下痞硬，阴气不能上升而逆心下，则为邪阴。阳气不能下降而留于心上，则为邪阳。两邪相阻则必相恋，所以湿热相生，气饮结滞，无所不至。推其原，实中焦胃气不和，不能宣豁使然。干噫食臭者，胃虚不能杀谷也。胁下有水气，腹中雷鸣下利者，胃虚不能制水，水气上逆，而且清浊不分也。可见痞结由于胃虚，汗解后且能致此，所当于未解时，预顾虑及胃气，则汗非误汗，推之，下亦非误下矣。生姜泻心汤主之，以胃虚邪结，阴阳之气不上下行，两相留恋于胃脘之界，是为不交之否[①]，唯和其胃气，泻去阳分之邪，使阴邪无所恋，不

---

① 不交之否　否，《易经》六十四卦之一，卦象为下坤上乾，同泰卦相反，系阳气上升，阴气下降，天地不交，万物不通，有阻隔、闭塞之义。

下而自下，邪阳散而真阳始降，邪阴降而真阴始升，转否成泰①者以此，推之湿热等证，皆宜用此法。盖阳得阴则滞于阴，阴得阳则附于阳，破其滞而附者亦宣，是泻心之义也。

汗多亡阳，夫人知之矣。然人身之阳，部分各有所主。有卫外之阳，为周身营卫之主，此阳虚，遂有汗漏不止，恶寒身疼痛之证。有肾中之阳，为下焦真元之主，此阳虚，遂有发热眩悸，身瞤动欲擗地之证。有膻中之阳，为上焦心气之主，此阳虚，遂有叉手冒心耳聋，及奔豚之证。有胃中之阳，为中焦水谷化生之主，此阳虚，遂有腹胀满，胃中不和，而成心下痞之证。虽皆从发汗后所得，在救误者，须观其脉证，知犯何逆，以法治之，不得以汗多亡阳一语，混同漫及之也。

眉批：阴盛而上走于阳明，阳明络属心，故上走心为噫。

眉批：阳气内陷能作痞，责在下。胃气不和亦作痞，责在中②。缘脾不能行气于四脏，则水从旁积，火气不下交也。

[百五八] 太阳病，下之后，其气上冲者，可与桂枝汤用前法；若不上冲者，不可与之。

又以下论，病在太阳，表邪未去，因下后，其气从下上冲，是里之阴邪不受攻，肠间因下，反成滞涩，气不下行，因逆上而欲凌乎阳也。阳已受陷，则阴附于阳而成心下痞。今气虽上冲而痞证不见，知表阳自虚而未陷，里阴虽下而未虚，仍外从本治，而只内折其冲势，两邪俱伏矣。以桂枝汤，加入前误下药内，是其法也。较之泻心汤，彼则阳已陷而上下互格，故从上下分消之，此阳未陷而表里互拒，故从表里分推之。上下分消者，法之

① 泰 《易经》六十四卦之一，卦象为乾下坤上。上卦为坤，为地，地属阴气；下卦为乾，为天，天为阳气。阴气凝重而下沉，阳气清明而上升，阴阳交感，万物纷纭，所以卦名曰泰。泰，通泰。

② 中 式好堂版作"汗"。

常，表里分推者，法之变，故上冲外，不可妄与。

[百五九]　太阳病，外证未除而数下之，遂协热而利，利下不止，心下痞硬，表里不解者，桂枝人参汤主之。

太阳病，外证未除而数下之，表热不去，而里虚作利，是曰协热。利下不止，心下痞硬者，里气虚，而土来心下也。表里不解者，阳因痞而被格于外也。桂枝行阳于外以解表，理中助阳于内以止利，阴阳两治，总是补正令邪自却，缘此痞无客气上逆，动膈之阳邪，辄防阳欲入阴，故不但泻心中芩、连不可用，并桂枝中芍药不可用也。

协热而利，向来俱作阳邪陷入下焦。果尔，安得用理中耶？利有寒热二证，但表热不罢者，皆为协热利也。

[百六十]　伤寒服汤药，下利不止，心下痞硬，服泻心汤已，复以他药下之，利不止，医以理中与之，利益甚。理中者，理中焦，此利在下焦，赤石脂禹余粮汤主之。复利不止者，当利其小便。

前条两解表里之法，以其补之于早，故虚回而痞与利皆治。此等证，不如此治，反服泻心汤及他药，下之又下，表热虽除，里虚益甚。医者于此，始取前方去桂枝，单用理中，自以为亡羊补牢矣。而利益甚者，何也？缘证有初得续得之不同，则法亦有初治末治之不一。利有中焦，有下焦。其始也，以下而利，以利而痞，中焦虚寒，故可用理中。其既也，因痞再下，因下益利，则中焦虚寒，更移为下焦之滑脱矣。下脱上结，理中反成堵截。上下二焦，无由交通，所以利益甚，故改补剂为涩剂。余粮、甘草重而缓，以镇定其脏腑。石脂涩而固，以敛收其滑脱，使元气不下走，而三焦之阳火，得以上蒸，则亦不必用及理中，而土气当得令矣。复利不止者，止后复作之证，不无塞之太过，水无去路，则当利其小便，石脂余粮未主之先，利小便，非其法也。盖谷道宜塞，水道宜通，先塞后通，下焦之次叙，更不可紊也。

眉批：云利不止，痞硬已消可知，故专责下焦。

［百六一］太阳病，桂枝证，医反下之，利遂不止，脉促者，表未解也，喘而汗出者，葛根黄连黄芩汤主之。

救误下者，既有中焦下焦之异，又岂无有表无表之异乎？桂枝为表证，促脉为阳脉，虽下利不止，却无前条心下痞硬之证，阴邪未胜，则知表阳未陷，仍属表未解也。夫桂枝证误下，而桂枝证不罢者，仍从桂枝例治表。表解而利自止，此有表有里，只宜解表之一法也。若脉促加以喘而汗出，热壅于膈，心肺受伤，胃气不清可知。虽未成痞，而客气微欲动膈矣。则无取桂枝之和营卫，仿泻心汤例，用芩、连而加葛根鼓舞胃气，以清散其邪，此有表有里，只宜清里之又一法也。

眉批：下利而无痞结，阳欲陷而未陷，势觉跼蹐，故见促脉。较喘而胸满者，邪虽未陷，而已从胸分留连，胸中之阳气，不无逆矣，故喘而汗出。

［百六二］太阳病，下之，微喘者，表未解故也。桂枝加厚朴杏子汤主之。凡喘家，作桂枝汤，加厚朴杏子佳。

以太阳之病，辄尔清里，不复顾表者，以汗出而喘，里证已具故也。然喘之一证有里有表，不可不辨。下后汗出而喘者，其喘必盛，属里热壅逆，火炎故也。下后微喘者，汗必不大出，属表邪闭遏，气逆故也。表未解，仍宜从表治，于桂枝解表内，加厚朴杏子以下逆气。不可误用葛根芩连汤，使表邪淆入里分，寒从热治，变证更深也。然桂枝加厚朴杏子汤，不必下后微喘者宜主，即未下而喘者亦佳。盖太阳为诸阳主气，表虚气不下行则亦喘，桂枝汤解表，朴杏降逆也。

眉批：此条表未解即前条表未解证，谓桂枝证未解也。

眉批：喘家，是属平素有此证者。

［百六三］

[百六四] 太阳病，下之后，脉促①胸满者，桂枝去芍药汤主之。若微恶寒者，去芍药方中，加附子汤主之。

喘证辨其表里，主治当无误矣。而促之一脉，复有虚实寒热之异，尤不可不辨。夫促脉为阳盛之诊，人尽知之，不知得之于下后，有阳盛而见促脉，亦有阳虚而见促脉者，仍须辨之于外证也。误下脉促，虽与上条同，然既无下利不止之证，又无汗出而喘之证，但见胸满，而又非结胸硬痛者比，明属下后阳虚所致。盖诸阳受气于胸中，下焦之阳既虚，则上焦之阳涣散而无根柢，不复能布气于胸中，客邪未犯，浊气先填，遂见胸满，故主方同叉手自冒心之治。桂枝汤去其芍药，无非欲载还阳气，使得回旋不散，仍从胸中布气耳。其去芍药者，酸收之性，不无畏之入阴入里，而于心胸浮阳之分，不得留驻也。然脉促胸满，里气虽虚，太阳之气尚盛，不致下陷，若微恶寒者，则阳虚已为阴所乘，辄防亡阳之渐。凡下利不止，喘而汗出，脉促胸满，皆亡阳中所互有之证，但见微恶寒，而主治大不同矣。于去芍药方中加附子，不止固表还阴，直欲温经助阳，盖从解表药中，根柢②下焦，变虚为实之法也。可见同一促脉，不但主表主里之不同，抑且主寒主热之迥异，辨之可勿辨也。

喻嘉言曰：由此之微恶寒，合上条观之，则脉促胸满，喘而汗出之内，原伏有虚阳欲脱之机，故仲景于此际，以微恶寒发其义，可见阳虚则恶寒矣。又可见汗不出之恶寒，即非阳虚矣。伤寒证中，多有下后魄汗不止，而酿亡阳之变者。必于此等处参合，庶几可进于道耳。

眉批：气虚而满，知胸部而下，阳气微矣。故见促脉，阴阳不相接续故也。

---

①　脉促　脉象急促有力。
②　根柢　植根。

眉批：凡阳气不达之处，阴气从而填之，则为满。故虽胸前轻清之位，亦复变为重浊矣。

[百六五并六] 太阳病，下之，其脉促，不结胸者，此为欲解也。脉浮者，必结胸也。脉紧者，必咽痛。脉弦者，必两胁拘急。脉细数者，头痛未止。脉沉紧者，必欲呕。脉沉滑者，协热利。脉浮滑者，必下血。

从前诸证，皆所云不可下而下之为逆者也。故不特其证变动不常，而其脉亦变动不常。则自此而推之，变证不可胜数，脉气亦复改恒，救误之间，虽无成宪可循，而心领意会，总不出太阳病者近是。如病在太阳，总无可下之理。不当下而下，其变乱岂一二证已哉？若见脉促，此为阳邪上盛，反不结聚于胸，则阳邪未陷可知。阳邪未陷，则阳能胜阴，而邪气可勃勃从表出，此误下之偶中者也。其余皆不可恃矣。脉浮者，邪气弥漫于上部，故必结胸。结胸虽具下证，而脉浮，不能竟下，只从太阳例，下去上焦之结邪为合法。脉紧者，寒邪以误下而内入，比结胸更在上部，故必咽痛。咽痛得之误下，亦属阳邪内陷，与热自内壅而作喉痹者，不同其治可知。脉弦者，寒邪收敛，故必两胁拘急，此虽少阳之证，然得之太阳误下，未可竟作少阳证治也。脉细数者，误下而伤其气分，既头痛未止，不可因细数而疑其非太阳也。以上虽有紧弦细数之不同，然浮脉终在，尚可从表脉认表证，至有下后不但证变近里，而先脉变近里，尤须审之。脉沉紧者，邪似入里而为寒矣。然下后之沉紧，寒欲入而不肯入，故必欲呕。脉沉滑者，邪似入里而为热矣。然下后之沉滑，热在里而仍挟表，故协热利。其治法不得从里而遗表，概可知矣。至若脉浮滑者，即见阳脉，不应下血而见里证，然在下后，则阳邪止在阳分，而扰动其血，故必下血。较之里阴下血而见沉脉者自异。数项唯头痛系太阳经本证，协热利，尚见太阳经表热证，其余脉证俱已混淆，故各着一"必"字，见势所必然，讨其源头，总在太阳病下之而来，则虽有已成坏病，未成坏病者，俱宜以法治之，不得据脉治脉，据证治证也。

经云：不宜下而便下之，诸变不可胜数。盖表邪陷入于里，里气不和，则虚实相因，而寒热不一矣。

眉批：脉促何以欲解？阴气暴去，阳气骤张，邪根阳气之张而外薄也。若脉浮，则阳知无力，邪自陷入而为小结胸。脉紧者，陷入之阳，逆而上击，故咽痛。脉弦者，陷入之阳，束于半表，故两胁拘急。脉细数而头痛者，诸阳受伤，而为之首者，不易伤也。脉沉紧而欲呕者，紧反入里，而客气上逆者，拒及痰也。沉滑协热利者，阳邪陷入，侵及大肠之湿分也。浮滑下血者，阳邪陷入，侵及小肠之血分也。

[百六七] 太阳病，二三日，不能卧，但欲起，心下必结。脉微弱者，此本有寒分也，反下之，若利止，必作结胸；未止者，四日，复下之，此作挟热利也。

脉证之间，不特不宜误在太阳既下之后，而正不宜误在太阳未下之先。缘人之身，有病气，有本气，治病辄当顾虑及本。如太阳病，二三日，邪尚在表之时，而其人不能卧，但欲起，表证不应有此，心下必有邪聚，结而不散，故气壅盛而不能卧也。但心下痞满而属里者，脉必沉实，今脉则微弱，不但无沉实之里脉，并非浮缓之表脉。此其人平素本有寒气，积于胸膈之分，一见外邪，本病随作，心下结而不能卧，但欲起者，职此故也，与阳邪陷入于里而结者，大相径庭。医不知从脉微弱，及前二三日上认证，以辛温解散表里之寒，反从心下结上认证，而以攻法下之，表邪乘虚入里，与本分之寒相搏，利止者邪不下行，必结而益上，乃作寒实结胸。利未止者，里寒挟表热而利下不止，故于四日复以苦热之剂下之。所以然者，欲作协热利故也，结胸与挟热利，皆有寒分之本邪在内，故下其寒，非下其热，二证同一治也。

眉批：下微弱脉之寒分，结必非阳热内入之结胸可知。

［百六八］病发于阳，而反下之，热入，因作结胸。病发于阴，而反下之，因作痞。所以成结胸者，以下之太早故也。

下证必热已成实，故毋论里有寒分不可下，即里热未实，亦不可下。病发于阳者，从发热恶寒而来，否则热多寒少者，下则表热陷入，为膻中之阳所格，两阳相搏，是为结胸，结胸为实邪，故硬而痛。病发于阴者，从无热恶寒而来，否亦寒多热少者，下则虚邪上逆，亦为膻中之阳所拒，阴阳互结，是为痞。痞为虚邪，故或硬或不硬，而总不痛。然痞气虽属阴邪，亦有表里之分，属表者，紧反入里之谓。属里者，无阳阴独之谓。故痞证阳陷则有之，无热入也。虽有干呕烦躁证，总因邪阳之扰，非实热也，以其人津液本虚也，结胸则热因阳陷而入，入则热结而实矣，以其人津液素盛也。痞证误在下，结胸误在下之早。

眉批：阴阳二字，从虚实而分者。经曰：阳道实，阴道虚也。实不与热期而热自至，虚不与寒期而寒自至，故结胸。未下之来路，曰脉浮而动数。痞证未下之来路，曰脉浮而紧。然阴阳二字，亦可从气血分。结胸属气分，故汤名陷胸。痞属血分，故汤名泻心。所以风寒皆有二证，视邪之虚实如何，不可执也。

［百六九］太阳病，脉浮而动数，浮则为风，数则为热，动则为痛，数则为虚。头痛，发热，微盗汗出，而反恶寒者，表未解也，医反下之，动数变迟，膈内剧痛，胃中空虚，客气动膈，短气躁烦，心中懊憹，阳气内陷，心中因硬，则为结胸，大陷胸汤主之。若不结胸，但头汗出，余处无汗，剂颈而还，小便不利者，身必发黄也。

下之太早，乃成结胸，请得历言其故矣。病在太阳，其脉自浮，乃兼见动数之脉，阳气盛实在表可知。浮则为风，在肌之邪未解也，数则为热，动则为痛，几几乎有邪热内击之象，然热未成实，故数脉仍从浮虚上见，非内实之数也。虽为热为痛，似兼里证，而头痛发热汗出反恶寒者，表证全存也。下之而动数变迟者，阴虚而寒也，阴虚于下而为寒，则阳留于上而成热矣，因虚而留，因留而击，膈内剧痛之所由来也。其变迟者，胃中空虚之故。其拒痛者，客气动膈之故，正气从虚，客邪方盛，故短气烦躁，心中懊侬，备见心君不宁，阴虚被扰之象。比此皆客气动膈之见证也。推其由来，只是阳气被下而内陷，胃以下而虚于胸膈之下，阳以下而陷于胸膈之上，单单膈中之气，与外入之邪，两相格拒，津液无从布散，心下因硬，乃成结胸，邪因下而遽离乎表，是为开门揖盗，盗陷在胸，胸遭荼毒，自不得不复开门放出。门虽在肠胃之下口，而关键全在于膈上，承气无所用也，从胸膈推陷廓清，荡除之于至高之分，则虽重门洞开，已为振旅之师①，而肠胃特其借径，故虽盗出，总不犯及中下二焦，此大陷胸之所由设也。若结胸在欲成未成之时，热畜于内，不能外越，势必先见发黄，自有头汗出诸证，要其源，自是结胸一派，则已属大陷胸证，而非茵陈蒿汤证也。

眉批：此证后人有用枳实理中汤、丸获屡效者，亦是阴虚于下而为寒之故，但欲破上焦之结而软其坚，无如加黄芩、栝蒌、牡蛎者为佳。

[百七十] 太阳病，重发汗，而复下之，不大便五六日，舌上燥而渴，日晡所小有潮热，从心上至少腹，硬满而痛，不可近者，大陷胸汤主之。

夫大陷胸之治结胸，以邪陷上焦，无阳明胃腑证，故不欲犯及中下二焦耳，不知上焦有邪自当连及中下，但使上焦之邪未彻，仍治上焦为主，不容更易他药也。重发汗而复下，内外两亡

---

① 振旅之师　振，整顿；振旅，整顿部队，操练士兵。师，军队。

其津液矣，以致邪热内结，不大便五六日，胃腑已实可知；舌上燥而渴，胃汁已竭可知；日晡所小有潮热，胃热盛而熏蒸可知。此皆兼乎阳明内实之证，然须辨其硬痛处之部位，如从心上，连至少腹硬满而痛不可近者，此由正液已伤，邪液反聚，聚则留于心上，缘心上乃三阳所主，故热入只结住痰与饮而成搏击，阳明被格，气不得上下行，故燥结之气，亦复翕然从之，其实与肠胃结热为实秽者不同，故仍从太阳下例，大陷胸汤主之，由胸肋以及肠胃，荡涤无余，使痰饮蠲而阳明自治，是其法也。

眉批：重发汗，谓用及麻黄汤也。津液暴亡，胃中因燥，究竟太阳之肌邪未解，复下之而阳更陷于上焦，上下并而结，所以从心上至小腹硬满而痛不可近，大陷胸从高以达下，并而结者，可以并而治矣。

[百七一] 结胸者，项亦强，如柔痉状，下之则和，宜大陷胸丸。

夫从胸上结硬，而势连甚于下者，大陷胸汤不容移易矣。若从胸上结硬，而势连甚于上者，缓急之形既殊，则汤丸之制稍异。结胸而至项亦强，如柔痉状，知邪液布满胸中，升而上阻，更不容一毫正液，和养其筋脉矣。胸邪至此，紧逼较甚，下之则和，去邪液，即所以和正液也。改大陷胸汤为大陷胸丸，峻治而行以缓，得建瓴①之势，而复与邪相当，是其法也。

眉批：胸之下连及胁，胸之上连及项，"上下"二字，言其势头如此耳。非胸邪有高下之分也。

[百七二] 伤寒六七日，结胸，热实，脉沉而紧，心下痛，按之石硬者，大陷胸汤主之。

---

① 建瓴 语本《史记·高祖本纪》："譬犹居高屋之上建瓴水也。"建瓴，即"建瓴水"之省，谓倾倒瓶中之水，形容居高临下、难以阻挡的形势。

但结胸一证，虽曰阳邪陷入，然阴阳二字，从虚实寒热上区别，非从中风伤寒上区别，表热盛实，转入胃腑，则为阳明证。表热盛实，不转入胃腑，而陷入膈，则为结胸证，故不必误下始成。伤寒六七日，有竟成结胸者，以热已成实，而填塞在胸也。脉沉紧，心下痛，按之石硬，知邪热聚于此一处矣。大陷胸汤主之，此不必有邪液之聚，而亦从清阳之分，一下其热，则结气自开，是其法也。

眉批：不因下而成结胸者，必其入胸有燥邪，以失汗而表邪合之，遂成里实。

眉批：此处之紧脉，从痛得之，不作寒断。

[百七三] 伤寒十余日，热结在里，复往来寒热者，与大柴胡汤。但结胸，无大热者，此为水结在胸胁也，但头微汗出者，大陷胸汤主之。

然大陷胸汤，最为重剂，主此者万不可误，因出大柴胡一证例之。缘结胸之证，已离于表，未入乎里，邪只在胸胁间，而胸胁之分，则太阳少阳所分主也。疑似之间，辨证不可或差，少阳热结在里，亦见胸胁痛硬之证，然复往来寒热，则半表之证自在。阳未尽陷，自无所挟，亦无所搏，但可与大柴胡汤。若结胸之证，热尽入里，表无大热矣。无大热，更无往来之寒可知。其胸之结硬而时及于胁者，缘胸分为清阳所主，阳乃无形之气，气蒸则为津为液，所谓上焦如雾者是也。邪结于此，则津液不复流布，雾气凝而为水，水得热搏，则成邪液。清变为浊，填实于胸胁之间，是为结胸，但头微汗出，则知水气上蒸使然，此则大陷胸汤，从高达下为合法，与大柴胡汤，两解表里之法迥殊，逐水与彻热，不得紊施也。

眉批：大陷胸汤重在破结，破则必下，势有然耳。大柴胡与大陷胸皆能破结。大柴胡之破，使表分无留邪，大陷胸之破，使高分无留邪。

［百七四］结胸证，其脉浮大者，不可下，下之则死。

证属结胸，下以大陷胸汤，诚无误矣。然而误不在证者，尤恐误在脉也。盖结胸缘邪结胸中，属上焦之分，得寸脉浮，关脉沉者，知热已成实，故陷其胸，乃所以夺其实也。若脉浮大，则心下虽结，在表之邪未尽，而大且为虚，下之则胃气已虚，今膈复乘虚而下于胃，上中两匮，清阳之气无法得归其部矣，其死也。误不在证而在脉，可不兢兢欤？

眉批：夫药所以能逐邪者，必胃气施布药力，始能温逐上下①，以逐其邪。邪气胜，胃气绝者，安可为哉。

［百七五］结胸证悉具，烦躁者亦死。

至若结胸证悉具，无复浮大之脉，此时急宜下之以存津液。再复迁延，津液亡尽，必至烦躁，正虚邪胜故也，此时下之则死，不下亦死，唯从前失下至于如此。然则结胸证，妄下不可，失下亦不可，总之正液宜安，邪液宜去。去邪液，正所以安正液也。胸中之患在君侧，邪正实虚，关系较重耳。

眉批：经曰：热已入里，更不攻之，亦至结实，名曰三死一生，谓失下也，须玩一"悉"字。

［百七六］小结胸病，正在心下，按之则痛，脉浮滑者，小陷胸汤主之。

若夫邪之所陷有浅深，则热之所结有大小。而涤热以散其结，与导热以攻其结，治则异矣。如小结胸，虽亦阳气内陷，而邪只结在胸分经脉之间，未经塞满于胸，故病正在心下，按之则痛，较之高在心上，从心上至少腹硬满，而痛不可近者，势则杀矣。邪液虽停，而气自外达，故脉浮滑，较之沉紧者，里未实矣。改大陷胸汤为小陷胸汤，黄连涤热，半夏导饮，栝楼实润燥，合之以开结气，亦名曰陷胸者，攻虽不峻，而一皆直泄其

---

① 逐上　式好堂版作"吐汗"。

里，胸之实邪，亦从此夺矣。外此又有支结一证，更当从少阳中参求之。则知结胸不但有大小之殊，而且有偏正之异，除大结胸外，俱不可不顾惜此清阳之气也。

眉批：陷胸条曰：心下痛，按之石硬。又曰：心下满而硬痛，此曰病正在心下。则知结胸不拘在心下与胸上，只在痛不痛分别。故痞证亦有心下硬者，但不痛耳。

［百七七］问曰：病有结胸，有脏结，其状何如？答曰：按之痛，寸脉浮，关脉沉，名曰结胸也。何谓脏结？答曰：如结胸状，饮食如故，时时下利，寸脉浮，关脉小细沉紧，名曰脏结。舌上白苔滑者，难治。

从前结胸之证，虽有大小不同，然皆阳邪内结使然也，既有阳邪内结之病，即有阴邪内结之病，不可不并因结胸，而设为问答以详及之。病有结胸，有脏结，结虽同，而其症状，与其脉状当不同，按之痛者，阳邪结实。其饮食不能如故，大便不自下利可知矣。寸脉浮，关脉沉者，浮为寒伤表脉，沉为阳邪陷入之里脉，其沉而有力，非小细而紧之沉脉可知矣。缘胸属阳而位高，阳邪结于阳，名曰结胸也。脏结何以如结胸状？盖胸原不结，止是阴邪逆于心下而如其状。饮食如故者，胸无邪阻也，时时下利者，阴邪结于阴而寒甚也，则胸虽按之不痛可知矣。至于脉之寸浮关沉，两俱无异，乃脏结之关脉，更加小细紧者，亦由阴邪结于阴脏而寒甚也。凡人卫气出于下焦，升阳而行其浊阴者，中焦也。宗气出于上焦，降阴而行其清阳者，中焦也。今关脉小细沉紧，则沉寒内格，有阴无阳，阳不下入，则浊阴结而不化，是为死阴，脏结所由名也。舌上白苔滑者，寒水之气，浸浸乎透入心阳矣，故为难治。温中散邪治其急，益火之原图其缓，或亦良工之为其所难乎。

眉批：脏结异于冷结膀胱关元者，彼得之乍，此得之素。得之素著，必因表寒再袭，所以履霜之下，遂成坚冰矣。

[百七八] 病胁下素有痞，连在脐旁，痛引少腹入阴筋者，此名脏结，死。

[又百七八①] 脏结，无阳证，不往来寒热，其人反静，舌上苔滑者，不可攻也。

脏结之与结胸，知有阴阳之分矣。顾何缘得脏结病？以其人胁下素有痞积，阴邪之伏里者，根柢深且固也。今因新得伤寒，未察其阴经之痞，误行攻下，致邪气入里，与宿积相互，使脏之真气，结而不通，因连在脐旁，痛引少腹入阴筋，故名脏结。盖痞为阴邪，而脐旁阴分也，在脏为阴，以阴邪结于阴经之脏，阳气难开，于法为死，所以防脏结者，须防之于太阳得病之始。若其人虽有表邪，总无表热证，迟之入里，不但无半表半里之往来寒热证，其人反静，则知病虽在太阳，却浑是一团阴寒用事，其舌上苔滑者，则寸脉所见之浮阳，为阴邪客②于上部，结滞而成，胸中有寒诚然矣，丹田有热未必也。故纵有可攻之证，总属寒结，不可攻也。攻之引寒入脏，于是而关脉小细沉紧矣，饮食如故，时时下利矣。如结胸状，而连在脐旁，痛引少腹入阴筋矣。至此而结势已成，治之难治矣。病胁下素有痞，辄令人成脏结如此，而脐上下素有痞者，又不可类推乎？

眉批：王肯堂曰：左右者，阴阳之道路，胁之部乃少阳。在胁，则阴阳之道路不通，邪不得传经而直入于脏，是以死也。

眉批：脏结有痞连脐旁，痛引少腹入阴经之证。结胸亦有从胸上至少腹硬满而痛不可近之证，只是阴阳不同，故曰结胸状。

[百七九] 太阳病，医发汗，遂发热恶寒，因复下之，心下痞，表里俱虚，阴阳气并竭，无阳则阴独，复加烧针，

---

① 又百七八　致和堂版本条未编次，式好堂版本条编次作"又百七"，编者据上下文编次顺序径改为"又百七八"。

② 客　式好堂版作"格"。

因胸烦，面色青黄，肤𥇥者难治，今色微黄，手足温者易愈。

因是得遍论乎痞，有素有之痞，有误下之痞。素有之痞，阴邪积内而成，如前条是矣。误下之痞，阳邪陷入固成，阴邪上逆亦成，请得历指之焉。病在太阳，未有不发热恶寒者，今因发汗始见，则未汗之先，已属阳虚。较之脏结无阳证，不往来寒热者，依稀相似，因复下之，虽不比胁下素有痞者之成脏结，然而阴邪上逆，微阳莫布，遂致心下痞。痞虽成于误下，而根已始于误汗，是为表里俱虚。凡里虚成痞，阴虽竭而阳自留，今阴阳气并竭，则并陷入之阳邪，亦不成其为阳，而兼并于阴矣。无阳则阴独，恐发热者不发热，而单恶寒矣。此际所赖者，仅膻中之阳，所云宗气者，未经扰动，犹能代胃气秉其令，乃复因烧针而胸烦，则宗气被伤，胃阳益无所主，故面色青黄，肤𥇥动。盖诸阳受气于胸中，是为气母，阳已伤及母，欲从子治之难矣。若从前面色不黄，今微黄；从前手足不温，今温。此则宗气虽因烧针被伤，胃阳亦或因烧针得复，虽云易愈，亦侥幸极矣。在君子之于汗下温针，各有其法，当不行险若此。

眉批：表里俱虚，阴阳气并竭，甚见环中之胃气，无倚赖也。无阳则阴独，并非客邪留着，而五脏六腑，俱成鬼气自客之矣。

[百八十] 伤寒中风，医反下之，其人下利日数十行，谷不化，腹中雷鸣，心下痞硬而满，干呕，心烦不得安。医见心下痞，谓病不尽，复下之，其痞益甚，此非结热，但以胃中虚，客气上逆，故使硬也，甘草泻心汤主之。

痞之不可妄治如此，则不可不随证以定救逆之法矣。表有邪，毋论其为伤寒，为中风，总无下理，医反下之，其人下利日数十行，谷不化，腹中雷鸣，里虚胃弱，下焦受寒可知。心下痞硬而满，干呕，心烦不得安，阳乘虚陷，上焦邪结可知。见病不尽而复下之，一误再误，只缘错认干呕心烦等证，为结热耳，其痞益甚，则干呕心烦等证，亦益甚。恐结热之疑，到底难破，故特揭出胃中空虚，客气上逆之故，以明其非。客气上逆，乃致痞之由，而胃中空虚，又客气上逆之由。胃中空虚，照下利日十数行，谷不化，腹中雷鸣，说此雷鸣属气虚，非水也。客气上逆，照心下痞硬，干呕，心烦，不得安说①，胃主中焦，中焦不治。故阴邪得逆于下，而阳邪遂阻于上，阳上阴下，是为不交之否，主之以甘草泻心汤，干姜、大枣、半夏、甘草温调胃土，制住下焦之阴邪，不得上逆，黄芩黄连，清肃客热，彻去上焦之阳邪，使无阻留，两勿羁縻②，阳得入阴，否乃成泰矣。心者，阴也，火也。阴则来湿，火则聚热，名曰泻心，虽是泻心部之湿热，而推移乃在中焦，故复以甘草名汤耳。

　　眉批：热结则为结胸，气结则为痞。痞之硬处，颇同结胸，但不痛耳，故分出胃中虚来，见硬则硬矣，却非实邪。

　　[百八一] 脉浮而紧，而复下之，紧反入里则作痞，按之自濡，但气痞耳。心下痞，按之濡，其脉关上浮者，大黄黄连泻心汤主之。心下痞而复恶寒汗出者，附子泻心汤主之。

　　误下成痞，既误在证，尤误在脉。则救之之法，仍当兼凭夫脉与证而定治矣。紧反入里，则浮紧变为沉紧，表邪陷入而不散，徒怫郁于心上，则做痞，此七字作一句读。按之自濡，指脉言，非指痞言。以紧反入里，与结胸之沉紧无异，故以按之自濡，别气痞之与结胸，言痞虽结硬，只属无形之气所结耳，非如结胸之有实邪也。但从沉紧之脉而按之，则虚实自定也。心下痞三字，作一句读断。按之濡，连着下句读。关上浮，指寸口言。痞气之脉，约略虽同，但用药之法，尤须细察其证。如其人不恶

---

　　① 安说　同安悦。
　　② 羁縻　拴住，束缚，停留。

寒者，则关上之浮，只是邪阳弥漫于心之上，表阳虽陷而未虚，
主之以大黄黄连泻心汤，以邪气既不能外出，欲下则阴邪阻留，
用从阳引至阴之法，使上焦之热，降入下焦，而下焦阴邪，随阳
而并泻矣。虽曰泻心，而逐寒之功，即寓于泻热之内，故以大黄
黄连名汤耳。若心下痞，复恶寒汗出者，则关上之浮，虽同是表
邪弥漫于心之上，而表阳因陷而已虚，阳气无依，将为阴并，此
际不可用苦寒，而心下邪热结住，又不得不用苦寒。主之以附子
泻心汤，仍用从阳引至阴之法，另煎附子汁和服，托住其阳，使
阴邪不敢恋苦寒而更生留滞，虽曰泻心，而泻热之中，即具回阳
之力，故以附子名汤耳。二证俱用大黄，以条中无自利证，则知
从前下后，肠中反成滞涩，闭住阴邪，势不得不破其结，使阴邪
有出路也。

　　又一条曰：伤寒大下后，复发汗，心下痞，恶寒者，表未解
也，不可攻痞，当先解表，表解乃可攻痞，解表宜桂枝汤，攻痞
宜大黄黄连泻心汤，与此条宜参看。彼一条曰表解乃可攻痞，表
解，则不恶寒可知，因知此条之用大黄黄连泻心汤，互有彼条之
不恶寒也。此一条曰其脉关上浮者，关上寸脉也，关以下沉可
知。因知彼条之用大黄黄连泻心汤，互有此条之关上浮也。又此
条与彼条同有恶寒证，彼条何以主桂枝解表，此条何以主附子回
阳？缘彼条发汗汗未出，而原来之恶寒不罢，故属之表。此条汗
已出，恶寒已罢，而复恶寒汗出，故属之虚。凡看论中文字，须
于异同处，细细参考互勘，方得立法处方之意耳。

　　眉批：大抵阳气郁而不能升，不能降，即为痞。其不因误下，
而阳气为痰气所闭者，此则宜升宜降宜开，稍入寒凉，闭而又闭，
后难豁矣。

　　眉批：汗出恶寒，由表阳虚甚，为陷入之邪所削，故加附子，
亦是为固表计耳。

　　[百八二]　伤寒五六日，呕而发热者，柴胡汤证具，

而以他药下之，柴胡证仍在者，复与柴胡汤，此虽已下之不为逆，必蒸蒸而振，却发热汗出而解。若心下满而硬痛者，此为结胸也，大陷胸汤主之，但满而不痛者，此为痞，柴胡不中与之，宜半夏泻心汤。

可见泻心虽同，而取法各异，况乎证有似痞而实非痞，务辨别明白，而后泻心之法不至误施耳。如伤寒五六日，不必其为半表里之时。而呕而发热，则仍是半表里之证。证具柴胡，宜从柴胡汤和解矣，而以他药下之，治之误也。然不必以误下而辄疑表邪陷入。若柴胡证仍在者，复与柴胡汤，证未为下逆，故治不因下更，正气复而胜邪，自得战汗而解，则虽误下而有里仍复有表，此未便作痞之一证，泻心汤不中与也。若下后传里，柴胡证已罢者，其人心下乃满，然心下满者，又须有阴阳之分，缘前此半表半里，阴阳俱有邪故也。若心下满而硬痛者，为阳邪传里而结于胸中，以胸中为受邪之分，与大陷胸汤下其结，邪虽陷入，却处高分而为实，此不仅作痞之一证，泻心汤不中与也。唯但满而不痛者，为阴邪传里，否①留心下，心下客气，逆于心上，表邪被留，阴阳不交，此之谓痞。毋论大陷胸汤不中与，即有呕而发热之证，属下后成痞中之兼证，非柴胡汤未下原有之本证，即柴胡汤不中与之，宜半夏泻心汤。泻心虽同，而证中具呕，则功专涤饮，故以半夏名汤耳。曰泻心者，言满在心下，清阳之位，气即挟饮，未成实秽，故清热涤饮，但撤去其蔜，使心气得通于下焦，则下焦之阴邪，自无阻留，干乎阳部矣。阴阳交互，枢机全在于胃。故复补胃家之虚，以为之斡旋，其与实热入胃，而泻其蓄满者，大相径庭。

痞虽虚邪，然表气入里，怫郁于心阳之分，寒亦成热矣。寒

---

① 否　通痞。

已成热，则不能外出而热，非实秽又不能下行，唯用苦寒从其部而泻之，仍虑下焦之阴邪上逆，兼辛热以温之，阴阳两解，不必攻痞而痞自散。所以一方之中，寒热互用，若阴痞不关阳郁，即郁亦未成热，只是上下阴阳部分，拒格而成，泻心之法，概不可用也。

眉批：同是误下而邪留高分，顾一证中，具有三歧。诸泻心之不同，则又歧中之歧矣。

眉批：痞者，气不通泰也。若不因下早而为痞者，或痰或食或气，为之结也。俱非泻心汤治，更有阴经得寒而成痞逆者，服泻心汤必成大误。

[百八三] 本以下之故，心下痞，与泻心汤，痞不解，其人渴而口躁烦，小便不利者，五苓散主之。

泻心诸方，开结，荡热，益虚，可谓具备，然其治法，实在上中二焦。亦有痞在上焦，而治在下焦者，斯又不同其法也。若痞之来路虽同，而口渴躁烦，小便不利，目今之证如此，则知下后胃虚，以致水饮内畜，津液不行，痞无去路，非结热也。五苓散主之，使浊阴出下窍，而清阳之在上焦者，自无阻留矣。况五苓散宣通气化，兼行表里之邪，心邪不必从心泻，而从小肠泻，又其法也。

眉批：五苓散有降有升，最能交通上下。此证渴者，切忌饮冷，须服姜汤妙。

[百八四] 伤寒发热，汗出不解，心中痞硬，呕吐而下利者，大柴胡汤主之。

五苓散之治痞，泄浊阴从前窍出也。然果表已入里，又不妨从后窍导之，心中痞硬、呕吐而下利，较之心腹濡软、呕吐而下利，为里虚者不同。发热汗出不解，较之呕吐下利，表解者乃可攻之，竟用十枣汤者又不同。况其痞不因下后而成，并非阳邪陷入之痞，而里气内拒之痞。痞气填入心中，以致上下不交，故呕吐而下利也。大柴胡汤虽属攻剂，然实管领表里上中之邪，总从下焦为出路，则散中自寓和解之义，主之是为合法。

眉批：此证不用泻心，用大柴胡者，区别在发热字上。

[百八五] 伤寒发汗，若吐若下，解后，心下痞硬，噫气不除者，旋覆代赭石汤主之。

从前治痞诸法，俱在未解之前，故功专去邪，若既解后而见痞证，自不得不以养正为主。发汗吐下解后，邪虽已去，胃气之亏损亦多，胃气弱而正气虚，则浊邪留滞，伏饮不无为逆。故不特心下痞硬，而且噫气不除，旋覆代赭石汤主之，参、甘养正补虚，姜、枣和脾益胃，代赭石镇逆，使浊阴归于下焦，旋覆半夏蠲饮，使清阳肃于上部，虚回而痞自散，此又塞因塞用之法也。

眉批：此与生姜泻心汤条之痞，俱有噫气证，主治不同者，彼有下利证，水侮土而湿截中焦，此无下利证，阴逆阳而虚留上部，有形无形之别也。

[百八六] 伤寒八九日，下之，胸满烦惊，小便不利，谵语，一身尽重，不可转侧者，柴胡加龙骨牡蛎汤主之。

实则去邪，虚则养正，凡病皆然。而在胸次之分，逼近宫城，尤为紧切，故不特结胸与痞，治之有法，而胸满心烦，尤须审虚实，以随证施治。伤寒八九日，下之，经期虽深，热却未实，邪气乘虚陷里，胸虽满，而总无痞结，心气素虚可知，客邪逼及，主欲出亡矣。烦惊者，神不能安也。小便不利者，液不能布也。谵语者，邪乱其神明也。一身尽重，不可转侧者，邪阻其营隧也。正虚邪实，最难着手，意在和解，而法兼攻补，柴胡加龙骨牡蛎汤主之。主位虚而已乱，自宜补兼安镇，桂枝、参、苓、姜、枣、铅丹、龙、蛎，群而补之。盗已开门延入，岂容闭而不放？大黄单骑降之。外滑必成内讧，苓、夏稍稍清之。安内兼能解外，柴胡重重任之。立方之制如此，其于"养正去邪"四字，盖不知几为经营，几为布置者也。

又一条：下之后，脉促胸满者，桂枝去芍药汤主之，若微恶寒者，去芍药方中加附子汤主之，一见胸满，辄防亡阳，盖鉴及此证，而图几于未萌者也。

眉批：邪热乘虚内扰，以其郁已久故也。须从枢机为解散，故以柴胡君之而名汤。

眉批：此证不用泻心，用大柴胡者，区别在发热字上。

［百八七］伤寒下后，心烦，腹满，卧起不安者，栀子厚朴汤主之。

至于心烦一证，亦因误下而成，然心之高分虽同，较之结胸痞满，总无形象。泻补外，自当另立法矣。心烦者，邪入而壅于高分也。热壅于高分，则心以下之气，不得宣通，遂有腹满，卧起不安之证，治法虽宜顾虑中焦，然因胸邪壅塞，以致胃中生浊，但于涌剂中，稍为降气平土，烦去而满自消，此栀子厚朴汤之所由设也。

眉批：凡胸次客邪，便令上下不交，此与结胸心痞等，虽吐下和解，各不同法，其为彻拒以交阳分则一。

［百八八①］

［百八九②］伤寒医以丸药大下之，身热不去，微烦者，栀子干姜汤主之。

至于丸药之下，胃已受伤，身热不去，微烦者，阳不安内也。阳不安内者，由高分容邪，气不下达，但于涌剂内，稍为温中助阳，烦去而热自回，此栀子干姜汤之所由立也。

［百九十］伤寒五六日，大下之后，身热不去，心中结痛者，未欲解也，栀子豉汤主之。

_____

.　① 百八八　致和堂版与式好堂版两版本均未见到第"百八八"条编次。

② 百八九　致和堂版原无此编次，据式好堂版补。

痛而云结，殊类结胸矣。结胸身无大热，知热已尽归于里，为实邪。此则身热不去，则所结者，客热烦蒸所致，而势之散漫者，尚连及表，故云未欲解也。香豉主寒热恶寒，烦躁满闷，只以栀子合之，便可解散，无满可泄，无中可温，此又主表不及里、治上不及中之法也。

[百九一] 凡用栀子汤，病人旧微溏者，不可与服之。

凡治上焦之病者，辄当顾虑中下，栀子为苦寒之品，病人今受燥邪，不必其溏否，但旧微溏者，便知中禀素寒，三焦不足。栀子之涌，虽去得上焦之邪，而寒气攻动脏腑，坐生他变，困辄难支。凡用栀子汤者，俱不可不守此禁，非独虚烦一证也。

或问，本草不言栀子为吐剂，今用之攻吐何也？答曰：栀子本非吐药，为邪气在上，拒而不纳，投之自吐，邪气因得以出，高者因而越之，此之谓也。又问：栀豉汤、瓜蒂散吐剂异同？答曰，未经汗吐下而胸中痞硬者，为实邪，瓜蒂散主之，此重剂也。已经汗吐下而胸中懊忱者，为虚邪，栀子豉汤主之，此轻剂也。吐剂同而轻重异，此虚实之分也。

人皆曰汗多亡阳，不知下多亦亡阳也，以亡阴中之阳，故曰亡阳耳。表证未罢而误下，是为诛伐无过，下焦之阳未有不伤者，其间唯其气上冲一证，阴中之阳，不为下药所伏，因而成邪。其余则阳虚而阴胜，遂有下利不止、汗出恶寒之证。阴胜必自下而逆上，以致表中陷入之邪，壅留扰乱于上焦，不为结胸，心下痞，即为虚烦心下懊忱矣。其有微喘、胸满、咽痛、两胁拘急、头痛欲呕等证，皆阳邪壅留于高分所作，治法虽有在上、在中、在下之不同，要不过破上焦之阳，使得行于下焦，则表邪不遏，而阴中之阳自复，此救误下之大旨也。

[百九二] 下之后，复发汗，必振寒，脉微细，所以然者，以内外俱虚故也。

救误下之逆，只因虚及下焦之阳，然而下焦之阳骤虚，气必上逆，则上焦之阳，反因下而成实，以火气不下行故也。治多泻上补下，心君得苦寒而安，则反能从阳引之入阴，故芩、连、栀子辈，泻亦成补。若汗下相因，有虚无实，温补犹恐不及，前法一无所用矣。下后复发汗，则卫外之阳必虚，故振寒。而守内之阳亦弱，故脉微细。能明其所以然，则虽有一应热证相兼而来，只补虚为主。良工于汗下之际，稍失治于其初，辄不可不慎持于其后，脉证之间，各有本标，万不可因标误本也。

　　眉批：凡胸次客邪，便令上下不交，此与结胸心痞等，虽吐下和解，各不同法，其为彻拒以交阳分则一。

　　[百九三] 下之后，复发汗，昼日烦躁不得眠，夜而安静，不呕，不渴，无表证，脉沉微，身无大热者，干姜附子汤主之。

　　下之后复发汗，其变证可一例举之。昼日烦躁不得眠，虚阳扰乱，外见假热也。夜而安静，不呕，不渴，无表证，脉沉微，身无大热，阴气独治，内系真寒也。凡阴虚之极阳必厥，阳虚之极阴必躁，治于此议逆从矣，干姜附子汤直从阴中回阳，不当于昼日之烦躁狐疑也。

　　[百九四] 伤寒若吐若下后，心下逆满，气上冲胸，起则头眩，脉沉紧，发汗则动经[1]，身为振振摇者，茯苓桂枝术甘草汤主之[2]。

　　至若吐下发汗之误各不同，亦有证候相因，治可同法者。或因吐以虚其上焦，或因下以虚其下焦，皆能引动肾气，从下冲上，是以奔气促逼，上入胸膈，则心下逆满，气上冲胸，起则头眩，心阳虚而水寒胜，则脉沉紧，此吐下之为动脏者，至于误汗

---

[1]　动经　伤动经脉。

[2]　成本作"茯苓桂枝白术甘草汤主之"。

不必动脏，然亦成动经之逆，阳气过亡于外，则经脉失其主持。一身无主，身为之振振摇矣。此其误虽不一，证亦微异，然而皆主以茯苓桂枝术甘草汤者，盖补土伐水者在此，壮卫和营者亦在此，不必如后人折逆必曰降气，和经必曰滋阴也。此颇同真武汤之制，彼多汗出身热，阳已亡于外，此只逆冲振摇，阳不安于中，故去芍附而易桂枝也。

　　[百九五] 伤寒吐下后，发汗虚烦，脉甚微，八九日，心下痞硬，胁下痛，气上冲咽喉，眩冒，经脉动惕者，久而成痿。

　　救逆之法，知犯何逆，即宜随证急救，若复迁延，纵令不死，蔓而成痼，卒难图也。即以前证例之，吐下后或发汗，前证已见，无如茯苓桂枝术甘草汤为合法矣。此而不用，当时证所增者唯虚烦，脉所变者唯甚微，迨至八九日，心下逆满者，留而不散，则心下痞硬，胁下痛，永为癖块矣。气上冲胸者，结而上升，冲咽喉则眩冒，恒见厥仆矣。身为振振摇者，因经惕动其脉，久而成痿，骨软不能起于床矣。能用茯苓桂枝术甘草汤于八九日前，何至成此哉？甚矣！三百九十七法，为医家金绳，不贵其认病施治，能任事于从前，正贵其随宜制变，能收功于末路也。

　　眉批：沉紧只是阴盛，甚微大至亡阳，周身经络，无气以煦，无血以濡，逆者逆，留者留，一皆客气为之效象形容，知主气之解纽久矣。

　　肾衰脾败，阳气不能四达，而百骸间，总无津液灌溉，心肺之气不下输，遂成痿。虽云上实下虚，实是正虚邪实，久假者不归，归处乌知有矣。

弟程鼎中实校

伤寒论后条辨卷之五终

御 集

伤寒论后条辨卷之六 一名直解

辨太阳病脉证篇第三

伤寒之名，统言之耳。天令有寒暄之不齐，受于人，遂有寒温之不一。寒温二气之乘人，皆必挟有风邪，腠理无风则不入也。此风为邪风，与风伤卫之虚风不同，邪风犹云邪气也。风之为温，亦与冬伤于寒，至春发为温病之温不同。彼则发之于内，故不恶寒。此温挟表而入，兼见恶寒，即不恶寒，亦微恶风。若寒自寒，温自温，各行其道，寒之闭藏者遂其闭藏之性，温之疏泄者遂其疏泄之性，自无乖证，何难处治？唯二气有交错之时，则阴外闭而阳内郁，烦躁自此生矣。原其烦躁，皆因汗不出。而其汗不出，皆因寒邪外壅，而闭热于经。此证非汗不可，而此证又非桂枝、麻黄二汤之可汗，故不得不另剔出其脉与证，以定主治之法，此大青龙汤之所由设也。见此病非此法不治，而此法，又不可误及他病之似是而非者。故立法关防，层层洗剥，欲人从烦躁渴热处，辨及真假，辨及虚实，则以之治寒热交错之病不难，以之治寒热不交错之病益无难矣。太阳一经，虚实互因，寒温异气，合前篇条而读之，标本了然，方可以之治伤寒也。

[百九六] 太阳中风，脉浮紧，发热，恶寒，身疼痛，不汗出而烦躁者，大青龙汤主之。若脉微弱，汗出恶风者，不可服，服之则厥逆，筋惕肉瞤，此为逆也，以真武汤

救之①。

烦躁非中风之证，而曰太阳中风者，温得风，而从阳热化，气在卫分，即为邪风也。若云伤风见寒，则论中所云风则伤卫，寒则伤营，营卫俱伤，骨节烦疼，当发其汗者。何以只言骨节烦疼而已？阳邪在卫，而脉则浮紧，证则发热恶寒，身疼痛，不汗出而烦躁，明是阴寒在表，郁住阳热之气在经，而生烦热，热则并扰其阴而作躁也。烦躁须汗出而解，汗剂无如麻黄汤，然而辛热之性，散寒虽有余，而壮热则愈甚。一用之，而斑黄狂闷之证，随汗势而燎原，奈何？故加石膏于麻黄汤中，名曰大青龙汤，使辛热之剂变为辛凉，则寒得麻黄汤之辛热而外出，热得石膏之甘寒而内解。龙升雨降，郁热顿除矣。然此汤非为烦躁设，为不汗出之烦躁设，若脉微弱汗出，恶风者虽有烦躁证，乃少阴亡阳之象，全非汗不出而郁蒸者比。误服之，遂有厥逆筋惕肉𥆧之变，故复立真武一汤救之，特为大青龙汤对峙见。一则救不汗出之烦躁，兴云致雨，为阳亢者设。一则救汗不收之烦躁，燥土制水，为阴盛者设。烦躁一证，阴阳互关，不可不辨及毫厘也。

眉批：不汗出而烦躁，总是阳气怫郁不得越之故也。

[百九七] 形作伤寒其脉不弦紧而弱。弱者必渴，被火者，必谵语。弱者，发热脉浮，解之当汗出愈。

由前条观之，大青龙不可误加于脉微弱，汗出恶风证明矣。然证与脉之间，不细细剔明，又或有当用大青龙汤，而不敢用之以致当机失事者。如其人形作伤寒，凡前条中发热恶寒，身疼痛，不汗出之证备具，但其脉，较之前条，不弦紧而弱。不弦紧，即弱字注脚。一反一顺，非两层，言脉浮则同，但不弦紧耳。明是指阳浮而阴弱之缓脉也。伤寒而见风脉，热伤气也，则亦同属寒邪外壅，而郁热于经之病，自应同属大青龙之治。所可

---

① 成本无"以真武汤救之"六字。

狐疑者，前条有脉微弱不可发汗之戒耳。不知不难辨也，前条之弱曰微弱，微者，阴脉也。此之弱，不弦紧之弱，仍阳脉也，阴脉之弱不必渴，此之弱者则必渴。渴即上条烦躁之互文，但稍有微甚不同耳。阴脉之弱，烦躁而不渴，自可温，此之弱即不烦躁亦必渴，不可温。被火者必谵语，其验也。阴脉之弱，亦令人形作伤寒，却不发热，此之弱则发热。所以然者，阴脉之弱者微，此之弱者，脉浮故也。解之当汗出愈，以大青龙汤有石膏涤热，故云解之。复有麻黄汤发汗，故云当汗出愈。前条出方，此条出治亦互文也。亦以见大青龙之为解剂，而不同桂枝、麻黄之汗剂也。或曰：此条仲景既未明言，从前又无人指出，子何所据而强作解事？余曰：只据本文云解之当汗出愈，必非不用表药可知。条中形作伤寒，岂非麻黄汤证乎？而脉弱，可用麻黄汤否？脉不弦紧而弱，岂非桂枝脉乎？而形作伤寒，可用桂枝汤否？无已，则桂枝麻黄各半汤为宜矣。而条中有一"渴"字，可纯用桂麻辛热之品，以重夺其津液否？况弱脉不渴者多矣。而于渴上着一"必"字，渴证可用辛热发散者，唯小青龙汤中有之。然已先标一语曰心下有水气，故一条则曰或渴，一条则曰发热不渴，服后已渴者，此寒去欲解也，明其为水气作渴，与烦热之渴无干，故辛热可愈耳。若此条之必渴者，即不欲用大青龙，舍大青龙，其谁归哉！《伤寒论》一书，仲景立言定法，多在无字句处，而今人徒索之于字句之中。即在字句中者，又不善索其字句，固知《伤寒论》一书死于断章诘义之手者多矣。

　　眉批：此条与桂枝二越婢一条同有弱脉，只从不弦紧与微字分汗剂之轻重。

　　[百九八]　太阳病，脉浮紧，无汗，发热，身疼痛，八九日不解，表证仍在，此当发其汗，服药已，微除，其人发烦，目瞑，剧者必衄，衄乃解。所以然者，阳气重故也，麻黄汤主之。

用大青龙汤以治寒温合病，如前条之层层洗剥，当不至于当机失事矣。而当机失事，又往往有在洗剥之外者。如得太阳病，其人已受阳邪在卫矣，而脉则浮紧，证则无汗，发热，身疼痛，亦纯是阴寒之邪，闭固在表。胡为不生烦躁？以其人不恶寒，阴邪固浅，阴邪浅，则阳邪不甚郁遏，故不生烦躁。迨八九日不解，表证仍在，此则阴邪之闭固者，当解不解，自致阳邪之郁遏者，不甚而甚，虽烦躁未见，然既无恶寒证，则亦宜遵大青龙汤发汗之法，自无后虑。奈何当机失用，所云服药者，必辛热之药，非辛凉之药也。微除者，阴寒为阳邪所持，不能尽除也。阴寒微除，阳热自尔愈盛，是故久遏之阳气，因辛热而勃升，其人发烦者，阳气怫蒸也。目瞑者，阳气搏及营阴也。剧则衄者，阳气不止搏之，且逼及营中之血而逆上也。唯不服大青龙至于如此，则亦幸而衄耳。衄则热随血出，而久遏之阳，有其出路，不解而自解矣。所以然者，阳气重故也。此二句总结上文，释服药微除之误，非释发烦目瞑剧衄之故，因曰麻黄汤主之承其下，见阳邪得解，而唯微除之阴邪未尽除，而今乃可主此耳。前此非麻黄汤证，而大青龙汤证也。假令服大青龙汤，不唯无发烦等证，并今之麻黄汤，亦可不服也。

眉批：须知阳气重，由八九日所郁而然。得衄则解者，阳气解也，无复发烦目瞑证耳。究竟汗仍不出，而发热身疼痛之表证未全除，故仍主麻黄。

[百九九] 太阳病，脉浮紧，发热，身无汗，自衄者愈。

夫同一大青龙汤也，不当服而误服，既有厥逆筋惕肉瞤之变；当服而失服，又有发烦目瞑剧衄之变。后人遇寒温互见之证，将安所措手乎？曰：大青龙汤为寒温二气互盛而设。若其间有偏轻偏重，则闭者不致重闭，遏者不致尤遏，热无所遏，大青龙汤不必用也。如同一太阳病，阳邪在卫者，与前条无异。但脉虽浮紧，而证只发热无汗，不唯无恶寒，且无身疼痛，阴邪较轻可知。阴邪轻，则虽欲行闭固，而阳邪不受其闭固，既不获于肤腠中寻出路，自当于空窍中寻出路矣。一自衄而阳邪得升，阴围亦解，以营主血故也。缘未衄之前，大青龙之证尚未全，故既衄之后，麻黄汤之药可勿找也。

眉批：例此以明上条衄后仍用麻黄之故，衄后愈不愈在阳气重不重上分经。

[二百] 伤寒脉浮紧，不发汗，因致衄者，麻黄汤主之。

可见寒温两中之证，受邪自有浅深，于其见证处，察及根源，大青龙自无误主矣。故不妨且丢去寒温两中之证，而重拈一寒伤营之证，以对勘之，知伤寒自有伤寒之治，两中自有两中之治，初不以证为异同也。如伤寒者，寒伤营之病也，而脉更浮紧，毫无阳邪夹杂可知。此际循伤寒例，用伤寒药发汗，谁人不谙？万一不发汗，因而致衄则疑端生矣。以前一条误用辛热而得衄，此一条得无束手？以次一条得衄而勿药，此一条得无因循？不知前一条，以阳邪激动，妄行而行衄，失在误用辛热。此一条，以寒邪壅滞，循经而作衄，失在不曾用辛热。次一条之衄，热寻出路而邪已去。辛热无所用，辛凉亦无所用。此一条之衄，寒闭营分而邪正深，用辛热则曰宜，用辛凉则曰误。盖麻黄汤为寒伤营之主剂，虽衄证同于寒温两中，自不能游移焉借彼治此，不能游移焉借彼治此。其不能游移焉借此治彼，可即伤寒之一证。例推之矣。

或曰：伤寒之药，不可用于寒温两中矣，何以前一条亦有麻黄汤之主，岂前条非两中病乎？曰：前之麻黄汤，盖主于衄解后，为热邪已出，而唯剩表寒未除，故主此以彻其余表，原是治伤寒，非是治两中也。况三"衄"字，一曰"必衄"，一曰"自衄"，一曰"因致衄"，只于"必"字、"自"字、"因致"字上着想，便知衄之来去路。知衄之来去路，而三者病之来去路，并然于胸矣。凡伤寒初起，但不恶寒，便知夹温，温少寒多，一得衄，则热随衄解。所未解者，寒耳，故可用麻黄。衄未解之先，虽不烦躁，亦大青龙汤证也。

眉批：太阳病为阳邪，阳邪得衄，知其解，解必洪沛而来。伤寒为阴邪。阴邪得衄，知其凝，凝必涓滴而至。

眉批：大抵伤寒见衄者，由其人营分素热，一被寒闭，营不堪遏，从而上升矣。

[二百一] 太阳病，发热恶寒，热多寒少，脉微弱者，此无阳也，不可更汗，宜桂枝二越婢一汤。

合前数条观之，大青龙之主寒温两中也。首出其正治与误治，次出其暗相绾合之治，而又次出其失治与勿治，诸证历历，可无疑矣。犹惧人不能显然也，更出一寒伤营反勘之治，病情尽此矣。但寒温两邪所中，互有浅深，而人之营卫，受之各有强弱，既不可以大青龙汤概而治之，则随证定法，务使权衡剂量，不失铢黍①，方为至当。如太阳病②，而证见发热恶寒，知非形作伤寒之病，而风伤卫之病矣。邪风在卫，所以烦躁而渴之热证多，形作伤寒之寒证少也，热多寒少，已非大青龙之证，顾其脉，尤非大青龙之脉。其脉微弱，则卫阳原自衰乏可知。一旦邪阳来乘，正阳为其所夺，虽不兼首条汗出恶风之微弱，然此之微弱，亦是无阳也。邪阳盛宜汗，正阳虚不可更易他药，如大青龙汤者发汗，唯宜桂枝二越婢一汤，加减始终之。盖用桂枝二之甘

① 不失铢黍　铢，重量单位，二十四铢等于一两。黍，原指一种子实叫黍子的一年生草本植物，子实淡黄色，去皮后称黄米，比小米稍大，煮熟后有黏性，这里指一黍子的重量。铢黍，比喻极微小的重量。不失铢黍，此指在方剂的用药剂量上没有错误。

② 太阳病　原作"大阳病"，据文义及式好堂版径改。

温酸，使正阳得以补收获戢，用越婢一之辛甘寒，使邪阳得以中外分祛，此未尝非大青龙汤之制，裁而用之，而主治不同者何也？有桂枝汤敛戢正阳为主，则越婢一中之石膏，不过取其阴凉之性，女奴畜之，非如大青龙汤之可以匹主也。思之佐麻黄汤而为邪阳驱热烦者，即用之佐桂枝而为正阳保津液。既役之而令其如彼，复跳之而令其如此，驱遣唯吾，而左右供职，故曰越婢也。合首条观之，首条而下当是伤寒夹温，故属实者多；自此条而下，当是中风夹温，故属虚者多也。

据云热多为兼首条之烦渴证，从何见之？曰：次条既有弱者必渴之文，而越婢中复有石膏之主，岂有无阳证不烦渴而用石膏者乎？石膏为阳明去邪热药，却为清肺之使。夫肺者，气化之所从出欤。

眉批：无阳者，液衰卫乏也。以此二字对阳气重看，则不可更汗，只是对大青龙言耳。

　　[二百二] 服桂枝汤，大汗出，脉洪大者，与桂枝汤如前法。若形如疟，日再发者，汗出必解，宜桂枝二麻黄一汤。

此接上条来。桂枝汤，即桂枝二越婢一汤，以前条有不可更汗之语，而麻黄石膏，俱婢视之，故不重及耳。服前桂枝汤，得大汗出，则邪阳得发可知。微弱之脉转洪大，则正阳得复可知。但大汗能出邪阳，亦恐能虚正阳；洪大为复正阳，亦恐为壅邪阳。仍用桂枝汤为主，而配越婢汤半。如前二与一之法，然后大出之汗乃复敛，洪大之脉始得平。若服前桂枝汤，而形如疟，日再发者，必其未得大汗出也。故正阳欲复，邪阳欲出，而一二分之表邪尚覆之，但使汗出，则必解矣。宜用前桂枝加越婢汤二①，配以麻黄汤一，乃为合法也。

---

① 二　式好堂版作"三"字。

眉批：初证无汗而脉微弱，则桂枝汤能助宣正阳，最后大汗一出，则桂枝汤更能逐尽邪阳，所云欲救邪风者，桂枝汤主之是也。

眉批：形似疟，日再发者，邪欲出而表气羁之，当是脉已洪大，汗未得耳。

[二百三] 太阳病，得之八九日，如疟状，发热恶寒，热多寒少，其人不呕，清便欲自可，一日二三度发，脉微缓者，为欲愈也。脉微而恶寒者，此阴阳俱虚，不可更发汗，更下，更吐也。面色反有热色者，未欲解也，以其不能得小汗出，身必痒，宜桂枝麻黄各半汤。

又如太阳病得之八九日，正胜邪复之关，在此时矣。乃作如疟状，发热恶寒，邪虽变动，而热证仍多，寒证仍少，此则确乎阳气主持，而带二三分寒邪也。阴阳消长之际，不虑邪气转盛，反防正气先虚，必须细细察之。如其人不呕不利，脉复微缓，而寒热日二三发，此阳气已经外向，阴邪欲退，不须治也。恐误治伤阳，反生他变。若脉既微矣，而又恶寒，与脉浮紧之恶寒不同矣。此表里俱虚，以致邪恋不去，虽使热多寒少，只宜养正助阳，不可行汗吐下攻热。若反面色赤热者，是阳已浮而外薄，仅为微阴所持，故解而未欲解，致有此如疟状。所以然者，以未得小汗，以宜助阳气，致阳气虽不内扰，却怫郁于肌肤，身痒其验也。阳不由①扰，则亦无容宣伐其阳。大青龙汤不中与也，宜以越婢之桂枝汤，合以麻黄汤，更前二与一之法，为各半法，得营卫清彻，而小汗出，则邪去而正不伤，发中有补矣。

眉批：太阳病至热多寒少作一头，下面分三脚。微缓为欲愈者，此脉阴阳为和平，虽剧，当愈也。脉微而恶寒者，阴脉不足，阳往从之，阳脉不足，阴往乘之，是为虚邪。面色反有热色者，正邪分争，往来寒热，是为实邪。三者俱在营卫上说，脉微而恶寒，

---

① 由　式好堂版作"内"字。

是寒热未作时之脉证。

[二百四] 伤寒不大便六七日，头痛，有热者，与承气汤。其小便清者，知不在里，仍在表也，当须发汗。若头痛者必衄，宜桂枝汤。

况热证乘虚者多，虽有可攻之证，尤须斟酌。伤寒不大便六七日，宜属里矣。而其人却头痛，欲攻里则有头痛之表证可疑，欲解表则有不大便之里证可疑。表里之间，何从辨之？以热辨之而已。热之有无，何从辨之？以小便辨之而已。有热者，小便必定短赤，热已入里。头痛只属热壅，可以攻里，宜加承气汤于桂枝二越婢一汤中，则不但大便通，而头痛亦止。其小便清者，无热可知，热未入里，不大便，只属风秘，仍须发汗。遵前桂枝二麻黄一汤发其汗，得汗，则头痛止而大便亦通。但头痛在六七日上，阳邪已经壅久，而又与不大便兼见，则虽头痛止后，其余热未能尽彻也，必见衄证。清其余热，终不能变更前条所加越婢之桂枝汤也。

眉批：衄后仍用桂枝，与阳气重条衄后仍用麻黄对看。

[二百五] 服桂枝汤，或下之，仍头项强痛，翕翕发热，无汗，心下满，微痛，小便不利者，桂枝汤去桂加茯苓白术汤主之。

以前法治前证，风寒两得解，不必言矣。犹恐二邪交错已久，而营卫中之气液，不无被耗，虽对证施①治，病不应药，则前方又不能无增与减也。如审其人小便清，服前桂枝汤如法解表矣。表治，则不唯头痛已，必无翕翕发热无汗之证。又或审其人有热，服前承气汤下之如法治里矣。里治，则大便得下，必无心下满痛，小便不利之证。乃其人表里之邪两不解，而反有增证何

———————————

① 证施　式好堂版无。

也？缘邪扰多时，中气必虚。中气虚，津液必少，更加辛热耗
之，则中气愈虚，而津液愈少，邪乘虚扰，益复弥漫耳。夫前汤
中辛热唯桂，桂行主令，虽有麻黄之发表，石膏之清里，终无能
以婢职擅主权，但取本方去其桂，而以茯苓、白术加之，换去主
人，而麻黄、石膏乃得行发表清里之功，主人既换，而佐使有①
权，何邪之不服哉②？风③温之兼寒，邪则唯实，实无变动，温
之兼风，邪乃为虚。虚则传变不常，故只此桂枝二越婢一一方，
而自始至终调停斟酌，不能率情任意有如④此者。唯至此，方示
不更于微更之中，大青龙渐有交替之意矣。

　　眉批：无汗而小便不利，在阳明多发黄。而此不发黄，知非瘀
热在里，当责脾虚而热伤其气，故诸见证总是经气不输，非关邪
也。

　　眉批：须知此条以前，俱贯有不汗出烦渴证，至此条，方有出
入不同处。

[二百六] 服桂枝汤，大汗出后，大烦渴，不解，脉
洪大者，白虎加人参汤主之。

前条虽革去桂，而一时辅佐，供职如旧，只有茯苓、白术系
借来之客，犹不失大青龙之规模也。迨至阳邪独扰，而成功者退
矣。如前此服桂枝汤，大汗出后，此时邪阳虽退，正液亦衰，加
以大烦渴，阳神虽复，而热邪勃起，不唯不解，而脉转洪大。是
始之寒温两盛者，一变为寒温两停，继之寒温两停者再变为热多
寒少。今此则热多寒少者，三变为有热无寒，大烦渴而脉洪大，
温病之真面孔全露矣。火炎土燥，金烁水枯，不得凉飙，安能退

---

　　① 有　式好堂版无。
　　② 哉　式好堂版无。
　　③ 风　式好堂版作"盖"字。
　　④ 有如　式好堂版无。

焰？此际之大青龙，不唯桂枝、麻黄窜身无地，而若杏仁、若芍药皆在告闲罢老之列。正位中宫，不得不升起石膏之婢，坤以承乾①矣。以婢役婢，唯存甘草一味，其余汲子族之波以接援，则用知母，倚母族之贵以护戴，则用粳米、人参。虽前条生津助液之茯苓、白术，且防其以客侵主，革去不用，而况其他乎？斯则虎声一啸，而大青龙之全局尽翻矣。

[二百七并八] 伤寒病，若吐，若下后，七八日不解，热结在里，表里俱热，时时恶风，大渴，舌上干燥而烦，欲饮水数升者，白虎加人参汤主之。

石膏为大青龙汤中之婢而能翻大青龙之局者。以大青龙之桂、麻能亡津液，而石膏所长在全津液，以全津液而得白虎之名，则自汗后而推之下后吐后，皆将赖白虎为资生圣善之母，敢婢畜之哉？又如伤寒病吐下后，七八日不解，津液之明消暗耗者，不知凡几。消耗极而热乃结，热结在表，则身发热，而时时恶风，以风因热结而并住也。热结在里，则大渴，舌上干燥而烦，欲饮水数升，此则燥热极，而津液之消耗者，涓滴无存矣。虽时时恶风，尚带大青龙之证，而急以凉肃中宫为主。白虎加人参汤主之，涤热除烦，生津止渴，解去郁结，而中外清凉，微风随结热而散，自可无烦另扫矣。

眉批：结在里，表气巡游于外，而不得入也。须知热结在里而不同胃结者，正从时时恶风、背微恶寒处分别。

[二百九] 伤寒脉浮滑，此里有热，表有寒也，白虎汤主之。

由前二条观之，白虎之为白虎者，以还津液于既汗、既吐、

---

① 坤以承乾　坤，此指石膏之类的寒凉药；乾，此指桂枝、麻黄之类的辛温药。坤以承乾，用寒凉药、寒凉法接续代替辛温药、辛温法。

既下之后，此为矫偏，此为救误，不因汗吐下后，白虎何从建功哉？不知白虎之于矫偏救误，其余技耳。而在温热邪之暴乘直中者，舍白虎，无能独当一面。如伤寒必显寒证可知。及诊其脉，浮中不但无紧，且复多滑。知其阳气盛极而郁蒸，此里有热也。里热盛则格寒于外，多厥逆身凉证，此表有寒也。读厥阴篇中，脉滑而厥者，里有热也，白虎汤主之，则知此处"表里"二字，为错简。云里有热，渴燥饮水可知。若据表而言，何尝无大青龙证？而一意主及白虎，使表里撤拒，而阴随阳退，中外肃清，一举两得，并不藉力于人参之匡助耳。

　　眉批：里有热，表有寒，亦是热结在里，郁住表气于外，但较之时时恶风背微恶寒者，少疏忽零星之状，表气虽郁而未虚，故白虎中不加人参。所云表气非表邪，勿错认。

　　[二百十] 伤寒无大热，口燥渴，心烦，背微恶寒者，白虎加人参汤主之。

　　前条之主白虎者，据脉而主之，故有寒不必治寒。然而即证亦有可据者，如寒伤营之病，不但表有寒，亦宜表有热，今既无大热，而口燥渴心烦，则热归于里，郁蒸不解可知。虽背微恶寒，似乎大青龙之证未全罢，不须牵顾，白虎汤主之，但使津生热化，虽有微寒，自有人参托住，阳长阴消，可无虑也。

　　[二百十一] 伤寒脉浮，发热，无汗，其表不解者，不可与白虎汤；渴欲饮水，无表证者，白虎加人参汤主之。

　　可见白虎能翻青龙之局者。以青龙之局，自经解散，仅余零星破碎之假寒，故白虎得成为白虎耳。燥渴虽同，而寒之微甚，遂有毫厘千里之别。则欲主白虎者，不妨仍于大青龙之全局重翻榜样也。如伤寒脉浮，发热无汗，其表不解，是大青龙之外证全具也，加以白虎中之燥渴，是大青龙之里证全具也。此证而主白虎，所谓以吕易刘①，岂唯白虎无成，而檿弧箕服②，邻龙之祸，钟于此婢矣。必须渴欲饮水，徒有大青龙之里证，其表已解，无复大青龙之外证，然后可翻开局面，而以白虎加人参汤主之。学者欲得白虎之所宜，须明白虎之所禁，然后石膏一物，可以卑而卑之，令其助雨而为龙；可以尊而尊之，令其呼风而为虎，不至误也。

眉批：渴欲饮水，无表证者，太阳证罢，转属阳明也。转属阳明，而未入里，只为白虎证，而非承气证，以其燥热在膈耳。膈者，太阳之里而阳明之表也。

[二百十二] 伤寒表不解，心下有水气，干呕，发热而咳，或渴，或利，或噎，或小便不利，少腹满，或喘者，小青龙汤主之。

白虎能翻青龙之局矣，又岂无可以翻白虎之局者乎？顾白虎之翻大青龙，原从大青龙里半边翻出，今欲翻白虎之局者，亦只从大青龙表半边翻入，翻之可无误翻也。如伤寒表不解，只应见表证而已，而无奈心下兼积有水气，水气不止于饮，而饮亦其一也。水寒相搏，则不止仅见表证而已，兼见里证，水气壅而上逆，则干呕发热而咳，水气内溃，而传走不定，则有或渴，或利，或噎，或小便不利，少腹满而或喘之证。种种诸邪，似乎阴阳夹杂，大青龙汤中，不妨容婢。不知推原于水气，则阴邪固阴

---

① 以吕易刘　吕，吕后，刘邦之妻吕雉；刘，刘汉王朝。以吕易刘，原义是吕后篡位夺权，此指用寒凉药、寒凉法取代辛温药、辛温法。

② 檿弧箕服　西周周宣王时，民间出现童谣预言"檿弧箕服，实亡周国"，韦昭解释说："山桑曰檿。弧，弓也。箕，木名。服，矢房也。"大意是桑木做的弓，箕草编的箭囊，将使周王朝灭亡。后有一对以卖这种檿弧箕服为生的夫妇拾到弃婴褒姒。周幽王时，幽王宠幸褒姒以至西周灭亡。

也，而其似阳者，亦阴也。寒与水，两阴相搏，表里分解之不暇，岂容一婢从中何①衅斗非。唯以小青龙汤外散风寒，内涤水饮为主，于大青龙汤中革去石膏，不容比昵，而所换内外奔走者，若细辛、五味、干姜，一皆阳神供服役，先断去白虎中之祸胎，其局不翻而自翻矣。

眉批：溺孔为水窦，人身泌别之水，固从此出，而水之气从升，宣泄实在肤腠。肤腠闭遏，辄令心下有水气，但见喘咳，便知肺气遏住皮毛，不在表之风寒解不解。

[二百十三] 伤寒心下有水气，咳而微喘，发热不渴，服汤已，渴者，此寒去欲解也，小青龙汤主之。

小青龙汤所主持用事者，一皆辛热甘温之品。以此治中外俱寒之证，谁不曰宜？顾中寒者，类多外热证，下寒者，类多上热证。主之与客，真之与赝，其间稍有模糊，恐女婢柔媚，蛊惑易生，不无退而复进，即本婢不致专宠，而援类而升者。不曰知母、黄柏，即曰花粉、玄参，群阴用事，不到亡阳而倾国不止。噫，可畏也。缘石膏所迎人意者，无如咳喘热渴诸证，而诸证中，在渴之一证，尤易信任。不知此诸证，皆小青龙中所万不能却之证也。如伤寒家，不必如前条之表证悉具，但心中既有水气，其人必咳，必微喘，必发热，犹曰此大青龙汤所兼见之证，尚无可虑。一或服汤药治伤寒而遗其水气，则前此不渴，而今反渴。白虎之证，忽尔拦入青龙局中，不具刚克之力，谁能当机断割？须明白寒去欲解之故，而后知水气之渴，与白虎汤中之渴，不特寒热各殊，亦且燥湿迥异。盖前此之不渴者，寒持其水也。寒去欲解，则未解者，独水气也。水来心下，心火必浮。《金匮要略》所云，先渴后呕者，水停心下，此其类也。小青龙汤主之，不治渴而专治水，水去而渴自解矣。只一渴证，而青龙、白虎两局，

---

① 何　式好堂版作"伺"字。

几几乎以客混主，以赝乱真，况其间喘咳发热，复有大青龙证，淆杂而与人以难辨哉？然则欲翻局者，须将全局和盘打审①。经曰：有者求之，无者求之。如此方不落入疑似证阱中耳。

　　眉批：凡久嗽，即无水气，亦只宜温肺中加风寒药散之，金②为水母故也。

　　眉批：条中"发热"二字，便该及表不解，表病而里不和，津液滞于心下，是为水气。

　　[二百十四] 伤寒脉浮缓，身不疼，但重，乍有轻时，无少阴证者，小青龙汤发之。

　　所云有者求之，无者求之者，何也？如大青龙证、白虎证脉皆浮，然而一紧一洪大而滑，而此则脉缓。大青龙证身疼痛，而此则不疼。白虎汤证身不重，而此则重。此水气之脉与证，皆彼二证之所无也。无者求之，而乃得其所以异矣。又须求其所同。何谓同？心下有水气之证，太阳所有者，亦少阴所同有。脉缓虽同，而彼沉此浮不同。身重虽同，而彼并四肢沉重疼痛，此但重乍有轻时不同。此所谓有者求之也。求之知为伤寒表不解，心下有水气矣。而在水气中，又无少阴证，然后小青龙之③所主者，乃为确当不易耳。缘少阴心下有水气，法在温经镇水，故用真武汤。此之心下有水气，法在散邪涤饮，故用小青龙。曰发之者，言小青龙所以不同于真武者，以其中多发之之一法耳。以此悟仲景审证定法，立④方主治，俱从三四路，与前后际，遥映侧照中，责取出来。所以小青龙自不至以疑似者误入白虎，白虎证自不至以疑似者误入大青龙。丝丝入扣，使六经可以分，可以合，

---

　　①　审　式好堂版无。
　　②　金　式好堂版作"肺"。
　　③　之　式好堂版无。
　　④　立　式好堂版无。

神机妙算，布置无遗，盖医门中之韬略书①也，神于法矣。

小青龙汤，坊本俱作大青龙。余幼读古本，实是小青龙。观条②中脉证，总非大青龙病。宜世人有伤风见寒之说，近并得友人张路玉，一订其讹，喜其先得我心，不止孙吴之暗合也。

眉批：太阳诸方，不为汗下救误而设者。如麻黄、桂枝、五苓、抵当，以及此篇之大青龙、白虎等，无不系之以脉。小青龙一方，固是开门立户，岂有出证而不出脉理哉？以此辨其为误。

[二百十五] 伤寒汗出而渴者，五苓散主之。不渴者，茯苓甘草汤主之。

夫水气作渴与热蒸作渴，不同其治者，以寒温各别也。不知太阳水气作渴，更有表分里分之不同。如伤寒汗出而渴一证，虽不虑其混入青龙，正恐其混入白虎。若属津液不下行，以致阳邪上壅者，则五苓散证。水则从表里以别青龙，以其为膀胱本经之水，非客水也。热则从上下以别白虎，以其为膀胱畜热，挟水气上升，非肺胃郁蒸之热也。主治不可或误，至若汗出不渴者，则阳虚便防阴盛，此汗近于魄汗，其中伏有厥逆、筋惕、瞤肉之证，故用茯苓、甘草之甘，以益津液而补心，以桂枝、生姜之辛，助阳气而行卫。虽水气则同，而邪渐向阴，则热从寒化，前法俱在范围之外矣。二证俱有小便不利证，而热畜膀胱，与寒畜膀胱，虚实不同，则又从渴与不渴处辨之。盖法中旁及其法也。

眉批：观厥阴条厥而心下悸者，用茯苓甘草汤治水，则知此条之渴与不渴，有阳水阴水之别。有水而渴汗，属阳气升腾，有水不渴而汗，属阴液失统。茯苓甘草汤用桂、姜者，行阳以统阴也，阴即水也。

---

① 韬略书　兵书。
② 条　式好堂版无。

〔二百十六〕伤寒脉浮，医以火逼劫之①，亡阳，必惊狂起卧不安者，桂枝去芍药加蜀漆龙骨牡蛎救逆汤主之。

由首条至此合而论之，大青龙汤之主治为表寒里热者设也。白虎汤之主治为表里俱热者设也。小青龙汤之主治，为表里俱寒者设也。热苟犯本，则佐以五苓。寒苟犯本，则佐以茯苓甘草。是缘热为真热，寒为真寒，故白虎与青龙，虽各行其所偏，而总以辅大青龙之所不逮。乃其间有烦躁一证，最易为大青龙之贼，以其似是而非也。缘未经汗吐下、温针之烦躁，大都为实为真，已经发汗、吐下、烧针之烦躁，大都以虚为假。如伤寒而见风脉，表虚可知，乃以火劫之，汗乃大出，而亡其阳。夫汗者，心之液。亡阳，则心神浮越，而方寸无主，故不待烦躁，而骤得惊狂起卧不安之证。急候乘虚，实为假象，救之之法，唯以安镇心神，敛浮戢越②为主，桂枝去芍药加蜀漆龙骨牡蛎救逆汤主之。虽有火邪，亦不暇顾，芍药稍涉微寒且去之，何大青龙之足试也。

眉批：去芍药，是照顾及伤寒处。阳虽亡，而营分之寒终为解，芍药嫌其敛营，故去之。

〔二百十七〕火逆，下之，因烧针烦躁者，桂枝甘草龙骨牡蛎汤主之。

火逆下之，里气虚矣。不治其虚，更加烧针，自至亡阳，而见烦躁证，如前条之惊狂起卧不安者，热势之缓急有殊，故前方之加减稍异，总不容烦躁之以假乱真也。

眉批：火逆下之，阴虚而阳邪遂扰上，故见烦躁。

〔二百十八〕太阳病，中风，以火劫发汗，邪风被火热，血气流溢，失其常度，两阳相熏灼，其身发黄。阳盛

---

① 火迫劫之　指用火疗强迫发汗。
② 敛浮戢越　即敛戢浮越，收敛因亡阳而浮越的心神。

则欲衄，阴虚则小便难，阴阳俱虚竭，身体则枯燥，但头汗出，脐颈而还，腹满，微喘，口干，咽烂，或不大便，久则谵语，甚者至哕，手足躁扰，捻衣摸床，小便利者，其人可治。

前二条之误，误在追虚。追虚者，原无热证故也。追虚且能致烦躁，何况阳邪原带风温证，而误加火劫，则逐实之祸，为烦为躁，更有不易救者。有如太阳病中风，此营弱卫强，邪风证也。以火劫发汗，邪风无从出，反得火势熏蒸，沸腾其营卫，气血流溢，不复循其经常矣。何以见之？风，阳也。火，亦阳也。两阳相熏灼，而身发黄，热势之弥漫可知矣。不特此也，风热搏于经，为阳盛，阳热逼血上壅则欲衄；风热搏于内，为阴虚，阴津被火，则小便欲利而不得利。火邪两无出路，阴固竭矣。而邪阳盛者，正阳亦虚。由是而风热耗其血气，身体失营则枯燥。由是而风热炎上，搏阳而阻于阴，则头汗出，脐颈而还。由是而风热内郁，则腹满微喘。由是而风热上熏，则口干咽烂。由是而风热耗其津液，或不大便，久则胃中燥热，必发谵语，甚者至哕。至于四肢者，诸阳之本，阳盛则四肢实，实则手足躁扰，且至捻衣摸床。以上诸证，莫非邪火逆乱，真阴立亡之象，推求其原，一皆血气流溢，失其常度，至于如此。邪风被火热之害，可胜言哉？此际欲治风，而火势沸腾，欲治火，而风势壅遏。何从治之？唯利小便一法，如猪苓汤类，可以导湿滋干，清热润燥，使小便得利，则丙火得泄，而太阳之邪风，亦从膀胱为去路，尚可治也。倘利之而不利，火无从出，危矣。

眉批：此处之哕，浊气上乘也。

[二百十九] 太阳病，二日，反躁，反熨其背，而大汗出，火热入胃，胃中水竭，躁烦，必发谵语，十余日，振栗，自下利者，此为欲解也，故其汗从腰以下不得汗，

欲小便不得，反呕，欲失溲，足下恶风，大便硬，小便当数，而反不数，及多大便已，头卓然而痛，其人足心必热，谷气下流故也。

又如太阳病二日，邪方在表，不当发躁，而反躁者，热气行于里，为病温之类也。反熨其背以取汗，助阳夺阴，阴液外亡，遂大汗出，邪未外解，而火热已入胃矣。汗既外越，火复内攻，胃汁夺尽，是为胃中水竭，水竭则必躁烦。躁烦则必谵语，皆火热入胃，火无水制之故也。十余日，则正气渐复，忽焉振慄者，邪正争也。自下利者，正胜而邪不能容，火势从大肠下夺也。火邪势微，津液得复，此为欲解之象，然而不尽解者，则有故。以从前所熨之汗，从背得之，而腰以下不得汗。今邪虽下走，徒以邻国为壑①，躁烦谵语之证虽解，而腰以下之证转增。故小便不得者，阳邪闭拒阴窍，津液不得下通也。反呕者，浊气从下攻上也。欲失溲者，热气下流，邪欲从前阴出而不得出也。足下恶风者，腰以下不得汗，风邪郁于下部也。大便硬，小便当数而反不数者，以前之下利，为火势急奔，火势衰微，而风闭于下焦，津液不得下通，非偏渗于小肠者比也。以上诸证，莫非阳强发厥，尽虚其下之象。推求其原，一皆火热入胃，胃中水竭，至于如此，反熨其背，大汗出之，害可胜言哉？此时欲治风，而风已上解，欲治火，而火无出路。何从治之？唯通大便一法，可以搜风导滞，彻邪去遏，润之导之，一不已而再，再不已而三，及多大便已。然后下陷之阳邪，复上升而散，头卓然而痛。久郁之阳

---

①　以邻国为壑　即以邻为壑。拿邻国当做水沟，把本国的洪水排泄到那里去。比喻只图一方的利益，把困难或祸害转嫁给另一方。《孟子·告子下》："子过矣，禹之治水，水之道也，是故禹以四海为壑。今吾子以邻国为壑，水逆行谓之洚水。洚水者，洪水也。仁人之所恶也，吾子过矣。"

气，得下彻而通，其人足心必热，以邪气随谷气而出，无复壅遏，故曰谷气下流也。合上条观之，上条病源在血气流溢，失其常度，邪尚在经，故以利小便治之。此条病源在火热入胃，胃中水竭，邪已入腑，故以通大便去之。从来未经指出，必欲待小便自利，大便自多，岂有邪火炽盛之时，而能使小便自利，大便自多也哉？

　　眉批：谷气下流，照着腰以下不得汗言，前此上下气成阻绝，大便一通，上气从下降，而下气从上升矣。故头卓然痛而足心热。经所谓天气下降，气流于地，地气上升，气腾于天也。

　　眉批：前条"小便难，头汗出"是眼目，此条"火热入胃，大便硬"是眼目。

　　[二百二十]　伤寒脉浮，自汗出，小便数，心烦，微恶寒，脚挛急，反与桂枝汤欲攻其表，此误也。得之，便厥，咽中干，烦躁，吐逆者，作甘草干姜汤与之，以复其阳。若厥愈足温者，更作芍药甘草汤与之，其脚即伸。若胃气不和，谵语者，少与调胃承气汤。若重发汗，复加烧针者，四逆汤主之。

　　火逆能致烦躁，推之吐汗下，可类及矣。伤寒脉浮，自汗出，小便数，阳虚可知。纵有心烦之假热，而有微恶寒、脚挛急之真寒以证之。即此时而温经散寒，当不嫌其暴也。反与桂枝汤欲攻其表，非误而何？里阳根表阳而出，阴霾骤现矣。得之便厥者，真寒也。咽中干，烦躁者，阳浮而津竭，假热也。吐逆者，阴盛而上拒也。虚寒内凝，总无攻表之理。桂枝之误如此，其堪大青龙之再误乎？作甘草干姜汤，散寒温里，以回其阳。阳回则厥自愈，足自温，其有脚未伸者，阴气未行下也。更作芍药甘草汤，从阳引至阴而脚伸，其谵语者，缘胃中不和而液燥，非胃中实热者比。仅以调胃承气汤，少少与和之。若前此重有发汗烧针等误者，则亡阳之势已成，而阴邪将犯上无等，直以四逆汤温之而已。

眉批：脉浮自汗出，虽似桂枝证，而头项不痛，知阳神自歉于上部。恶寒脚挛急，知阴邪更袭下焦。阳虚阴盛而里气上逆，故有心烦证，里阴攻及表阳，差讹止在"烦"字上。观结句曰重发汗，复加烧针者，四逆汤主之，可见阴证不必真直中也。治之一误，寒即中于治法中矣。

〇重发汗，谓用及麻黄汤类也。证虽同而致逆之药不同，则救逆之法亦不同，故三治外，更有四逆汤之治。

[二百二一]　问曰：证象阳旦，按法治之而增剧，厥逆，咽中干，两胫拘急而谵语。师言：夜半，手足当温，两胫当伸，后如师言，何以知此？答曰：寸口脉浮而大，浮则为风，大则为虚，风则生微热，虚则两胫挛，病证象桂枝，因加附子参其间，增桂令汗出。附子温经，亡阳故也。厥逆，咽中干，烦躁，阳明内结，谵语烦乱，更饮甘草干姜汤；夜半阳气还，两足当温，胫尚微拘急，重与芍药甘草汤。两胫乃伸，以承气汤微溏，则止其谵语，故知其病可愈。

此条即上条注脚，借问答以申明其义也。"证象阳旦"句，应前条"伤寒脉浮，自汗出，小便数，心烦，微恶寒，脚挛急"一段。"按法治之"句，应前条"反与桂枝汤，欲攻其表"一段。而"增剧至拘急而谵语"句，应前条此误也，"得之，便厥，咽中干，烦躁，吐逆者"一段。"师言：夜半，手足当温，两胫当伸，后如师言，何以知此"句，应前条"已用甘草汤并调胃承气汤"一段。"答曰：寸口脉浮而大，浮则为风，大则为虚，风则生微热，虚则两胫挛，病证象桂枝，因加附子参其间，增桂令汗出。附子温经，亡阳故也"数句，发明以补出前证病源及用桂枝之误。见证象桂枝，而实非桂枝证。将成亡阳，虽附子可加于本汤，奈何于本汤加黄芩乎？"厥逆，咽中干，烦躁，阳明内结，谵语烦乱"申叙前条以著亡阳之实。"更饮甘草汤，夜半阳气回，两足当温"重应前条甘草干姜汤一段。"胫尚微拘急，重与芍药甘草汤，尔乃胫伸"重应前条芍药甘草汤一段。"以承气汤微溏，则止其谵语"重应前条调胃承气汤一段。故知其病可愈，亦非泛结，见其愈也。由于救之得法，万一为烦躁、谵语等证所惑，而大青龙之见，不无交互于胸中，欲其病之愈也，得乎？

眉批：此证之阳明内结，得之"自汗出，小便数"上。盖津液外越，而下部之阴分，更无阳以化气也，故阳回而结未破，不妨少从胃实例，一去其燥。

眉批：一证中亡阴阳结互具，故以"厥逆，咽中干"十五字并举，而治法之层次，因出其中。

眉批：芍药甘草汤，非为复其阴而设，乃继干姜甘草汤而引阳气入于阴也。

[二百二二] 太阳病，初服桂枝汤，反烦，不解者，先刺风池、风府，却与桂枝汤则愈。风家，表解而不了了者，十二日愈。

误用桂枝，遂生烦躁，以非桂枝证耳。果属桂枝证，桂枝何尝不可救烦躁也。如得太阳病，自宜桂枝汤治矣。乃初服桂枝汤，反烦不解者，此烦非关寒闭其热，以其人原有宿风，所谓风家是也。今新风入而与之合，徒用桂枝汤，不唯不能拔出新风，而所伏宿风，反因辛热之药而扰动，故烦耳。顾新风止中于肌，而宿风必畜其穴，先刺风池、风府，拔出宿风，使新风无所合，却与桂枝汤解其肌，则愈矣。但风家表解，不能如平人解后，辄了了也，以宿风巢穴虽捣，余邪不无散漫，必待经传再周，溪谷充盈，营卫周密，乃得散尽耳。缘不了了之故，属旧风而非新风，故不更用桂枝汤也。

眉批：经曰：风从外入，令人振寒，汗出头痛，身重恶寒，治在风府。调其阴阳，不足则补，有余则泻，刺风池、风府，从泻也，却与桂枝汤，从补也。可见服药，尤须辅之以法。

[二百二三] 发汗后，恶寒者，虚故也。不恶寒，反恶热者，实也。当和胃气，与调胃承气汤。

况汗后烦热，有虚实之分，而虚实又有表里之分。故不特汗后成虚，其燥热证不同于青龙、白虎；即汗后成实，其燥热证，亦不同于青龙、白虎也。如发汗后恶寒，人皆知为虚之故，主以前篇芍药甘草附子汤，不必言矣。至若汗后，不恶寒，反恶热，其人大便必实，由发汗后，亡津液所故①。病不在营卫，而在胃矣。法当和胃气，与调胃承气汤，从阳明治例。毋论不恶寒之证，较之青龙，有表里之分；即反恶热之证，较之白虎，又有经腑之别，此不可不辨也。

眉批：实者，表解里未和也，故曰和胃气。同一汗后，而虚实不同者，则视其人之胃气素寒素热，而气随之转也。可见治病须顾及其人之本气为主。

[二百二四] 太阳病，吐之，但太阳病，当恶寒，今反不恶寒，不欲近衣，此为吐之内烦也。

不恶寒，反恶热，以其热入里，故于青龙白虎外，专主调胃承气。然入里之热，又有中上焦之分，不可不辨。如太阳病，吐之，以当恶寒之太阳，而不恶寒，或曰表已解也，何至烦而不欲近衣，是其人反恶热矣。不恶寒，反恶热，与上条胃实证，颇相似，然而彼得之汗后，中焦之津液亡，热在胃腑也。此则得之吐后上焦之津液伤，烦在膈内也。烦在膈内，白虎庶几近之。然而犹须相及津液，调之复之，调胃承气益非所宜，而大青龙益非所宜矣。

———————————

① 故　式好堂版作"致"字。

[二百二五] 发汗，若下之，而烦热，胸中窒者，栀子豉汤主之。发汗，吐下后，虚烦不得眠，若剧者，必反复颠倒，心中懊恼者，栀子豉汤主之。若少气者，栀子甘草豉主之。若呕者，栀子生姜豉汤主之。

自此而推及胸膈之病，凡有烦躁等证，于诸法外另议治矣。发汗若吐若下，或胸中窒，或虚烦不得眠，或反覆颠倒，心中懊恼，皆属三焦无形之火，壅遏在上，心虚被火，无液以安，是以扰乱不宁也。并非汗不出之烦躁，大青龙无所用，诸法亦无所用也，栀子豉汤主之。栀子气味轻越，合以香豉，能化浊为清，但使涌去客邪，气升则液化，而郁闷得舒矣。若少气者，热伤气也，加甘以补之。若呕者，热搏而气逆也，加辛以散之。或补或散，皆是安回津液之助。

眉批：烦热二字互言，烦在内，热在外也。或虑汗吐下后，津液已亡，何堪更用吐剂？须知此物以宣郁为主，不在出物，火郁于胸，乘其虚而客之，凡氤氲布气于胸中者，皆火为之，而无复津液为之。枯液不得布，遂有窒痛等证，吐①去其火气，津②液自回也。

[二百二六] 发汗，若下之，病仍不解，烦躁者，茯苓四逆汤主之。

可见温针汗吐下后之烦躁，与未温针汗吐下后之烦躁，主治迥然不同。况有发汗下后，病仍不解而烦躁者，此时既有未解之外寒，复有内热之烦躁，大青龙之证备具矣，不为所误者几何。不知得之汗下后，则阳虚为阴所凌，故外亡而作烦躁，必须温补兼施，茯苓四逆汤主之为得法。盖虚不回，则阳不复，故加人参于四逆汤中，而只以茯苓一味，泄热除烦，此证温而不补，且恐无济于事，尚敢从未解之外证起见哉。

①　吐　式好堂版作"宣"。
②　津　式好堂版作"清"。

眉批：人身只此阴阳二气，阳气生发，阴气皆化而为津与血。阳若不足，阴气皆化而为火，津血枯故也，枯则成火。故五脏愈虚者，邪火愈炽。若退邪火，须是复得津血。复得津血，须是扶阳退阴。

[二百二七] 伤寒胸中有热，胃中有邪气，腹中痛，欲呕吐者，黄连汤主之。

从前诸条，抑皆寒热互有之证，只因寒热交错，一经误治，而阴盛阳虚，真寒变出假热，几令措手难于措手。然而真中有假，即防假中有真。如病属伤寒表间不必有热也，而热反在胸中。热在胸中，不问而知有烦躁郁闷之证可知。胃中反有邪气，以寒邪被格在下故也。此证寒热俱有，而热非假热，寒非假寒，似于大青龙汤证无异。然而较之大青龙汤之寒热，已向近里一层，故其证不复见之表里际，而只见之上下际。腹中痛者，阴不得上，而寒乃独治于下也。欲呕吐者，阳不得下，而热乃独治于上也。较之大青龙之寒热，彼为表里相持，此为上下相格，则治法虽亦寒热并施，而辛寒易以苦寒，辛热加以苦热不同矣。况用人参、半夏，以补宣中气，升降阴阳，比大青龙汤中之杏仁，纯降无补者迥别。盖彼则表里俱实，此则虚实相兼，自此条而互及诸泻心汤，皆其法也。

眉批：此等证，皆本气所生之寒热，无关于表，故着二"有"字。

眉批：胸中热，腹中有寒邪气，亦算得有表里证。胸中为阳之里分，腹中为阴之表分。两邪各见，故本方之用寒者，从太阳以治上也。本方之用温，从太阴以治下也。变桂枝人参之横法为竖法。

眉批：人身阴中须要有阳，阳中须要有阴。阴中有阳，则阴治；阳中有阴，则阳治。若三阴独治于下，则三阳亦逆而独治于上，两气各乱矣。责在胃气不为之交也。

[二百二八] 伤寒腹满，谵语，寸口脉浮而紧，此肝乘脾也，名曰纵，刺期门。

同一寒热互见之病，而寒热交错中，不特有表里之分，而表里又有浅深之分。表里浅深之间，又有高下之分，则自此而广之，安见三阴之与三阳，不亦有寒热之交错者乎？如伤寒者，太阳病也，而腹满谵语，则太阴阳明病也。寸口脉浮而紧，则仍是太阳伤寒之脉也；浮紧只见于寸口，又非纯是太阳伤寒之脉也。阴阳互淆如此，寒热自尔交错，其病从何断之？证在中焦，只从中焦断之。此肝乘脾也。脾虚故作腹满，脾虚则邪愈旺，故作谵语。名曰纵者，以邪从所不胜来也。夫以厥阴之邪，移之太阴，而却见于太阳病中，从前寒热之法，俱无可施，宜从中治可也。刺期门以泻肝木之实，木泻而脾不虚，交错之邪自解，责虚取实，寒热俱可不治，此又一法也。

眉批：谵语多属胃实，此曰肝乘脾，则脾虚矣。"虚"字从浮紧脉得之。

[二百二九] 伤寒发热，啬啬恶寒，大渴欲饮水，其腹必满。自汗出，小便利，其病欲解，此肝乘肺也，名曰横，刺期门。

不特此也。寒热之邪，三阴既可与三阳交错，又安见足经不可与手经交错乎？如伤寒者，太阳病也，而发热，啬啬恶寒，虽是太阳表证，然而肺主皮毛，邪在手太阴，亦有此也。肺受热邪，故大渴欲饮水，膀胱有寒而无热，则水入而气不化。膀胱之气不化，病必累及中焦之脾，其腹乃满。病源不在脾，故待自汗出，小便利，水气上下分消，而交错之邪随水出，其病欲解矣。名曰横者，以邪从所不胜来也。肝邪乘肺，故皮毛受郁而生寒热，木盛则火旺而金被火乘，故大渴欲饮水。夫以足厥阴之邪，移之手太阴，而受累者，足太阴脾也，却亦见于太阳病中。从前寒热之法，益无可用，只从中治。刺期门，以泻肝木之实，则脾不虚。脾不虚，则肺得所资，而错杂之邪自解。弃标取本，寒热俱可不治，此又一法也。即此二法推之，病气方当淆乱，而证涉危疑，只以实脾为主，否则泻肝，泻肝以去其贼，实脾乃有力也。如此二证，贼土侮金，皆由木盛，卒不用小柴胡例治之，以黄芩妨脾，不免开门揖盗，不若刺法，邪去而脾无伤也。

眉批：饮水不消，故腹满。不消者，以有啬啬恶寒证也。

[二百三十] 伤寒八九日，风湿相搏，身体烦疼，不能自转侧，不呕，不渴，脉浮虚而涩者，与桂枝附子汤主之。若其人大便硬，小便自利者，去桂枝加白术汤主之。

寒与热，莫非太阳中必有之证，而烦杂错综如此，所以然者，以两邪相并故也。则凡属两邪相并为病者，俱不可不另立治法矣。请以①风湿论，伤寒至八九日，邪当渐解。不解者，邪必入里；既不解，又不入里，必有所夹之邪乘之也。风为阳邪，湿为阴邪，两邪合聚，结而不散。湿持其风，则风不能纯行其表令，而自无头痛发热之表证。风持其湿，则湿不能纯行其里令，而自无渴热逆呕之里证。两邪郁滞，只是浸淫周身，流入关节，而为烦疼重着之证而已。及诊其脉，风固见浮，而有湿滞，不能尽浮。湿固见虚，而有风鼓，不能尽虚。两邪结滞，当舒豁者不能舒豁，当流利者不能流利，浮虚而涩，所由来也，治用桂枝汤，散风湿之在经，而加附子疾驰经络，分竭而迅扫之也。若大便硬，小便自利者，湿虽盛而津液自虚，前方去桂枝加白术汤主之。前方和卫以温经，使风散而湿自无所持，后方益土以燥湿，使湿去而风无所恋，各有标本，故主治不同也。

眉批：所谓不可反侧者，经曰阴气藏物也。物藏则不动，故不可反侧也。

眉批：大便硬，小便利者，风湿外束，而津液不复内行也。去桂加白术，引津液还入胃中，则风无所持，而束者解矣。白术为脾家主药，燥湿以之，滋液亦以之。

[二百三一] 风湿相搏，骨节烦疼，掣痛不得屈伸，近之则痛剧，汗出，短气，小便不利，恶风，不欲去衣，

---

① 以　式好堂版无。

或身微肿者，甘草附子汤主之。

　　前条之主治，视风湿所胜者，以分标本。若风湿相搏，属在两停者，又不可不定所增减也。即如前证而见骨节烦疼，掣痛不得屈伸，近之则痛剧者，此风湿之邪注经络，流关节，两邪乱经使然也。汗出短气，恶风，不欲去衣者，风伤卫也。小便不利，身微肿者，湿着内也。两邪各无所胜，亦各无所负，祛风胜湿，平治可也，甘草附子汤主之。即前去桂枝加白术汤，白术仍加，桂枝不去，单去芍药之酸收，使邪无闭敛，而中外分消矣。然而三方俱加附子者，以风伤卫而表阳已虚，加寒湿而里阴更胜，凡所见证，皆阳气不充，故经络关节，得着湿，而卫阳愈虚耳。

　　眉批：以上二条，虽云风湿相抟，其实各夹有一"寒"字在内。即三气合而为痹之证也。

　　眉批：邪留于筋骨之间，寒多则筋挛骨痛。

　　[二百三二] 伤寒发汗已，身目为黄，所以然者，以寒湿在里，不解故也。以为不可下也，于寒湿中求之。

　　前条风湿相搏，虽与风温寒温不同，然亦阳邪与阴邪合并为病也。阳邪既可与阴邪合并为病，则阴邪独不可与阴邪合并为病乎？阴邪与阴邪合并为病，寒湿此其类也。如伤寒病系阴邪，发汗已，阴寒宜解矣。即不解亦不当见身目发黄之病。所以然者，以其人素有湿邪在里，表寒虽经发汗，而其为阴湿所持者，终在里而无从解散也。发汗后之寒，久当变热。虽有热邪，不可下也。以为寒湿郁蒸之热非实热也，仍当于寒湿中，责其或浅或深而治之可也。

　　眉批：寒湿"寒"字，对上条风湿"风"字言，有表有里，两邪互结之谓。其"在里"字，同上条"相抟"字一样看，故发汗无益，下之益不可也。

　　[二百三三] 伤寒瘀蒸在里，身必发黄，麻黄连翘赤小豆汤主之。

所谓寒湿中求之者，何也？缘风属阳邪，阳主发扬，虽与湿合而无瘀。无瘀则阳散而反变为寒，寒属阴邪，阴主沉着，既与湿合而遂瘀，既瘀则湿蒸而反变为热。凡伤寒瘀热在里者，由湿蒸而来，故身必发黄。此之瘀热未深，只从表一边开其郁滞，而散热除湿，佐以获效，麻黄连翘赤小豆汤是其主也。

［二百三四］伤寒七八日，身黄如橘子色，小便不利，腹微满者，茵陈蒿汤主之。

所谓寒湿中求之者，又何也？前证以瘀热，尚在表半边而未深，故所治如此。若伤寒七八日，瘀极矣，极则寒与湿俱从热化，身黄如橘子色，视湿病之熏黄，明与暗有异矣。小便不利，腹微满，视寒病之大便自利，体烦痛者，通与闭有异矣。此之瘀热已深，只从里一边开结导热，而利便驱湿，并以建功，茵陈蒿汤主之可也。

眉批：成注云：小便不利，腹微满者，热气甚于外，而津液不得下行也。

［二百三五］伤寒身黄发热者，栀子柏皮汤主之。

所谓寒湿中求之者，更何也？伤寒而见身黄，虽已湿蒸于里，而外证发热，依然寒居于表，里浅表深之间，前二法俱无所用，只从中治，清解调和，预去其瘀热之渐，使二邪不能相合，而里外分消，寒与湿俱可付之不治，此又一法也。故裁栀子柏皮汤主之。

风湿中有阳邪，而证则无热；寒湿中纯阴邪，而证则无寒。寒极能生热，则知热极自能生寒，如厥阴篇中，始发热六日，厥反九日而利等证，是也。世人见寒治寒，见热治热，须于此等处参求，而心灵手敏，当下应无荆棘矣。

眉批：此证同属湿热，而湿热中自有浅深。

男　廷瑚展夏　校
　　廷琏殷玉

伤寒论后条辨卷之六终

伤寒论后条辨卷之七

辨阳明脉证篇第一

伤寒能使阳明为病，则表邪归里，寒从热化最为佳兆，何以言之？风寒湿热在表之邪，流为坏病，变徙无穷者，总因热从外转，散漫无归之故，一得约束，归中前无去路，任尔穷山荡海之寇，直从辇毂①下擒夺之无余力，何挟如之若然者，自非本热标寒，阳神素盛者，不能辖邪归我也。阳盛者，其人少水多火，虽他经受邪，无关于胃。而胃中燥热之气自成郁遏，所以一经汗下，津液被夺，则在表之邪尽成收敛，随燥热而内结，此之谓表虚里实。实则邪无去路，故可任攻，但去路本之来路，若求去路得了脱，须是来路讨分明。当与并合病间，穷其入里有尽未尽之辨，稍一带表，辄非可攻之，阳明里未尽实故也。里实虽已属胃，顾胃中燥热之邪有因内实而结者，有不尽因内实而结者，此则不复从来路讨分明，而并欲从去路讨分明矣。

仲景所以约法三章，以大、小、调胃三承气汤，应付三②阳明之去路。缘阳实之家其阴必虚，不欲以溜液致燥之阳明、夺血致燥之阳明混同于胃家实之阳明模棱处治也。盖胃为一身之主，百病之来俱要阳明有担当，所称五脏六腑之海者，不但无病之时

---

① 辇毂 辇，指古代用人拉着走的车子，后多指天子或王室坐的车子；毂，指车轮中心，有洞可以插轴的部分，借指车轮或车。辇毂之下，借指京城。

② 三 致和堂版字迹模糊，据式好堂版补。

宜宝重，即有病之时宜顾惜。人之于身能知阳明为六经之根柢，而胃家实为阳明之根柢，则卒病任乘断无坏病之贻厥身矣。

眉批：六经受病而胃家素有燥气者，皆能令转。属阳明万物所归故也。第视本经证罢不罢方可定胃之实与不实，故来路不可不审之又审。

[二百三六]　阳明之为病，胃家实也。

阳明之为病，指腑病而言，可攻之。阳明也，胃家，犹云湿家、汗家之类，兼素禀而言。胃家实，推原阳明受病之故，较阳明之为病似先一层。凡病在六经，俱从阳明胃受气，其误汗不至于亡阳动经，误下不至于结胸下利，误利小便不至于畜血便淋而因标转本，只成其阳明之为病者，由其人胃家实也。胃家实则邪未至，能却邪既至能容，唯其能容是以可去。仲景欲人郑重于"攻"之一字，故首条不揭病证，只揭病源，不教人将阳明之为病看左了，并将阳明之为病看忽了。

眉批：太阳之为病，多从外入，风寒等是病根；阳明之为病，多从内受，胃家实是病根。而燥之一字则又胃家实之病根也，故下条指出三阳明来。

[二百三七]　伤寒三日，阳明脉大。

大为阳盛之诊。伤寒三日见此邪已去表入里，而脉从阳热化气，知三阳当令，无复阳去入阴之惧矣。纵他部有参差，只以阳明胃脉为准，不言阴阳者，该及浮沉，具有实字之意，不实则为芤为虚。表热里寒，大是假规模，便早为宅中计。凡下文云脉弱、脉迟、脉滑而疾、脉沉、脉浮而芤而涩等类皆贯此大字，在内只从有力无力上讨分晓。

[二百三八]　问曰：病有太阳阳明，有正阳阳明，有少阳阳明，何谓也？答曰：太阳阳明者，脾约是也；正阳阳明者，胃家实是也；少阳阳明者，发汗利小便已，胃中燥，烦热，大便难是也。

阳明为病，本于胃家实，则胃实一家可验于未病，先者故借问答从三阳中指出之。脾约者，小便数而大便难，肠胃素乘燥气也。胃家实者，纳多出少，肠胃素称阳盛也。发汗利小便已，胃中燥，烦热，大便难者，津液从前被夺，肠胃素少血滋也。三者皆成阳燥。凡阳盛者阴必虚，阴虚者阳必凑。所以病在三阳，若吐若下若发汗，在他人则邪从外转而为坏病，在我则邪从内转而为腑邪，燥则召燥也。三阳明唯正阳阳明津血自足，只为火热搏结成实，太阳阳明便属失津成燥，少阳阳明便属少血成燥，结证虽同，而实处藏虚。三承气正从此处分别，至于津液暴亡，亦见阳明胃实证，此是假实，三承气另当斟酌矣。

眉批：三家之成阳明病，亦犹肺家素有痰火气者，一遇风寒杂病之来肺病辄作。若胃家不燥不实，虽有阳明病，只是能食者，名中风；不能食者，名中寒病耳。一则胃中虚冷，自召其外邪者；一则胃中凝滞自成胃病，亦有此非三家实之阳明也。

发汗利小便已，已字谓曾经犯此也，非指日前说。

[二百三九] 伤寒脉浮而缓，手足自温者，是为系在太阴。太阴者，身当发黄，若小便自利者，不能发黄，至七八日，大便硬者，为阳明病也。伤寒转系阳明者，其人濈然微汗出也。

阳明为病，本于胃家实，则凡胃家之实，不特三阳受邪能致其转属阳明，即三阴受邪亦能致其转属阳明。聊举太阴一经例之：脉浮而缓是为表脉，然无头痛、发热、恶寒等外证，而只手足温，是邪不在表而在里，但入里有阴阳之分，须以小便别之。小便不利者，湿蒸瘀热而发黄，以其人胃中原来无燥气也；小便自利者，胃干便硬而成实，以其人胃中本来有燥气也。病虽成于七八日，而其始证却脉浮而缓，手足自温则实，是太阴病转属来也。既已转系阳明，其脉之浮缓者转为沉大，不必言矣。而手足之温，不止温已，也必濈然微汗出。盖阴证无汗，汗出者必阳气充于内而后溢于外，其大便之实可知唯其从阴经转来，故汗虽出而仍微耳。是之谓太阴阳明，则推之少阴三大承气证，厥阴一小承气证，何非转属阳明之病哉？此证自太阴转来而本之小便自利，即太阳之脾约证，但以得之暴者为太阳，而以得之缓者为太阴。

眉批：太阴何由转属阳明，以其人脉浮缓，手足自温，胃中阳气固旺，加以小便自利，则虽曰阴经，其燥气向在胃耳。

眉批：凡三阴转属阳明自是三阴证罢，故太阴则濈然微汗出，少阴则口干燥，腹胀不大便，厥阴自谵语也。

［二百四十］问曰：阳明病外证云何？答曰：身热，汗自出，不恶寒，反恶热也。

胃家实自是病因，非病证。阳明见证究竟未经揭出，故复设此条之问答以补之。身热者，阳热盛极，从胃而布于肌肉也。汗自出者，津液受热从胃而蒸出肤表也。不恶寒反恶热者，胃中阳亢不得阴气以和之，为燥热所苦也。句中十二字须一连读下。阳明胃实，潮热、谵语等证不必尽现，要未有不全此数证而得成其为阳明者，因外以征内，固是答阳明腑证，然经病亦可兼看。

眉批：病因属内，病证属外，观外所以徵内也。反恶热，反字是与太阳剖别表里处。

［二百四一］问曰：病有得之一日，不发热而恶寒者，何也？答曰：虽得之一日，恶寒将自罢，即自汗出而恶热也。

阳明恶寒终是带表，至于腑病，不唯不恶寒且恶热，表罢不罢，须于此验之，故从反诘以辨出。然曰：虽得之一日，恶寒将自罢则已，该夫阳明之不必转得者。

眉批：初得阳明表气被阻，故亦有不发热而恶寒证，须臾即化热矣，邪不关表故也。

［二百四二］问曰：恶寒何故自罢？答曰：阳明居中，

土也，万物所归，无所复传，始虽恶寒，二日自止，此为阳明病也。

六经虽分阴阳而宰之者胃，五脏六腑皆朝宗而禀令焉。一有燥热，无论三阳传来之表寒从而归热，即三阴未传之，阴寒亦归而变热。纯阳无阴，故曰万物所归，无所复传，任尔寒势方张。一见阳明自当革面，故曰始虽恶寒，二日自止。末句亦非泛结正见阳明关系之重，视住万物所归，无所复传二句，阳明以下法为正，必五脏六腑之邪皆归结于此，别无去路，方是下证之阳明，等闲莫教错了。

眉批：不恶寒，六经唯阳明阳气所居故也。邪苟归此彼气皆成我气，无有寒而不热，转属不独太阳也。无所复传者，前此六经各有去路，今则不燥实者亦燥实，总非太阳无泄处矣。恶寒未罢，胃无由实，岂算得阳明。

［二百四三］问曰：何缘得阳明病？答曰：太阳病，若发汗，若下，若利小便，此亡津液，胃中干燥，因转属阳明，不更衣，内实，大便难者，此名阳明也。

阳明之外证已经辨明，而胃家实所以成阳明之故尚未详及，故问答复设及之。太阳病若发汗、若下、若利小便，皆为去邪而设。邪苟相当即成解证，如其不解，徒亡津液矣。亡津液而不为坏病者，以其人胃中干燥能为燥邪渊薮，故津液一亡，太阳遂转属阳明也。特转属层次不止有表罢不罢之辨，而表罢入里，复有燥实、燥不实之辨，所以有不更衣之阳明病，有内实之阳明病，有大便难之阳明病也。层次有属表属里，所以下法有禁宜。受气有里实里燥，所以下法有大小。本太阳病起至名阳明也止，自是一气说，下而逶迤分别多少铺置，读者当于此悟出太阳阳明转属褶叠处。

眉批："此亡津液"四字当一顿，胃中干燥复折下来讲。

［二百四四］本太阳病，初得时，发其汗，汗先出不

彻，因转属阳明也。

胃家有燥气，毋论病在太阳发汗吐下过亡津液能转属之，即汗之一法，稍失其分数，亦能转属之。彻者，尽也，透也。汗出不透，则邪未尽出而辛热之药性反内留而助动燥邪，因转属阳明辨脉篇所云汗多则热愈，汗少则便难者是也。

[二百四五] 伤寒发热，无汗，呕不能食，而反汗出，濈濈然者，是转属阳明也。

转属阳明之证，于何徵之？伤寒发热，无汗，呕不能食，太阳本证。现在而反汗出，濈濈然者，知大便已结燥于内，虽表证未罢，已是转属阳明也。濈濈，连绵之意，俗云汗一身不了又一身也。

眉批：凡言转属处，皆是指其乘便因势之易易也，其易易，本胃家素实故。

[二百四六] 二阳并病，太阳初得病时，发其汗，汗先出不彻，因转属阳明，续自微汗出，不恶寒，若太阳病证不罢者，不可下，下之为逆，如此可小发汗。设面色缘缘正赤者，阳气怫郁在表当解之熏之，若发汗不彻不足言阳气怫郁不得越，当汗不汗，其人躁烦不知痛处，乍在腹中，乍在四肢，按之不可得，其人短气，但坐，以汗出不彻故也。更发汗则愈，何以知汗出不彻，以脉涩故知也。

太阳既转属阳明，宜可从阳明处治矣而未也。正恐转遁之处，表邪去尚未尽，里邪乘其未去而已来，两邪相持而前后互见，是曰并病。纵使表少里多，终是带表之阳明也。虽续得微汗出，不恶寒，证倘其间，尚带一二分太阳表，当下不可下矣。下之而表邪陷入随有结胸，协热利等变，此之谓逆。仍须小发汗，并去未彻之表，方可一意于阳明。设面色接连而赤，势来方盛，此非发汗不彻者，比阳气经久不得发越致怫郁，在表因现于面耳故，不但用解剂如大青龙辈，而且兼熏法，用麻黄等煎汤从外蒸以助其汗，所以然者，阳气重故也。若发汗不彻，阳气已经汗越，何至怫郁？乃尔自是当汗不汗，邪气壅甚于经，漫无出路，故其人躁烦不知痛处，乍在腹中，乍在四肢，究竟非实邪，故按之不可得此，自是太阳本经，表气盛实之证，并病中无此也。并病之壅滞仅于表病中增出短气一证便可，坐以汗出不彻，其于阳气怫郁者不侔，则解之熏之之法，一无可试，务更其大发汗之剂为小发汗，斯为合法耳。脉涩只是营卫不流通而成滞，表阳已不甚盛也。设面色缘缘正赤已下俱是借阳气怫郁作客形，出汗出不彻，所以小发汗之故。太阳不应有腹痛，以邪无出路，意欲内攻故乍在仍不知其处。

眉批：阳气怫郁不得越是表阳全滞在经，发汗不彻是表阳已半并里，二证有微似之嫌，故详此以勘彼。

眉批：以脉涩知汗出不彻，前所云病证不可者，正指此可见太阳全罢者，自是阳明脉大也。

[二百四七] 阳明病，脉迟，汗出多，微恶寒者，表未解也，可发汗，宜桂枝汤。

[二百四八] 阳明病，脉浮，无汗而喘者，发汗则愈，宜麻黄汤。

既知并病有未尽之表，仍宜治表，则凡属带表之阳明辄当视表邪所在之浅深以定法，不得以小发其汗一语混同治之矣。条中无一阳明证云阳明病者，胃已实而不更衣也。阳明之脉必大，今却兼迟兼浮，阳明之证不恶寒，法多汗，今尚微恶寒，无汗而喘，是腑中虽是阳明，而经中全是太阳，仍从解肌发汗，例治以桂枝麻黄二汤，经邪散而腑中之壅滞亦通矣。

眉批：条中一"可"字，一"愈"字，俱对阳明病三字言，阳明病不可发汗，如此之阳明亦可发汗，汗法为太阳设，此处发汗不特太阳病愈，阳明病亦愈。

胃中燥气胜，故太阳全盛时，辄见阳明病，究竟只属虚燥，里虚表实尚算不得转属例，故仍用桂枝麻黄。

［二百四九］太阳与阳明合病者，必自下利，葛根汤主之。

［二百五十］太阳与阳明合病，不下利，但呕者，葛根加半夏汤主之。

即此而推及于合病，有此有彼，俱不难准之以定治法。太阳与阳明合病者，太阳之恶寒、发热等证与阳明之喘咳、胸满等证，同时均发热，无有先后也。两阳交应骤盛于表，则里气暴虚，升降不及，故不利则呕，治法只须解表，表解而里自和。葛根汤从升利则主之，呕加半夏所以降也。

眉批：合病之证凡太阳经之头痛恶寒等与阳明经之目疼鼻干等，但见一证便是，不必悉具，并病亦如是，看仍须兼脉法断之。

［二百五一］太阳与阳明合病，喘而胸满者，不可下，麻黄汤主之。

若前证不利、不呕，乃喘而胸满者，则必表邪与经气互结而盛，壅滞在上焦，胃肠虚而无复升降也。戒不可下者，上壅而不呕，则下逆而不利，可知总缘经表之邪过实，主麻黄汤泄肺而通气道，随其实而夺之，表与经两解，则逆者降而胃亦和矣。

眉批：张兼善曰：阳受气于胸中，喘而胸满者，阳气不宣发，壅而遏也。

［二百五二］太阳病，项背强几几，反汗出恶风者，桂枝加葛根汤主之。

［二百五三］太阳病，项背强几几，无汗恶风者，葛根汤主之。

项背强几几五字连读，上半身成硬直之象。太阳病有此，经邪壅盛不尽在表可知。经曰：胸者，背之腑也。腑邪稍露端倪知势已连及阳明，故虽汗出、恶风之中风，即不得不于桂枝汤内加葛根；而无汗、恶寒之伤寒即不得不易麻黄汤为葛根汤矣。葛根能宣阳益阴，清解胃中邪热，太阳药中用之，所以达阳明而伐之于早也。

眉批：项背强几几者，太阳之脉满而连及阳明之经也。

眉批：此条无呕与利，亦主葛根者，邪总在二阳之经，下利者既非里虚，不利者亦非里实，里反属标，表反属本。

[二百五四] 太阳病，寸缓关浮尺弱，其人发热，汗出，复恶寒，不呕，但心下痞者，此以医下之也。如其不下者，病人不恶寒而渴者，此转属阳明也。小便数者，大便必硬，不更衣十日无所苦也。渴欲饮水，少少与之，但以法救之，渴者，宜五苓散。

太阳阳明表有未罢，宜从证辨之矣。尤须辨其脉，如病在太阳，得寸缓关浮尺弱之脉，不为不如经也。发热，汗出，复恶寒不呕，表证现在不甚，有关于里也，此而心下痞，得之误下，太阳中自有成法，可无议也。至如痞证，不因误下而成，考之外证，复不恶寒而渴，其为转属阳明无疑矣。阳明而见寸缓关浮尺弱则为不及之，诊不及则小便数，小便数则大便必硬，硬因津液偏渗所致，非有实邪在胃，虽不更衣十日，总无热攻肠胃或满或坚之苦，唯是津液不能上朝，渴欲饮水但于与水间救之以法耳。法者，何不可不与，不可多与也，与后复渴者，水多则停也，则五苓散又不在阳明禁例。所以然者，寸缓关浮尺弱，在太阳为如经，在阳明为不及也。

眉批：曰属阳明已归胃矣，不成下证者未经汗吐下，表不夺其津液，里燥终不结实，阳明自不能成其为阳明也。

眉批：凡不更衣见有表证，表脉便能消润，水谷不致成实故日数虽多，总无谵语、潮热等，胃实证可作征验也。

[二百五五] 阳明中风，口苦咽干，腹满，微喘，发

热，恶寒，脉浮而紧，若下之则腹满，小便难也。

　　不宁此也又有阳明受病之时，兼具他经乘入者，其治法更难从阳明定例也。阳明中风，此风为邪风，该寒在内，谓经到阳明重复中有表邪，故阳明之热为太阳之寒所持，于是热郁而有口苦、咽干、腹满、微喘之证。太阳寒在表，于是重复发热、恶寒，脉浮而紧也。风盛气壅，大便纵难，实非下证。下之，则病在阳明太阳之经者，累及阳明太阳之腑，故腹满、小便难，以外邪乘虚内陷而津液且亡也。

　　邪到阳明已为万物所归，重受表邪则所归之气俱从阳明佛郁，所以三阳之证俱见其间，腹满一证，兼属太阴脏受腑气而为热满也。腹满则大便必难，故以下为戒。

　　或谓此条与太阳大青龙证同。太阳以风寒持其营卫，故有烦躁证而无腹满证；此以风寒持住阳明，故有腹满证而无烦躁证。然口苦、咽干而喘，实与烦躁同其机兆也。

　　眉批：下后之腹满，正气虚而邪气益填，视前证之腹满，仅为风热所壅者，留而难去矣。

　　[二百五六] 阳明病脉浮而紧，咽燥口苦，腹满而喘，发热，汗出，不恶寒，反恶热，身重。若发汗则燥，心愦愦反谵语，若加烧针，必怵惕，烦躁不得眠。若下之，则胃中空虚，客气动膈，心中懊憹，舌上苔者，栀子豉汤主之。若渴欲饮水，口干舌燥者，白虎加人参汤主之。若脉浮，发热，渴欲饮水，小便不利者，猪苓汤主之。

　　[二百五七] 阳明病汗出多而渴者，不可与猪苓汤，以汗多胃中燥，猪苓汤复利其小便故也。

　　发热以上与前同，而汗出，不恶寒，反恶热，身重则皆阳明之见证，盖以阳明之经气较盛，则乍到之表邪不能敌其热，热多寒少，故亦有不恶寒，反恶热者，其实与前同其感受也。治宜双解，用及辛凉之剂，单表单里俱不可，故著汗、下、烧针之逆，以示禁汗。则胃实，烧针则损阴，下则胃虚，邪客证因误治而变坏，难为一定之法，故有栀子豉等汤之不同，所谓"视其脉证，知犯何逆，以法治之也"。热在上焦，故用栀子豉汤；热在中焦，故用白虎加人参汤；热在下焦，故用猪苓汤。寒邪闭热在经，伤气耗津必甚，三治酌量，只是趋凉避燠，化气回津，以无恶寒证，即紧脉不须照顾也。汗多，胃中燥，盖阳明里证已成者，言猪苓汤之治，与太阳五苓散颇同，在太阳为寒水气化，不避桂术者，从寒也；在阳明为燥土气化，改桂术为滑石、阿胶者，从燥也。处方至此已属精微，犹复以利小便为暴液亡汗者禁，则知证在阳明，兢兢以保津液为第一义矣。

眉批：前条有发热恶寒证，故曰阳明中风，此条不恶寒反恶热，故曰阳明病。

眉批：据脉可汗，证则不可汗；据证可下，脉则不可下，加以咽燥口苦，腹满而喘，依稀三阳合病，温针益壮火而消阴矣，故三治俱为犯经。

[二百五八] 阳明中风，脉弦浮大而短气，腹都满，胁下及心痛，久按之气不通，鼻干不得汗，嗜卧，一身及面目悉黄，小便难，有潮热，时时哕，耳前后肿，刺之小差，外不解，病过十日，脉续浮者，与小柴胡汤；脉但浮，无余证者，与麻黄汤。若不尿，腹满加哕者，不治。

此条所中之气兼有温邪在内，故脉弦浮大，里阳为表阳闭遏，万物所归之经气阻塞不通，怫之极则扰之极，故卒难用治，唯照依《内经·刺热篇》中之刺法，泄去其热。此刺不专为耳肿设，小差外不解者，内势渐杀所不解者，外不得汗，仍潮热耳。尤须俟过十日者，恐小差之热势去之未尽，不无因升发之药而复盈也。脉续浮者，尚接弦大之浮热未能尽去也，故用小柴胡汤双解之；脉但浮者，减去弦大之浮，不得汗之外无余证也，故

用麻黄独表之。不尿，腹满加哕，俱指刺后言，非指用柴胡、麻
黄后言。刺之而诸证小差，唯此不差，哕且有加，则腑热已经攻
脏而谷气垂亡不治之势已成，虽小柴胡汤、麻黄汤不必用矣。此
证之用麻黄汤，颇同太阳篇中阳气重故也。一条之麻黄汤彼用之
于衄血后，此用之于刺血后者，皆是热已出而汗尚未得耳。

　　眉批：此条证以不得汗三字为主，益风热两壅，阳气重矣。借
郁不得越，欲出不得出，欲入不得入，绵缠被扰，无所不至，究竟
无宣泄处，故见证如此刺法，从经脉中泄其热耳。其风邪被缠者，
固未去也。故纤而缓之，乃酌量于柴胡、麻黄二汤，间以通其久
闭，总是要得汗耳。

　　眉批：不尿，腹满加哕，胃气已竭，而三焦不复流通，邪永无
出路矣。

　　［二百五九］三阳合病，脉浮大，上关上，但欲眠睡，
目合则汗。

　　外此则有三阳合病之证，阳明居中土也，万物所归，大为阳
明主脉，太阳以其脉合故浮大，上关上，从关部连上寸口也；少
阳以其证合，故但欲眠睡，目合则汗，但欲眠为胆热盗汗，为半
表里也。此条原论入少阳篇配入下条，当是有汗则主白虎，无汗
则主小柴胡汤也。

　　［二百六十］三阳合病，腹满身重，难以转侧，口不
仁而面垢，谵语，遗尿，发汗则谵语，下之则额上生汗，
手足逆冷，若自汗者，白虎汤主之。

　　若前证见腹满，身重者，阳盛于经，里气莫支也。口不仁，
谵语者，热淫布胃气浊识昏也。此是阳明主证，而少阳之合则见
面垢证，风木动而尘栖也。太阳之合则见遗尿证，膀胱热而不守
也。凡阳盛者，阴必虚；而热盛者，气更伤，汗则伤气。谵语
者，胃愈涸也。下则伤阴，额上生汗者，阳无依而上越也。手足
逆冷者，阴被夺而热深厥深也。内燥外寒，阴脉将绝，血不内

守，气将安附，危证成矣。计唯化热生津，从阳分清回阴气，使气清则液布，固白虎汤之职也。胃热祛而肺金肃水亦溉自高原矣。前证但可主之，以议治议救，若果津液已枯，不复有汗，白虎更难用也。

眉批：三阳合病俱是经与经合，若阳明之经与太阳之表合，则为麻黄汤证矣，至于阳明少阳合病而有大承气汤证者，以其中无太阳，故又可酌负顺而为下法。

[二百六一] 阳明病发潮热，大便溏，小便自可，胸胁满不去者，小柴胡汤主之。

外此虽太阳已罢而少阳忽尔掺入阳明者，亦不可作阳明处治。如得阳明病而发潮热，似乎胃实之征矣。但胃实之潮热，大便必硬，而小便自赤涩。今大便溏，小便自可，是热虽盛，非入腑之热也。再以胸胁征之。凡粪溏者，气自降，气不降而胸胁满，明是木来克土，故阳明少阳之证兼见，小柴胡汤主之，升木即所以松土也。

眉批：王肯堂曰：阳明为病胃家实也。今便溏而言阳明病者，谓阳明外证，身热，汗出，不恶寒，反恶热也。

[二百六二] 阳明病，胁下硬满，不大便而呕，舌上白苔者，可与小柴胡汤。上焦得通，津液得下，胃气因和，身濈然而汗出解也。

前证不但大便溏为未实，即使不大便，而却与胁下硬满之证兼见，则非关下焦之不通也。缘木气郁于土中，不能升发，是为上焦不通。上焦不通则气不下降，故不但满而且呕；上焦既窒则津液为热搏结，徒熏蒸于膈上，不得下滋于胃腑，故舌上白苔而不大便。白苔虽不远于寒，然津结终不似寒结之大滑，推其原只因上焦不通。夫不通属下焦者从导，不通属上焦者从升，小柴胡汤主之。达土中之木而顺其性，使上焦得通则津液得下，胃气因和，诸证皆愈矣。上焦得通，照胁下硬满言，津液得下；照舌苔

与呕言，胃气因和；照不大便言，因字宜看见阳明病，不必治阳
明而阳明无不可因之治也。身濈然汗出者，阳明病多汗，窒则汗
不得越，一通之而津液不窒，自能四布矣。

　　〇上条阳明病从潮热上见此条，阳明病从不大便上见。

　　眉批：胁下硬痛不大便而呕，自是大柴胡汤证，其用小柴胡汤
者以舌上白苔，犹带表寒故也。若苔不滑而涩则所谓舌上干燥而
烦，欲饮水数升之谓热已耗及津液，此汤不可主矣。

　　眉批：上焦不通则营卫不布而津液不得流通，以致热气在中，
此胃气不和之由也。

　　[二百六三]　阳明病，心下硬满者，不可攻之。攻之，
利遂不止者死，利止者愈。

　　从前诸证，非兼太阳即兼少阳，阳明里证未具，故不必戒
攻，而只随证施治，可得其条目。至若攻势，虽具有不可攻者，
尤不妨历历指之纯见阳明病，而心下硬满，不兼乎胸胁，似可攻
矣。不知阳明入里，不但躯壳间肌肉层分，而高下部胸腹署列，
今心下硬满者，邪聚阳明之膈，膈部三阳均得而主之者也。况人
身阳气盈歉各有分数，膈实者，腹必虚，气从虚闭，亦见阳明假
实证，攻之是为重虚。关防尽彻必至漏底而死，其止而愈者，则
以下关之彻，侥幸得闭善治者不当以一死博此侥幸矣。

　　[二百六四]　伤寒呕多，虽有阳明证，不可攻之。

　　不止此也，阳明以下行为顺，呕多则气逆，逆则中焦气微，
不能下达，亦令大便闭。误攻则下虚，而上愈逆，隔噎反胃之苽
种此矣。

　　[二百六五]　阳明病，面合赤色，不可攻之，必发热，
色黄，小便不利也。

　　面合赤色者，由胃热上行，怫郁在经也。气滞于经者，液不
达于腑，胃失润或亦见阳明里实证，一攻之截热于外而耗液于
里，胃气燥而成瘀矣。湿瘀能致黄燥，瘀亦能致黄，此从攻后兼

发热证，当是热阻于肌肤之间，不能归里，液郁成黄，故不言发黄，只言色黄。

眉批：阳气归里尚有溢处，便非下候，如此可先行敛法，上者敛之下，外者敛之入，原野无邪，方可夺之于室。

[二百六六] 太阳病三日，发汗不解，蒸蒸发热者，属胃也，调胃承气汤主之。

不可攻之证，前条颇经指明矣，至于可攻之阳明，又有分数焉，则于三承气间各宜应可而施也。太阳病三日经期尚未深也，何以发汗不解，便属胃。盖以胃燥素盛，故他表证虽罢而汗与热不解也。第征其热如炊笼蒸蒸而盛，则知其汗必连绵溅溅而来，此即大便已硬之征，故曰属胃也。热虽聚于胃而未见潮热、谵语等证，主以调胃承气汤者，于下法内从乎中，治以其为日未深故也。

眉批：表热未除而里热已待，病势久蕴于前矣，只从发汗后一变替耳。凡本篇中云太阳病、云伤寒而无阳明病字者，皆同此病机也，要之脉已不浮而大可必。

[二百六七] 伤寒吐后腹胀满者，与调胃承气汤。

吐法为膈邪而设，吐后无虚烦等证，必吐其所当吐者，只因胃家素实，吐亡津液，燥气不能下达，遂成土郁，是以腹胀满，其实无大，秽浊之在肠也，调胃承气汤一夺其郁可耳。

眉批：成注云：吐后邪气不去，胸中之邪下传入胃，壅而为实，故生胀满，是又一解。

[二百六八] 太阳病若吐若下若发汗，微烦，小便数，大便因硬者，与小承气汤和之愈。

吐下汗后而见烦证，征之于大便硬，固非虚烦者，此然烦既微而小便数，当由胃家失润燥气客之使然。胃虽实，非大实也，和以小承气汤，取其滋液以润肠胃。和也，非攻也。

[二百六九] 阳明病，不吐不下心烦者，可与调胃承

气汤。

至若心烦较之微烦者似剧，然未吐未下，则津液无伤，因不更衣而胃邪上壅，非不足之烦，有懊恼反覆颠倒之象，则调胃即是调心，曰"可与调胃承气汤"，见"与"之亦无碍也。

眉批：胃邪者，土中湿火不下行则上蒸也。

[二百七十]　阳明病，本自汗出，医更重发汗，病已差，尚微烦不了了者，此大便必硬故也。以亡津液，胃中干燥，故令大便硬。当问其小便日几行，若本小便日三四行，今日再行，故知大便不久出。今为小便数，少以津液当还入胃中，故知不久必大便也。

汗与小便，皆胃汁所酿，盛于外者必竭于中。凡阳明病必多汗及小便利，必大便硬者，职此重发阳明汗，必并病之阳明也。所以病虽差，尚微烦不了了，所以然者，大便硬故也。大便硬者，亡津液，胃中干燥故也，此由胃气失润，非关病邪，胃无邪搏津液当自复。故第问其小便日几行耳，本小便日三四行，指重发汗时言；今日再行，指尚微烦不了了时言，观一尚字，知未差，前病尚多，今微剩此，未脱然耳。故只须静以俟津液之自还，盖攻之一字与病相当，是夺燥气以还津液，稍不相当即是夺津液以增燥气。故知燥气有邪燥胃燥之不同，若二燥俱未全而误行攻法，则滋湿生寒，阴邪来犯害益难言矣。

[二百七一]　阳明病自汗出，若发汗，小便自利者，此为津液内竭，虽硬不可攻之，当须自欲大便，宜蜜煎导而通之，若土瓜根及与大猪胆汁皆可为导。

此与上条同意，总无病邪故也。小便自利者，津液未肯还入胃中也。津液内竭而硬，故自欲大便，但若不能出耳，须其有此光景时，方可从外导法，渍润其肠，肠润则水流就湿，津液自归而还胃，故不但大便通而小便亦从内转矣。蜜与土瓜根、大猪胆汁皆可者势因其便无烦难也。二条总无胃热证，故虽小承气、调胃承气俱在所禁。

[二百七二] 得病二三日，脉弱，无大①阳柴胡证，烦躁，心下硬，至四五日虽能食，以小承气汤少少与和之，令小安。至六日，与承气汤一升。若不大便六七日，小便少者，虽不能食，但初头硬后必溏，未定成硬，攻之必溏，须小便利，屎定硬，乃可攻之，宜大承气汤。

过此以下，皆其已属胃实证，而用大承气汤者，顾大承气汤非轻用之剂而用之，尤不可以无法，故不特其证宜审，而其脉尤宜审。得病二三日，指不大便言，弱者大而弱也，病进矣，而脉不进，肠胃虽燥而血自少也，虽表邪尽去，无大阳柴胡证，里邪告急，有烦躁，心下硬证，正不可恣意于攻之一字也。

此句以上截作一头，下面分作两脚。能食者以结在肠间，而胃火自盛也，先以小承气汤，少少与之，和胃中之火，令少安后，以前汤增至一升去肠中之结，既是小承气矣，而又减去分数，接续投之，以弱脉之胃禀素虚而为日又未久也。然而何不需之，四五日后以小便已利，不必需也。若前证不大便六七日，小便总是不利，则肠虽结而胃弱不能布水，水渍胃中，故不能食，非关燥屎在胃不能食也。攻之虽去，得肠间之结，早已动及胃中之水，硬反成溏矣。须小便利者，先行渗法也，水去而硬乃定，故可攻以大承气汤，其不用小承气汤者，以为日已久，弱脉不可久羁也。

眉批："小安"二字，对烦躁言。

[二百七三] 阳明病，脉迟，虽汗出，不恶寒者，其身必重，短气，腹满而喘，有潮热者，此外欲解，可攻里

---

① 大 当作"太"字。

也。手足濈然而汗出者，此大便已硬也，大承气汤主之。若汗多，微发热恶寒者，外未解也，其热不潮，未可与承气汤。若腹大满不通者，可与小承气汤，微和胃气，勿令大泄下。

迟者，大而迟。其人素禀多阴也。故虽汗出不恶寒，其身必重，必短气，必腹满而喘，经脉濡滞，不能如阳脉之迅利莫阻也。故邪虽离表，仍逗留不肯遽入里，直待有潮热，方算得外欲解，不然则身重短气，腹满而喘之证，仍算外不算里。在他人只潮热证便可攻，而脉迟者，必待手足濈然汗出，此时阳气大胜，方是大便已硬，方可主以大承气汤。此脉不用小承气者，以里证备具，非大承气不能伏其邪耳。若汗虽多而只微发热恶寒，即不敢攻。即不恶寒而热未潮，亦不敢攻。盖脉迟则行迟，入里颇艰难，虽腹大满不通势急矣，热尚未全聚，虽满而不甚，结只可用小承气汤，勿令大泄下，总因一迟字。遂尔斟酌如此观"迟"字下"虽"字可见，然迟脉亦有邪聚热结，腹满胃实阻住经隧而成者，又不可不知。

眉批：身重者，经脉有所阻也，表里邪盛，皆能令经脉阻。

眉批：邪气在表而喘者，满或在胸而不在腹，此则腹满而喘，知外欲解，可攻里也。

[二百七四] 阳明病，谵语，发潮热，脉滑而疾者，小承气汤主之。因与承气汤一升，腹中转矢气，更服一升；若不转矢气，勿更与之。明日不大便，脉反微涩者，里虚也，为难治，不可更与承气汤也。

胃实，脉以实大为正，苟非实大，便须斟酌。不但弱与迟也，又如一阳明病已见谵语，胃火乘心，可知兼发潮热，邪盛而正气乘旺，方敢与争，可知脉复滑而疾，非弱迟，尚带虚带寒，可知当从胃家实治。谁不曰：宜不知滑疾，虽阳盛之诊，然流利不定，终未着实，主以小承气汤。尚在试法之列，果转矢气，则知肠中有结屎，因剂小未能遽下，所下者屎之气耳，不妨更服以促之。若不转矢气，并不大便，则胃中无物，可知微为阳虚，涩为液竭，脉反变此，则前之滑疾乃虚阳泛上之假象，而今之微涩乃里气大虚之真形。其阳明病属津液竭而闭，谵语属虚阳不能自安而郑声，潮热属阳微，仅得乘旺而暂现，正虚则邪愈实。难治者，此证须是补虚，滋液以回阳气，而苦寒留中，无从布气，须先泄去其药，方可施治，无奈正气已虚，又不可更与承气汤也。

[二百七五] 阳明病潮热，大便微硬者，可与大承气汤，不硬者不可与之。若不大便六七日，恐有燥屎，欲知之法，少与小承气汤，汤入腹中转矢气者，此有燥屎，乃可攻之；若不转矢气，此但初头硬，后必溏，不可攻之，攻之必胀满不能食也。欲饮水者，与水则哕，其后发热者，必大便硬而少也，以小承气汤和之。不转矢气者，慎不可攻也。

可见下法全凭乎脉，脉稍参差，虽下证备具，犹防变证，如上条是矣。所以然者，证有假而脉无假也，脉果如经，则阳明病只据潮热一证便可放手用下法。故不必大满不通，但大便微硬者，可与大承气汤矣，其不可与者，除非不硬而溏耳。若潮热不见，而脉有模糊，岂特大便微硬不可用，虽不大便六七日，亦须斟酌，故有欲知燥屎之法，胀满不欲食，饮水则哕，缘其人肠虽燥而胃自虚，攻药苦寒伤胃，故胀满不欲食，燥故欲饮水，虚故与水则哕，其后发热者，热从燥气复也，未发热之前，概不得大便，可知大便虽因胃复而再硬，肠间反因下虚而愈燥，故仍和以小承气汤，末二句仍咎从前失慎之意。

眉批：微硬对大满痛言，满痛已自觉得但微而不大耳，此等处用大承气汤，须知俱实有"阳明脉大"四字在内。

眉批：胃不实而攻之，下燥未除，中寒复起矣。

[二百七六] 阳明病，下之，心中懊恼而烦，胃中有燥屎者，可攻；腹微满，初头硬后必溏，不可攻之。若有燥屎者，宜大承气汤。

阳明病下之，承上条言，未得欲知之法，辄用大承气汤也。下之的当，邪应伏矣。若心中懊恼而烦者，此有二因，又须斟酌。其转矢气者，有燥屎也，只因燥屎去之未尽，今则欲行不能行而搅作，再用大承气汤，以协济前药，使燥屎下而郁烦解。若腹微满，不转矢气者，此乃虚气上逆而烦蒸，由前未欲知之误也。初硬后溏，攻之必不能食，而饮水则哕矣，急止勿服。末句乃申可攻，句以决治意。此二条一反一覆，见不可不行欲知法。

眉批：无燥屎者，不转矢气也，只属栀子豉汤证。

[二百七七] 病人不大便五六日，绕脐痛，烦躁发作有时者，此有燥屎，故使不大便也。

即此而推及，凡病攻法，必待有燥屎，方不为误攻。则所以验燥屎之法，不可不备求之无恃转矢气之一端也。病人虽不大便五六日，屎燥未燥，未可知也。但使绕脐痛，则知肠胃干，屎无去路，故滞涩在一处而作痛。烦躁发作有时，因屎气攻动则烦躁发作；攻动究不能去，则又有时伏而不动，烦躁此时亦不作。以此征之，从有燥屎断其不大便，当无差矣，何大承气汤之不可攻也？

[二百七八] 大下后六七日，不大便，烦不解，腹满痛者，此有燥屎也，所以然者，本有宿食故也，宜大承气汤。

又即此而推之，不独未下可用大承气，即大下之后，不妨重用之也。以有六七日不大便，烦不解，腹满痛之证，乃燥屎之明征也。烦不解指大下后之证，腹满痛指六七日不大便后之证，从前宿食经大下而栖泊于迴肠曲折之处，胃中尚有此，故烦不解，久则宿食结成燥屎，挡住去路，新食之浊秽总畜①于腹，故满痛。

眉批：下后亡津液亦能令不大便，然烦有解时，腹满不痛可验。

［二百七九］病人小便不利，大便乍难乍易，时有微热，喘冒不得卧者，有燥屎也，宜大承气汤。

更即此而推及之，不特不大便宜用大承气，即大便乍难乍易，亦不妨于用之也。燥屎阻住经输，故小便不利非津液偏渗者比也，小便不利故大便乍难乍易，易者新屎得润而流利，难者燥屎不动而阻留，况时有微热，喘冒不得卧，莫非燥屎之明征也。屎燥胃干，三焦不通而菀热，非阳明邪盛之热，故微。浊气乘肺，故喘。浊气乘心，故冒，冒者昏愦也。浊气乘胆，故不得卧。总是屎气不下行，上扰乎清道也，时有者动则有，伏则不有也。可见无燥屎虽不更衣十日，无所苦，有燥屎不必尽，不大便而可下，下不下可不讲，求共诀乎。

眉批：燥屎为病见证多端，难以一二证拘，故历历叙之。

［二百八十］阳明病谵语有潮热，反不能食者，胃中必有燥屎五六枚也，若能食者，但硬耳，宜大承气汤下之。

从前验燥屎之法，不必尽属阳明。阳明病验燥屎之法，匪一转矢气，则自此之外。若谵语，若潮热，皆必有燥屎，而后可下乎。曰：是不然，二证果兼，则不能食者，胃中必有燥屎五六枚，宜大承气汤下之。即能食者但硬，亦大承气汤下之。如前条所云：阳明病潮热，大便微硬者，可与大承气汤是也。盖杂病在下其结，阳明病在下其热，热结亦能成实，不必屎结而实也。

————————————————

① 畜　通"蓄"。

　　[二百八一]　夫实则谵语，虚则郑声。郑声，重语也。

　　潮热谵语，虽硬可下，则前条有所云：谵语发潮热，脉滑而疾者，独非其证乎，何以一误于小承气？即为难治，此则实虚二字不可不讲耳。缘潮热一证自有表里之分，尚易辨别，若兼谵语，则谵语一证有大实，亦有大虚。实者，证与脉俱实，其发则名谵语；虚者，证虽实，而脉虚，其发则名郑声，与谵语无异，以乱雅得名耳。其实郑声即谵语之复辞也。疑似之间最难。显然必从证脉合参之可下不可下，只在虚实二字取决，又不必泥定有燥屎无燥屎也，以后只言谵语不言郑声，欲人于虚实内辨谵语，即于谵语内辨郑声，声语间无甚歧异也。

　　眉批：《内经》曰：谵语者，气虚独言也。又《难经》曰：脱阳者见鬼，气虚脱阳，皆得谵语，乱真甚矣。故比之郑声，须从实虚二字勘破之方可，关夫异同。此仲景立言之旨，何后人反将"重语"二字作"郑声"注脚，费尽多番摹拟，郑声遂多诐辞矣。

　　[二百八二]　直视，谵语喘满者，死；下利者，亦死。

　　然则谵语者，须辨其兼证，有如直视谵语，人皆以为阳热证矣。然而神散则乱，亦令直视兼谵语而见。加以喘满者，必从误汗得来，故气从上脱而死；加以下利者，必从误下得来，故气从下脱而亦死，此证之虚实宜辨也。

　　眉批：直视谵语，尚非死证，即带微喘，亦有脉弦者生一条，唯兼喘满，兼下利，则真气脱而难回矣。

　　[二百八三]　发汗多，若重发汗者，亡其阳，谵语，脉短者，死；脉自和者，不死。

　　辨谵语者，尤宜辨其脉。发汗多之人，其阳已虚，可知重发汗而亡其阳，阳神无主，故谵语，脉短者，死，阴来促阳也。脉自和者，不死，阳绝于里而气犹未脱也。以误汗而成谵语，即有短脉之死，若误汗谵语，断无和脉之不死，可知此脉之虚实宜辨也。

眉批：曰"和"字对"短"字言，犹未失阳明之长大脉也。不死者尚得同下条，津液外出，胃燥便硬一例也。

[二百八四] 阳明病，其人多汗，以津液外出，胃中燥，大便必硬，硬则谵语，小承气汤主之，若一服谵语止，更莫后服。

谵语能从脉证间辨其虚，则实邪似可无处。然虚家之谵语，固曰亡阳，实家之谵语，亦因亡液。以亡津液而得谵语，则胃燥之谵语与胃实之谵语，救法虽同，而缓急微甚之间承气不无议大小矣。阳明病法多汗，其人又属汗家，则不必发其汗而津液外出，自致胃燥便硬而谵语证在虚实之间，故虽小承气汤亦只一服为率，谵语止更莫后服者，虽燥硬未全除，辄于实处防虚也。

眉批：实则谵语，此实字即胃家实之实字，胃不实便作虚看，仲景已立柴胡桂枝汤以和荣卫，通津液为训矣。推之前郑声证处，皆同有郑声之乱真处，只前此一条可以该矣。

[二百八五] 伤寒四五日，脉沉而喘满，沉为在里，而反发其汗，津液越出，大便为难，表虚里实，久则谵语。

伤寒四五日，脉沉而喘满者，大而沉也。虽喘满尚带三分表证，然沉脉已为在里，宜从并病，例小发其汗，而反正发其汗以致津液越出，大便为难，当时未必谵语，迨喘满去而表虚，大便难而成实，久则谵语矣。夫实则谵语，自是大承气汤证，而乃缺其治者，以此实从带表而来，尚有微甚之斟酌也。

眉批：喘而腹满为纯里，今之喘满旨在上也，特以脉沉所为在里。

[二百八六] 汗出，谵语者，以有燥屎在胃中，此为风也。须下之，过经乃可下之，下之若早，语言必乱，以表虚里实故也，下之则愈，宜大承气汤。

谵语必因汗后胃中已燥而成。此于汗出之时，即挟谵语而来，此系胃风之证。在胃中先经耗液已成燥屎，后乃见之于表，而见汗出证，故汗出即谵语，以表虚里实故也。句宜安在乃可下之句下，燥屎须下，风家须过经乃下，所以然者，待表虚里实故也。表虚者，表罢之谓，下之若早，语言必乱；里气虚而谵语变为郑声矣，下之则愈，宜大承气汤，见过经即不难放手也。

眉批：胃风之汗非胃蒸之汗，而风邪之汗，此处之燥屎非热燥，而风燥胃中挟有宿昔之表邪，所谓风家也，故须过经乃可下之。

[二百八七]　伤寒若吐，若下后，不解，不大便五六日，上至十余日，日晡所发潮热，不恶寒，独语如见鬼状；若剧者，发则不识人，循衣摸床，惕而不安，微喘，直视；脉弦者生，涩者死；微者，但发热，谵语者，大承气汤主之，若一服利，止后服。

伤寒若吐，若下后，津液亡而邪未去尽，故不解，燥气从邪反结为实，故不大便五六日，上至十余日，从前宜再用大承气汤，荡尽邪燥以安津液，法不出此。胃气生热，其阳则绝，阳绝者，无余阴以和之也，故诸所见证莫非阳亢阴绝，孤阳无依而扰乱之象。弦涩者，阴脉，弦脉犹带长养，涩脉已成涸竭，生死以此断之，微者但发热谵语，仍是邪燥结实而已，阴未全竭，大承气汤主之，所以去燥结也，燥结去阴气自复，故利。利而再服，则通阴者，大承气，而夺阴者，即大承气，故止后服（注：亡阳必多汗，此证偏无汗，故为亡阴）。

眉批：若吐，若下后不解，由其人风邪在胃而成燥，未经发汗转吐，不待过经即下，津液暴亡，风燥之留中者，益锢搏及胃阳且久阴先竭矣，故一发辄变而成危候。

眉批：此等之下皆为救阴而设，不在夺实，夺实之下可缓，救阴之下不可缓。不急下防成五实，经曰：五实者死。

[二百八八]　阳明病，发热，汗多者，急下之，宜大承气汤。

　　大承气汤虽有去实满去燥热之不同，总之为救津液而设，则缓急之势亦宜视津液而斟酌矣。阳明病有身热证，无发热证，发热而复汗多，阳气大蒸于外，虑阴液暴亡于中，虽无内实之兼证，宜急下之，以大承气汤矣。

　　［二百八九］发汗不解，腹满痛者，急下之，宜大承气汤。

　　发汗不解，津液已经外夺，腹满痛者，胃热遂尔迅攻，邪阳盛实而弥漫，不急下之，热毒里蒸，糜烂速及肠胃矣，阴虚不任阳填也。

　　眉批：表虚里实于此已的，故须急下。

　　［二百九十］腹满不减，减不足言，当下之，宜大承气汤。

　　因邪势盛实，故虽下之而腹满如故，即减去一二分，算不得减，下之不妨再下，虽不在急，亦当减尽，乃为真阴得复，阳邪不至再集耳①。

　　［二百九一］伤寒六七日，目中不了了，睛不和，无表里证，大便难，身微热者，此为实也，急下之，宜大承气汤。

　　前两证急下者，以其势之急，故下之急，不知势之缓，亦有下之不得不急者，如目中不了了，睛不和一证是也。缘目与睛营于肾中之水，六七日见此，知肾中真水为胃阳所吸竭者，非一旦夕矣。虽外无阳热证，内无硬痛胀满证，只是大便难，身微热，据此便断为实也。若非急下，则津枯于肾脏，较前条之津越于外，津结于内者更难复。以土之克水，是为贼邪。阳明病之势虽缓，肾病急矣。

_____

　　① "复，阳邪不至再集耳" 式好堂版无。

眉批：此与脉浮而芤，脉浮而涩一条参看，虽皆阳盛之病，实由乎素之阴虚致之，此以证验，彼以脉验。目中不了了，睛不和者，阴气内夺也。

[二百九二] 二阳并病，太阳证罢，但发潮热，手足絷絷汗出，大便难而谵语，下之则愈，宜大承气汤。

外此则有二阳并病之证，虽前此尚兼太阳，今则太阳证罢而已，尽并阳明成胃实证，大承气汤下之，无追议矣。

眉批：病有只据目下，不据从前者，必从前证尽罢转属例同此。

[二百九三] 阳明少阳合病，必下利，其脉不负者，顺也；负者，失也。互相克贼名为负也。脉滑而数者，有宿食也。当下之，宜大承气汤。

外此则有阳明少阳合病之证，必见下利，以土中乘木，疏泄之令妄行于阳明也。见滑数之脉为不负，为顺，见弦直之脉，为负，为失，以证已下利，而脉中更见木邪，证脉互相克贼，胃气虚而上败，故名为负。若见滑数是为水谷有余之诊，缘食入于胃，散精于肝，淫气于筋，土邪盛而无木制，反不能输化水谷，以致宿食留中，通因通用，宜大承气汤，平其敦阜矣。

眉批：滑为阴实之诊，阴字只当里字看。

[二百九四] 伤寒十三日不解，过经谵语者，以有热也，当以汤下之。若小便利者，大便当硬而反下利。脉调和者，知医以丸药下之，非其治也。若自下利者，脉当微厥，今反和者，此为内实也，调胃承气汤主之。

下利，可下，并可因此而例及过经不解之证矣。谵语为胃实，不应下利，下利为虚，脉不应调和，今皆互而有之，知未下利之先，胃有其实热也。胃热则屎燥，当以汤荡除其热为合法。若未下以汤，亦只有谵语证，何至小便利，大便当硬而反下利，下利而脉复调和，调和对下微字看，仍阳明如经之大脉也。脉证不协，知医下以丸药，下焦之关闸徒虚，胃中之燥屎仍在，所以下利兼见谵语，顾下利谵语亦有亡阳而属虚寒者，要之脉微肢厥可辨。今反和而如经，知液以下利而愈干，屎以液干而愈，燥邪热敛内而为实，无疑也。虽属大承气汤证而关闸已伤，只宜和以调胃承气汤耳。

眉批：丸药热而有毒，毒攻下焦必虚，热遗中焦必实。

[二百九五] 脉阳微而汗出少者，为自和也，汗出多者为太过。阳脉实，因发其汗出多者，亦为太过。太过为阳绝于里亡津液，大便因硬也。

合而论之三阳明证，皆由胃家实得之，而其来路实始于太阳。则病在太阳，便宜为三阳明家惜及津液矣。胃家实者，其人纳多出少，毋论阳脉微、阳脉实，俱以汗出少为自和，汗出多为太过。阳绝于里者，孤阳独治无阴液以和之，大便因硬而成内实证，则不得不用大承气汤矣。咎在过亡津液也。

眉批：阳绝于里者，燥从中起，阳气闭绝于内而不下通也，下条其阳则绝同此。

[二百九六] 脉浮而芤，浮为阳，芤为阴，浮芤相搏，胃气生热，其阳则绝。

若发汗，利小便已，胃中燥，烦热，大便难者，其人血液素少，一遇伤寒脉浮而芤矣。浮为阳，阳盛于外；芤为阴，阴空于中，二脉互结，胃气生热，而有不更衣之证，其阳则绝者，阳气自成阻绝，阴气不得通，亦曰胃家实也。

眉批：浮芤为亡血失精诊中空故也。兹以有阳无阴而见空，治宜通其阳以泻火，火泻则阴生而精填，与前条脉实，大便因硬者异看。胃气生热，此为芤热。

[二百九七] 趺阳脉浮而涩，浮则胃气强，涩则小便数，浮涩相搏，大便则难，其名为约，麻仁丸主之。

至于脾约家，则趺阳脉浮而涩，其常也。浮则胃气强，涩则小便数，火盛水亏，由二脉相搏而致，大便难之证，此之谓约，麻仁丸润燥通幽为处治。则一遇伤寒其不能恣行大承气可知矣。所以然者，以其为太阳阳明，非正阳阳明胃家实者，比则推之少阳阳明，其不可以正阳阳明胃家实之治，治之不可例推乎。

阳明脉大，大而实也，不实而艽而涩，由其胃中先有所亡。经曰：阴虚者，阳必凑，故二家之转属阳明反易，急宜泻阳救阴，又不可泥定阳明脉大之缓，彼如焚之救也。

眉批：脾约者，脾阴外渗无液以滋脾家先自干槁了，何能以余阴荫及肠胃，所以胃火盛而肠枯，大便坚而粪粒小也。麻仁丸宽肠润燥以软其坚，欲使脾阴从内转耳。

门人王人凤翔千校
伤寒论后条辨卷之七终

伤寒论后条辨卷之八

辨阳明脉证篇第二

阳明腑病有热无寒，阳明经病寒热互具。顾其寒也，非太阳之寒。太阳之寒郁即成热，此则胃中虚冷所致，无转热证也。其热也亦非太阳之热，太阳之热罢即入里，此则瘀热在里，不罢亦不入也。故虽有中风、中寒之名，总非营卫受邪，寒热实虚之间自本乎中气，故特以能食不能食辨病因，虽有潮热盗汗证，概不作里实推测。寒则同三阴治，例四逆汤、吴茱萸汤可用；热则随证定法以和解，总不在攻下之例，一破世人按日求腑据热议攻之误，故于末二条特示所戒所法焉。

［二百九八］阳明病若能食，名中风；不能食，名中寒。

阳明腑病归一之病也，只须来路清楚，纵不清楚自现表证，统曰带表而已。阳明经病不一之病也，前不必有所传，后不复有所归，在表既无头痛恶寒证，则非太阳之表在里；又无燥坚里实证，则并非阳明之里错综之邪。从何辨之？辨之于本因之寒热耳。本因有热则阳邪应之，阳化谷，故能食，就能食者，名之曰中风，犹云热则生风，其实乃瘀热在里证也。本因有寒则阴邪应之，阴不化谷，故不能食，就不能食者，名之曰中寒，犹云寒则召寒，其实乃胃中虚冷证也。寒热于此辨，则胃气之得中与失过于此验，非教人于能食不能食处辨及中风、中寒之来路也。

眉批：论中总无中寒字，独此处见之，犹云风与寒自内得也。

［二百九九］阳明病，脉浮而紧者，必潮热，发作有

时，但浮，必盗汗出。

以能食、不能食辨风寒，固可得阳明经病，寒热虚实之大概矣。犹恐证候狐疑，不无有经病混入腑病之处，则更须从脉辨之。如既云阳明病，自无太阳寒伤营，风伤卫之表证，可知何至有浮而紧，与但浮之表脉也。其脉浮而紧着，缘里伏阴寒击阳于外故也。阴盛阳不敢争，仅乘旺时而一争，故潮热发作有时也。但浮者，胃阳虚而中气失守也。睡则阴气盛，阳益不能入而盗汗出也。未潮热汗出皆阳明里实证，而今属之虚寒，则于其脉辨之，更可互参及能食不能食之内法也。

眉批：有太阳证，二脉自紧以太阳，若阳明有此紧，非表寒而里寒，浮非表虚而里虚矣。故后条有与汗共并脉紧则愈，脉浮而迟，表热里寒之示，因拈出潮热盗汗，此证见非阳明脉大之潮热盗汗，莫要被迷惑了。

[三百]　阳明病脉迟，食难用饱，饱则微烦，头眩，必小便难。此欲作谷疸，虽下之，腹满如故，所以然者，脉迟故也。

脉证互参，则凡阳明经病之有虚寒、有瘀热，可一一指出之矣。如阳明病脉迟，迟为寒，寒则不能宣行胃气，故非不能饱，特难用饱耳。饥时气尚流通，饱即填滞，以故上焦不行而有微烦、头眩证，下脘不通而有小便难证，小便难中包有腹满证。在内欲作谷疸者，中焦升降失职，则水谷之气不行，郁黩而成黄也。曰谷疸者，明非邪热也，下之兼前后部言茵陈蒿汤、五苓散之类也。曰腹满如故，则小便仍难而疸不得除，可知再出脉迟，欲人从脉上悟出胃中冷来。

眉批：热畜成黄之腹满，下之可去，此则谷气不得宣泄，属胃气虚寒，使复下之益虚，其虚矣，故腹满如故。

[三百一]　阳明病，若中寒，不能食，小便不利，手足濈然汗出。此欲作固瘕，必大便初硬后溏。所以然者，

以胃中冷，水谷不别故也。

胃中冷，小便难，作谷疸，小便不利亦能作固瘕。谷疸虽腹满不可攻，固瘕虽大便硬不可攻。又如阳明病其人中气素寒，则胃中寒气，今且为经邪所菀，既不能腐熟水谷，又不能宣行津液，故不能食而小便不利，经中阳气不能内达，自尔外蒸故手足濈然汗出也。凡手足濈然汗出者，津液既越，大便必硬。今虽硬只积寒而作固瘕，津液不亡也。不待攻而且初硬后溏，敢攻之乎？水谷不别，属湿热偏渗者多，此点出胃中冷，欲人知病本于寒，宜从寒治，不在利小便也。

眉批：此之手足濈然汗出者，小便不利所致，水溢非胃蒸也，固瘕者，固而成瘕，水气所结，其腹必有响声，特以结在胸为水结响，结在腹为固瘕，阴阳冷热攸别在此。

[三百二] 阳明病，不能食，攻其热必哕，所以然者，胃中虚冷故也。以其人本虚，故攻其热必哕。

能食不能食可以辨人之中气。则凡不能食者，统属胃中虚冷之故，虽有阳明经分之热不可攻之矣。攻药不远寒，虚寒相搏必哕，胃阳被伤故也。本虚以平素言，热以阳明病言。有本则凡病之来虽有热邪，俱宜标视之阳明，且然他经益可例矣。

眉批：不能食之外无他证，辄以攻热为戒，幸世人勿以胃火二字浪加阳明也。

[三百三] 阳明病，法多汗，反无汗，其身如虫行皮中状者，此以久虚故也。

阳明病阳气充盛之候也，故法多汗，今反无汗，胃阳不足，其人不能食，可知盖汗生于谷精，阳气所宣发也。胃阳既虚，不能透出肌表，故怫郁皮中如虫行状。虚字指胃言，兼有寒，久字指未病时言。

眉批：胃主肌肉，实以为痛，虚则为痒为麻。

[三百四] 阳明病，反无汗，而小便利，二三日咳而

呕，手足厥者，必苦头痛；若不咳，不呕，手足不厥者，头不痛。

阳明病，反无汗，阳虚不必言矣。而小便利，阳从下泄，中谁与温，积之稍久，胃中独治之寒，厥逆上攻，故二三日咳而呕，手足厥一皆阴邪用事，必苦头痛者，阴盛自干乎阳，其实与阳邪无涉，头痛者标，咳呕、手足厥者本。条中有一呕字，不能食可知。

[三百五] 食谷欲呕者，属阳明也，吴茱萸汤主之。得汤反剧者，属上焦也。

食谷欲呕者，纳不能纳之象，属胃气虚寒，不能消谷，使下行也。曰属阳明者，别其与少阳喜呕之兼半表太阳干呕、不能食之属表者不同，温中降逆为主，吴茱萸汤是其治也。得汤反剧者，寒盛格阳不能下达再与吴茱萸汤则愈。曰属上焦者，不欲人以此狐疑及中焦之阳明，变易其治法耳。

[三百六] 脉浮而迟，表热里寒，下利清谷者，四逆汤主之，若胃中虚冷，不能食者，饮水则哕；

[三百七①] 若脉浮发热，口干鼻燥，能食者，则衄。

合诸前条推之，凡属中寒者，只宜温在里之寒，不宜顾在表之热矣。但须以脉辨之。脉浮而迟，浮为阳，知邪热之蒸发在表；迟为阴，知虚冷之伏阴在里。但见下利清谷一证，虽病在阳明，不妨从三阴例，温之以四逆汤矣。既已温之，或有温之不及与温之大过，则仍于能食不能食之间辨之，若胃中虚冷，未回自是不能食，虽经热得四逆，转增燥欲得水，然水入为胃寒所击，气逆则哕矣，虽下利清谷止，仍宜温也。若脉不迟但浮，不但表

---

① 三百七　致和堂版和式好堂版，此处均未分条，但式好堂版于此行页眉处有编次"三百七"，编者据此分出该条。

热更发热，里寒已去，可知口干鼻燥经热上升，可知其人能食，则胃阳已回必衄，衄则解。纵有不解，稍用清凉，盖在太阳，既有先温其里，后攻其表之法，则在阳明自应有先温其里，后解其经之法矣。

眉批：无根失守之火游于咽嗌间，故欲饮水，胃阳未复故哕。

眉批：脉浮发热，口干鼻燥是从四逆汤中挽出阳明证来，从前饮水尚足假阳明。

[三百八] 阳明病，但头眩，不恶寒，故能食而咳，其人必咽痛，若不咳者，咽不痛。

阳明以下行为顺，逆则上行，故中寒则有头痛证，中风则有头眩证，以不恶寒而能食知其郁热在里也。寒上攻能令咳，其咳兼呕，故不能食而手足厥，热上攻亦令咳，其咳不呕，故能食而咽痛，以胃气上通于肺，而咽为胃腑之门也。夫咽痛惟少阴有之，今此以咳伤致痛，若不咳则咽不痛，况更有头眩、不恶寒以证之，不难辨其为阳明之郁热也。

眉批：或谓胃气主呕，肺气主咳，恐不尽然，胃家有寒有热，亦皆能令咳，母病及子也。

[三百九] 阳明病，初欲食，小便反不利，大便自调，其人骨节疼，翕翕如有热状，奄然发狂，濈然汗出而解者，此水不胜谷气，与汗共并，脉紧则愈。

阳明胃强只成郁热，即有中寒，亦从热化而得解，可无虑也。初欲食者，胃气未尝为病夺也，小便虽不利而大便自调，更非初硬后溏者，此缘胃中不冷，寒不能中而只在经络间，故脉不迟反紧。若其人骨节烦疼，翕翕如有热状，奄忽发狂者，此则经络间之寒邪将欲还表而作汗，故先见郁蒸之象也。水以小便言，谷气以欲食言，前此水与寒并，故小便不利，其人谷气现强，水不能胜，当并出于汗，得汗则寒自解，曰脉紧则愈者，言脉紧者，得此则愈也。

眉批：奄然发狂，濈然汗出而解者，阳气胜也。

[三百十] 阳明病，发热汗出者，此为热越，不能发黄也。但头汗出，身无汗，脐颈而还，小便不利，渴饮水浆者，此为瘀热在里，身必发黄，茵陈蒿汤主之。

外此则阳明更多郁热证，但责以汗出不彻与汗多入里之热不同，俱不妨随证定治也。发热汗出，此为热越，有二证，一则病人烦热，汗出则解是也；一则津液越出，大便为难是也。俱非发黄证。今则头汗出，身无汗，脐颈而还，足征阳热之气郁结于内而不得越，故但上蒸于头，头为诸阳之首故也。气不下达，故小便不利，腑气过燥，故渴饮水浆。瘀热在里指无汗言，无汗而小便利者属寒，无汗而小便不利者属湿热，两邪交郁，不能宣泄，故晦而发黄，解热除郁无如茵陈，栀子清上，大黄涤下，通身之热得泄，何黄之不散也。

[三百十一] 阳明病无汗，小便不利，心中懊憹者，身必发黄。

可见热不越则停湿，湿者，水气也。水得热而乘心，故心中懊憹，土郁不宣，足征矣，身必发黄。

[三百十二] 阳明病被火，额上微汗出，小便不利者，必发黄。

被火则土遭火逼，气蒸而炎上益甚，汗仅微见于额上，津液被束，无复外布与下渗矣。湿热交蒸必发黄。二证虽水畜火攻不同，然皆瘀热在里之因也。

[三百十三] 阳明病下之，其外有热，手足温，不结胸，心中懊憹，饥不能食，但头汗出者，栀子豉汤主之。

阳明病热已入里，手足不但温而且濈然汗出，方成下证，若下之其外有热，手足温，自是误下，阳明之经病虽不同太阳误下，致邪陷入里之结胸证，却已同太阳误下，致阳扰及胸之心中懊憹证矣。胃虚热格故饥不能食，热郁气蒸故但头汗出，栀子豉汤吐之，治无异于太阳之从高分也。

眉批：表邪不尽陷入，故外有热。外有热者，由胃家素无燥气，故虽病及阳明，总不入腑。

[三百十四] 阳明病，口燥，但欲漱水不欲咽，此必衄。

外此则有衄血之证①，阳明为多血之经，而其脉起于鼻，故热甚则血妄行而②由鼻出也。口燥者，口为胃窍，胃热则燥也。漱水者，自欲涤热也。不欲咽着，血得冷则凝血，已离经而自畏凝也。凡热病得衄则解，误以寒凉遏之，则变证反起，不可不知。

眉批：胃热者经热也，经热而腑寒，热不能下达则循经逆上，而出自肺窍矣。不从口出者，腑寒故也。

[三百十五] 阳明病，其人喜忘者，必有蓄血。所以然者，必有久瘀血，故令喜忘。屎虽硬，大便反易，其色必黑，宜抵当汤下之。

外此则有畜血之证，太阳循经有畜血，阳明无血证，乃有病而喜忘者，其人素畜血，而今热邪凑之也。血畜于下，则心窍易塞而识智昏，故不谵则狂，不狂则忘。"忘"字包有"妄"字在内，应酬问答必失常也。病属阳明故屎硬，血与粪并，故易而黑。张隐菴曰：太阳之气起于膀胱，故验其小便；阳明之气本于肠胃，故验其大便焉。不用桃核承气汤，用抵当汤者，以久瘀故也。

[三百十六] 阳明病，下血谵语者，此为热入血室。但头汗出者，刺期门，随其实而泻之，濈然汗出则愈。

---

① 血之证　式好堂版无。
② 热甚则血妄行而　式好堂版无。

外此则有热入血室之证，盖下血则经脉空虚，热得乘虚而入其室，故谵语。以血室虽冲脉所属，而心君实血室之主人也。室被热扰，其主必昏。但头汗出者，血下夺则无汗，热上扰则汗蒸也。刺期门者，热入阴分，实在阴随其实而泻之，则荣气和而心气下通，故濈然汗出而解。

眉批：经曰：夺汗则无血，而阴血则不可发汗，故以刺法夺之。

[三百十七] 病人无表里证，发热七八日，虽脉浮数者，可下之。假令已下，脉数不解，合热则消谷善饥，至六七日不大便者，有瘀血也，宜抵当汤。若脉数不解而下利不止，必挟热而便脓血也。

可见阳明一经不系腑邪，毋论寒证不可下，即热证亦不可下。奈何今之医者不然，不论病人表罢不罢，里全未全，但见发热七八日，虽脉浮数者，以为可下之矣，不知发热脉浮，邪浑在表，岂可计日妄下？故一下而变证各出。脉数不解则是表热与膈热相合，上焦被热势必传为膈消，而成消渴善饥之证。若六七日不大便，热并肠胃也，中焦结燥而成畜血，抵当汤之证。若脉数不解而下利不止，热侵阴分也，下焦搏湿而成挟热便脓血之证，随其热势所至而变证纷纭。若此究其由来，岂非证之与脉，不加详察而徒计日，误下之过哉。

[三百十八] 病人烦热，汗出则解，又如疟状，日晡所发热者，属阳明也。脉实者，宜下之；脉浮虚者，宜发汗。下之与大承气汤，发汗宜桂枝汤。

无已则举一病以对勘之，使其知所误而得取法焉。如病人烦热已经汗解，视前条之发热，尚有表者不侔矣。又如疟状，日晡所发热，视前条之全无里证者不侔矣。据证已属阳明，下之可无误下乎？虽然未也，不可不辨其脉。脉实则宜下，脉浮虚尚须汗，同一证而大承气汤与桂枝汤之殊，其制如此。况脉浮数而发热，则有表无里，徒以六七日之故而妄为可下，消谷善饥诸变证，层见叠出，谁之咎哉？是知阳明一经有其来路，与其属路即在本经，更有其腑病，与其经病，在经病中又有其热因，与其寒因，毫厘千里，是所望于医者，谛而又谛矣。

故于篇末出此二条，使治阳明者其亦知所禁夫，其亦知所法夫。

眉批：须知"阳明脉大"四字是阳明病彻始彻终眼目，凡错举他脉，或违或合，皆是照拂此大字也。大者，大而实也。

[三百十九] 阳明病欲解时从申至戌上。

土所畏者木也，得申酉之金，子以复母仇，而戌土更旺，故解。

　　　　　　　　　　　门人朱元度、月思校
　　　　　　　　　　　伤寒论后条辨卷之八终

书　集

伤寒论后条辨卷之九

辨少阳病脉证篇

　　少阳在六经中典开阖之枢机，出则阳，入则阴，职守最重，非若他经之于表里，截然不相管摄也。以阳木而具风火之体，凡客邪侵到其界，里气辄从而中起，故云半表半里之邪。半表者，指经中所到之风寒而言，所云往来寒热，胸胁苦满等是也。半里者，指胆腑而言，所云口苦，咽干，目眩是也。表为寒，里为热，寒热互拒，所以有和解一法，既以柴胡解少阳在经之表寒，黄芩和少阳在腑之里热，尤恐阳神退而里气虚，阴邪乘虚而起，故以姜、枣、人参预壮其里气，三阳为尽而三阴不受邪，方成妙算。观其首条，所揭口苦，咽干，目眩之证，终篇不一露，要知终篇无一条不具有首条之证也。有首条之证而兼一二表证，小柴胡汤方可用。无首条之证，而只据往来寒热等及或有之证，用及小柴胡，腑热未具而里气预被寒侵，是为开门揖盗矣。盖里气虚则万不能御表也，识透此诀方可读仲景少阳篇之论，与夫条中之所示、之所禁、之所加减，而为从表从里及一切斟酌之法，不然汗吐下之所禁未必犯及，而先犯及本方之黄芩，迨至七八日而阳去入阴，此时即能救误，所失良多。况入阴即见躁烦等证，不遇明哲安识其为阴者？故所贵图几于早也。余目击世人之以小柴胡汤杀人者不少，非其认证不真，盖亦得半而止耳。今余稍稍条出，庶几其思过半乎！

　　少阳证具而犯及汗吐下三禁，防其属胃，所云发汗利小便已，胃中燥烦实，大便难是也。少阳证未具而犯及小柴胡，防其寒中三阴诸死证，此其嚆矢矣，可不慎哉。盖胃阳不衰，三阴断无受邪之理，少阳缠病，木郁而不得升，辄来侵土，所赖阳神用事，阴邪不至窃发。凡少阳之有小柴胡，为木火几欲通明者设，苟无故而铲及，其阳上愈，则水凌上。热未除，中寒复起，少阳失生发之气，亦复变为寒，木阳已入阴，世人犹曰：传经无寒。噫嘻，即令传经无寒而误服黄芩，又安知黄芩之不为直中乎？是可与贤者道也。

眉批：邪在太阳唯阳明能招，唯少阳能拒，阳明不招则太阳之邪涣散无归，少阳不拒则太阳之邪捣驱莫抵，一招一拒皆赖本经阳气为之主。

[三百二十] 少阳之为病，口苦，咽干，目眩也。

经曰：太阳为开，阳明为合，少阳为枢，表邪从开处欲合，里气从合处欲开，两邪互拒于其枢，遂成少阳之为病矣。少阳在人身为甲木相火，寄居于此。寄火无根故邪多从升处而见诸所络之空窍。口苦，咽干者，火因木郁而蒸也。目眩者，木因火煽而摇也。此少阳腑邪见证，属之半里，与经邪之属表传者对待，方成半表里。首条揭此乃少阳之主证，贯及通篇，凡用小柴胡汤须以此条作骨子。半表者，表非全表，表至此已离表之半而抵于少阳之外界；半里者，里非全里，在此仅据里之半而角于少阳之内界。表先而里后，表往而里来，表攻而里拒，表为客邪，里为主气，表里之间两邪排笼，各无进退是为相持，从交开去表还于表，分里卸其里势，是为解局。表并于里则为热，是为入里，厥阴篇中所云：热气有余者是也。里为表并则成寒，是为入阴，厥阴篇中所云：阳气退，则为进者是也。少阳厥阴腑脏虽不同，病情则同。厥阴有阴阳之胜复，万不可使其阳退阴进；少阳有寒热之往来，万不可使其阳去入阴。入阴入里不辨，往往从病中酿出无阳之局，则小柴胡不可不慎用也。

眉批：入里不解则成骨蒸痨疟，入阴渐深则为厥逆亡阳。

[三百二一]　伤寒五六日，中风，往来寒热，胸胁苦满，嘿嘿不欲饮食，心烦喜呕，或心中烦而不呕，或渴或腹中痛，或胁下痞硬，或心下悸，小便不利，或不渴，身有微热，或咳者，与小柴胡汤主之。

少阳无自受之邪，俱属太阳逼蒸而起，故曰：伤寒中风非寒伤少阳，风中少阳也。职属中枢去表稍远，邪必逗延而后界此，故曰：五六日少阳脉循胁肋，在腹阳皆阴两歧间。在表之邪，欲入里为里气所拒，故寒往而热来。表里相拒而当于歧分，故胸胁苦满。神识以拒而昏困，故嘿嘿。木受邪则妨土，故不欲食。胆为阳木而居清道，为邪所郁，火无从泄，逼炎心分，故心烦。清气郁而为浊，则成痰滞，故喜呕。呕则木火两舒，故喜之也。此则少阳定有之证，其余或之云云者，木体曲直，邪之所凑。凡表里经络之罅，皆能随其虚而见之，不定之邪也。

据证皆太阳经中所有者，特以五六日上见，故属之少阳。合之上条，彼为半里，此为半表兼而有之，方是小柴胡汤证。柴胡疏木使半表之邪得从外宣，黄芩清火使半里之邪得从内彻，半夏能开结痰豁浊气以还清，人参能补久虚，滋肺金以融木，甘草和之，而更加姜枣助少阳生发之气，使邪无内向也。至若烦而不呕者，火成燥实而逼胸，故去人参、半夏，加瓜蒌实；渴者，燥已耗液而逼肺，故去半夏，加瓜蒌根；腹中痛者，木气散入土中，胃阳受困，故去黄芩以安土，加芍药以戢木；胁下痞硬者，邪既留则木气实，故去大枣之甘而缓，加牡蛎之咸而软也；心下悸，小便不利者，土被侵则水气逆，故去黄芩之苦而伐，加茯苓之淡而渗也；不渴，身有微热者，半表之寒，尚滞于肌，故去人参加桂枝以解之；咳者，半表之寒凑及于肺，故去参枣加五味子，易生姜为干姜以温之。虽肺寒不减黄芩，恐木寡于畏也。名方以小柴胡者，配乎少阳而取义，至于制方之旨及加减法则，所云上焦得通，津液得下，胃气因和尽致矣。

上条既揭出少阳之为病，故此条只承以伤寒中风，明示人以有首条之证，故得为少阳病，不然，诸证只是伤寒中风耳。木中之火未起，于少阳之为病，尚非全局面，可见首条所揭少阳之为病关系最重，不有少阳风寒长驱捣入阴经，谁为之抵关者，故有十三日过经不解者，全赖少阳之势不解，经虽过而风寒总未尝过也，未尝过者，不得过也。

眉批：或之云云，以少阳在人身为游部为纪也。

眉批：腹痛为太阴证，少阳有此，由邪气自表之里，里气不利所致。

眉批：邪在少阳，是表寒里热两郁而不得升之故，小柴胡汤之治，所谓升降浮沉则顺之也。

眉批：过经者，从日子之计也，非邪已过经也。不解者，表邪仍在故也。

[三百二二] 伤寒中风，有柴胡证，但见一证便是，不必悉具。

伤寒中风，非另提头，从上条承下该尽"往来寒热"等之半表证言。有柴胡证，则专指首条口苦、咽干、目眩之半里证言。但见一证便是，不必悉具，紧贴在伤寒中风上讲，上二句一直说下，下二句跌转去，说伤寒中风证之属半表者多而杂，柴胡证之属半里者少而专。无论伤寒中风，有了首条之证，则柴胡已为定局，其伤寒中风之属半表者，但见一证便是矣。此处说一证便是，言外便有悉具都不是处，只以首条证有无为准，不以伤寒中风证一悉为准。

云便是，云不必，言外更见得便属枢机受邪，有表即不可竟汗，有里即不可竟下意。

眉批：病有本病，有相因之病，三证有一不通病则俱病，法在治其本病，相因之病自解。

[三百二三] 伤寒四五日，身热恶风，颈项强，胁下满，手足温而渴者，小柴胡汤主之。

试举一"不必悉具"之证例之。伤寒四五日，疑邪之逗留者，尚未久，然视其表已非全表矣。恶风是表而身热，恶风较发热，恶风已近里一层，项强是太阳而颈项强，较头项强痛自是低一步，况更有本经，胁下满一专证以验之，知离表之邪已抵于少阳之外界，但使手足温，而渴之中夹有口苦、咽干、目眩之半里证而来，经邪欲随腑热而化火，此其兆矣。又何待往来寒热等之悉具，而小柴胡汤始可主也。此证不但尚有太阳，而身热颈强已稍兼阳明，一以小柴胡主之者。表里经络原自相通，少阳其枢机也。枢机一碍，则无不碍，从而舒之，使勾萌得达，虽有他经之邪，无不从枢机为宣畅，小柴胡所以得和解之名也。

[三百二四] 凡柴胡汤病证而下之，若柴胡证不罢者，复与柴胡汤，必蒸蒸而振，却发热汗出而解。

不宁是也，即柴胡汤病证已经误治而里证无伤，不妨仍作小柴胡汤处治，有如下之一法。柴胡证之所禁者，犯此须防表邪乘虚而入，坏病随成，不复留此柴胡证耳。若柴胡证不罢者，则里气尚能拒表，枢机未经解纽，复与小柴胡汤，使邪气得还于表而阳神内复，自当蒸蒸而振，振后却发热汗出而解。解证如此者，以下后阳虚之故，不虚则无此矣。使舍柴胡而更用他药，其变证反有不可测者。

眉批：柴胡证不罢，重在阳气尚旺，木火两郁上看。

[三百二五] 得病六七日，脉迟浮弱，恶风寒，手足温，医二三下之，不能食而胁下满痛，面目及身黄，颈项强，小便难者，与柴胡汤，后必下重，本渴而饮水呕者，柴胡汤不中与也，食谷者哕。

柴胡汤之所宜者，虽不尽于上条，而一隅三反可以存乎其人矣。顾有所宜即有所禁，知柴胡汤之所宜者不必柴胡证悉具，而后宜之；则知柴胡汤之所禁者，亦不必柴胡证之下不具，而后禁之。请一举其例可乎。只云得病，不云伤寒其无少阳首条之贯证，可知则六七日内，亦不必询其病之何从得矣。只据其脉证，脉迟浮弱，浮为在表，迟则为寒，即在阳明。已为表热里寒之诊，况更加以弱脉之虚证，恶风寒而不发热，只此一脉一证征之，其为阳气怯懦可知。不但无他里证，并无口苦、咽干、目眩之半里证，可知仅赖胃中线阳①留此手足之温，何至二三下而妄夺去，以致胃寒格及谷气不能食矣。

土虚无从安木，胁下满痛矣。土气不内注则外蒸，面目及身黄矣。胃阳虚而筋脉失养，颈项强矣。胃汁竭而津液无输，小便难矣。较之前一条身热恶风，颈项强，胁下满，手足温而渴之证，岂不依稀悉具。然彼具里热，此则里寒，半表虽同，半里异矣。温中救逆之不遑，奈何复以误下变成之坏病，当柴胡未下之经病治疗后必下重者，脾孤而五液注下，液欲下而已无液可下，则虚虚之祸因里寒而益甚耳。遇此之证，无论无里热证，即有里热证，亦属假热，柴胡汤不中与也，聊拈一渴证以辨别之。前条之手足温而渴者，热在里自能消水。今本渴而饮水则呕，知其渴为津亡。膈燥之渴，中气虚而且冷，究于胃阳何有，然则柴胡汤之于少阳，岂可云但见一证便是乎？又岂可云下之而柴胡证不罢者，复与柴胡汤乎？食谷者哕，言胃气虚竭也，以和解表里之柴胡，竟成一削伐生气之柴胡，似是而非，只缘首条之证未具，于此知所禁，即于此知所宜，非柴胡之有两柴胡也。

眉批：不但此症，凡伤寒食少而渴，当和胃气以回津液为主，白术、茯苓是也。若用凉药，损动胃气，愈不能食矣。

眉批：几微疑似之间遂成坏病，只是虚及里气，引邪入内故也。

---

① 线阳 一线之阳气，此处与残阳义相当。

[三百二六] 太阳病，过经十余日，心中温温欲吐而胸中痛，大便反溏，腹微满，郁郁微烦。先此时，自极吐下者，与调胃承气汤。若不尔者，不可与。但欲呕，胸中痛，微溏者，此非柴胡证。以呕故知，极吐下也。

上条以胃虚证似柴胡，然更有胃实证似柴胡者。实虽同胃，与胆不同，则模糊疑似之间，小柴胡一方固不可用之于当温而误伐，尤不可用之于当攻而误和也。得举一证例之：太阳病过经十余日，经难捉摸，只据证矣。心中温温欲吐而胸中痛，是言欲吐时之象。温温者，热气泛沃之状，欲吐则不能吐，可知胸中痛者，从前津液被伤，欲吐则气逆，而并及之故，痛着一"而"字，则知痛从欲呕时见，不尔亦不痛。凡此之故，缘胃有邪畜，而胃之上口被浊熏也。大便溏，腹微满，郁郁微烦，是言大便时之象。气逆则不下行，故以大便溏为反，大便溏则气得下泄，腹不应满，烦不应郁郁。今仍腹微满，郁郁微烦，凡此之故，缘胃有阻留，而胃于下后仍不快畅也。病属阳明证，反无阳明而只有少阳，其中必有所误。故直穷其所以致证之由，而后可从证上认病。未经吐下则诸证尚是经邪作滞，邪未入里，大便溏为真溏，可责病根于少阳。若已经吐下，则诸证为液去胃虚，邪得据里，大便溏为假溏，病根不在少阳，而在吐下矣。

云先其时者，见未吐下之，先向无此证，证因误治而致，其与"柴胡证下之，而柴胡证不罢者"自别。缘吐下徒虚其上下二焦，而中焦之气阻住升降，遂从津液干燥处涩结成实。胃实则溏，故日进之水谷，只从胃傍溜下，不得胃气坚结之，大便反溏。虽云胃实肠虚，而肠虚实由胃实致之，故溏者自溏，而屎气之留中者，自搅扰不宁，而见出诸证。其遏在胃，故与调胃承气汤，一荡除之缘。病得之吐下，则腹满、微烦之里证，与口苦、咽干、目眩之里证，深浅分自别，中上部自别。故虽外证颇似柴胡，总不以下法为顾虑，不尔终是柴胡证，误用调胃承气汤为犯经矣。

夫以但欲呕，胸中痛，微溏，莫非柴胡证，而曰非柴胡证者，从何处辨？以呕辨之。柴胡证喜呕，若经吐后木气已达，不复有温温欲吐之象。纵使误吐，少阳他证有变，而呕证则必罢。今仍温温欲吐，知非柴胡证之呕矣。只此一证晰其非，则凡诸证之属胆属胃，不须另谛及之。而在调胃之为宜，在柴胡之为禁，已晰及秋毫，又何至为病邪掩饰，而致桃从李代也！

仲景之于医，心灵手敏，不妨推为医门中离输，至于精奇奥妙幻出病机于字句间，处处从规矩上授人以巧，聊以此条拈之。心中温温欲吐而胸中痛，大便反溏，腹微满，郁郁微烦，此十一字，岂非于病上列出一呆题目，令人做出一篇文章来。舍题定治，而题中有呕有利，欲于调胃上做此一篇文章。从何处下手？仲景于题上已看得有四篇文章，须要存一篇做备卷，涂抹去二篇，方可从调胃承气篇腾清出来。世人不曾搜得其备卷及抹卷，徒读其腾清文而赞之曰：妙！此瞎子观场附和而已。腾清之文，则调胃承气篇也。此篇从"先此时自极吐下者"八字结构出来，遂从背题处合题。其二备卷之文，则柴胡篇也。此篇从"若不尔者"四字结构出来，与前篇"先此时极吐下者"句共一辘轳，一反一侧，调胃柴胡遂为同题异义。欲使人知其作备卷之故，特从合题处批其背题，曰此非柴胡也。以呕故知极吐下也。设无极吐下字，此卷定从呕字腾清出来，不作落卷矣。其三其四抹去之文，则结构俱在题前。试从题中十一字读去，太阳不见头痛发热，阳明不见身热自汗，少阳不见往来寒热，而心中温温欲吐，则少阳三百八十条证；胸中痛则厥阴四百六条证；大便溏，腹满，则太阴三百五六条证；烦证之在少阴条者，更不止一二见。三阴备现而无一阳邪，此处岂不是一篇理中真武现成文字。仲景从何处抹去，止于题前冒上太阳病三字。则现证虽是阴而来，病原是阳，躁烦厥逆等证未见，未为阳去入阴，理中真武可抹矣。

理中真武以太阳病三字被抹，即抹处便现出一篇文章来。何从见之三阴，只从证上揣摩，却未露于题面。

今太阳病则明明题前所有者，以太阳病合上十一字有吐有利，岂非合病中一篇，黄芩汤、黄芩加半夏汤。文字乎仲景随手抹去，只于太阳病下凑上一笔，曰：过经十余日，则病虽起于太阳，而今经中已无太阳，黄芩汤、黄芩加半夏汤，不复中式矣。于本题十一字，不曾增一字减一字，只于题之前后安顿一二语，便令文章有来路、有退路。而一篇墨卷直从三篇落卷中洗刷出来，其落卷仅可存伴比勘，使后人从此处悟出认题之法，知合题中不必果合背题处，未必尽背，只从题之前后左右遥映，侧取中摘出真题神来，病邪到手，自无躲闪。则只此一篇墨卷，开我无尽藏之法门矣。昔有人问伴文法于先辈者，语之曰：题之所有，不必有；题之所无，不必无，此乃善作文者。今余移此于医曰：证之所有，不必有；证之所无，不必无，此乃善认病者。

条中只据一"呕"字，在柴胡，则如夫心烦而喜呕之经；在阳明，则犯及呕多不可下之戒。况得之极吐下后，而大便溏，谁肯舍柴胡，从调胃走险道者，即不然亦只于坏病中存一案疑狱耳。乃仲景偏于呕上劈去柴胡，而于极吐下上劈去其呕之为柴胡呕，却先从吐下处，细细录及吐与大便中诸见证之口供后，直从病证参差处，一搜出病之根脚来。盖病在胃而根脚实，由极吐下也。此处赃真证确，则欲呕与大便溏俱是诡名。诡证希图掩饰，而胸中痛，腹微满，郁郁微烦，无非破绽满盘，假局面只从呕处磨勘之，而柴胡得解纲，调胃甘伏褫矣。毫厘千里，仲景辨剔之细，只在一字。其巧生于法乎，抑法生于巧乎？不特此也，渴为柴胡证，仲景即从渴处翻柴胡；呕为柴胡证，仲景即从呕处翻柴胡。其余以本经者在，在而是人于此等处苦仲景之葛藤，不知无葛藤不生巧妙，仲景正欲人于此悟斩截之源头也。

凡病之来，诡诈万状，其间病真证真者千百无一二，余则莫非病真证假之属，不得一玲珑剔透之法，于背面翻身，横拖倒曳处皆带眼睛，十有九都被病形假妆假扮，一副花面九近在十，何从谈出病来。认不得病，何由治病？经云：有者求之，无者求之，虚者责之，实者责之（病之无形迹者为虚，病之有形迹者为实）。此最玲珑剔透法也。仲景欲教人见病知源，故特从此等处立法，彼纵躲得过有处，终躲不过无处。我纵不从事出看破你，亦从虚处看破你。背面翻身横拖倒曳，无处不有眼睛，此之谓玲珑剔透。仲景业有此一部玲珑剔透之书，顾读者不会以玲珑剔透法读之，拘文牵义，字还字，句还句，如题起止，纵使考核极工，摭取极富，不过施珠玉锦绣于土木形骸耳。于气脉何有？人无气脉是为死人，书无气脉岂非死书。死书中岂有活法，得玲珑剔透者，仲景乃更为天下人难之，不得已并于规矩中授人以巧。故特从行间墨下，生出彀率，设着机倪，即一字之或钩或引或摺或翻皆开门户，皆藏关键，偏于无筍头处用筍头，没巴鼻处安巴鼻，看去似乎矛盾，拍来无不吻合，玄玄妙妙，无非开人心窍，引之入玲珑剔透之境，使人能于一字上悟师，则无往非师傅，而烟云满纸，丘壑层生，即无字无句处，皆觉玄屑霏霏耳。以仲景一部开人悟头书，如此千百年来却被人塞住悟头，塞住悟头仍是“伤寒”二字，此余所以痛恨于叔和之序例也。即令其言有当已是一篇填实文字，下水拖人并将仲景书扯入填实一派矣。况背经畔圣，处处是人一服迷塞心窍之药。仲景书不得空灵者，皆由人心窍先被迷塞，此一服药人人肯信，心吃者以其所树者，即仲景之招牌而贴报单、署药袋、名汤头加引子，无一不抠及《内经》之伤寒字也。以此蛊惑天下，谁不为之倾动者？但看仲景论中，曲尽《内经》之奥，总不援着一句《内经》。《内经》亦是犯不得实，从来犯实中必无好文章，则犯实中岂有好方法乎？然则欲不犯实奈何，曰：以仲景伤寒论三字比作苏老泉之辨奸论，读去则无论实处皆虚，即仲景之说是处，皆仲景之辨非处，何也？仲景以举国若狂，皆惑于伤寒二字，特视人所惑为之立说以辨明之，使人于此辨明便可，于此破惑，此之谓《伤寒论》。凡读《伤寒论》者，不可被叔和将题目舛背去了，便处处有好悟头读出来。

眉批：只此一证而界在柴胡调胃间，几微疑似最难剖析。

［三百二七］伤寒六七日，发热，微恶寒，肢节烦疼，微呕，心下支结，外证未去者，柴胡桂枝汤主之。

若柴胡证具而其间有兼表者，又须带及表治。如支结一证是其例也。结，即结胸之结。支者，偏也，撑也。若有物撑搁在胸胁间，较之痞满，实为有形；较之结胸，逊其沉硬，即下条之微结也。微，言其势，支言其状，证非纯里可知。况未经吐下，而得之六七日，则微呕之与心下支结，自是半表里之邪，为小柴胡汤证无疑矣。但有表，即须顾及表，虽发热，微恶寒，不必发热恶寒之甚，肢节烦疼，不必身疼痛之兼，然在半表中自是于太阳尚有所恋，是为外证之未去，纵使口苦咽干目眩之里证已具，而本方自不得不合桂枝汤为主治矣。

眉批：《活人》云：表证未解，心下妨闷者，去（去，式好堂版作"非"）痞也，谓之支结。

眉批：此证未成阳陷，只是阳不得入，而为里气所拒，故两证俱见，亦用两法均治矣。

［三百二八］伤寒五六日，已发汗而复下之，胸胁满，微结，小便不利，渴而不呕，但头汗出，往来寒热，心烦者，此为未解也，柴胡桂枝干姜汤主之。

不徒此也。伤寒五六日，汗而复下，邪入而结矣。然下在汗后，邪入亦不深，故只从胸胁满处见其结，是名微结。明非里结之甚也，责其病根实由汗下亡津，致经气不流利，遂从表邪陷入处结滞使然，非无表证。表证以结滞不现耳，以其津液少而内燥，故小便不利，渴而不呕。以其津液乏而阳虚，故但头汗出。

以其结滞在经而阳郁，故往来寒热而心烦。表气以此之故而留者，里气遂以此之故而拒，此则未解之根因也。治欲解表里之邪，须是开其结，开其结须是复津液而助阳，小柴胡汤不可不主，而又不能专主，于本方中既减人参之助滞，更加桂枝之行津，干姜则加之以散满，栝楼根则加之以滋干，牡蛎则加之以破结，是亦于和里中兼从津液上佐以解表之一法也。

人身腹里而背表，少阳行身之侧为半表里，故见证多胸满胁痛等。然人身膈之下里，膈之上表，少阳居清道而协乎膈之间，亦为半表里，故见证更多胸满痛及痞结等。然膈虽清道，此处又分表里，则从浅深而分也。深则为结胸，邪由太阳已陷入里，必无半表证；浅则为少阳，必兼半表证。结胸条所云伤寒五六日热结在里，复往来寒热者，与大柴胡汤是也。痞证亦然。此条之微结与上条之支结又是浅之浅者，故须兼表治，无表则结必不支不微。

眉批：凡少阳受邪变成风热，郁久故结气，多见于上焦胸胁，间治法只宜升阳，上升则液下，小便不利者，自然利矣。

[三百二九] 伤寒五六日，头汗出，微恶寒，手足冷，心下满，口不欲食，大便硬，脉细者，此为阳微结，必有表，复有里也；脉沉，亦在里也。汗出为阳微，假令纯阴结，不得复有外证，悉入在里，此为半在里半在表也。脉虽沉紧，不得为少阴病，所以然者，阴不得有汗，今头汗出，故知非少阴也，可与小柴胡汤。设不了了者，得屎而解。

若其间有兼及里证者，则于小柴胡汤解，后又不得不带及里治矣，请得而例之。伤寒五六日，当成拒候，半里之热以怫郁不能外达，故头汗出；半表之寒以持久不能解散，故微恶寒。两邪互拒，知阳气郁滞而成结矣。唯其阳气郁而滞也，所以手足冷，心下满，口不欲食；唯其阳气结也，所以大便硬（注：此条之结兼从大便硬上说，与上二条之结稍不同）。既有结滞之证，便成结滞之脉，所以脉亦细。所云阳证似阴者，此其类也。但结有阴阳不同，即阳结亦有微甚不同。阴结为寒，总无阳热头汗出证，而阳结甚者，又必表邪尽敛入内，阳热之势方深，其证则不恶寒反恶热。今皆不然，此为阳微结，热虽结而不甚也。所以然者，以有微恶寒之半表在，故结亦只半在里而不甚。至于脉沉，虽似里阴，则又有头汗出证以别之，故凡脉细、脉沉、脉紧皆阳热郁结之诊，无关少阴也。可见阳气一经郁结，不但阳证似阴，并阳脉似阴矣。既非有寒无热，肾阴结又非表尽归里胃肠结，两路荡开自推出一半里半表结证来，只缘表邪入里未尽，欲外达又不能达，所以结中仍现表形，枢机受邪也。凡证居阴阳表里间，俱主小柴胡汤。故只据头汗出一证，其人阳气郁蒸，必夹口苦、咽干、目眩而成，其余半在表证，但一审之微恶寒，而凡往来寒热等证，不必一具，即可作少阳病处治，与以小柴胡汤矣。设不了了者，结势已解，但从前所云大便硬之屎未去耳，"得屎自解"此四字着得活。里结之与半里结，尚有调胃、大柴胡之分，此则不必责之于胃，并不必责之于经，即大柴胡与柴胡加芒硝汤皆所当斟酌者耳。

此证类于厥微热亦微，异处只在有微表，验其得解须是沉紧脉，还于浮大，汗出而手足温。

二百二十五条本明其非柴胡，却偏极力摹出一"胁下满，颈项强，手足温而渴"少阳证来，此条本明其为柴胡非少阴，却偏极力摹出一"手足冷，心下满，口不欲食，脉细，脉沉紧"少阴证来，非故临崖立马以示险，正从人世眼花缭乱处翻出鸳鸯谱拨示之以金针也。更合前后数条读之，知仲景之伤寒论即象棋谱中之金鹏十八变也。玄妙都从绝处逢生，死中得活上设局，使人于此等处得手，则天下无不得手之处。故读仲景书，不当在多处，读满盘皆死棋及至活来，只是一二着，须知此一二着内另有仙机。

[三百三十] 伤寒十三日不解，胸胁满而呕，日晡所发潮热，已而微利。此本柴胡证，下之而不利，今反利者，知医以丸药下之，非其治也。潮热者实也，先宜小柴胡汤以解外，后以柴胡加芒硝汤主之。

胸胁满而呕，日晡所发潮热，此伤寒十三日不解之本证也。微利者，"已而"之证也。本证经而兼腑，自是大柴胡，能以大柴胡下之，本证且罢，何有于"已而"之下利？乃医不以柴胡之辛寒下，而以丸药之毒热下，虽有所去，而热以益热，遂复留中而为实。所以下利自下利，而潮热仍潮热，盖邪热不杀谷而逼液下行，谓云热利是也。潮热者，实也。恐人疑攻后之下利为虚，故复指潮热以证之，此实得之。攻后究竟非胃实，不过邪热搏结而成，只须于小柴胡解外后，但加芒硝一洗涤之，以从前已有所去，大黄并可不用，盖节制之兵也。

眉批：去者非所留，留者非所去，故溏者自溏，结者自结，而结者既结，溏者益溏矣。

[三百三一] 太阳病，过经十余日，反二三下之，后四五日，柴胡证仍在者，先与小柴胡汤。呕不止，心下急，郁郁微烦者，为未解也，与大柴胡汤，下之则愈。

太阳病过经十余日，邪不入里，知此际已具有柴胡证矣。观下文"柴胡证仍在"字，可见医乃二三下之。此之谓反下，后不无伤其里气，骤然用及小柴胡，防犯及前条"后必下重，食谷者哕"，故徐而俟之。后四五日，柴胡证仍在，则枢机尚未解散，先与小柴胡汤和解之。若呕不止，知其下已成堵截也。其人必心下急，郁郁微烦。急者，喘促之状，势不为呕缓也。郁烦者，热不为呕越也。此则从前误下时已薄及半表里邪，留结于膈之上下使然。膈上之邪，已经小柴胡解去，而膈下之结未去，气无从降，故逆上不已也。用大柴胡一破其结，留者去，而逆气下行矣。此上病治下之法也。

此条与"阳明经呕多，虽有阳明证，不可下"之条细细酌量。阳明证呕在上而邪亦在膈之上，此条呕不止，与前条但欲呕，呕在上而邪却在膈之下。膈之下已属胃，可下不可下，此等处最不容误。

木气上达必无呕证，用小柴胡汤后仍见呕，便属腑邪为病，不当责邪于经矣。前条以呕故知极吐下也，亦是此义。

用小柴胡处不详其证，且云四五日，何其纡迟。以其证有干碍处，故示人以慎，恐下后之柴胡证亦不足凭，故略之。用大柴胡处，兼及吐时之余证，直云"与之愈"，何其决捷。以证无模棱，故示人以断，能晰及证中之证，自不至犯及柴胡之禁，故详之。

［三百三二］伤寒阳脉涩，阴脉弦，法当腹中急痛者，先用小建中汤，不差者，与小柴胡汤主之。

至于证属少阳，固宜和解，而中气虚寒，不能拒邪者，又不妨依他经急救其里、后救其表之层次，法用及小柴胡汤。如伤寒见弦脉，自是少阳本体，乃阳脉涩，而徒阴脉弦，则阳神不足，阴气潜羁，里寒岂能拒表，所以法当腹中急痛。虽腹痛亦柴胡或中之一证，乃脉涩而痛且急，则阳去辄欲入阴，虽有少阳诸兼证，俱作缓图，只宜建中汤先实其虚，先温其里，从中州和及营卫，弦涩已去，腹痛已止，从此不差，然后用本方小柴胡汤一和解之，庶几里阳已经先复，阴邪不至袭人耳。较之上三条，彼则宜用小柴胡汤，用之不得不先；此则宜用小柴胡汤，用之不得不后，此之谓法。

眉批：凡表半边有实邪者，里半边遂成虚位，小柴胡之用人参、半夏者，此也。虚易生寒，故有腹中痛证，缓则只去黄芩，加芍药，急则建中。从此求之，表无邪热者，本方不可用柴胡；里无邪热者，本方不可用黄芩矣。又须知阳邪腹痛，皆营卫潴留之故。

[三百三三] 太阳病，十日已去，脉浮细而嗜卧者，外已解也，设胸满胁痛者，与小柴胡汤；脉但浮者，与麻黄汤。

至于邪已解后，无复少阳，而疑似之间，尚当看证，审用小柴胡汤。如太阳病十日已去，脉浮细而嗜卧者，较之少阴为病之嗜卧，脉浮则别之。较之阳明中风之嗜卧，脉细又别之。脉静神恬，解证无疑矣。但解则均解，必无外证之未罢，设于解后尚见胸满胁痛一证，则浮细自是少阳本脉。嗜卧为胆热入而神昏，小柴胡汤岂堪委置乎？脉但浮者，与麻黄汤，彼已现麻黄汤脉，自应有麻黄汤证符合之。纵嗜卧依然，必不胸满胁痛可知，此则无烦，小柴胡汤之顾虑耳。

眉批：王肯堂曰：此条当之太阳少阳合病，胸满虽与前条同，而脉浮细，嗜卧则为表邪已解，胁痛为少阳有邪，故与柴胡。若脉俱浮者，又当先治太阳也。此是设为变通之言，非为服柴胡而脉浮也。

[三百三四] 服柴胡汤已渴者，属阳明也，以法治之。

可见小柴胡之于少阳，不特惟为主方，而补偏救敝无不主之，但偏有不能尽补，敝有不能尽救者，又须另议善后之法矣。渴亦柴胡或中之一证，然非津液搏聚，水饮停逆则不渴，故服柴胡汤渴反止。若服柴胡汤已，渴者非关津搏水逆，热入胃而耗精消水矣。此属阳明，治在阳明，有经有腑，自当议法，于葛根、白虎、调胃间，非尔柴胡汤事也。

[三百三五] 本太阳病不解，转入少阳者，胁下硬满，干呕不能食，往来寒热，尚未吐下，脉沉紧者，与小柴胡汤。若已吐下，发汗，温针，谵语，柴胡证罢，此为坏病，知犯何逆，以法治之。

　　本太阳病不解，转入少阳者，从前太阳证不必诘，只据而今。若胁下硬满，干呕不能食，往来寒热，少阳证已具，岂唯太阳药不复用。果源委未经吐下而紧，虽脉沉紧，不得为少阴病也。只属邪困于经使然，何所忌而不以小柴胡汤之和解为定法。合之上条，彼于柴胡证去路得清楚，故不使渴证搅入小柴胡。此于柴胡证来路得清楚，故不使沉紧脉妨及小柴胡也。究竟沉紧非小柴胡本脉，其所以与之者，以未经吐下，故不妨舍脉从证耳。若已吐下，发汗，温针，何必脉变，只须增出谵语一证，便是柴胡证罢为坏病。此则治之之逆使然，察其所犯何逆而于法外议法，则存乎其人，又不得脉沉定前证，以不用小柴胡致坏，今更用之治坏，使一逆再逆也。

　　此条云"知犯何逆，以法治之"，桂枝坏病条亦云"观其脉证，知犯何逆，随证治之"。只此一"观"字一"知"字，已是仲景见病知源地位，亦即仲景料度腑脏独见若神地位了。岂寻当仓猝间事，自是"观"字"知"字上先有源头，源头上先有工夫得来。仲景教人观脉观证，故教人于辨脉辨证上讨源头。辨字是工夫，观字是效验，源头安在？在二脉。仲景所由以二脉弁《伤寒论》而隶之曰法，使人以法去辨痉湿暍，自得痉湿暍之源头，而不为痉湿暍所惑；以法去辨六经，自得六经之源头，而不为六经之所惑；以法去辨霍乱等证，自得霍乱等证之源头，而不为霍乱等证所惑。推之伤寒如是，推之杂病亦如是；推之本病如是，推之坏病亦如是。脉证稍有参差，源头已先厘剔，故可汗可下在我，而不在病；不可汗不可下亦在我，而不在病，此之谓见病知源。脏腑上得其源头，则于脉证上只须一观而已，不必用甚工夫，随证治之，莫非以法治之也。世人于辨脉辨证上无工夫，则观脉观证只是瞎观而已，安有裁决？所以不依样葫芦能令病坏，及至依样葫芦又令病坏，徒费仲景一片精神。命脉医尽天下，总不是窍门，推求其故，何尝不于仲景法上用窍门，只是不曾于仲景法上讨窍门耳。讨窍门与用窍门自是两截事，今之人急于医病，谁肯作两截事做者。

人只知仲景制方之妙，不知仲景之神机妙算，不在方而在用方。方犹兵也，用方则将兵者，有机焉，有窍焉。机也，窍也，法也，只就小柴胡一方，合前后数余条，纵观之出出入入，何啻生龙活虎，岂是呆配着一句耳聋、胁痛、寒热、呕而口苦之赋者，此其中另有龙韬虎略在。试详一百一十三方，何非仲景手制，不讲于仲景之法，都是妙方，用来都未必妙也。

眉批：此与十枣汤证颇相类，而彼属里未和，此属半表里，彼则不恶寒，此有往来寒热也。

［三百三六］伤寒脉弦细，头痛发热者，属少阳。少阳不可发汗，发汗则谵语，此属胃。胃和则愈，胃不和，则烦而悸。

从前诸治例虽有兼表兼里，审用之不同，然总不出和解一法。和解而外，若发汗，若吐，若下，皆少阳一经之所禁也。缘胆为中正之官，无出入窍，其能独任拒邪之功者，全赖中土连营，输以津液，有此不竭之腑，故拒力不难孤而且久。一或犯及所禁，则和议不成，津粮先劫，彼何恃以无恐，势激则从此引邪入里，围解则从此任邪入阴，堕军实而长寇雠①，祸却关于中土，故所禁最为凛凛，请以汗例之。汗莫宜于头痛，发热，以其为太阳病之表证也。若伤寒脉弦细，见此则半里之气素虚，表邪得乘虚突入，虽是太阳证，拒脉即属之少阳矣。少阳里证未具，柴胡且难用，况汗之乎？宜胃液被夺，木势反乘而得谵语也。凡仲景论谵语，多该郑声，说此处云属胃，胃虚故也。和胃不曾出方，然玩胃不和则烦而悸，当是小建中汤。以下有二三日，心中悸而烦者，小建中汤主之条也。津液竭故烦，土虚而客水，得凌

① 雠　音 chóu，同"雔"、"仇"。

心分故悸。唯发少阳汗则有此，其可轻汗乎！

以此条承上，并可作上条后半截坏病注脚。

[三百三七] 太阳与少阳并病，头项强痛，或眩冒，时如结胸，心下痞硬者，当刺大椎第一间、肺俞、肝俞，慎不可发汗。发汗则谵语，脉弦，五六日，谵语不止，当刺期门。

知少阳之不可发汗，则可广及之并病矣。太阳之脉循头目，少阳之脉循胸胁。今此之并，尚太阳有余而少阳不足，故头项之强痛专主，而眩冒，与如结胸之痞硬，仅或而时焉，似可发汗，不知已有少阳，辄不可发汗，只可刺肺俞以泻太阳，太阳则与肺通；刺肝俞以泻少阳，肝则与胆通也。苟不知此而发汗则表邪虽去，胃液全虚，土虚乘以盛木，安得不谵语，脉弦？五六日谵语不止，此则①胃以负而约结难滋也。万不宜从谵语处泻胃，止好从脉弦处泻肝，舍刺期门外无法。一误不堪再误也。少②阳职司开合，全赖胃气滋培之。胃气盛则为我司，阖而外拒；胃气衰则不顾其开而内乘，故邪在少阳，只是照料胃液为主，此大法也。

[三百三八] 少阳中风，两耳无所闻，目赤，胸中满而烦者，不可吐下，吐下则悸而惊。

更以吐下例之，吐莫宜于烦，下莫宜于满。邪在表里，固于少阳无碍也。若少阳中风，表阳骤侵里界矣。两阳互拒则互煽，故风热壅盛而气闭神昏，其人乃两耳无所闻。目赤，少阳证候告急，倍当如此，则胸满而烦，自是连及之证，其可吐下乎？吐下则津液衰去而神明无主，必悸而惊，从此不得不多方议治议救，胡为轻吐下以自贻伊戚也。

---

① 则　式好堂版无。

② 少　式好堂版无。

此与伤寒脉弦细条，皆是表邪直犯少阳，不从太阳透迤来者，故总无"四五日，六七日"字。前条寒邪暴侵，里气不及拒，故证皆全表略无半里证，而脉见弦细，此以窘促告也。此条风邪暴侵里证，以全力拒之，故于半里证中增出两耳无所闻，目赤，界内俱见戒严，故胸中满而烦，此以张皇告也。此两证者皆出不虞，即用小柴胡自是违常，不无有加减法。然亦不得因寒纯用热，因热纯用寒，消息存乎其人耳。

眉批：风伤气，风则为热气壅而热，故耳聋，目赤，胸满而烦也。

[三百三九] 太阳少阳并病，心下硬，颈项强而弦者，当刺大椎、肝俞、肺俞，慎勿下之。

知少阳之不可吐下，则又可广及之并病矣。此之并病，心下硬居首，颈项强而眩次之，似尚可下，不知少阳三法俱禁，只可刺而慎勿下也。

[三百四十] 太阳少阳并病，而反下之，成结胸，心下硬，下利不止，水浆不下，其人心烦。

苟不知所禁而误下之，关键洞开，任邪陷入，表邪留而成真结胸，心下硬矣。里气虚而木来克土，下利不止，水浆不下矣。加之以心烦，神明被扰而挠乱无主，是成危候矣。虽前条刺期门之法，亦无所用之，其可轻下乎。

[三百四一] 伤寒三日，三阳为尽，三阴当受邪，其人反能食，不呕，此为三阴不受邪也。

缘少阳之在六经，司阴阳开阖之枢，出则阳，入则阴，所关系不小，全赖胃阳操胜。水不能克而始能载木以拒邪，所以三阳为尽之日，其人反能食，不呕。即三阴当受邪，不受也。知此而又安敢妄行汗吐下，重伤及胃乎？

眉批：此与下条，合上太阳篇九十五条，却又是热病亦有不传及三阴之注脚也。

［三百四二］伤寒三日，少阳脉小者，欲已也。

即以脉论其人能食，不呕，三阴虽不受邪，犹恐脉尚弦大，阳邪一时未退，若更得脉小，则阳得阴以和，是邪尽退而正来复，胃土允无木侵矣。

［三百四三］伤寒六七日，无大热，其人躁烦者，此为阳去入阴也。

按已上二条有曰：其人反能食而不呕，则脉反虑小者，令身无大热，是少阳在此，已为蒿矢之末。而复躁而烦，知阴阳交接已成窃发之机，阳去入阴，非阳明负少阴，不至此岂七八日前略无一二。少阳里证足为角拒者，不知阳何故去，阴何故入。岂仲景法中独遗此一条法乎？凡变理阴阳为事者，思之重思之矣。

合上三条读来，能食者不可因此而议攻，使本不入阴者反入阴；脉小者不可因此而议补，使欲已者反不已。至于无大热而躁烦者，已属剥复关头，不可因躁烦而迟疑，束手缓于挽救，使入阴而作沉沦鬼也。

［三百四四］伤寒二三日，心中悸而烦者，小建中汤主之。

呕家不可与建中汤，以甜故也。

可见阳去入阴，必有其先兆。善治者急宜杜之于未萌矣。心中悸而烦，则里气虚而阳神易为阴袭，建中汤补虚和里保中州，以资气血为主。虽悸与烦，皆小柴胡汤中兼见之证，而得之二三日，里证未必便具，小柴胡汤非所与也。

［三百四五］伤寒脉结代，心动悸者，炙甘草汤主之。

又以脉论，邪气留结曰结，正气虚衰曰代。伤寒见此而加以心动悸，乃真气内虚，畏邪欲传而预自彷徨也。炙甘草汤益阴宁血和荣卫，以健脾胃为主，虽动悸为小柴胡或有之证，而脉得结代非有表复有里之证，小柴胡汤非所与也。

太阳变证，多属亡阳；少阳变证，兼属亡阴，以少阳与厥阴为表里，荣阴被伤故也。小建中汤、炙甘草汤皆是和荣养阴气为治。

眉批：结代由血气虚衰不能相随也。心中悸动知真气内虚也。

[三百四六] 太阳与少阳合病，自下利者，与黄芩汤。若呕者，黄芩加半夏生姜汤。

又如太阳少阳合病，半表半里之邪不待太阳传递，而即合太阳，并见枢机已从外向，经气不无失守，所以下利。下利则里阴虚而阳热渐胜，故用黄芩汤清热益阴，招回外向之半里，而半表之势自解，柴胡并可不用也。若呕者加半夏、生姜，此则略施破纵之法，使邪无留结耳。以上诸治，皆辅小柴胡汤之所不逮，而于和解一法，始无渗漏，盖法之备也。

眉批：此之合病者，下利而头痛，胸满或口苦咽干，目眩，或往来寒热，脉或大而弦也。表热里虚，则邪热得乘虚而攻及里气，故自下利，若兼痰饮则呕也。

[三百四七] 少阳病，欲解时，从寅至辰上。

木旺于寅卯辰，阳中之少阳通于春，气乘旺而解也。

[三百四八] 妇人中风，发热恶寒，经水适来，得之七八日，热除而脉迟身凉，胸胁下满，如结胸状，谵语者，此为热入血室也。当刺期门，随其实而泻之。

至于妇人中风伤寒，治法分经稍同男子。而唯热入血室诸证，则必从少阳主治，因不妨附及之。如妇人中风发热恶寒，自是表证，无关于里，乃经水适来，且七八日之久，于是血室空虚，阳热之表邪乘虚而内据之。阳入里是以热除，而脉迟、身凉、经停，邪是以胸胁满如结胸状。阴被阳扰，是以如见鬼状而谵语。凡此者，热入血室故也。夫血室系之冲任，乃荣血停留之所，经脉所集会也。邪热入而居之实，非其所实矣。刺期门以泻之，实者去，而虚者回，即泻法为补法耳。

[三百四九] 妇人中风，七八日，续得寒热，发作有时，经水适断者，此为热入血室，其血必结，故使如疟状，发作有时，小柴胡汤主之。

复有热入不谵，但寒热间作如疟者，其血必断，断者蓄而结也。前条之热入血室，由中风在血来之前，邪肯容血空，尽其室而入之，室中略无血而浑是邪，故可用刺法，尽泻其实。此条之热入血室，由中风在血来之后，邪乘血半，离其室而入之，血与热搏，所以结，正邪争，所以如疟状，而休作有时，邪半实而血半虚，故只可用小柴胡为和解法。

[三百五十] 妇人伤寒发热，经水适来，昼日明了，暮则谵语，如见鬼状者，此为热入血室，无犯胃气及上二焦，必自愈。

复有昼明夜昏，谵语如见鬼祟者，血属阴，夜则阴盛，故乘盛而争也。无犯胃气，以禁下言，汗犯上焦，吐犯中焦，是三法皆不可也。与其妄治不如俟经期再临，邪热当随经而出，不解自解。

[三百五一] 血弱气尽，腠理开，邪气因入，与正气相搏结于胁下，正邪分争，往来寒热，休作有时，默默不欲饮食，脏腑相连，其痛必下，邪高痛下，故使呕也，小柴胡汤主之。

此总上三条而申明之，以决言小柴胡为的于用之意。血弱气尽，以经水之适来适断言也。腠理开，邪气因入，以中风伤寒之热入血室言也。与正气相搏结于胁下，指胸胁下满如结胸状言也。正邪分争，往来寒热，休作有时，指续得寒热及如疟状等言也。默默不欲饮食，此又从上三条外补出而"昼日明了，暮则谵语，如见鬼状"，又包在言外矣。脏腑相连，指热入血室之厥阴肝，与主往来寒热之少阳胆言，而明其义也。其痛必下，则知胸胁满处必兼痛证，所云如结胸者是也。"高"字指表言，"下"字指里言，邪高在表，虽属少阳，痛下在里，已连厥阴，阳搏及阴，故下痛上呕，病则均病耳。"呕"字又从上三条外补出，总因阴阳不和顺有此。仲景恐上三条不尽病情，故复补此条，以自为注脚，使知肝胆同归一治，不必于小柴胡外，另从厥阴血室中求治也。然四段中所云用小柴胡，刺期门，母犯胃气及上二焦，皆互文以立义之意。

门人朱元度、月思校
伤寒论后条辨卷之九终

伤寒论后条辨卷之十

辨太阴病脉证篇

太阴以脾为脏，脾具坤静之德而有乾健之能，不于阴中助阳，乾何由健？故首以不可下为戒，而急法以宜温，太旨了然矣。条中有桂枝汤而无麻黄汤，桂枝胎建中之体，无碍于温也，仅有大实痛一证只加大黄，并无三承气之犯，犹且以脾弱易动为虑，曰设当无大黄、芍药者，宜减之，谆切至矣。究其旨要，唯脾家实，腐秽当去，七字乃一篇之大关键，温之宜四逆辈，意在实脾云耳。脾实则邪自去，首尾照应，如此至于中风一条，不但无三阳中风之加剧，而反期之以自愈。阴得阳以化，即此可该三阴之治法矣。

东垣一生学问全从太阴篇得力，脾家实，腐秽当去，所以有补中调中之法。脉浮者可发汗，所以有升阳益气之法，其易桂枝以升柴者，以太阴在伤寒多虚寒，在内伤多虚热耳。且仲景所论者，太阴与阳明各；而东垣所治者，太阴与阳明俱也。虽不曰温之，宜四逆辈，而补中益气汤例，授及"甘温除大热"一智包括无穷。若其证属虚寒，则东垣之草豆蔻丸、木香顺气汤辈，正自难指屈也。余尝以东垣之于仲景，犹曾子之于夫子。仲景之《伤寒论》则曰：吾道一以贯之，东垣之《脾胃论》则曰：夫子之道，忠恕而已矣！惜乎少门人之一问，遂令仲景自仲景，东垣自东垣，而伤寒内伤举世视为两歧矣。

[三百五二] 太阴之为病，腹满而吐，食不下，自利益甚，时腹自痛，若下之，必胸下结硬。

太阴为寒脏，脏寒则病自是寒，何至有传经为热之理？使阳入阴则化阴为热，则火入水，亦能变水为火，智者当不为津不到嗌句惑也。太阴以湿土而司转输之职，喜温而恶寒，违其所喜，投以所恶，土乃病矣。故所见证俱属里阴，阳邪亦有腹满，得吐则满去而食可下。今腹满而吐，食不下，则满为寒胀，吐与食不下，总为寒格也。阳邪亦有下利，然乍微乍甚，而痛随利减。今下利益甚，时腹自痛则肠虚而寒，益留中也。虽曰邪之在脏，实由胃中阳乏以致阴邪用事，升降失职，故有此下之则胸下结硬，不顶上文吐利来，直接上"太阴之为病"句，如后条设当行大黄、芍药者，亦是也。

曰：胸下阴邪结于阴分，异于结胸之在胸，而且按痛矣。曰：结硬无阳以化气，则为坚阴，异于痞之濡而软矣。彼皆阳从上陷而阻留，此独阴从下逆而不归，寒热大别。

眉批：腹为中部，胃与脾两主之。胃病辄妨及脾，脾病亦妨及胃。阳明见证，阳郁及脾，亦多主呕，而胸结太阴见证，阴寒及胃，故多上吐而下利。

眉批：胁下结硬，总非胸邪与寒实结，脾亦异议。

[三百五三] 自利不渴者，属太阴，以其脏有寒故也。当温之，宜服四逆辈。

下之而心下痞硬，以其病之在脏，便宜用温。人之不用温者，不过狐疑于寒热二见耳，不知不难辨也。渴为热，不渴为寒，审是而自利不渴者，知属太阴之寒脏，自是温，宜四逆辈矣。即自利一证推之，凡呕吐腹满腹痛等，何莫不以是断而用温矣。

三阴同属寒脏，少厥有渴证，太阴独无渴证者，以其寒在中焦，总与龙雷之火无涉。少阴中有龙火，底寒甚则龙升，故自利而渴。厥阴中有雷火，故有消渴。太阳一照，雷雨收声，故发热则利止见厥阴利。

眉批：阳经自利多渴者，水去则热增也。太阴湿胜而寒在脏，更不同少阴之君火在上，厥阴之阳气在经，故独不渴。

［三百五四］太阴病，脉浮者，可发汗，宜桂枝汤。

温之一字为太阴吃紧之法，其有不必温者，则必他经之邪薄于太阴，非太阴脏病也。如病在太阴而脉浮尚见太阳，则凡吐利、腹满、腹痛等证，皆由太阳寒水侮极脾土所致，病虽见出阴①经，病邪却原是阳分。邪从表入者，仍从表出，宜汗以桂枝汤，而不必温及脏也。

眉批：此太阴中之太阳也，虽有里病，仍从太阳表治，方不引邪入脏。

［三百五五］本太阳病，医反下之，因而腹满时痛者，属太阴也。桂枝加芍药汤主之。

不宁此也，误下太阳而成腹满时痛，太阴之证见矣。病安得不属之太阴，然责其本，只是营卫内陷，表邪留滞于太阴，非脏寒病也。仍从桂枝例升举阳邪，但倍芍药收敛之，盖邪陷已深，辄防脾阴随表药而外泄耳。

眉批："因而"二字宜玩。太阴为太阳累及耳，非传邪也。

［三百五六］大实痛者，桂枝加大黄汤主之。

不宁此也，误下太阳致前证大实而痛者，此则陷者久留于上部致滞者，遂实于中焦，于证似可急下。然阴实而非阳实，仍从桂枝例升举阳邪，但加大黄以破结滞之物，使表里两邪各有去路，则寒随实去，不温者，自温矣。

二证虽属之太阴，然来路实从太阳，则脉必尚有浮者存。

［三百五七］太阴为病，脉弱，其人续自便利，设当行大黄、芍药者，宜减之，以其人胃气弱，易动故也。

---

①　虽见出阴　式好堂版无。

虽然病有对待阴阳区别处，不可辄援彼治此也。前二条之行大黄、芍药者，以其病为太阳误下之，病自有浮脉，验之非太阴为病也。若太阴自家为病，则脉不浮而弱矣，纵有腹满大实痛等证，其来路自是不同。中气虚寒，必无阳结之虑，目前虽不便利，续自便利，只好静以俟之。大黄、芍药之宜行者且减之，况其不宜行者乎。诚恐胃阳伤动，则洞泄不止，而心下痞硬之证成，虽复从事于温，所失良多矣。胃气弱对脉弱言，易动对续自便利言。太阴者至阴也，全凭胃气鼓动为之生化。胃阳不衰，脾阴自无邪入，故从太阴为病，指出胃气弱来（脏有腑犹妻之有夫，未有夫主，得令而外之侮，得及其妻者，六经皆作如此体认）。

眉批：胃气二字为人身根本，五脏六腑有病，皆宜照料及，不独太阴也。

[三百五八] 伤寒脉浮而缓，手足自温者，系在太阴。太阴当发身黄，若小便自利者，不能发黄，至七八日，虽暴烦下利，日十余行，必自止，以脾家实，腐秽当去故也。

所以然者，脾家贵在实，虚则容邪，实则拒邪也。何以验之？如伤寒脉浮而缓，阳脉非阴脉也；手足自温，阳邪非阴邪也。据脉与证，似贴太阳表边居多，然表证初不一见，则虽非太阴，亦可系在太阴矣。太阴得浮缓，手足温之脉证，则胃阳用事，自无脏寒之病，阴郁或有之。小便不利，必发黄，虽发黄不为阴黄。若小便自利者，不能发黄，阴欲郁而阳必驱。至七八日，虽暴烦下利，日十余行，必自止。所以然者，脉不沉且弱而浮缓，手足不冷而自温，阴得阳以周护则不寒，不寒则不虚，是为脾家实也。经曰：阳道实，阴道虚，阴行阳道，岂肯容邪久住，此则腐秽当去故耳。夫脾家实，则腐秽自去则邪在太阴，自是实脾二字为第一义矣。前之所禁在下而所重在温，非职此故哉。

眉批：伤寒有经气自病而后来客邪者，有客邪为病而累及经气者，太阴脉浮而缓，手足自温，知其人经气不病；虽有客邪，不能为害，所贵阴病见阳脉者以此。阳经必发热，唯阴经无发热，此只手足温。故虽得中风，脉之浮缓，不得系之太阳，姑系之太阴耳，非谓太阴病尽皆脉浮缓，手足温也。

[三百五九] 太阴中风，四肢烦疼，阳微阴涩而长者，为欲愈。

所以阴经中风与阳经中风，亦自不同，在阳经则阳与阳搏而病进，在阴经则阴得阳引而邪出。太阴但见四肢烦疼，便是风淫末疾之象，不必尽现阳脉也。于阴微阳涩，太阴本脉中时兼一长，已征脏邪向腑出而欲愈矣。辨脉云：阴病得阳脉者生，不过要人在温字上作工夫也。

[三百六十] 太阴病欲解时，从亥至丑上。

解从亥子丑者，亥阴退气，子阳进气，丑中之土，得承阳而旺也。

伤寒论后条辨卷之十终

伤寒论后条辨卷之十一

辨少阴病脉证篇

少阴之脏为肾，杂病或责肾之不足，卒病但责肾之有余。有余者，水也，寒也，以寒水之脏而居坎北，纯是阴气用事，全赖本经对待之火，化其凛冽，以奉生身而奠鳌立极，称曰阳根。夫根则宜牢固，不宜动摇矣。所嫌水火同宫，制胜终在彼，势不得不养土作子，载之且以生之，使坤厚而坎无盈，庶几水有所畏，而前来抱火共作根深宁极之宰也。所以首忌在汗，以他经发汗，只惧其汲水而竭津。少阴经发汗并惧其升阳而出焰也，火随焰升，下焦乃成水窟，于是土神涣矣。土涣而水无制，始唯下奔，久乃上逆，寒势攻冲，顷刻而凌心火，厥竭亡阳，虽欲温之，温已无及，所以历陈诸死证。盖以防微杜渐，警人以履霜之惧也。究所由来，少阴胜而趺阳负耳。趺阳之负火失温耳，此之谓逆。若欲反逆为顺，无如殖土，殖土无如助火，此温之一法，在少阴较太阴倍为孔亟也。余条此篇只以"少阴负趺阳为顺"一语作上下文辕轳。上文犹之案也，而以此语反承作所；下文犹之目也，而以此语顺揭为纲。上下两分而条理秩然矣。或者难予曰：既已称为顺矣，何以复有三承气之证也。余曰：顺之为言，非必其人不病之谓也，亦非必其病平适，尽就我果品药之谓也。但使证候显明，无有疑难，治法直捷，不致傍挠，则硝黄直果品视之耳，何逆之有？其间只四逆散一证，寒热未经详定，姑依小柴胡例从事和解，然黄芩已经革去，而加减中则依然干姜，依然附子。盖仲景于温之一字，篇中不啻三致意焉。今予一一条出，使人知少阴之有火，诚人身之至宝而不可须臾失也。

近时薛立斋亦有"肾虚火不生土"、"肾虚火不归元"等阐发，似于仲景，若有私淑者，但所主仅《金匮》中八味丸一方，易之作汤剂，此只能于水中补火，非能从火中补土，用之于杂证或宜，至若卒病之来，自不能不于仲景少阴篇，数千百遍读之而得其神且妙也。

眉批：先天之炁在肾，指阴中之阳而言，肾中无阳，遂成死炁。

眉批：元气藏于肾中，静则为阳，动则化而为火。阳化为火，水逼之也。水逼之者，土不能镇也。

［三百六一］少阴之为病，脉微细，但欲寐也。

少阴肾之经也，其脏柔脆，而夹乎二阴之间，自尔受寒最深，故其为病如妇人女子之怯弱，毫无气力，而簧媚蛊惑，偏多设假，舍脉无从得其证者，凡阴脉者皆沉，异乎太阳之浮，不必言矣。阳明脉大，微者，大之反，少阳脉弦细者，弦之反沉而有兼阴证定矣。故前太阴后厥阴，俱不出脉象，以少阴一经可以该之也。但欲寐者，阴气盛而无阳邪乘之也。一有阳扰辄复反，是诸经首条所揭，非证即病，此只以但欲寐写及病证中之情态，缘少阴多假，总无真证，可揭彼方欲乱我于证之中，我偏察彼于证之外。此条之"但欲寐"，合后条之"口中和"，皆从闲淡处授人以秦镜，任彼妆妖幻怪而毫发难逃，所谓观之于其所忽也。

眉批：少阴病六七日前，多与人以不觉，但起病喜厚衣近火，善瞌睡，凡后面亡阳发躁，诸剧证便伏于此处矣，最要提防。

［三百六二］少阴病始得之，反发热，脉沉者，麻黄附子细辛汤主之。

一起病便发热，兼以阴经无汗，世医计日，按证类能恣意于麻黄，而所忌在附子。不知脉沉者，由其人肾经素寒，虽表中阳邪而里阳不能协应，故沉而不能浮也。沉属少阴，不可发汗，而始得即发热，属太阳，又不得不发汗，须以附子温经助阳托住其里，使真阳不至随汗而升，其麻黄始可合细辛用耳。

眉批：虽是阴邪从阳而发，阳根于阴，故表有太阳，里有少阴。

[三百六三] 少阴病得之二三日，麻黄附子甘草汤微发汗，以二三日无里症，故微发汗也。

若前证得之二三日，热仍在表，则麻黄势未可除，但减细辛加甘草，温里却兼和中，稍杀麻黄之力可耳，病属少阴，即为在里，非少阴内又有里，特以二三日内发热外无他证候，虽是少阴脉却无少阴证，故略兼太阳例治。可见脉一见阴，不但证上便要谨慎，即日子上亦要谨慎，无论肾阳在所顾虑，即阳病亦见死之凶征也。

按此二条与太阳篇发热头痛，脉沉用四逆者同一证，彼以不差，则期过三日，可知病已入里。虽尚冒太阳头痛，直以少阴法律之。此在初得二三日，虽无头痛证，不容竟尔窜入少阴，故仍兼太阳律之。一出一入，不啻爱书，假令前条得之二三日，后二条过二三日不差，则四逆之与麻黄，易地皆然矣。

眉批：既云微发汗矣，仍用以字，故字推原之足见郑重之意。

[三百六四] 少阴病，脉细沉数，病为在里，不可发汗。

何谓之里，少阴病脉沉是也。毋论沉细沉数，俱是脏阴受邪，与表阳是无相干，法当固密肾根为主。其不可发汗从脉上断，非从证上断，前法不可恃为常法也。

薛慎菴曰：人知数为热，不知沉细中见数为寒甚。真阴寒证，脉常有一息七八至者，尽系此一数字中，但按之无力而散耳，宜深察也。

眉批：带及一数脉，甚言沉为在里，凡百兼脉皆从沉字断，而不可发汗矣。

　　[三百六五]病人脉阴阳俱紧，反汗出者，亡阳也。此属少阴，法当咽痛，而复吐利。

　　所以然者，少阴乃真阳之根，宜秘固不宜宣泄也。试举一病言之。阴阳俱紧者，伤寒脉也，法当无汗，反汗出者，何也？由肾阳素虚，一遇寒侵，其腑脏气辄不能内守，而阳亡于外，既已亡阳，虽太阳病亦属少阴矣。所以孤阳飞越则咽痛，无阳则阴独而复吐利也。寒循经上故吐，肾不秘藏故利，使其人肾脏素温，当不有此。仲景欲穷究下数条妄汗者罪款，故①先出此一条自汗亡阳者立其案。

　　眉批：汗出曰亡阳者，以阴寒甚而见进，阳遂出亡也。

　　[三百六六]少阴病，咳而下利，谵语者，被火气劫故也，小便必难，以强责少阴汗也。

　　如不知肾为真阳之根而强责其汗，其变有不可胜指者，如少阴病，咳而下利，真武中有此证，水冷则金寒耳。何至谵语，知火劫而下寒，上燥乱及神明也。寒只不能制水，火则偏劫其津，肾成一枯鱼之寒肆，小便自难，谵语由火，小便难，由火之强责少阴汗，少阴汗可强发乎？两两结出，恐人因谵语小便难，误将少阴本病扯入阳邪内，故重推原之。

　　眉批：两下句推原其故，欲人于此作规鉴也。

　　[三百六七]少阴病八九日，一身手足尽热者，以热在膀胱必便血也。

　　变不止小便难也，脏中真阳逼而尽散于膀胱腑，延至八九日，肢体尽热，知津竭而血受煎熬。前小便难者，至此必便血矣。此谓里厥表竭。条中提出八九日字，见东隅既失，复不能挽之桑榆，逗留之罪有归矣。

———————————

　　① 故　原作"夜"，据文义及式好堂版径改。

眉批：热尽在外，知里无热，殆近于结阴便血矣。

[三百六八] 少阴病，但厥无汗而强发之，必动其血，未知从何道出，或从口鼻，或从目出，是名下厥上竭，为难治。

然血出下窍，犹为逆中之顺，若少阴病但厥无汗，阳微阴盛可知，只从少阴例治之可耳，奈何强发之犯所禁乎。夫汗酿于营分之血，阳气盛方能酿。故阴经无汗，总因阳微，乃强发之，汗疲于供，自是逼及未曾酿之营血，以苦应下厥上竭，生气之源索然矣。难治者，下厥非温不可，而上竭则不能用温，故为逆中之逆耳。"难治"二字，追从前之罪也。

眉批：五液皆主于肾，故太阳当汗之证，尺中一迟，辄不可汗，曰营气不足，血少故也，况强发少阴汗乎？周身之气皆逆，血随奔气之促逼而见，故不知从何道出。

[三百六九] 少阴病，脉微不可发汗，亡阳故也，阳已虚，尺脉弱涩者，复不可下之。

总而言之，少阴之脉必微必弱必涩。微为阳虚，发汗愈亡其阳，阳虚阴血自尔不足，故尺脉不弱即涩，下之并尔亡阴矣。以此条结上文犹悬书国门，使知人少阴而问禁也。故并带及复不可下之句，汗详而下略者，以少阴多自利证，犯之可无易犯也。但拈出尺脉弱，涩字则少阴之有大承气汤证，其尺脉必强而滑，已伏见于此处矣。

眉批：微弱涩，推原少阴不可发汗下之之故，非谓少阴遇此等脉，辄不可汗下也。"亡阳"二字是少阴所禀，与太阴其脏有寒也，同看。

[三百七十] 少阴病，脉沉者，急温之，宜四逆汤。

少阴病禁汗禁下，既闻命矣。然则主治之法何者为急？曰：少阴证具，但见脉沉便是，邪久脏而阴寒，用事温之一法，不须迟疑矣。四逆汤不必果四逆而后用之也。

眉批：“沉”字作少阴病现成脉看，则“温”字非少阴法外之法，凡六七日诸变证、死证俱从此处失去一急字来。

[三百七一] 少阴病得之一二日，口中和，其背恶寒者，当灸之，附子汤主之。

且果属少阴病温之，不妨重温也。其法不必以日拘，但以口中和为验。故不必恶寒踡卧等证见也，只背恶寒便是其候矣，灸之。仍主以附子汤，见不妨放手用温也。

上条出脉不出证，此条出证不出脉，欲人从两路夹出一少阴病来。故上条只云脉沉，不云脉细，见有此条之口中和，不必定微细也。虽沉数可温矣，下一急字破人犹豫耳。

眉批：背者胸中之腑，阳受气于胸中而转行于背，背恶寒者，阴气盛而聚也。

[三百七二] 少阴病，下利，脉微涩，呕而汗出，必数更衣。反少者，当温其上，灸之。

温乎其所当温，即其证有难用温者，亦不妨设法温之，如少阴病下利，阳微可知，乃其脉数而且涩，则不但阳微而阴且竭矣。阳微故阴邪逆上而呕，阴竭故汗出而勤努责，一法之中，既欲助阳，兼欲护阴，则四逆、附子辈俱难用矣。唯灸及顶上百会穴以温之，既可代姜附辈之助阳而行上，更可避姜附辈之辛窜而燥下。故下利可止，究于阴血无伤可见病在少阴，不可以难用温，遂弃去温也。

眉批：汗出已亡阳，利呕更亡津液，全赖数更衣。反少，气滞下焦，不至或脱，惟恐脱及上焦耳。故温其上，温字内亦可兼温药，升阳大补心肺。

[三百七三] 少阴病吐利，手足厥冷，烦躁欲死者，吴茱萸汤主之。

温法原为阴寒而设，顾真寒类多假热。凡阴盛格阳，阴证似阳等，皆少阴中蛊惑人耳目处，须从假处勘出真因，方不为之牵制。如吐利而见厥冷，是胃阳衰而肾阴并入也。谁不知为寒者，顾反见烦躁欲死之证以诳之，不知阳被阴拒而置身无地，故有此象。吴茱萸汤挟木力以益火势，则土得温而水寒却矣。缘此证全类厥阴，非吴茱萸汤无以蔽其好也。

[三百七四] 少阴病，欲吐不吐，心烦，但欲寐，五六日，自利而渴者，属少阴也。虚故引水自救。若小便色白者，少阴病形悉具。小便白者，以下焦虚有寒，不能制水，故令色白也。

不第此也，人身阴阳中分，下半身属阴，上半身属阳，阴盛于下，则阳扰于上。欲吐不吐，心烦证尚模糊，以"但欲寐"征之，则知下焦寒，而胸中之阳被壅。治之不急，延至五六日，下寒甚而闭藏彻矣，故下利上热。甚而津液亡矣，故渴。虚故引水自救，非徒释渴字，指出一虚字来，明其别于三阳证之实邪作渴也。然则此证也，自利为本病，溺白正以征其寒，故不但烦与渴以寒断，即从烦渴而悉及少阴之热证，非戴阳即格阳，无不可以寒断，而从温治。

烦证不尽属少阴，故指出"但欲寐"来；渴证不尽属少阴，故指出小便白来。结以下焦虚有寒，教人上病治在下也。盖上虚而无阴以济，总由下虚而无阳以温。二"虚"字，皆由寒字得来。

眉批：吐利而渴，与猪苓证同，别在"但欲寐"。且猪苓证小便必不利而赤也，饮水与白头翁证同。彼曰以有热故也，小便亦必不白。

眉批：肾水欠温则不能纳气，气不归元，逆于膈上，故欲吐不吐。肾气动膈，故心烦。

[三百七五] 少阴病，下利，白通汤主之。

承上言前证，下利不但与太阴之四逆辈有异，亦与本经之真武有异。盖上之君火，表之标阳欲越，已从渴处露倪，须于温法中使之得返于内，归于源，方为佳兆。故用四逆加葱白，易名曰白通，通其阳而阴自消之义也。合之上条，彼是证，此是治。

[三百七六] 少阴病，下利，脉微者，与白通汤。利不止，厥逆无脉，干呕烦者，白通加猪胆汁汤主之。服汤，脉暴出者，死。微续者，生。

可见少阴病，凡属阴证似阳之类，俱由失之于五六日前。至于下利，便自担差，以阴病属诸微亡阳之脉故也，与白通汤。利不止，厥逆无脉，干呕烦者，则知阴邪壅盛，热药并为寒格阳，欲通而不得通，致阴阳不相接续使然耳。用前方加人尿猪胆汁为导，从阳引至阴，所谓求诸其属也。暴出者，死，无根之阳，骤进诸外也。微续者，生。阳气渐交阴，肯纳也。总上三条共是一证，此条乃出脉并救后之法。首条少阴病形悉具句，即指此条诸见证言，差误不在下利后，由六七日前之人，防微失着，致六七日后之人，救逆多尤耳。

眉批：干呕烦者，寒气格拒，阳气逆乱也。

眉批：白通加猪胆汁，是开后人寒因热用之始。

[三百七七] 少阴病，下利清谷，里寒外热，手足厥逆，脉微欲绝，身反不恶寒，其人面赤色，或腹痛，或干呕，或咽痛，或利止，脉不出者，通脉四逆汤主之。其脉即出者，愈。

看来少阴病下利煞与他经不侔，所下为清谷不必言，乃里寒偏多，外热证何见里寒，手足厥逆，脉微欲绝是也。何见外热，身反不恶寒，其人面赤色是也。究竟热因寒格，无论腹痛、干呕、咽痛，皆下利中格阳一类，可以不理。即使利止而脉仍前欲绝不出，勿谓里寒已退，辄妄治其外热也。须循四逆汤例，消阴翳于下部，但加葱白宣阳气于上焦，使阳气通脉亦通，而即出为真愈。不然少阴下利止，且有头眩，时时自冒之死条在，非尽保庆时也。

　　眉批：此阳亦非虚阳，下寒甚而气不下通，遂成怫郁，盖君火之化也。

　　[三百七八] 少阴病，下利便脓血者，桃花汤主之。

　　从前诸下利之用温者，以其证尽属寒也。不知病在少阴，即证之挟热者，亦不能弃温而竟用凉也。即以便脓血论，便脓血而传自下利，是由胃中湿邪下乘，而入于肾也。实是肾阳不足，不能载土，所以有此。石脂塞其下源，则水可截；干姜、粳米温补，夫中焦则土可升。苟不知此，而漫云清涤肾气之寒，土从水崩而阳气脱矣。

　　眉批：坤厚能载，方可振河海而不泄。振者，温则不沉也。

　　[三百七九] 少阴病二三日至四五日，腹痛，小便不利，下利不止，便脓血者，桃花汤主之。

　　抑前证毋论其得之初起也，即二三日至四五日，未可视其为传经之热邪也。腹痛而小便不利，水土混淆，可知虽是土虚不能制水，终是火衰不能旺土。仍主前方，则水得火而能输，土得火而能燥。苟不知此而漫云渗泄，肾防一彻，前后泄利而阳神陷矣。

　　眉批：下利便脓血，与便脓血有湿燥之分。

　　[三百八十] 少阴病，下利便脓血者，可刺。

　　或不得已而疑前方之涩而助壅，则宣泄之法不妨辅之以刺。刺仅去经中之热，而无寒凉以及脏也，故曰可耳。

　　[三百八一] 少阴病，下利，咽痛，胸满，心烦者，猪肤汤主之。

　　又以咽痛论下利，虽是阴邪咽痛，实为急候，况兼胸满心烦，谁不曰急则治标哉。然究其由来，实是阴中阳乏，液从下溜而不能上蒸，故有此只宜猪肤汤润以滋其土，而苦寒在所禁也。

　　眉批：虽是润剂，却加白粉，少阴经所重者，跌阳也。

［三百八二］少阴病二三日，咽痛者，可与甘草汤。不差者，与桔梗汤。

若咽痛而不兼下利，则自无胸满心烦之证，虽不由于肾寒上逆，然只热客少阴之标而无关脏本，苦寒则犯本，不可用也。只宜甘草缓之。不差者，经气阻而不通也，加苦梗以开之。喻嘉言曰：此在二三日，他证未具，故用之。若五六日，则少阴之下利，呕逆诸证蠡起，此法并未可用矣。

［三百八三］少阴病，咽中痛，半夏散及汤主之。少阴病，咽中伤生疮，不能语言，声不出者，苦酒汤主之。

至若咽中痛，较咽痛为甚矣。甚则似可凉治，不知热微，只属经菀热甚反有寒羁，不但苦寒不可有，并辛热不可无矣。半夏散及汤散寒涤饮之不暇，敢犯本乎？迨至咽中为痛所伤，渐乃生疮不能语言，声不出者，由从前不知散寒涤饮，遂至此，虽桂枝之热不可有，而半夏之辛则难除，只从鸡子以润之，苦酒以降之。此不但能治标，即属阴火之沸腾者亦可，抑而散矣，何尝于肾本有犯也。

眉批：足少阴之有咽痛，皆下寒上热，津液搏结使然。无厥阴撞气，故不成痹，但视气势之微甚，或润或解或温，总不用着凉剂。

［三百八四］少阴病，饮食入口即吐，心中温温欲吐，复不能吐，始得之，手足寒，脉弦迟者，此胸中实不可下也，当吐之。若膈上有寒饮，干呕者，不可吐也。急温之，宜四逆汤。

外此而有挟饮者，然病在少阴，亦当从温以化之，不能纯作饮治也。如饮食入口即吐，业已吐讫矣。仍复温温欲吐，复不能吐（"温温"字与下文"寒饮"字对，欲吐复不能吐，与下文"干呕"字对。干，空也）。此非关后人之饮食，吐之未尽，而胸中另有物为之格拒也。尚有模糊，不妨验及未饮食时之证与脉，如"始得之，手足寒，脉弦迟者"，虽曰阴邪，然实与虚不同，而虚与实之部位上中下又不同。胸中实者，寒物窒塞于胸中，则阳气不得宣越，所以脉弦迟而非微细者比，手足寒而非四逆者比。饮食入口即吐，心中温温欲吐，复不能吐，皆是物也。寒在胸中，但不可下而属实邪，温亦被格，但从吐治，一吐而阳气得通，吐法便是温法。若膈上有寒饮干呕者，虚寒从下上而阻留，其饮于胸中，究非胸中之病也，直从四逆汤，急温其下矣。

　　眉批：胸中实，何与少阴？缘下面之寒上逆，饮食未经入腹，寒格在胸不得阳以化之，故敛而为实。经曰：膈气虚脉乃数，脉数为虚，则知弦迟之为实矣。

　　眉批：饮食入口即呕，物盛满而上嗌也，复不能呕者，盛满者未尽去也。

　　［三百八五］少阴病二三日不已，至四五日腹痛，小便不利，四肢沉重疼痛，自下利者，此为有水气，其人或咳，或小便利，或下利，或呕者，真武汤主之。

　　外此而有挟水气者，然病在少阴，亦只从温以镇之，不能概作水气治也。缘水气唯太阳与少阴有之，以二经同司夫水也。病则水气不散，畜而为相，因之加病，其水内畜则腹痛，小便不利而下利；其水气外滞，则四肢沉重而疼痛；其水气挟寒而上射与上壅，则咳而或呕。证与太阳虽无大异，然太阳从表得之，肤腠不宣而水气为玄腑所遏，故以小青龙发之。少阴由下焦有寒，不能制伏本水，一二日至四五日，客邪得深入而动其本气，遂至泛滥而见前证。缘所由来，实是胃阳衰而提防不及也。故用真武汤温中镇水，收摄其阴气。若用小青龙，则中有麻桂，发动肾中真阳，遂为奔豚厥逆，祸不旋踵矣！

　　眉批：胃中气寒，水乃泛上，此水即肾中阴气所生也。经曰：肾者牝脏也，地气上者属于肾，而生水液也。

眉批：真武汤之治欬，以停饮与里寒合也。小青龙汤之治欬，以停饮与表寒合也。

［三百八六］少阴病，身体疼，手足寒，骨节痛，脉沉者，附子汤主之。

就水气而例之，则少阴病凡其稍邻于太阳者，俱不得从太阳治，发动肾中真阳之木矣。如身体痛，手足寒，骨节痛，太阳伤寒同有此证也。以脉沉辨之，沉属阴寒，重着所致，里阴有余，表阳不足，附子汤主之。温而兼补助阳气以御阴寒，于所谓脉沉者，急温之。盖始终不能异其治也。条中单拈一沉字，沉而着也。故所见者，寒实之证。经曰：诸痛为实是也。寒实无假热证，寒虚多假热证，假热之脉必兼微弱，否亦数而微细欲绝，固知脉难假也。若服寒凉反见数大无伦次，盖授之以假具也。

眉批：此属少阴之表一层病，经脉上受寒也，以在阴经则亦属里，故温外无法。

［三百八七］少阴病下利，若利自止，恶寒而踡卧，手足温者，可治。

合观从前诸治，可见少阴病脉沉者，急温之为一大法矣。一或当温不温，其变有不可胜言者，然寒之着也有浅深，证之变也有轻重。如少阴病下利而利自止，则阴寒亦得下祛，而又不致于脱，虽有恶寒踡卧不善之证，但使手足温者，阳气有挽回之机。虽前此失之于温，今可尚温而救失也。

眉批：利自止者，经中之寒已去也。脏中阳气未回，故仍恶寒踡卧，然手足温者，跌阳操胜，生阳之气不难回也。

［三百八八］少阴病，恶寒而踡，时自烦，欲去衣被者，可治。

少阴病不必尽下利也，只恶寒而踡已知入脏，深矣。烦而去衣被，阳势尚肯力争也，而得之"时"与"欲"，又非虚阳暴脱者比。虽前此失之于温，今尚可温而救失也。

眉批：此证无自利，知阳根未脱，故不必手足温而自烦之太阳，欲去衣被之卫阳，不难协济以攻此孤阴。

[三百八九] 少阴病脉紧，至七八日自下利，脉暴微，手足反温，脉紧反去者，为欲解也。虽烦，下利，必自愈。

少阴脉紧，所云阴常在，绝不见阳之诊也。至七八日自下利，寒之入脏者，似加深也。然脉于利后顿变紧而为微，手足于利后反不冷而为温，则微非诸微亡阳之微，而紧去入安之微，盖以从前之寒已从下利而去，故阳气得回而欲解也。虽烦、下利，必自愈，缘寒之入肾者未深，故前此虽失之于温，今虽不温而可侥幸也。

眉批：少阴七八日之下利类成亡阳，此以脉紧为肾受客寒，非本脏自病，故得手足反温，跗阳可祛寒，邪下出也。紧去脉暴微，少阴复其本脉，非诸候亡阳之比，手足温营卫通利故也。

[三百九十] 少阴病，吐利，手足不逆冷，反发热者，不死。脉不至者，灸少阴七壮。

少阴病吐而且利，里阴胜矣。以胃阳不衰，故手足不逆冷。夫手足逆冷之发热为肾阳外脱，手足不逆冷之发热为卫阳外持，前不发热今反发热自非死候。人多以其脉之不至而委弃之，失仁人之心与术矣。不知脉之不至，由吐利而阴阳不相接续，非脉绝之比。灸少阴七壮，治从急也。嗣是而用药自当从事于温，苟不知此而妄攻其热则必死，不攻而坐视，以失图维则不死亦死。吾愿人当知人命为重也。

眉批：吐利几于上下交征，得环中之跗阳不困，则阴气可从里达表，不宜发热者，于此反宜也。脉不至者，阳方外向里气不应也，得火力而表里上下无不充周矣。

[三百九一] 少阴病，恶寒身踡而利，手足逆冷者，不治。

诸可治之证以阴寒虽胜，而火种犹存，着意燃炊尚堪续焰。

倘令阳根渐尽，一线无余，纵尔安垆何从觅燧？所以少阴病恶寒，身蜷而利，手足逆冷者，不治，有阴无阳故也。虽有仁人之心与术，徒付之无可奈何，使早知助阳而抑阴也，宁至此乎。

眉批：阳受气于四肢，虽主于脾，实肾中生阳之气所奉，故手足之温与逆，关于少阴者最重。

［三百九二］少阴病，吐利躁烦，四逆者死。

由吐利而躁烦，阴阳离脱而扰乱可知。加之四逆，胃阳绝矣，不死何待。使蚤知温中而暖土也，宁有此乎？

此与吴茱萸汤证只从躁逆先后上辨，一则阴中尚现阳神，一则阳尽唯存阴魄耳。

［三百九三］少阴病，四逆恶寒而身蜷，脉不至，不烦而躁者死。

诸阴邪具见，而脉又不至，阳先绝矣，不烦而躁，阴无阳附，亦且尽也。经云：阴气者，静则神藏，躁则消亡，盖躁则阴藏之神外亡也。亡则死矣，使早知复脉而通阳也，宁有此乎？

［三百九四］少阴病，下利止而头眩，时时自冒者，死。

下利止而头眩，时时自冒者，肾气通于脑也。语云：黄河之水天上来，阴津竭于下，知髓海枯于上也。前此非无当温其上之法，惜乎用之不预也，无及矣！

［三百九五］少阴病六七日，息高者，死。

夫肺主气而肾为生气之源，盖呼吸之门也，关系人之生死者最巨。息高者，生气已绝于下，而不复纳，故游息仅呼于上而无所吸也。死虽成于六七日之后，而机自兆于六七日之前，既值少阴受病，何不预为固护？预为提防，迨今真阳涣散，走而莫追，谁任杀人之咎，凡条中首既谆谆禁汗，继即急急重温，无非见及此耳。今则死证班班，未知读夫论者，能增其临深履薄之惧否也？

眉批：帝曰：或喘而死或喘而生者，何也？岐伯曰：厥逆连脏则死，连经则生，此以六七日，经邪已转脏也。

[三百九六] 少阴病，脉微沉细，但欲卧，汗出不烦，自欲吐，至五六日，自利复烦躁，不得卧寐者死。

以今时之弊论之，病不至于恶寒踡卧，四肢逆冷等证叠见，则不敢温。嗟乎！证已到此，温之何及哉？此诸证有至死不一见者，则盏于本论中要旨，一申详之。少阴病，脉必沉而微细，论中首揭此，盖已示人以可温之脉矣。少阴病但欲卧，论中首揭此，盖已示人以可温之证矣。汗出在阳经不可温，而在少阴宜急温，论中盖已示人以亡阳之故矣。况复有"口中和"之证，如所谓不烦自欲吐者以互之，少阴中之真证不过如此，其余一皆诡证，不足凭也。此时邪亦仅在少阴之经，未遽入脏而成死证也。然坚冰之至稍一露倪，则真武、四逆诚不啻三年之艾矣。不此绸缪，延至五六日，在经之邪遂尔入脏，前欲吐今且利矣，前不烦今烦且躁矣，前欲卧今不得卧矣，阳虚已脱，阴盛转加，其人死矣。医者尚不知为何病。或曰阳症见阴脉宜死，或曰阴阳两感不治，亦或曰此传经热邪，前此失下而成不治之坏病。倘有一人语之以少阴失温，必且哄然曰：其人不手足厥冷，不恶寒踡卧，而且烦躁如是，不得卧如是，何阴证之有？子妄矣！噫嘻，吾见其人矣，吾闻其语矣，因悟仲景一片婆心，历历诸死证，盖不啻与尸以谏也。

眉批：少阴本病，只算阴盛，阴不已而汗出，是为亡阳，亦少阴一经表里之分也。阳亡必见烦躁等证者，鬼气欲成燐也。病此者多昼隐夜现，故不得卧寐。

[三百九七] 少阴负趺阳者，为顺也。

此条反以承上顺以起下，乃一篇之关键，少阴诸死证皆由失之于温。温者，补火以殖土，使土气蕃育，恒操其胜势而作镇中州，则水寒却而成温泉，不但免夫泛滥之虞，而熟腐水谷充肤泽毛皆赖之矣。唯不知此而失之于温，则跌阳负而少阴乃胜，水寒互胜以无所畏而上凌心火，真阳倏尔灭没，逆莫大焉。知跌阳负少阴之为逆，则知少阴负跌阳之为顺矣。

眉批：昔人谓补肾不如补脾，盖见及此也。又有谓补脾不如补肾者，兼补其母也。母者，火也。何后人以补肾二字，遂开出滋阴一门，滋阴自是泻阳，反顺为逆，由未奉教于仲景耳。

[三百九八] 少阴病得之二三日，口燥咽干者，急下之，宜大承气汤。

少阴苟负跌阳，则亦有少阴负跌阳之病，然而不足虞也。有如口中和者，少阴证也。二三日而口燥咽干，便见阳明之证，知少阴之负跌阳矣，是为土气有余，有余者可泻。大承气汤，不似阳明经之尚多顾虑也。

[三百九九] 少阴病，自利清水，色纯青，心下必痛，口干燥者，急下之，宜大承气汤。

又如自利清水，色纯青似属阴邪用事矣。其人心下必痛，乃土来心下，水自溜而谷自留也。以"口中和"之少阴变为口干燥之阳明，知少阴之负跌阳矣。治可同前，不必濡滞也。

眉批：自利清水，无谷渣，色纯青并无谷色，谷留故也。

[四百] 少阴病六七日，腹胀不大便者，急下之，宜大承气汤。

至于六七日，腹胀不大便，是少阴转属阳明之候。少阴负跌阳谛矣，证甚显明，知一下之外无余事，诚莫便捷于大承气矣。何所顾忌而不宜之也。此三证自是阳明病，欲以脉沉，匿入少阴中，故仲景便于少阴中用阳明法，使其匿无所匿，知贼臣不以出疆免也。

[四百一] 少阴病得之二三日以上，心中烦，不得卧，黄连阿胶汤主之。

　　三大承气证，乃少阴负趺阳之甚者，固下其所当下，不为逆也。若负虽不甚，亦必见出趺阳之证，不至于误。盖阳明之病不得眠，与少阴之但欲寐者自反。少阴二三日以上，心中烦而有此，知土挟母，邪以乘水是亦少阴负趺阳之类也。治用芩连清土母之热，芍药、阿胶、鸡黄济阴而润其燥火，土润而肾水宁矣。不得眠者，口中自不和；口干燥者，自必但欲卧，而腹胀不大便者，盖可知矣，固知上下皆互文也。

　　眉批：病此者，肾中素有燥邪也。燥则生热，故才少阴病便觉火土气胜，阴精不能上奉故也。治以黄连阿胶汤，滋阴退阳，盖治火之下，阴精承之也。

　　[四百二] 少阴病，下利六七日，咳而呕渴，心烦不得眠者，猪苓汤主之。

　　又就不得眠之证而推之，下利似乎阴胜矣。即六七日咳呕渴烦，亦尚与少阴阳模糊，唯征之不得眠，知湿土拦截中焦，致水不上升而火不下降，犹之少阴负趺阳者类也，治用猪苓汤。分清降浊，土湿流而水火济矣。此证以下利作主，五苓散宜亦可用，乃用猪苓汤者，以猪苓汤为阳明经药，故仍以之抑趺阳而济少阴也。

　　凡论中着日子处，俱有深思，不得草草读过。就少阴一篇合言之三百六十二条，三百六十三条云，始得之，及得之二三日者，重在日子也。见初得二三日，不得不微发汗也。三百七十一条云：得之一二日，又所以违此条之意，见少阴病不可泥定，初得二三日便宜发汗，若微见里证，虽一二日，自以温法为正也。三百七十九条云，二三日至四五日者，轻在日子也，见不拘其二三日及四五日而见下利，便脓血，只宜温也。三百八十二条云，二三日虽不同证亦可以违此条之意。见少阴病如咽痛之用甘桔汤只可用之，二三日上过此，则不宜也。三百八十五条云，二三日不已至四五日，及四百二条云，六七日者，纪日子之过也。水气及呕渴咳烦诸证，因日子缠绵而成也。三百八十九条云：七八日者，录日子之功也。寒邪赖日子久远不能持而自解也。三百七十四条云，五六日者，从前病而例后病也。前之心烦则兼但欲寐，后之渴而引水则兼小便白，寒热不因日子而变易也。三百八十四条云，始得之者，从后病而审及前病也。因后病有些模糊，溯前病之证与脉而实虚自辨也。三百九十八条云，二三日者，急之之词也。病见于仓猝不妨治以仓猝也。四百条云，六七日者，缓之之词也。病欲为盈满，不妨待其盈满也。三百六十七条云，八九日者，计日以责医也。何前此之玩愒而不知救误也。三百九十五条云，六七日，三百九十六条云，五六日者，责之之甚也。玩愒而至于死，以杀人律之，宜反坐也。四百一条云，得之二三日以上者，著日之异以别病之同，欲医人准此，而慎乎毫厘千里之间，毋鲁莽而轻人命也。缘三百九十六条，有烦躁不得眠为死证，却在五六日之后，而五六日前，原不烦，原但欲寐，故以得之二三日，以上别之。见起病时便心烦不得卧，与彼条变成者，大相悬绝。医者不可不详察也。即仲景编日之法，细细求之，何啻孔子春王正月之书，稍一检验，便觉无限云日风霜萦绕乎，字句之上，注家一遇二三日即云：传邪尚浅；一遇六七日即云：传邪已深。附会成说，无所不至，正如乡人仰月色之盈亏以计朔望，不复知盈亏中自有二十四气相为倚伏也。余甚惜夫读伤寒论者，终日吟哦，终日考核，仍未免糊涂日子，虚度光阴也。

眉批：少阴为寒脏，不畏阳邪之扰，阳邪中有火有土，皆肾中生阳之气也。随其实而泻之，殊自易易。数条中，承气从攻，猪苓从渗，黄连阿胶清而滋，四逆散和而解。阴病见阳皆有显然之证，与肾经寒证作比勘，又何难游刃有馀也。

[四百三]　少阴病四逆，其人或咳，或悸，或小便不利，或腹中痛，或泄利下重者，四逆散主之。

至若少阴不甚负趺阳，亦不甚胜，则温固难用，凉亦难从，只从中治为解散，亦少阴之一法也。初得之四逆，固非热证，亦非深寒。咳悸，而或小便不利，既似乎水畜，腹痛泄利，又似乎寒凝，其中更兼下重一证，得毋气滞在趺阳而经络失宣通也。虽四逆散于升清降浊中兼有益阴之义，然大旨只在疏趺阳之滞而照证加减，则仍从真武汤例，抑阴而助阳，盖不欲少阴胜而趺阳负也。据此而少阴之右温，不可识乎！岂唯少阴，推之太阴厥阴，亦何莫非此义。余愿同志此事者，须扫去胸中传经为热之宿见，方于仲景之墙，不致面而立也。

眉批：证同真武而不作水气治者，散中有升有降，松及土膏，虽有水气从土参化矣。此处四逆由经输被阻之故，故见证兼反上中下三部。

[四百四] 少阴中风，脉阳微阴浮者，为欲愈。

少阴中风与太阴不甚异，在太阴为土得阳和，在少阴为春风解冻①。故虽阳微如故，而阴脉从下欲起已卜邪从外向矣。

[四百五] 少阴病欲解时，从子至寅上。

肾中之生阳在子，而丑中有土，寅中有火，阴翳须从此为开泰也。

伤寒论后条辨卷之十一终

---

① 冻　原作"陈"，据式好堂版及文义径改。

伤寒论后条辨卷之十二—名直解

辨厥阴病脉证篇

厥阴在三阴为尽。尽者极也，物极则反。故肝虽阴脏，而木中实胎火气，非若少阴纯以阴寒主令也。然少阴即厥阴母家，未有母寒而子不受母气者，故厥阴之寒，属肾阴所移者居多。阴寒盛于下，则所胎之火气，就子而发现。木火通明，此火殊属真火，非若少阴之纯假也。故有时可以湿伏，可以穿①折，特以阴下而阳上，阴阳有不相顺接之处，所以胜复之间，大伏杀机。以水能克火，而湿木更不能助其焰也。一见厥证，便宜消息图维，但厥阴乃六经中之一经，而厥证则诸证中之一证。尽以厥证入之厥阴，则虚寒杂证，皆得以紫乱朱，而头绪纷然，遂成乱丝矣。故余条此篇，首以不可下为禁，即继之以可下，下取温而上取凉，即乌梅丸之用芩、连，亦此义也。温凉有法，则阴阳不相顺接之厥，治之自尔丝丝入扣。纵有拦入厥阴之证，不妨以本证为经，而以杂证作纬，有纲有目，条理秩然矣。所以下利、呕、哕三项，仅以其余及之。从来繁声竞响，杂乱无如厥阴篇，一经条辨而金声玉振，殊觉正始之音②，尚可敲而戞也。

---

①　穿　当为"寒"，形近致误。

②　正始之音　一指魏晋玄谈风气。出现于三国魏正始年间。当时以何晏、王弼为首，以老庄思想糅合儒家经义，谈玄析理，放达不羁；名土风流，盛于洛下，世称"正始之音"。二指纯正的乐声。唐白居易《清夜琴兴》诗："心积和平气，本应正始音。"

眉批：厥阴木中有火，此火为阴火，故有时而下，有时而上。厥为阴，阴气下行极而上，则发热矣。热为阳，阳气上行极而下，则又厥矣。调和于二者之间，功在安胃。

[四百六] 厥阴之为病，消渴，气上撞心，心中疼热，饥而不欲食，食则吐蛔，下之利不止。

厥阴者，两阴交尽，阴之极也。极则逆，逆固厥，其病多自下而上，所以厥阴受寒，则雷龙之火，逆而上奔，撞心而动心火，心火受触，则上焦俱扰，是以消渴而心烦疼，胃虚而不能食也。食则吐蛔，则胃中自冷可知。以此句结前证，见为厥阴自病之寒，非传热也。且以见乌梅丸为厥阴之主方，不但治蛔宜之。盖肝脉中行，通心肺上巅，故无自见之证，见之中上二焦，其厥利发热，则厥阴之本证，胃虚脏寒，下之则上热未除，下寒益甚，故利不上。

眉批：厥阴为乙木，性宜沉。水中有火，沉则火下抱而肾水温，升则火上撞而肾水寒，故气上撞心一句，消渴由之，心中疼热故也。食则吐蛔亦由之，饥不能食故也。此气乃木气。厥热二字，俱此一气为胜复。

[四百七] 厥阴病，欲饮水者，少少与之，愈。

但厥阴之见上热，由阴极于下，而阳阻于上，阴阳不相顺接使然，非少阴水来克火，亡阳于外者比。寒凉不可犯下焦，而不妨济上焦，欲饮水者，少少与之，使阳神得以下通，而复不犯及中下二焦，亦阴阳交接之一法也。

眉批：木得水滋，其火自沉，沉则肾水温矣。

[四百八] 凡厥者，阴阳不相顺接，便为厥。厥者，手足逆冷是也。

[四百九] 诸四逆厥者，不可下之，虚家亦然。

以首条之误下而利不止，及次条之与水则愈合观之，阴在下而阳在上，可得厥阴经之大旨矣。故要紧在"厥"之一字不可不分疏明白。先提其大纲，而后细分其节目也。人惟阳得下行以接乎阴，则阴中有阳，而无厥证。唯阴得上行以接乎阳，则阳中有阴，而无发热证。此之谓顺。今之所云厥者，心肺之阳，只主其阳于上；肝肾之阴，只主其阴于下，两者不相承接，唯视其胜复以为寒热。发热为阳，厥逆为阴，不言发热，单言厥者，厥为重也。此阴阳不相接续之病，厥阴之称为厥者，即此便是。非尽手足逆冷，方谓之厥也。至于阴寒发厥，则专主于四肢逆冷，即下文所谓有阴无阳者是。此少阴之病，即厥阴有此，亦属少阴移来，固另是一厥，非阴阳不相接续之厥也。二项而外，更多杂证发厥者，诸四逆，如脉促而厥，脉滑而厥，脉乍紧而厥，心下悸而厥，咽喉不利而厥，此又一厥也。在阴阳不相顺接之厥，可酌量乎"厥应下之"之条。而手足逆冷之厥，人皆知从事于温，而亦无下之之误。独诸四逆之厥，挟寒者少，挟热而为邪所乘者多，不无可下之疑似，不知病在厥阴之寒脏，终是寒主而热客，虽可下而不可下也。外是则有虚家，虽其间有发厥者，有不发厥者，而不可下。则亦同于诸四逆厥者何也？盖虚在厥阴，多由血少而燥，否则寒涩血而为冷结。此等虚家，多有五六日不大便者，故以为亦不可下也。明此四者之证，而一一分疏之，治法朗如列眉[①]矣。

　　眉批：厥阴为寒脏，是厥字源头；木中有火，是热字源头。为厥为热，总此经气为变现。观"便为"二字，此"厥"字为厥阴之厥，非厥冷及诸家之厥也。阴阳不相顺接[②]之厥，经曰：阴阳异位，更实更虚，更逆更从之谓也。手足逆冷之厥，经曰：气因于中，阳气衰，不能渗营其经络，阳气日损，阴气独在之谓也。至于厥有寒热者，经云：阳气衰于下则为寒，阴气衰于下则为热，此之谓也。

---

①　朗如列眉　形容清晰易见。
②　接　原作"按"，据文义及式好堂版径改。

诸四逆厥者，经云：气多少逆，皆为厥之谓也。

[四百十] 伤寒一二日至四五日而厥者，必发热。前热者后必厥，厥深者热亦深，厥微者热亦微，厥应下之，而反发汗者，必口伤烂赤。

请以阴阳不相顺接之厥言之，伤寒毋论一二日至四五日，而见厥者，必从发热得之。热在前，厥在后，此为热厥，不但此也。他证发热时不复厥，发厥时不复热，盖阴阳互为胜复也。唯此证，孤阳操其胜势，厥自厥，热仍热，厥深则发热亦深，厥微则发热亦微，而发热中兼夹烦渴不下利之里证，总由阳陷于内，菀①其阴于外而不相接也。须用破阳行阴之法，下其热，而使阴气得伸，逆者顺矣。不知此而反发汗，是徒从一二日及发热上起见，认为表寒故也。不知热得辛温而助其升散，厥与热两不除，而早口伤烂赤矣。

一友云：厥应下之，下之为言泄也。不指定承气言，故不出方。肝属阴而恶燥，凡酸咸润下之品，亦阳之泄也。此说非不可从，然细思之，仲景于厥阴篇无一条无方者，其所不出者，皆有所伏，而欲人互得之也。岂于下之之条，欲人另自融会，当不其然。下利谵语条小承气汤一方，在阳明原为和剂，以减去芒硝，只是下邪热，非下胃实，则里有邪热者，何不可互而用也？

眉批：发热而厥，无自利证，此由木气素燥，病才来，而燥气得操其胜热，虽下焦之寒，亦从上焦之热所进，故阳胜而不容阴复。阳内阴外是为热厥。阴厥为阴中之阴，阳厥为阴中之阳，厥应下之，通其阴阳也。在去其燥，不在荡涤肠胃上。热厥为热入里，反发其汗，则胃中津液愈燥竭，而热得上冲，故中伤烂赤。此热为阴热，无关于表，故虽一二日，不可汗，而可下。热久逆则厥，五脏不平，六腑闭塞之所生也，故应下之。厥处是假，热处是真。

——————————

① 菀　通"蕴"。

［四百十一］伤寒脉微而厥，至七八日肤冷，其人燥，无暂安时者，此为脏厥，非为蛔厥也。蛔厥者，其人当吐蛔，令病者静而复时烦，此为脏寒。蛔上入其膈，故烦，须臾复止，得食而呕，又烦者，蛔闻食臭出，其人当自吐蛔。蛔厥者，乌梅丸主之，又主久利方①。

至若寒厥则有之，与阴阳不相顺接之厥不侔。请先形容之，使人知所辨别也。脉微而厥，纯阴之象，征于脉矣。至七八日，尚自肤冷，无阳之象，征于形矣。阴极则发躁，无复阳援，是以扰乱无暂安时也。此自是少阴脏厥，为不治之证，厥阴中无此也。至于吐蛔为厥阴本证，则蛔厥，可与阴阳不相顺接者连类而推也。烦则非躁，须臾复止，则非无暂安时，只因脾脏受寒，蛔不能安，故因胃中阳气而上逆，始而入膈，则烦，继而闻食，则呕且吐也。阴阳错杂则亦不接，所以见厥。较之上条，此为孤阴操其胜势，乌梅丸破阴以行阳，于酸辛入肝药中，微加苦寒，纳逆上之邪阳而顺之，使下也。名曰安蛔，实是安胃。故并主久利。见阴阳不相顺接，厥而下利之证，皆可以此方括之也。

前条出厥应下之之治，而施一误汗口伤烂赤之证来，盖为下文喉中痛、便脓血、发痈脓等证张本，见无非应下之证也。尤恐人歧之为二，故下文复有便脓血者，其喉不痹之示。此条出乌梅丸方，而拖一久利之治来，盖为下文厥利证张本。见无非乌梅丸之治也，尤恐人该括不来，故下文复有发热而利者必自止，见厥复利之示。此等关会处，非细细读之，孰领其神圣工巧无方无外哉！

眉批：此与上条在阴阳不相接中，另提出其不容胜复之厥也。厥阴之厥，与热皆有胜有复，其有同此病机而不容胜复者，则又视

---

① 方 成本无"方"字。

乎其人之胃气。胃气热者，阴当复而不能复，厥深热深证也。胃气寒者，阳当复而不能复，蛔厥证也。言蛔厥而先之以脏厥者，不过借此形彼。见蛔厥，虽曰寒胜，与脏厥之有阴无阳，在阴阳不相顺接外者，不可同日语也。脉微非迟，其脉别也；肤冷，躁无暂安时，其证别也。"肤冷"字，系对"发热"字看。厥成于阴阳不相顺接，乌梅丸之治，不过使阴阳各归其位耳。大法是用温，其加苦寒者，乃治寒以热，凉而行之之意也。

[四百十二] 伤寒始发热六日，厥反九日而利。凡厥利者，当不能食，今反能食者，恐为除中。食以索饼，不发热者，知胃气尚在，必愈。恐暴热来，出而复去也。后二日脉之，其热续在者，期之旦日夜半愈。所以然者，本发热六日，厥反九日，复发热三日，并前六日，亦为九日，与厥相应，故期之旦日夜半愈。后三日脉之而脉数，其热不罢者，此为热气有余，必发痈脓也。

打破脏厥、蛔厥疑关，则阴阳不相顺接之厥，可广及之矣。如伤寒始发热六日，脉必数，而阳胜可知。厥反九日而利，不复发热可知。盖阳极而阴气来复且胜也。此九日内，当不能食，今反能食者，恐为除中。食以索饼，不发热者，自是胃阳在内，消磨水谷，中气尚在，故可悬断其愈，但愈必俟证热，恐热来而复去，与九日之厥期不相应，犹非真愈。后三日脉之，而数脉尚在，知其热必不去，可与之决愈期矣。虽热有首尾，而计日不差，亦谓之阴阳平等，故愈。愈后仍脉数，仍发热，此邪阳反胜，而阴血必伤，厥应下之之法，可用于此三日内矣。不知下，而致热气留连于肉腠，则痈脓之发，必不免耳。

眉批：始发热"始"字，非从太阳说起。始得之，反发热，脉沉，虽似少阴，而沉中带数。凡消渴气上撞心等兼证，自是不同，始厥亦同看。脉沉迟亦少类少阴，而兼证与发热处同，但多自利耳。"胃气"二字，三阴皆赖之，为回阳主。大抵阳热有余则伤气，阴热有余则伤血。阴热，由于燥也。

[四百十三] 伤寒脉迟，六七日，而反与黄芩汤彻其热，脉迟为寒，今与黄芩汤，复除其热，腹中应冷，当不能食，今反能食，此名除中，必死。

迟为寒，对前条看，则发厥而利可知。六七日，阳气胜而欲复，厥去而发热矣。此时只宜保护微阳，以待其来复，奈何反与黄芩汤彻其热，以脉迟之寒证，投黄芩汤之寒药，胃冷不能纳食，是其常也。此证急用乌梅丸，尚有可温一法，以之破阴而行阳。若反能食，对上文看，则食入必发热可知，是乃中气已为寒药革去，尽彻其热于身之外，膈之上，故食不待入胃而成膈消也。胃阳革职，此名除中，无复望阳之能顺接乎阴矣。必见发热、下利、厥逆、发躁等证而死。

上条脉数，此条脉迟，是题中二眼目。

眉批：厥有下法而戒用黄芩者何也？下中有润法，从阳达阴。黄芩阴寒而燥，助水灭火。阴经属燥邪而无实热者，切忌。厥阴之有消渴、除中，同一病机，皆下寒而上热也。胃气在则为消渴，胃气亡则为除中。

[四百十四] 伤寒先厥后发热而利者，必自止。见厥复利。

厥则必利，身不发热可知，此阳微而阴气胜也，属乌梅丸证，服之自当发热，发热而利必自止，此阳复也。但微阳初复，尤须保护，俟与厥期平应，方是愈期，方可罢手。不知此，而或因利止，辄复因循，否更因发热，而或如前条反以黄芩汤彻其热，于是见厥而复利，阳气退而病进，不无加危矣。

眉批：阴胜则阳伏，一唯阴邪用事，故厥；阳复者阴伏，一唯阳邪用事，故发热。即四百十九条之"进退"字也。

[四百十五] 伤寒先厥后发热，下利必自止，而反汗出，咽中痛者，其喉为痹。

先厥后发热，下利必自止。如前条之证者，此一定之局也。其见厥复利者，则以应之不及而成变局。然既有应之不及之变局，即自有应之太过之变局矣。利止后，而反汗出，咽中痛者，得无辛温过剂，以致阳热太胜而郁蒸也。其局既变，则应着随变，不妨斟酌乎"厥应下之"之法矣。苟不知此，则热势散漫而加剧，其喉必痹，乃成急候。

眉批：此之咽痛，得之热气上撞也。渴而汗出，津不到嗌，故其喉为痹，燥热气胜也。与少阴之咽痛，仅为经脉所郁者不同，只从下利、利止处观之，寒热殊因矣。

[四百十六] 发热，无汗，而利必自止，若不止，必便脓血。便脓血者，其喉不痹。

前证之成变局者，以两局对待而为变局。然既有两局对待之变局，即有一局相因之变局矣。如前证之汗出咽中痛者，得之发热利止后而然也。抑或利不肯止，则只以发热无汗为征验，发热汗出而下利，尚有亡阳之疑似，今则发热无汗而利不止，知为阳胜而挟热利也。棋局虽变，而厥应下之之应着不必变也。苟不知此，则热势浸淫而益燥，必便脓血，而休息无已时矣。便脓血者，其喉不痹，可见二证总是一证。便脓血者不必清肠，喉痹者不必凉膈，只此厥应下之之治，前已失之于当机，今尚图之于事后乎。

以上三条，热则利止，厥则复利，是题中二眼目。利止汗出，无汗利不止，是题中二眼目。

眉批：厥因发热是从阴分升出来的，兼风木之燥气也。燥热下行，则不上升，故便脓血者，其喉不痹，非蔓衍之热。只此一气为胜复者，即此一气为升降。只因木中有火，此气遂为阴中之阳。阳受风气，故为喉痹；阴受温气，故为便脓血。

[四百十七] 伤寒热少厥微，指头寒，嘿嘿不欲食，烦躁，数日小便利色白者，此热除也。欲得食，其病为愈；

若厥而呕，胸胁烦满者，其后必便血。

　　热既少，厥微而仅指头寒，虽属热厥之轻者，然热与厥并现，实与首条厥微热亦微者，同为热厥之例。故阴阳胜复，难以揣摩，但以嘿嘿不欲食、烦躁，定为阳胜。不欲食，似属寒，以烦躁，知其热。小便利色白，欲得食，定为阴复，盖阴阳不甚在热厥上显出者。若此证热虽少，而厥则不仅指头寒，且不但默默不欲食，而加之呕，不但烦躁，而加之胸胁满，则自是厥深热亦深之证也。微阴当不能自复，必须下之而以破阳行阴为事矣。苟不知此，而议救于便血之后，不已晚乎？

　　此条下半截曰小便利色白，则上半截小便短色赤可知，是题中二眼目。嘿嘿不欲食，欲得食，是二眼目。胸胁满烦躁，与热除，是二眼目。"热"字包有烦躁等证，非专指发热之热也。

　　眉批：其病为愈，谓热退即愈，不关阴复，厥微热微列也。其后便脓血者，不容阴复，厥深热深列也。厥而呕，胸胁烦满，阳逆而上也，其后便血，阳折而下也。胜在阳，复亦在阳。

　　[四百十八]　伤寒厥五日，热亦五日，设六日，当复厥，不厥者自愈。厥终不过五日，以热五日，故知自愈。

　　合而断之，总期乎阴阳平等，方能顺接。凡证候之胜复，治法之进退，一准乎此。条中"五日"字不必拘。热与厥，大约以日准，日等气平，而不加厥，则阴阳已和顺矣。末三句，即上句注脚。云自愈者，见厥热已平，其他些小之别证，举不足言矣。此条两"五日"字，是题中二眼目。

　　眉批：言外见厥证，虽已得热，尤须维护其得胜，不为阴复，方保无虞。当厥不厥，制胜已在我，此后亦不须过亢，不是厥热付之不理，一任病气循环之谓。

　　[四百十九]　伤寒发热四日，厥反三日，复热四日，厥少热多，其病当愈。四日至七日，热不除者，必便脓血。伤寒厥四日，热反三日，复厥五日，其病为进。寒多热少，

阳气退，故为进也。

一或寒热偏有所胜，便属阴阳不相顺接之病。亢害承制之间，与其阳不足而阴有余，毋宁阴不足而阳有余也。何以言之？病本于阳，热多于厥，则阳盛而愈。纵或热不除而便脓血，亦必热郁之久而后成。故厥应下之法，尚不嫌于迟也。病本于阴，厥多于热，则阴盛而病进，阴进由于阳退，故乌梅丸一方，必待病进而用之。恐用之已无及也。或且谓乌梅丸主久利方，条中无自利证，胡为用之，不知前条发热而利必自止，见厥复利，已列出眼目矣，岂更赘哉？但阳退病进，此是总结阴阳顺接大关键语，必须互以阳进病退，方为该括。而不互者，意在起下文耳。

条中厥少热多，厥多热少，是题中二眼目。合而参之，首二条，出治方，三四条，出脉法，五六七八条，出证，九十条，出日子。欲人彼此互照。凡阳盛而应下者，其脉必数，必发热而不下利。间有利者，必兼发热而无汗。有汗者，必兼发热利止而咽疼，又必小便短而赤。必嘿嘿不欲食，必烦躁而兼满，必日子热多于厥，而非平等也。凡阴胜而主乌梅丸者，其脉必迟，必厥而下利，不复发热。又必小便利而白，必欲得食，而不能食。必不烦躁，虽烦而不兼胸胁满。必日子厥多于热，而不平等也。只为世人将仲景文字，逐条看去，不复通篇理会，遂如瞎子摸路，无有着处。即如厥热一证，逐条取注，如题起止，纵令字句明晰，然以此条合之彼条则龃，而以彼条合之此条更龉，不知以此临病，从何着眼，从何着手。今予稍稍条之，敢不百拜顶礼曰千手千眼，大慈大悲张仲景夫子哉？世人妄言：传经之厥为热厥，直中之厥为寒厥，斯言谬甚。三阳之厥，多得于失下，此为热厥。少阴之有厥，悉属寒。至于厥阴之热厥，仅有伤寒一二日至四五日而厥者一条。若热少厥微指头寒一条，实即此条热深厥亦深，热微厥亦微之注脚。外是更无发热厥证矣。果如传邪之说，则在四五日固得矣。论中何云一二日至四五日哉！一二日，不知何经来传，而神速且若此，余再为剖之。论中云阴阳不相顺接便为厥，此厥字内兼有发热字在内，当其发热，不复见厥与利，是为阳胜而阴退，热也，非寒也。及其变厥而利，不复发热是为阴复而阳退，寒也，非热也。热则真热，寒亦真寒，唯视夫胜复以递，为先后耳。何得称厥以热之名哉？唯一二日至四五日而厥一条，其厥自夹发热而来，且有里证可验，与夫单发热，单厥逆者不同，此孤阳独胜，不容阴复之证。比之蚘厥一证，为孤阴独胜，不容阳复之证对待而看，又两与彼之厥而复热，热而复厥者不同。其曰厥应下之者，下其热，非下其厥也。此外遇发热则可下，遇厥则万不可下矣。推缘其故，厥阴与少阳，一腑一脏，少阳在三阳为尽，阳尽则阴生，故有寒热之往来；厥阴在三阴为尽，阴尽则阳接，故有寒热之胜复。凡遇此证，不必论其来自三阳，起自厥阴，只论热与厥之多少，热多厥少，知为阳胜；厥多热少，知为阴胜。热在后而不退，则阳过胜，过胜而阴不能复，遂有喉痹、便血等证。厥在后而不退，则阴过胜，过胜而阳不能复，遂有除中及亡阳等死证。所以调停二治法，须合乎阴阳进退之机。阳胜宜下，须待残阴退尽方下之。况小承气汤中，业已去芒硝之寒，而有厚朴之温，在厥阴中，破阳以行阴，最为合剂。阴胜宜温，不待其胜也。纵有阳邪，一见厥利，便宜乌梅丸，聚辛热之品，而加苦寒之佐，在厥阴中，破阴以行阳。虽有上热，如首条消渴气上撞心等证，亦不虑其扞格[1]也。一则治之不嫌迟，一则治之务须早。则又扶阳抑阴之微旨耳。

　　阴证脉沉，一见发热，总无关表，在少阴便属亡阳，在厥阴辄妨胜复。亡阳之热，故有烦躁诸热证，然必兼汗出与自利。此为阴寒胜复之热，亦有烦躁诸热证，然必不汗出与自利，此为阴燥。唯曰阴燥，故不可发汗而可下耳。

---

　　①　扞格　hàn gé 互相抵触，格格不入。

眉批：阳宜复，复之太过，必侵阴络。所谓"阴平阳秘"四字，正要人于此四日至七日内调停也。阳气退故为进，一部《伤寒论》之提撕在此，即阴病见阳脉者生，阳病见阴脉者死之条目也。

眉批：厥阴所主者血，是为有形之阴，治此者只求阴平阳秘，不宜过燥以伤血，故乌梅丸外，有当归四逆汤之主，总不同少阴之温法也。

[四百二十] 伤寒六七日，脉微，手足厥冷，烦躁。灸厥阴，厥不还者，死。

阳气退，其病为进，阴盛故也。阴盛不已而阳亡，以阴阳不相顺接之病。坐令阳亡而死，不历历指之，何以为警惧也？脉微厥冷而烦躁，是即前条中发所引脏厥之证。六七日前无是也。今已至是，难欲扶阳无可扶矣。所恃灸厥阴以通其阳，灸而厥不还，阳气绝也，死而已矣。

眉批：此证得之六七日，试问六七日前是何证候？传经直中之说，二者定有矛有盾矣。

[又四百二十] 伤寒发热，下利厥逆，躁不得卧者死。

发热而厥还，利必止。厥证以此验阳复也。令既发热，不但厥利不退，而且躁不得卧，则知孤阳已从热散矣。乌得不死？

眉批：厥阴以发热为佳兆，认此热为阳热佳兆，遂成凶机，非病气也，有人事焉。

[四百二一] 伤寒发热下利至甚，厥不止者死。

不必躁不得卧也，纵无此证，而发热下利至甚，厥不止者亦死。须步步防有危机。盖阴竭则阳必脱也。

[又四百二一] 发热而厥七日，下利者，为难治。

热则不厥，发热而厥，阳外阴内，已属凶征，加之下利，里气虚，阳益难回矣。惜乎！何不图之七日前也？

眉批：发热而厥尚可望复，至于下利陨厥渊矣。

[四百二二] 伤寒六七日，不利，便发热而利，其人

汗出不止者，死。有阴无阳故也。

伤寒六七日，虽阴阳未见其胜负，然而助阳消阴之理，图之贵早，未可以不利辄尔嘻嘻也。我方持之以缓彼，且乘我以骤，便发热，便利，便汗出不止，缘从前阳神，已为阴尽进。今虽欲复，而无阳可复，则其死也，不死于阴阳不相顺接，而死于有阴无阳。有志斯道者，可不于扶阳二字，日三省云？仲景以此句作结，乃篇中之大关锁。今人讲死处，只将证候叙述一遍，亦何难付死之一字于度外？仲景言外之旨，实欲人刻刻置死之一字于膜中。余于仲景《伤寒论》每读一回，辄增一回戒严，自叹年迈矣，不审尚得几千百回，仲景之补教也。

条中以阴阳不相顺接作起句而以有阴无阳作结句，乃一篇之大题目。再细研之，伤寒先厥后发热而利者必自止。见厥复利，即人心维危，道心维微之旨也。乌梅丸外，不杂出一方，即惟精惟一之旨也。虽有厥应下之之法，而末后则曰厥少热多其病愈，寒多热少，阳气退，故为进。则允执厥中之旨，何莫不存乎其人哉？读仲景书，徒赞其奇，徒赞其妙，亦只一部好医书耳。须于言外得其告诫之意，方知论中一字一句，莫非典谟①誓诰之体也。

眉批：有阴无阳即是阴阳不相顺接处酿之而成，故数条皆以发热始，以厥利终。盖即前条之始发热六日厥，反九日而利，及伤寒先厥后发热而利者，必自止见厥复利等证。从前总非死证，不意沦于不可收拾。如此可见不相顺接之阴阳从此处续之者人事也，微哉危哉！发热虽不兼厥，然利则阳从内夺，汗出不止，复阳从外夺，固不必从厥处断其有阴无阳矣。

[四百二三] 大汗，若大下，利而厥冷者，四逆汤主之。

---

① 典谟　指经典；法言。

　　至若手足厥冷之厥，纯是阴寒用事，多从少阴移来，与本经阴阳不相顺接之厥，另是一种，不得李代桃僵也。盖少阴之厥冷，多得之自中，厥阴无此也。必因误汗及误下而来。其治之之法，一准于少阴而已。如大汗，若大下，利而厥冷者，固四逆汤温之之一证也。

　　眉批：汗下后利而厥冷，更无热证，此阴证之常，只须以温法治之。大汗若大下利，有以此为句者非是。此以无发热证，知为手足厥冷之厥。

　　[四百二四] 大汗出，热不去，内拘急，四肢疼，又下利厥逆而恶寒者，四逆汤主之。

　　但厥阴之因误治而成厥冷，其见证亦与阴阳不相顺接者不同。彼证见厥利，则不汗出，热必去，即厥热并见者有之。所云厥深热亦深，厥微热亦微是也。然必不下利。更详其兼证，则有烦躁，呕而胸胁满诸项。今因大汗后，汗虽出而热不去，热不关表可知。不唯无烦躁等证，而且内拘急，四肢疼，自是寒热殊途矣。以此而见下利厥逆之证，且复恶寒，一团纯阴主令，自是四逆汤证，而非乌梅丸证也。

　　或曰，此证大汗出，热不去，何为不在亡阳死证列？曰，亡阳由于寒虚，此证内拘急，四肢疼而恶寒，尚兼寒实。寒虚者，阴阳脱离；寒实者，阳得阴恋，故可行温法也。或又曰，子欲剖阴阳不相顺接之厥，为乌梅丸证；四肢逆冷之厥，为四逆汤证。诚凿凿乎言之矣。不知先厥未热之时，何从得其非手足逆冷之厥，并四逆而用乌梅也。曰仲景首条所揭，消渴气上撞心、心中疼热，饥而不欲食，食则吐蛔之证，单为阴阳不相顺接六字下注脚也。彼以未见厥利故有下之利不止之戒。其上句先结一笔，曰，食则吐蛔，虽未出方，而备写出一上热下寒之证，则乌梅丸一方，已隐隐现在食则吐蛔句之前矣。首条示乌梅丸之影，蛔厥条乃现乌梅丸之形。又恐世人只从形上索摸，不以乌梅丸为主厥，而徒以乌梅丸为主蛔，影反被形遮矣。故又拖一笔曰：主久利方。盖蛔厥条只有厥而无利故也。世人以此句为绝笔，不知仲景复出一条曰：先厥后发热，而利者必自止，见厥复利。以后"利"字，顶前"利"字，真是绝处逢生矣。后"利"字，既可顶前，则前乌梅丸独不可以接后乎？前后互映，并不露出揭证，盖以阴阳不相顺接句作骨子，则首条所揭之证内已包有厥利之机。而凡厥利处，皆具有首条之证。仲景不必言而无不言矣。具有首条之证不下利而发热，则为阳胜；具首条之证不发热而厥利，则为阴胜。胜而复复而胜，总是首条证为之胚胎也，故有首条一二证，而发厥下利者，乃阴阳不相顺接之厥利，乌梅丸证也。无首条一二证，而发厥下利者，杂证之厥利，非阴阳不相顺接之厥利，即非乌梅丸证也，其于发热也亦然。盖厥阴以阴脏而主下焦，寒其体也，而所司者风，所挟者相火，热其用也，体用循环，理固如此，体则无形，用固有象，所以首条所揭者，厥阴之用也。而体即伏于用之中。观"下之利不止"一语，危哉，微哉！故知乌梅丸一方，即厥阴中主方。厥应下，以云救耳。有所法，即有所禁，故于中复夹黄芩汤一方，合夫下之利不止，发汗则口伤烂赤，是为三禁耳。其余四逆汤而下，随证随方。以其乘之杂，则亦应之杂，在厥阴中，直附庸置之。故虽下利之证亦复星罗棋布，而乌梅丸则概不容假借。吁，其严乎！

　　眉批：此虽有发热证，然曰热不去则热先而厥后，故不在死例。

　　眉批：内拘急，四肢疼与气上撞心，心中疼热，有动静之殊。

　　眉批：须知寒实之证，到底不生烦躁。

　　眉批：乌梅丸为胃家药而以之治厥者，何也？四肢皆禀气于水谷，而受气于阳明也。

　　眉批：厥阴诸条云不可下者，何也？上热下寒也。复云：厥应下之者，何也？阳复而进①其阴，上热下亦热也。用黄芩汤而变除中者，何也？阳神初复，热在皮肤未归骨髓也。

［四百二五］伤寒脉促，手足厥逆者，可灸之。

外此而有诸四逆诸厥之不一。其中多有伏阳郁热所致，然总属厥阴主事，可以随证立法定方，而概不可下也。脉促而厥，此乃阴盛覆阳之厥也，灸之使温从肤入，则阳向表宣，故可舍脉而治证也。

眉批：阳欲接而不得接，故脉促。

［四百二六］伤寒脉滑而厥者，里有热也，白虎汤主之。

脉滑而厥，此乃阳实胜阴之厥也，白虎汤凉能清里，而辛亦解表，故可舍证而治脉也。

眉批：厥深热深，热在脏，此厥热；热在经，故阴中现出阳脉。

［四百二七］病人手足厥冷，脉乍紧者，邪结在胸中，心下满而烦，饥不能食者，病在胸中，当须吐之，宜瓜蒂散。

至若手足乍冷，其脉乍得紧实者，此由阳气为物所遏而不得外达，以致厥也。考其证，心下满而烦，烦因心满可知。饥不能食，实不在胃可知，以此定其为邪结在胸中也。夫诸阳受气于胸中，胸中被梗，何能复达于四末？但须吐以宣之，不可下也。

眉批：手足厥冷者，邪气内阻也，乍紧，紧而不常，往来中偶一现也。此条与揭条主证颇有同处，须判之以消渴。

［四百二八］伤寒厥而心下悸者，宜先治水，当与茯苓甘草汤。却治其厥，不尔，水气入胃，必作利也。

---

① 进 通"屏"，斥逐，排除。

外此有寒因水停而作厥者，其证以心下悸为验。厥阴有此，多因消渴得之。水，其本也；寒，其标也。不先水而先厥，且防水渍入胃，敢下之乎？

眉批：厥为主气，水为客气。经曰：治客宜急，恐其并及于阴，犯土凌心，阳不得复也。

[四百二九]　伤寒六七日，大下后，寸脉沉而迟，手足厥逆，下部脉不至，咽喉不利，吐脓血泄利不止者，为难治。麻黄升麻汤主之。

外此更有营卫及脉气被阻而作厥者，如大下后，寸脉沉而迟，阳神陷里，而上焦之津液，固已先伤也，兼以手足厥逆，胃阳不升，中焦弱也。下部脉不至，肾阴亏乏，下焦竭也。肺既以胃虚无禀，菀而生热，而下部阴亡，复不能滋润肝木，以致肝火乘金注肺而成肺痿。此三焦燥涸，不能营养四末之厥。方虞泄利不止，重亡津液为难治。敢下之乎？膏、芩、蕤、冬清上焦之热，姜、术、苓、甘补中焦之虚，芍药、知母滋下焦之液，更佐麻、升、归、桂，引清凉之气而直达乎营与卫，使在上之燥气一除，则水母得源，而津回降下，肾气亦滋矣。

眉批：经曰：营为根，卫为叶，营卫俱微则根叶枯槁而寒慄，咳逆唾腥，吐涎沫也，与厥证同源。盖营血大伤，阳往乘之也。

[四百三十]　伤寒五六日，不结胸，腹濡，脉虚，复厥者，不可下，此为亡血，下之死。

诸四逆厥之不可下者，已条而析之矣。更得言夫虚家亦然之故。伤寒五六日，外无阳证，内无胸腹证，脉虚复厥，则虚、寒二字，人人知之，谁复下者，误在肝虚，则燥而有闭证，寒能凝血故也。故曰此为亡血，下之死。

眉批：世多血厥证，此亡血之厥，又不同，则挟瘀不挟瘀之分也。

[四百三一]　病者手足厥冷，言我不结胸，小腹满，

按之痛者，此冷结在膀胱关元也。

若发厥虽不结胸，而小腹满实作痛，结则似干，可下。然下焦之结多寒，不比上焦之结多热也。况膀胱关元之处，尤为脏室，下之发动脏气，害难言矣！益不可也。

眉批：下焦为生气之源，冷结于此，周身之阳气俱无所仰，故手足厥冷。

[四百三二] 手足厥寒，脉细欲绝者，当归四逆汤主之。若其人内有久寒者，宜当归四逆加吴茱萸生姜汤主之。

且血虚停寒，不特不可下也，兼亦难用温。盖虑姜、附、辈之僭而燥也。须以温经而兼润燥，和阳却兼益阴为治。故在厥阴经，逢手足厥冷，脉细欲绝者，寒虚兼燥为多，当归四逆汤主之。即此可该亡血之治也。内有大寒者，加吴茱萸、姜降而散之，即此可该冷结膀胱之治也。

眉批：少阴所主者气，厥则为寒，当纳火归肾；厥阴所主者血，厥则为虚，当温经复营，此大法也。水中阴燥，润剂辄防阳气从流下而忘反，故用桂辛于阴中生阳。转气下趋少腹者，肝有疏泄之令而动及脾也。

[四百三三] 伤寒四五日，腹中痛，若转气下趋少腹者，此欲自利也。

若四五日内，不唯不大便，而腹中痛，痛则异于亡血家之腹濡，腹中则异于冷结家之膀胱关元。疑为可下矣。不知厥阴少腹之分，虚而有寒，则木火焰微不能速腐水谷，致中焦之气，难于转动而作痛也。待其气转，自当下趋，彼少腹之阴寒，得胃阳冲之，而腹滞自下，腹痛自除，故以为不可下也。

眉批：腹痛固是阴寒，然气上逆者挟阳，黄连汤证是也；气下趋者纯阴。此证是也①。

---

① 此证是也　致和堂版无，据式好堂版补。

[四百三四] 伤寒本自寒下，医复吐下之，寒格，更逆吐下，若食入口即吐，干姜黄连黄芩人参汤主之。

前证虽得之伤寒，要其人平素下焦本自寒也。医不揣其本，见其四五日不自利，加之腹痛，则必不能食，疑为关格证，吐而复下之，以平素之寒原格于下，今更遭吐下之逆治，致阴阳不相顺接，下焦之寒未彻而上焦之热转升，不关格而开格矣。食入口即吐，是有火也。故用芩、连，苦以降上焦之阳逆；姜、参，温以补中焦之虚寒，胃阳得煜，仍可转气而下冲，一自利，吐随利止矣。此属虚家未发厥，而阴阳不相顺接之故，得之误治非属本病。若仍从乌梅丸例酌用此方，救误尚自有法，不尔救之，无可救矣。何可下也？

[四百三五] 下利，脉沉而迟，其人面少赤，身有微热，下利清谷者，必郁冒，汗出而解，病人必微厥，所以然者，其面戴阳，下虚故也。

厥阴经之病，最难辨识者，无如于厥。厥证得其条绪，外此应无犯手矣。然不在厥例者，尚有三证，曰下利，曰呕，曰哕，更当一一终其说。下利脉沉而迟，寒诊非虚诊也。所下者清谷，里寒可知。面少赤，身有微热，表阳为寒所持，郁不得越可知。其解也必由汗出，表郁故也。而其汗也必先郁冒，寒持故也。病人必微厥，指未解前言，即郁冒中之一证，里寒故厥，阳不甚虚故微，下虚故也。正见虚在下而不在上，所以成戴阳之证。虚字当寒字看，阳以阴为根，阴中无阳而阳在上，故曰戴阳。

眉批：疏泄之则上行，则不复下行，故得郁冒。汗出而下利自止，曰下虚故也，指少阴肾言。上热由于下寒，肝肾可以同治。

[四百三六] 下利清谷，里寒外热，汗出而厥者，通脉四逆汤主之。

外热，指面赤身微热言，上条出证此条出方。唯汗出而厥句稍不同，前证汗出，解应均解，何得复有厥证？盖阴寒之所持者，重汗虽出而阳不能尽出也。故用四逆加葱，于济阴助阳中兼通表气。

眉批：此汗非阴汗，阳郁在表而不下通也，与少阴身反不恶寒同看。

[四百三七] 下利，手足厥冷，无脉者，灸之不温。若脉不还反微喘者，死。

前条四逆之加葱者，以有沉迟之脉，寒则实而阳不虚，故可用耳。若下利厥冷而无脉者，阳气垂亡。虽灸法不能保其必温矣。厥不还，反微喘者，孤阳随火气而上脱也。洵①矣，葱根之宜审加也。

眉批：脉属先天，灸法只救得后天，救不得先天。

[四百三八] 下利后，脉绝，手足厥冷，晬时脉还，手足温者生，脉不还者死。

可见下利阳脱不脱，全凭乎脉。灸之后，还不还，只晬时而生死判矣。奈何不求生于早哉？

眉批：阳气根于脉，脉不还，手足断无温理。

[四百三九] 伤寒下利日十余行，脉反实者死。

无脉者，虚象也，然阳脱不必尽见脉虚。下利甚，脉反实者，真脏之气独见，胃气不能与之俱，则亦死。

眉批：疏泄之令妄行而邪性方暴，谁能止之者？

[四百四十] 下利，有微热而渴，脉弱者，令自愈。

下利脉绝者死，脉实者亦死。必何如而脉与证合也？缘厥阴下利为阴寒胜，微热而渴则阳热复也。脉弱知邪已退，而经气虚耳，故令自愈。

---

①　洵　诚然，确实。

眉批：阴中现阳而脉复不亢。

［四百四一］下利，脉数而渴者，令自愈。设不差，必清脓血，以有热故也。

脉数而渴，阳胜阴矣，亦令自愈。若不差，则阴虚热甚。经所云，脉数不解，而下利不止，必挟热而便脓血是也。

眉批：有热指经中实邪言。

［四百四二］下利，脉数，有微热，汗出，令自愈。设复紧，为未解。

下利脉数，寒邪已化热也。微热而汗出，邪从热化以出表，故令自愈。设复紧者，未尽之邪，复入于里阴之下，故为未解。盖阴病得阳则解，故数与紧，可以定愈不愈，即阴阳胜复之下利，亦当以此脉断。

眉批：设复紧，"复"字作胜复"复"字看，脉数有微热汗出，正是阳神初复之兆，未得温中，敛阳入内，故寒邪再集。

［四百四三］下利，寸脉反浮数，尺中自涩者，必圊脓血。

浮数者阳盛，涩者阴虚，阴虚而阳下凑，必随经而圊脓血。

眉批：阳盛阴虚适成其燥。阴证不应见浮脉，故云"反"。

［四百四四］下利，脉沉弦者，下重也。脉大者，为未止。脉微弱数者，为欲自止。虽发热，不死。

下利脉沉弦者，此名阴也。沉为在里，弦为拘急，木气下沉，而水为之吸，则乖①其润下之性，而欠流利，故为下重，即滞下证也。大即沉弦中之大，木势方盛也。微弱数，即沉弦中之微弱数。本邪既杀而阴从阳化也。曰不死者，与阴病身热逼汗而亡阳者殊议也。反而言之，脉大身热者，死可知矣。

---

①　乖　背离。

眉批：木宜下沉，沉之太过则见弦。微弱者不得如经之脉也。微弱之数为肾水温，故不嫌发热。

[四百四五] 下利清谷，不可攻表，汗出必胀满。

下利之脉法，详哉其言之矣。治则云何下利清谷，此为里虚，反攻其表，则汗出而阳从外泄，浊阴得内填胀满所由来也。

眉批：汗剂所以治邪阳之在表也。表若无邪必振及里阳而外泄，遂生内寒。

[四百四六] 下利，腹胀满，身体疼痛者，先温其里，乃攻其表。温里宜四逆汤，攻表宜桂枝汤。

下利不可攻表，敬闻命矣。兼有表证则云何？腹胀满者，里寒也；身疼痛者，表滞也。先里后表，治例不殊，太阳也。

眉批：阳气中行能通表里，不此少阴之纯里无表。故本经有兼及太阳治法。

[四百四七] 热利下重者，白头翁汤主之。

治寒利之法，厥证中详之矣。厥阴多热利，治则云何？热利则下重，肝气不行，热伤气而气滞也，白头翁汤主之。热涤则肠坚，异乎少阴之四逆散矣。

[四百四八] 下利，欲饮水者，以有热故也，白头翁汤主之。

热利则饮水，邪热耗其津液也，白头翁汤主之。热涤则津回，异乎少阴自利而渴之为下焦寒矣。

眉批：厥阴之消渴，盖不得热，此曰"有热"，明非上热下寒，此厥阴受病而胃中素有燥邪，辄复见此。木与土各行其令也。与阳明少阳合病同看。

[四百四九] 下利，谵语者，有燥屎也，宜小承气汤。

热利则谵语，燥屎在胃，水不停留，滞愈干涩，宜小承气汤。病在厥阴治在阳明，与少阴同法。而承气有大小之异，何也？阴明在少阴为我克，下之不妨于过；在厥阴为克我，下之宁唯不及也。

［四百五十］下利后，更烦，按之心下濡者，为虚烦也，宜栀子豉汤。

热利则烦，得之利后，而心下不硬，此为虚烦，余热乘虚而客于胸中也。宜栀子豉汤。胸中之邪，厥阴无异于太阳也。

眉批：肝气通于心，利后多躁，心不得液，故有此。

［四百五一］呕而发热者，小柴胡汤主之。

呕在厥阴，是为寒邪上逆，从阳则宜，从阴则逆。何谓从阳？呕而发热是也。此厥阴传少阳也，故用小柴胡汤，从少阳治。

眉批：经曰：厥阴之上，风气治之，中见少阳，故呕而发热，脏中时见腑证。

［四百五二］呕而脉弱，小便复利，身有微热见厥者，难治。四逆汤主之。

何谓从阴？呕而脉弱，厥阴虚也，小便复利，少阴寒也。上不纳而下不固，阳气衰微可知。更身微热而见厥，则甚寒，逼微阳而欲越，故为难治。此从少阴移来，故用四逆汤从少阴治。

眉批：此为三阴合病沦于有阴无阳也。

［四百五三］干呕，吐涎沫，头痛者，吴茱萸汤主之。

至若厥阴本经之呕，则为干呕，寒在厥阴只循厥阴之经。而见证吐涎沫者，足厥阴之脉挟胃，寒邪来克也。头痛者，厥阴之经气上巅，阴寒逆上也。吴萸佐生姜而辛散，则头痛可已；人参佐大枣而温补，则吐沫可蠲。添薪接火，火升而水自降之治也。

眉批：寒气内逆，反不外行，故不见厥证。

［四百五四］呕家有痈脓者不可治，呕脓尽自愈。

呕涎沫之家，若见痈脓，此非肺痈之比。乃前时失温，以致寒邪与津液搏结而成。不可治其痈，痈由脓结，脓即未成，只此吴萸汤。辛温补散，呕脓自尽而愈。不知此改用辛凉，二便利于下，而津液枯于上，不可为矣。

眉批：寒生浊而滞在胃，故有此，要之先痈脓而后呕，与先呕而后有痈脓者各看。

[四百五五①]

[四百五六] 伤寒大吐大下之，极虚，复极汗出者，以其人外气怫郁，复与之水以发其汗，因得哕。所以然者，胃中寒冷故也。

哕之一证，则亦有虚有实。虚自胃冷得之，缘大吐大下后，阴虚而阳无所附，因见面赤以不能得汗，而外气怫郁也。医以面赤为热气怫郁，复与水而发汗令大出。殊不知阳从外泄而胃虚，水从内搏而寒格。胃气虚竭矣，安得不哕？点出胃中寒冷字是亦吴萸汤之治也。

[四百五七] 伤寒哕而腹满，视其前后，知何部不利，利之则愈。

实自下焦壅闭，冲气逆上，得之木不能沉而上阻，故哕而腹满。前部不利者，冲气与水搏；后部不利者，冲气与火搏也。视前后二便而疏泄之，水与火两无所碍，而冲气归无矣。

[四百五八] 厥阴中风，脉微浮为欲愈，不浮为未愈。

浮则木气外达，而风并上行，厥气得阳而自解矣。不浮为未愈，太少内须俱互有此句。

[四百五九] 厥阴病欲解时，从丑至卯上。

丑中既有土气，而寅卯且得木旺而乘阳也。

　　　　　　　　　　伤寒论后条辨卷之十二终

---

① 四百五五　致和堂版与式好堂版均未见第"四百五五"条。

数　集

伤寒论后条辨卷十三 一名直解

辨霍乱病脉证篇

六经之前有痉湿暍，以其病阳而脉则阴，在伤寒别为一病，不嫌其为阴也。六经之后有霍乱，以其病阴而证则阳，在伤寒混为一病，最恶其为阳也。名曰霍乱，虽指病言，然爚乱①六经，莫此为甚。则亦比之为莠为郑之意云乎。

［四百六十］问曰：病有霍乱者何？答曰：呕吐而利，是名霍乱。

凡病至而能奠安治定者，全藉中焦脾胃之气为之主。今则邪犯中焦，卒然而起，致令脾胃失其主持，一任邪之挥霍，呕吐下利，从其治处而扰乱之，是名霍乱。毋论受寒中暑，及夹饮食之邪，皆属中气乖张，阴邪来侮，变治为乱之象，与伤寒毫无干涉，定乱先须正名也。

［四百六一］问曰：病发热头痛，身疼恶寒吐利者，此属何病？答曰：此名霍乱。霍乱自吐下，又利止，复更发热也。

霍乱之证，仅见呕吐而利，谁不知责重中焦者？而无如中虚受扰，外气辄亦失治，病发热头痛，身疼恶寒，夹此吐利而来表里之间，仓卒摸不着头脑，故从属定名破去，伤寒不欲入，以表

---

① 爚乱　yuè luàn，炫惑扰乱。

惑里也。且此证不但有表寒可惑，更令人惑及表热，以阴得阳而利止，止复更发热也，正宜从发热处复尽其阳。则呕吐亦继此得止。其寒其热，总非外因，若不撇去伤寒二字，临证鲜有不误者。

[四百六二] 伤寒其脉微涩者，本是霍乱，今是伤寒，却四五日至阴经，上转入阴必利，本呕，下利者，不可治也。欲似大便而反失气，仍不利者，此属阳明也。便必硬，十三日愈。所以然者，经尽故也。

以证而论，何莫非伤寒。须从脉法中辨之，方不至以标乱本。微涩者，胃阳虚而阴邪侮之。诊本是霍乱，并非伤寒，今人不从脉而从证，竟以为是伤寒也。是伤寒则必作伤寒治。微阳初复，漫彻其热，四五日至阴经上，阳转入阴，必复利矣。以未止之呕加以新复之利，有阴无阳，遂成不治。则伤寒二字误之也。如当以大便而反失气仍不利，则从前所复之阳，已归入阴明①，无所复传矣。其便必硬。然其愈也，虽下归入阴②却迟至十三日，经尽方得并尽其阴而愈。则仍是伤寒二字，以失气而虚其胃，耽阻使然耳。故便虽硬，究非可攻之阳明也。

[四百六三] 下利后当便硬，硬则能食者，愈。今更不能食，到后经中颇能食，复过一经能食，过之一日当愈，不愈者，不属阳明也。

前证得属阳明而愈，已为侥幸，而侥幸中尚伏危机，未遂晏然也。虽便硬必能食，方是胃阳得复，其愈也方为真愈。今更不能食，则便虽硬而热未除，愈不愈未可知也。更须验及后经，到后经中，颇能食，或者胃阳尚在，热虽未除，不妨再过一经，复

---

① 阴明　原作"阴明"，式好堂版作"阳明"。

② 下归入阴　原作"下归入阴"，式好堂版作"不转入阴"。

过一经，能食过于前，则吉。与凶判于此一日矣。骤多食则亦骤当愈。热因能食而除，胃阳复也。此一日不愈，反能食而热不已，则胃阳已经革职，属除中之能食，不属阳明也。以万物所归之阳明，不能统属利止之霍乱。究凶变所由来，非本是霍乱之故，而今是伤寒之故，则虽十三日后，一过经，而再过经，只是四五日至阴经，上转入阴之大咎耳。从脉正名，可不慎之于始欤？

[四百六四] 霍乱，头痛发热身疼痛，热多欲饮水者，五苓散主之。寒多不用水者，理中丸主之。

霍乱，伤寒不可或误者，以其病属正虚邪胜，阳微阴扰，舍温经散寒、扶阳抑阴外，均非其治耳。自其初证言之，虽云霍乱，何尝无头痛发热身疼痛之表证！要亦分寒热而治里。热多欲饮水者，五苓散主之。于温经殖土、中彻其寒水。寒多不用水者，理中丸主之。一意温中补土，治法何尝是伤寒也！

[四百六五] 恶寒脉微而复利，利止亡血也，四逆加人参汤主之。

自其利止复更发热证言之，恶寒脉微，本自虚寒，此而复利者，其常也。今之利止，由亡血之故，所以更复发热，四逆加人参汤主之。扶阳抑阴，虽亡血不入酸寒，务复尽真阳为主，岂以发热是伤寒也。

[四百六六] 吐利止，而身痛不休者，当消息和解其外，宜桂枝汤小和之。

唯吐利俱止，毫无霍乱证矣。仅是身痛不休，方可从桂枝例，一和解其外，以其中有芍药之寒，故犹当消息，犹曰小和，况吐利未止，敢恣意于伤寒也。

[四百六七] 吐利，汗出发热恶寒，四肢拘急，手足厥冷者，四逆汤主之。

至若吐利汗出，发热恶寒，四肢拘急，手足厥冷者，几同于少阴经阴中亡阳证矣。仅有四肢拘急一证，尚能恋住其阳，四逆汤而外，无其主矣。尚敢以发热恶寒，云是伤寒哉。

[四百六八] 既吐且利，小便复利，而大汗出，下利清谷，内寒外热，脉微欲绝者，四逆汤主之。

此证较前，更为孤阳欲脱之象，吐利有一，且虑亡阳，况既吐且利而见此乎？四逆汤之治内寒，犹恐不胜其任。曾外热，是伤寒之外热云。

[四百六九] 吐已下断，汗出而厥，四肢拘急不解，脉微欲绝者，通脉四逆加猪胆汁汤主之。

不但已也，吐利未止，固宜回阳破阴为急急矣。即使吐已下断，犹恐阴邪坚结，阳气难伸，所以证则汗出而厥，四肢拘急不解，脉则微而欲绝。通脉四逆加猪胆汁汤主之。于回阳急救中交通其气，善后犹难为力。如此，敢不慎厥初哉？

[四百七十] 吐利，发汗脉平，小烦者，以新虚不胜谷气故也。

吐利发汗脉平，是概吐利愈后之证言，非此时尚有吐利也。阴邪退尽，阳回正复，乃有此象。犹以新虚不胜谷气而致小烦，则岂有今之谷气不胜者，从前能胜其伤寒者哉？故仲景于前四条详霍乱之证，而以今是伤寒四字著戒，所戒不止于霍乱也。于后七条详霍乱之治，而从本是霍乱四字定法，其法可变通于霍乱外也。其附霍乱于六经后者，殆亦三隅举一，不欲人以伤寒治伤寒之微旨欤？

卒病之来，未有不兼太阳一二证见，所谓表也。证虽见表，然恶知表中不有里气为之根因者。世人据表不察里，轻易与以发散，里气一虚，脉乃变数而肌热甚矣。不谓热本于虚，更清其热，阳不能回，假热蜂起，不知假热由于中寒展转，在传经上讹乱，至死不悟，此热为假热。遂以假热之证，追而名之为温病，为两感，此等余目击而心伤之者，不啻千百辈矣。终虽误于治热，始实误于治伤寒，此乱之由也。

　　孔子曰：恶似而非，为其乱真也。一部伤寒论，全从防似上定法，法不能处处设关防，故于六经未列之前，出一痉湿暍作样子，曰伤寒所致太阳病，宜应别论，是全论中眼目，见六经不有定属也。于六经既列之后，出一霍乱作样子，曰伤寒其脉微涩者，本是霍乱，今是伤寒，是全论中眼目，见伤寒难以混名也。一前一后拦住六经在内，有使其不得逾越之意。缘伤寒为人所靠者六经，顾经似矣而证非，证似矣而脉非，非之能乱是者，以伤寒真者少、似者多耳。不为非者乱，须从似处破。破之之法，全在于脉。脉真方是真证，真辄防似。为似为乱，只看前后二样子。则凡在六经有证有脉者，俱不难照此，以定关防。除非在六经外有证无脉者，或不妨拟议而意治之。所以更出易病，差后，劳复病，而以其余示例也。

辨阴阳易病

　　［四百七一］伤寒阴阳易之为病，其人身骨重，少气，少腹满，里急或引阴中拘挛，热上冲胸，头重不欲举，眼中生花，膝胫拘急者，烧裈①散主之。

　　无病人之气，为正为清；病后人之气，挟邪挟浊。男女交媾，以我清正之气换得彼邪浊之气而为病，名曰阴阳易。我气下离，彼气上逆，三焦相溷一，皆秽浊之邪，布塞经络中，所以有诸见证，如条中所云者，烧裈散主之。缘彼邪之散布于我络者，实属客淫之气，自他有耀者也。物见原物，自交引而各寻及归窍

―――――――――――――

　　①　裈　读作 kūn，古同“裈”，有裆的裤。

矣，故得小便利，阴头肿而愈。所谓求之于其属之一法也。

辨差后劳复病

[四百七二] 大病差后劳复者，枳实栀子汤主之。若有食者，加大黄如博棋子五六枚。

[四百七三] 伤寒差己后，更发热，小柴胡汤主之。脉浮者，以汗解之。脉沉实者，以下解之。

[四百七四] 大病差后，从腰以下有水气者，牡蛎泽泻散主之。

[四百七五] 大病差后，喜唾，久不了了者，胃上有寒，当以丸药温之，宜理中丸。

[四百七六] 伤寒解后，虚羸少气，气逆欲吐者，竹叶石膏汤主之。

病邪既至，不可辄认为实，须防正气因攻而虚；病邪已去，不可辄认为虚，须防余邪因补复集。故复出诸条，以示随宜定治之意。大抵以正气初复，不容邪干为主。可吐则吐，枳实栀子汤可主。不以新差遗膈上之烦也。可导则导，大黄如博棋子五六枚可加，不以新差留胃中之结也。热则解之，从小柴胡并酌其汗下，不以新差延经络之郁也。水则决之，从牡蛎泽泻散于五苓等，不以新差容沟隧之停也。至若胃寒喜唾，则用理中丸，温则宜缓，不因差后而峻温也。虚羸逆吐，则用竹叶石膏汤，补而兼清，不因差后而纯补也。只此汗吐和泄温清六法，当可而施。须得除恶务尽之意，而后微阳可获，少火得温。凡属差后之证，不过推此例以为裁酌，非必以数证为印定之证，数方为印定之方也。

[四百七七] 病人脉已解，而日暮微烦，以病新差人强与谷，脾胃气尚弱，故令微烦，损谷则愈。

　　脉已解为真解，犹有强谷微烦之咎。以此条之损谷则愈例之，则凡寒温补泻间，其可不知所樽节乎？而调理脾胃，为医家之王道，亦于此益信矣。

　　差后气虚运缓，细玩，往往新差者，本不欲谷，而家人妇子，勉强以此法为孝敬，欲益之而反损，何如不益之为得乎。

孙男士楚幼良，

侄孙象恒次咸，　校。

伤寒论后条辨卷之十三终

伤寒论后条辨卷之十四 一名直解

辨不可发汗病脉证

[四百七八] 夫以为疾病至急，仓卒寻求，按要者难得，故重集诸可与不可与方治，比之三阴三阳篇中，此易见也。又时有不止是三阴三阳，出在诸可与不可与中也。

以按要难得，重集诸可与不可与，岂非可与不可与，尤为要中之要乎？只为世人欲以汗、吐、下三法异伤寒而病涉三阴三阳中者，往往遭其荼毒，故于篇终尤三致意焉。观其所条，严于不可与，而可与仅在陪列，乃于陪列，更加申饬，无非一破，世人各承家技之旧，不欲其以伤寒治伤寒也。所以汗、吐、下法，分宜于春、夏、秋之三时，而偏缺于冬季。明乎伤寒，非止冬令之病，而此书非止为冬令伤寒而设。世之纷纷祖叔和者，欲求温热病，为伤寒论补亡，则请于仲景所云大法春夏宜汗，春宜吐，秋宜下之末，先为补及冬官①之攷工②何如？

[四百七九] 脉濡而弱，弱反在关，濡反在巅，微反在上，涩反在下。微则阳气不足，涩则无血，阳气反微，中风汗出而反躁烦。涩则无血，厥而且寒，阳微发汗，躁不得眠。

汗下皆亡津液，液生于谷精，必须胃阳充足。斯得营卫两

---

① 冬官　上古设置官职，以四季命名。据《周礼》，周代设六官，司空称为冬官，掌管工程制作。后世亦以冬官为工部的通称。

② 攷工　攷，即"考"，通"巧"。

强，方可任攻。故欲行汗下法，先顾关脉为主。脉濡而弱，阳气虚微之诊也。弱在关，濡浮其巅，举按皆虚之谓，由是胃阳不复上布，则微反在寸，而为阳气不足。若中风汗出而反躁烦，其见证也，脾精更不下溉，则涩反在尺而为亡血。若厥而且寒，其见证也，平常阳微则恶寒，阴弱则躁热，今于寸尺两反之，盖由脾胃虚而且冷，故上下阴阳气血不复交通也。则虽上下两见虚诊，总以"阳微"二字该之，责在濡弱之关故也。更复发汗，夺去谷精，阳亡而阴亦竭，躁不得眠之所由来也。

[四百八十] 脉濡而弱，弱反在关，濡反在巅，弦反在上，微反在下，弦为阳运，微为阴寒，上实下虚，意欲得温，微弦为虚，不可发汗。发汗，则寒慄不能自还。

不但此也。关脉濡弱，而胃阳衰甚，则弦反在上而作阳眩，微反在下而伏阴寒。阳眩在上为上实，此假实也。阴寒在下为下虚，此真虚也。意欲得温，从病人身上验之。从温，则三焦各归其部，而运①自除。所以然者，微虚弦亦虚也，更发其汗，则寒慄不能自还，阴邪上留阳部，无复望中焦之能运转矣。

[四百八一] 诸脉得数动微弱者，不可发汗。发汗则大便难，腹中干，胃燥而烦，其形相像，根本异源。

不但关也，更以诸脉言之。数动为阳诊，似可发汗，然其数动也，却兼微弱而见，则表似实而里却虚，气似有余，而血实不足也。发汗以夺其阴液，则大便难，腹中干，胃燥而烦，有似于转属阳明证，而实非阳明也。缘未汗之先，数动脉形，相像于表实，故发汗之后，便难证形，亦相像于胃实，究其根本，实由发微弱之汗得来，虚与实之源头自异耳。

[四百八二] 厥脉紧不可发汗。发汗，则声乱、咽嘶、

---

① 运通"晕"。

舌萎、声不得前。

从前不可发汗，以其脉非汗脉耳。不知即属汗脉，尤须合证。如云脉阴阳俱紧者，麻黄汤主之。固知汗脉无如于紧矣。然厥而紧者，少阴之紧，非太阳之紧也。宜温而反汗则声乱、咽嘶、舌萎、声不得前，以肾脉入肺循喉夹舌本故也。

[四百八三] 动气在右，不可发汗。发汗则衄而渴，心苦烦，饮即吐水。

[四百八四] 动气在左，不可发汗。发汗则头出汗不止，筋惕肉瞤。

[四百八五] 动气在上，不可发汗。发汗则气上冲，正在心端。

[四百八六] 动气在下，不可发汗。发汗则无汗，心中大烦，骨节苦疼，目运恶寒，食则反吐，谷不得前。

脏气不安，其位故动，缘位中素有邪据，本脏之气，反在依附之间，最易离经，所恃奠定之者，全赖环中①之胃气为之主。发汗虚其胃气，则四脏失所养，反被位邪攻击，而各见离经之象。病证虽有左右上下之不同，要其失于建中之义则一也。

[四百八七] 咽中闭寒，不可发汗。发汗则吐血，气欲绝，手足厥冷，欲得踡卧，不能自还。

汗剂为阳，施于阴经则逆，咽中闭塞，由少阴液少，肾气不能上通也。发少阴汗，则下厥上竭，故见证如此。

[四百八八] 咳者则剧，数吐涎沫，咽中必干，小便不利，心中饥烦，晬时而发，其形似疟，有寒无热，虚而寒慄，咳而发汗，踡而苦满，腹中复坚。

咳者则剧，言欬势之频数也。加以数吐涎沫，依稀肺痿之

━━━━━━━━

① 环中　犹言范围之内，掌握之中。

证，肺伤而液耗，气逆而阳微可知。咽干，小便不利，心中饥烦，液耗使然。晬时而发，其形似疟，有寒无热，虚而寒慄，气逆而阳微使然。诸证皆由于欬，则肺伤是其本也。更发汗以虚其阳，阳与气两伤，不复能温及中下，故踡而苦满，腹中复坚，由清阳不下布，浊阴从下填也。

〔四百八九〕咳而小便利，若失小便者，不可发汗，汗出则四肢厥逆冷。

咳而小便利，若失小便者，金寒则水冷，此寒可温而不可汗，发汗则阳亡而阴遂盛，故四肢厥逆冷。

〔四百九十〕诸逆发汗，病微者难差，剧者，言乱目眩者死，命将难全。

诸逆属少厥居多，阴寒极矣，发汗是重夺其阳，虽有微剧不同，皆关于死。明乎？阳为人命之根也。

〔四百九一〕伤寒头痛，翕翕发热，形像中风，常微汗出，自呕者下之益烦，心中懊憹如饥，发汗则致痓。身强难以屈伸，薰之，则发黄，不得小便，久则发咳吐。

总之发汗为表阳盛实而设，则不特阴寒大忌，而阳虚亦非所宜。如伤寒头痛，翕翕发热，形像中风，常微汗出自呕者，表证辄关乎里，与中风之干呕者略不同，汗下薰灸①，俱犯击实之法，故均在所禁，求其治，因其殆归功于固卫和营之桂枝汤耶。原汗之所禁，非虚则寒，而虚寒之中，俱夹有可汗之表证惑人，所以太阳经中，有桂枝加人参，桂枝加附子等汤，不欲人疑桂枝为表药，而主治之中，少加范围②即可救里，须于此悟及阴阳互根，表里合一之理耳。

---

① 灸　原作"炙"，据文义及式好堂版径改。

② 范围　限制。

辨可发汗病脉证

[四百九二] 大法春夏宜发汗。

春夏宜发汗者，发汗有助宣阳气之功，等于春夏之发生长育者，然窥其意，亦责重在桂枝汤。今人竟视麻桂二汤，作春夏之禁药，其轻于畔经者，由其重于遵例也。

[四百九三] 凡发汗，欲令手足俱周，时出似漐漐然一时间许，益佳，不可令如水淋漓。若病不解，当重发汗，汗多必亡阳，阳虚不得重发汗也。

当重发汗，即太阳篇中可更发汗，宜桂枝汤之谓，上重字平声，下重字上声，下二句即上交注脚。

[四百九四] 凡服汤发汗，中病即止，不必尽剂。

中病即止，亦麻黄桂枝互举之词，示樽节于中字。所以严不中之禁也。

[四百九五] 凡云可发汗，无汤者，丸散亦可用。要以汗出为解，然不如汤，随证良验。

丸散仅可从权，随证则不如汤，世之守定套方者，则亦丸散之类也。

诸条为可汗者定例，而犹复申明告诫观汗多亡阳，阳虚不可重发汗二语，仲景于阳之一字，不啻如保赤子矣。

[四百九六] 夫病，脉浮大，问病者，言但便硬耳。设利者为大逆，硬为实，汗出而解何以故，脉浮当以汗解。

表里二字重在脉，轻在证，故出便硬一证以示例。欲人于脉上定逆从，庶不至以阳明误太阳，故以脉浮大，设利者为大逆着戒，以浮当汗解着法。

[四百九七] 下利后身疼痛，清便自调者，急当救表，宜桂枝汤发汗。

云救表矣，复云发汗，不欲以发汗二字，令麻黄汤偏僭，固知太阳之在仲景，多是不可汗之太阳。

辨发汗后病症

[四百九八] 发汗多，亡阳谵语者，不可下，与柴胡桂枝汤，和其营卫以通津液，后自愈。

和营卫，通津液，乃救表之大题目，特出此一条以示例，而该括固广。曰后自愈，不欲人于汗下间求速效也。亡阳谵语，此谵语作郑声看。

辨不可吐脉证

[四百九九] 本篇凡四证，已具太阳篇中。

辨可吐脉证

[五百] 大法春宜吐。

吐法从升，有发陈之义，故以春宜寓意。

[五百一] 凡用吐汤，中病即止，不必尽剂也。

吐以去上焦之邪。上焦为清阳之分。吐之过剂，则邪去而所伤者膻中之阳，阳固不可不宝惜也。

[五百二] 病胸上诸实，胸中郁郁而痛，不能食，欲使人按之，而反有涎唾，下利日十余行，其脉反迟，寸口脉微滑，此可吐之。吐之，利即止。

[五百三] 宿食在上脘者，当吐之。

宗气聚于胸，升降呼吸出焉。清阳之分，岂能容浊物留滞。吐以宣之，使升降无碍，则条中之证自愈。若属表邪传入，无形而有形，则痞满结胸，另有治法，均非所宜矣。

[五百四] 病人手足厥冷，脉乍结，以客气在胸中，

心下满而烦，欲食不能食者，病在胸中，当吐之。

客气在胸中，不必有形也。而亦从吐例者，以其脉结则胸中自郁之邪不由表入，故可从高越之耳。

辨不可下病脉证

[五百五] 脉濡而弱，弱反在关，濡反在巅，微反在上，涩反在下。微则阳气不足，涩则无血，阳气反微，中风汗出而反躁烦。涩则亡血，厥而且寒。阳微不可下，下之则心下痞硬。

此与不可汗首条同，汗下均为亡阳故也。误汗亡阳分之阳，误下亡阴分之阳。无阳则阴独，而地气得以上居，故心下痞硬。

条中凡云反者，皆不应见而见之意。伤寒有此，便不可作伤寒治。故虽有汗下证，便不可汗下矣。全部论中，俱要体会此意。

[五百六] 脉濡而弱，弱反在关，濡反在巅，弦反在上，微反在下，弦为阳运，微为阴寒，上实下虚，意欲得温，微弦为虚，虚者不可下也。

不出逆证，而止云虚者不可下，不欲人泥定濡弱弦微之脉象，及在关上下之部位。凡遇虚邪，均可从欲温之一法，广义及耳。

[五百七] 脉濡而弱，弱反在关，濡反在巅，浮反在上，数反在下。浮为阳虚，数为无血。浮为虚，数为热。浮为虚，自汗出而恶寒。数为痛，振寒而慄。微弱在关，胸下为急，喘汗而不得呼吸。呼吸之中痛在于胁，振寒相搏，形如疟状，医反下之，故令脉数。发热往走见鬼，心下为痞，小便淋漓，小腹甚硬，小便则尿血也。

濡弱在关，知为虚矣。而浮为在表，数为在腑。虚而有热，在于血分。是知少阳之里分容邪矣。经曰：有柴胡证，但见一证便是，不必悉具。况证候斑斑，尤在三禁之列者乎。误下而未罢之表，因虚而尽陷入少阳之里分，是为血室受邪，故有脉数发热，往走见鬼诸见证耳。此云脉数是并濡弱之关，浮脉之表俱变数也。从此而推及于误汗，其为夺血，又不必言矣。

[五百八]　脉濡而紧，濡则卫气微，紧则营中寒。阳微卫中风，发热而恶寒；营紧胃气冷，微呕心内烦。医为有大热，解肌而发汗。亡阳虚烦躁，心下苦痞坚。表里俱虚竭，卒起而头眩。客热在皮肤，怅怏不得眠。不知胃气冷，紧寒在关元。技巧无所施，汲水灌其身。客热因时罢，慄慄而振寒。重被而覆之，汗出而冒巅。体惕而又振，小便为微难。寒气因水发，清谷不容间。呕变反肠出，颠倒不得安。手足为微逆，身冷而内烦。迟欲从后救，安可复追还。

脉濡而紧，阳虚阴盛，故胃冷而阻虚阳于在表在上，其自胃而下至关元，则无非阴寒之所畜也。误汗误水，虚阳随客热消尽矣，何可追救？呕变反肠出，谓清谷夹秽，不下行而上出也。

此条宜在不可汗例。见诸此者，欲以此条之亡阳，为下条之亡阴作对峙也。此条之不可汗互有不可下，下条之不可下亦互有不可汗意。

[又五百八]　脉浮而大，浮为气实，大为血虚。血虚为无阴，孤阳独下阴部者，小便当赤而难，胞中当虚。今反小便利而大汗出，法应卫家当微。今反更实，津液四射，营竭血尽，干烦而不得眠，血薄肉消，而成暴液。医复以毒药攻其胃，此为重虚。客阳去有期，必下如污泥而死。

无阴而孤阳下阴部，倘得小便赤而难，则胞中不虚，仅为阳搏，阳未离，则阴得滞而未散。今反小便利而大汗出，则卫气更微矣，其反更实者，非卫阳之实，而客阳之实也。卫阳犹或抱阴，客阳则专于攻阴，故津液四射，而为小便利，为大汗出，热甚逼阴，所以营竭血尽，干烦而不得眠，血薄肉消，而成暴液。暴液云者，点滴皆火气煎熬而出，犹民脂已竭，徒以暴征成赋也。毒药攻胃，则土败而四脏无生，下如污泥而死。所下非津液，而脏气也。

[五百九] 伤寒脉阴阳俱紧，恶寒发热，则脉欲厥。厥者，脉初来大，渐渐小，更来渐渐大，是其候也。如此者，恶寒甚者翕翕汗出，喉中痛，热多者，目赤脉多，睛不慧，医复发之，咽中则伤。若复下之，则两目闭，寒多者，便清谷；热多者，便脓血。若薰之，则身发黄。若熨之，则咽燥。若小便利者，可救之。小便难者为危殆。

脉阴阳俱紧，恶寒发热者，表邪也。脉欲厥者夹阴脉也。表证夹阴，所以恶寒汗出。而喉中痛，肾脉循喉故也。热多则连及厥阴，故目赤脉多，其睛不慧，则仍属水脏虚也。发之、下之皆能伤脏。若咽中伤，若两目闭，若便清谷，若便脓血，罔非少阴之见证。薰之身发黄者，水枯而土燥也。熨之则咽燥者，肾逆而被劫也。小便利者，肾汁淌滋。小便难者，已成枯鱼之肆矣。故可救不可救卜诸此。

[五百十] 伤寒发热，口中勃勃气出，头痛目黄，衄不可制，贪水者必呕，恶水者厥。若下之，咽中生疮。假令手足温者，必下重便脓血。头痛目黄者，若下之，则两目闭。贪水者，脉必厥，其声嘤咽喉塞，若发汗，则战慄，阴阳俱虚。恶水者，若下之，则里冷不嗜食，大便完谷出。若发汗，则口中伤，舌上白苔①烦躁。脉数实，不大便，六七日后必便血。若发汗，则小便自利也。

此温证夹阴之病，故只发热而无恶寒证，口中勃勃气出，头

---

① 苔　原作"胎"，径改。

痛目黄，衄不可制，阳盛于表也。贪水者呕。恶水者，厥阴盛于
里也。下之咽生疮，上逆之肾气被温缠也。手足温者必下重，热
邪乘肾虚而陷入也。此曰手足温，则上句手足厥可知。贪水者声
嘤咽喉塞，寒热交凝而受闭也。发汗亡阳，温虽去而寒独留，故
战慄，故曰阴阳俱虚。虚字作寒字看。恶水者，温浅而寒深，故
下之，则里冷不嗜食，大便完谷出发汗，则口中伤，舌上白苔烦
躁，阳虚而被阴扰，不宁于上也。脉数实不大便，六七日后必便
血，肾液枯而逼及血也。若发汗则小便自利也。此绝笔，肾脱遗
尿，似不必赘及死字矣。

[五百十一] 微则为咳，咳则吐涎，下之，则咳止，
而利因不休。利不休，则胸中如虫齧①，粥入则出，小便不
利，两胁拘急，喘息为难。颈背相引，臂则不仁，极寒，
反汗出，身冷若水，眼睛不慧，语言不休，而谷食多入，
此为除中。口虽欲言，舌不得前。

诸微亡阳，则其咳为寒咳。虽属肺因，却从厥阴移来。盖寒
之深者，吐涎其验也。下之则伤及胃土，利因不休。利不休则肝
邪益恣矣。胸中如虫齧，粥入则出，遂成蚘厥证。小便不利者，
肝气寒凝，不复疏泄也。两胁拘急者，寒水无阳，不复舒布也。
喘息为难，颈背相引者，金㤴②敛而遭寒水之侮也。极寒反汗出
身冷若水，眼睛不慧，语言不休者，水盛而火欲亡，遂见郑声
也。除中之证，唯厥阴有之。寒深而胃阳被革也。口虽欲言，舌
不能前，知心阳已问诸水滨矣。缘寒莫深于厥阴，敌厥阴者唯
肺，肺先自寒，则一线之阳，全恃胃母之送暖。今更并夺其母，
周身成水冷之局，而四脏无生矣。此证不因有下之之误，以厥阴

---

①　齧　读作 niè，同"啮"。啃、咬。
②　㤴　读作 qiào，chǒu，疑为"秋"，形近至误，金秋，指肺脏。

之邪，为寒燥故也。

[五百十二] 脉数者，久数不止。止则邪结，正气不能复，邪气却结于脏。故邪气浮之与皮毛相得。脉数者不可下，下之必烦利不止。

数脉为阳而在腑，为日虽多，不可止也。止药必寒，寒则截阳于腑而邪结，故正气不能复，而遂结于脏，是为虚阳下陷之证。故邪气浮之与皮毛相得。脉数者，此为浮数，下浮数之脉，必烦利不止，虚阳下陷，此其验也。

[五百十三] 脉浮大，应发汗，医反下之，此为大逆。

浮大与脉浮而大差别，盛实纯在表也，虽有里证，仍宜从表发汗。下之则为大逆。

[五百十四] 动气在右，不可下。下之则津液内竭，咽燥鼻干，头眩心悸也。

[五百十五] 动气在左，不可下。下之则腹内拘急，食不下，动气更剧。虽有身热，卧则欲蜷。

[五百十六] 动气在上，不可下。下之则掌握热烦，身上浮冷，热汗自泄，欲得水自灌。

[五百十七] 动气在下，不可下。下之则腹胀满，卒起头眩，食则下清谷，心下痞也。

动气误下，是为犯脏。左右上下随其经气而致病，故禁同汗列。

[五百十八] 咽中闭塞者，不可下。下之则上轻下重，水谷下，下卧则欲蜷。身急痛，下利日数十行。

肾邪上逆，故有咽中闭塞之证。下之阳气益虚，阴气益盛，故有上轻下重诸见证。

[五百十九] 诸外实者，不可下。下之则发微热，亡脉厥者，当脐握热。

诸外实者，先表后里，自有成治。误下，则表邪内侵，故外热微，而内厥深。阳陷阴分，脉不得出，故无脉而当脐握热，握者不移之谓，手可捉也。

［五百二十］诸虚者不可下，下之，则大渴。求水者易愈，恶水者剧。

诸虚者阴精阳液，必有一亡。故下之则大渴。求水者亡阴，恶水者亡阳，故有愈剧之分。观此知仲景虑误下之助阴，甚于虑误下之亡阴矣。

［五百二一］太阳病，外证未解，不可下，下之为逆。

未解较不解稍异。势虽欲杀，仍须俟之。

［五百二二］病欲吐者，不可下。呕多，虽有阳明证不可攻之。

干呕多为少阳半表里，但有一证，便戒攻矣。

［五百二三］夫阳病，热多者，下之则硬。

阳病乃热病之类，阴虚而津液少，故表里热俱多。下之则胃中水竭，其硬也，非转属阳明之硬矣。

［五百二四］无阳阴强，大便硬者，下之，则必清谷腹满。

无阳阴强，阴结①病也。大便虽硬，不可下。下则肠虚寒入，故必清谷腹满。

［五百二五］伤寒发热头痛，微汗出，发汗则不识人。薰之则喘，不得小便，心腹满。下之，则短气，小便难，头痛背强，加温针则衄。

此证近于温家有热无寒，汗下温针均禁。

［五百二六］下利，脉大者，虚也。以其强下之故也。

———————————

①　阴结　病证名。指胃肠阴寒固结，或经血亏耗，大肠干燥所致的便秘。

设脉浮革，因而肠鸣者，属当归四逆汤。

下利脉大指下之后，致逆而言。虚字指未下时之病源而言。设脉浮革而下，借脉借证以酌治例。所该者广。云脉浮革，则非实大，俱不可下之脉矣。云因而肠鸣则非满坚，俱不可下之证矣。不可下而误下，只因有不更衣之证惑人，故以当归四逆汤属之。除可下外，其余非虚闭即寒闭，酌此一方知中枢另有主之者，诸承气自却步不前矣。

辨可下病脉证

［五百二七］大法秋宜下。

物至秋成实，非实不下。故取宜于此。

［五百二八］凡服下药，用汤胜丸，中病即止，不必尽剂。

用汤胜丸，贵活法也。中病即止，示节制也。

［五百二九］下利三部脉皆平，按之心下硬者，急下之，宜大承气汤。

平者，平而实也。从大字揭其上下面总无高低之状浮起。三部皆然。其与寸浮关沉之㿻利迥①别。故当下以大承气汤。

［五百三十］下利，脉迟而滑者，内实也。利未欲止，当下之，宜大承气汤。

迟而滑，滑在下而迟在上，知为物阻之迟，非寒阴之迟。故但下其所阻，则内实去，而迟得进，利自止矣。

［五百三一］问曰：人病有宿食者，何以别之。师曰：寸口脉浮而大，按之反涩，尺中亦微而涩，故知有宿食。当下之，宜大承气汤。

---

① 迥　jiǒng，古同"迥"。

宿食一证，最难拘一，故此下详及之。寸口浮大，类乎表脉，按之反涩，尺亦微涩。寸尺不应而应在按，知中焦之有阻矣。故下其宿食而愈。

［五百三二］下利，不欲食者，以有宿食故也。当下之，宜大承气汤。

伤食恶食，故不欲食，与不能食者自别。下利有此，更无别样虚证。知非三阴之下利，而宿食之下利也。

［五百三三］下利差后，至其年月日复发者，以病不尽故也。当下之，宜大承气汤。

下利差后，而余邪栖于肠胃回折处者，未尽是为伏邪。凡得其候而伏者，仍应其候而伸，下则搜而尽之矣。

［五百三四］下利脉反滑，当有所去。下之乃愈，宜大承气汤。

滑为实，故可行通因通用之法。

［五百三五］病腹中满痛者，此为实也。当下之，宜大承气汤。

病腹中满痛，虽阴经可下，不必其为阳明矣。

［五百三六］伤寒后脉沉沉者，内实也。下解之，宜大柴胡汤。

沉沉二字连读，按之重着而不肯浮，又无微弦涩弱之互而兼，虽阴脉可从阳断矣。改用大柴胡汤者，伤寒后故也。

［五百三七］脉双弦而迟者，必心下硬，脉大而紧者，阳中有阴也。可以下之，宜大承气汤。

脉双弦而迟，心下硬，寒兼挟饮，固非下脉。然使弦中举大而按紧，则非虚寒者比。阳中有阴，阴字指实邪言，可以下之，乃从阳分而破其阴实之法。

伤寒论后条辨卷之十四终

伤寒论后条辨附方卷之十五

仲景一百一十三方，循论中所主治者，摘而名之也。然其间差讹移易，为叔和所更张者已不少，如桂枝二越婢一汤，及桂枝麻黄各半汤等类是也。今特备载之以待考，不妨姑仍其旧，至于因方而加之以论，则自成无已始。爱礼存羊，并不敢以我意之所是，遂芟①去其所非也。

1.② 桂枝汤

桂枝三两去皮，辛热　芍药三两，苦酸微寒　甘草二两炙，甘平　生姜三两，辛温　大枣十二枚，擘③，甘温

上五味㕮咀，以水七升，微火煮取三升，去滓，适寒温，服一升。服已须臾，饮稀粥一升余，以助药力。温覆令一时许，通身漐漐微似有汗者益佳。不可令如水流漓，病必不除。若一服汗出，病差，停后服，不必尽剂。若不汗，更服依前法。又不汗，后服当小促其间。半日许，令三服尽。若病重者，一日一夜服，周时观之。服一剂尽，病证犹在者，更作服。若汗不出者，乃服至二三剂。禁生冷、粘滑、肉面、五辛、酒酪、臭恶等物。

成无己曰：《内经》曰：辛甘发散为阳。桂枝汤，辛甘之剂也，所以发散风邪。《内经》曰：风淫所胜，平以辛，佐以苦甘，以甘缓之，以酸收之，是以桂枝为主，甘草为佐也。《内经》曰：风淫于内，以甘温之，以辛散之，是以生姜、大枣为

---

① 芟　读作 shān，义为"除"。

② 1　原版未编次，此序号为编者所加。下同。

③ 擘　致和堂版与式好堂版均作"劈"。

使也。

2. 桂枝加葛根汤　照原方订定

桂枝三两　芍药二两　甘草二两，炙　生姜三两，切　大枣十二枚，劈　葛根四两

上六味，以水一斗，先煮葛根，减二升，去上沫，内诸药，煮取二升，去滓。温服一升，覆取微似汗，不须啜粥。

3. 桂枝加厚朴杏子汤

于桂枝汤方内，加厚朴二两，杏仁五十个，去皮尖。余依前法。

4. 桂枝加桂汤

于桂枝汤方内，更加桂二两，共五两，余依前法。

5. 桂枝加附子汤

于桂枝汤方内，加附子一枚，炮去皮，破八片，余依前法。

6. 桂枝加芍药生姜各一两人参三两新加汤

成无己曰：与桂枝，以解未尽之邪，加芍药、生姜、人参以益不足之血。

7. 桂枝加芍药汤

于桂枝汤方内，更加芍药三两，随前共六两，余依桂枝汤法。

8. 桂枝加大黄汤

桂枝二两去皮　大黄一两　芍药六两　生姜二两切　甘草一两炙　大枣十二枚劈

上六味，以水七升，煮取三升，去滓。温服一升，日三服。

9. 桂枝去芍药汤

于桂枝汤方内去芍药，余依前法。

10. 桂枝去芍药加附子汤

于桂枝汤方内，去芍药，加附子一枚，炮去皮，破八片，余依前法。

11. 桂枝去芍药加蜀漆龙骨牡蛎救逆汤

桂枝三两，去皮　甘草二两，炙　生姜三两，切　牡蛎五两，熬，酸咸　龙骨四两，甘平　大枣十二两①，劈　蜀漆二两，洗去脚，辛平

上为末，以水一斗二升，先煮蜀漆减二升，内诸药，煮取三升，去滓，温服一升。

12. 桂枝甘草龙骨牡蛎汤

桂枝一两　甘草二两　牡蛎二两，炙　龙骨二两

上为末，以水五升，煮取二升，去滓，温服八合，日三服。

成无己曰：辛甘发散。桂枝甘草之辛甘，以发散经中之火邪，龙骨牡蛎之涩，以收敛浮越之正气。

13. 桂枝甘草汤

桂枝四两，去皮，辛热　甘草二两，炙，甘平

上二味，以水二升，煮取一升，去滓。顿服。

成无己曰：桂枝之辛，走肺而益气。甘草之甘，入脾而理中。

14. 茯苓桂枝甘草大枣汤

茯苓半斤，甘平　甘草三两，炙，甘平　大枣十五枚，劈，甘平

桂枝四两，去皮

---

① 两　致和堂版与式好堂版均作"两"，据《伤寒论》当作"枚"。

上四味，以甘澜水①一斗，先煮茯苓，减二升，内诸药，煮取三升，去滓，温服一升，日三服。

作甘澜水法：取水二斗，置大盆内，以杓扬之，水上有珠子五六千颗相逐，取用之。

成无己曰：茯苓以伐肾邪，桂枝能泄奔豚，甘草大枣之甘，滋助脾土以平肾气。煎用甘澜水者，扬之无力，取不助肾气也。

15. 茯苓桂枝白术甘草汤

茯苓四两，甘平　桂枝二两，去皮，辛热　白术二两，苦，甘温　甘草二两，炙，甘平

上四味，以水六升，煮取三升，去滓，分温三服。

成无己曰：阳不足者，补之以甘，茯苓、白术生津液而益阳也。里气逆者，散之以辛，桂枝、甘草，行阳散气。

16. 茯苓甘草汤

茯苓二两，甘平　桂枝二两，去皮，辛热　生姜二两，切，辛温　甘草一两，炙，甘平

上四味，以水四升，煮取二升，去滓，分温三服。

成无己曰：茯苓甘草之甘，益津液而和卫，桂枝生姜之辛，助阳气而解表。

17. 炙甘草汤

甘草四两，炙，甘平　生姜三两，切，辛温　桂枝三两，去皮，辛热　人参二两，甘温　生地黄二两，甘温　阿胶二两，温

① 甘澜水　澜，原作"爛"，形近至误，径改。甘澜水，【制法】取流水置盆中，以勺扬万遍，使其沸珠相逐，乃取煎药。盖水性咸而体重，劳之则甘而轻，取其不致阴滞，而有益于脾胃也。【性质】甘平，无毒。【功用】治伤寒后欲作奔豚、霍乱吐利、五劳七伤、阳盛阴虚、病后虚弱、目不能瞑、肾虚、脾弱煎阴证等药宜之。（《中国医学大辞典》328页）

甘　麦门冬半升，去心，甘平　麻子仁半升，甘平　大枣十二枚，劈，甘温

上九味，以清酒七升，水八升。先煮八味，取三升，去滓，内胶烊消尽，温服一升，日三服，一名复脉汤。

成无己曰：补可以去弱，人参、甘草、大枣之甘，以补不足之气；桂枝、生姜之辛以益正气。《圣剂经》①曰：津液耗散为枯，五脏痿弱营卫涸，流剂所以润之，麻仁、阿胶、麦门冬、地黄之甘，润经益血，复脉通心也。

脉按之来缓，而时一止，复来者，名曰结。又脉来动而中止，更来小数中有还者反动，名曰结，阴也。脉来动而中止，不能自还，因而复动，名曰代，阴也。得此脉者，必难治。

18. 小建中汤

桂枝三两，去皮，辛温　甘草三两，炙，甘平　大枣十二枚，劈，甘温　芍药六两，酸，微寒　生姜三两，切，辛温　胶饴一升，甘温

上六味，以水七升，煮取三升，去滓，内胶饴，更上微火消解，温服一升，日三服。

成无己曰：建中者，建脾也。《内经》曰：脾欲缓，急食甘以缓之。胶饴、大枣、甘草之甘，以缓中也。辛润也，散也。营卫不足，润而散之。桂枝、生姜之辛，以行营卫。酸，收也，泄也。正气虚弱收而行之，芍药之酸，以收正气。

19. 麻黄汤

麻黄三两，去节，甘温　桂枝二两，去皮，辛热　甘草一两，炙，甘平　杏仁七十个，汤炮去皮尖，辛温

---

① 《圣剂经》　共十卷，宋徽宗撰。《宋史·艺文志》《直斋书录解题》等皆载之。(《中国医学大辞典》)

上四味，以水九升，先煮麻黄，减二升，去上沫，内诸药，煮取二升半，去滓，温服八合。覆取微似汗，不须啜粥，余如桂枝法将息。

成无己曰：《内经》曰：寒淫于内，治以甘热，佐以苦温。麻黄、甘草解肌发汗，桂枝、杏仁散寒下气。

20. 大青龙汤

麻黄六两，去节，甘温　桂枝二两，去皮，辛热　甘草二两，炙，甘平　杏仁五十粒，去皮尖，苦，甘温　生姜三两，切，辛温　大枣十二枚，劈，甘温　石膏如鸡子大，碎，甘微辛

上七味，以水九升，先煮麻黄减二升，去上沫，内诸药，煮取三升，去滓，温服一升，取微似汗，汗出多者，温粉扑之。一服汗者，停后服。汗多亡阳，遂虚，恶风烦躁不得眠也。

成无己曰：辛甘均为发散，然风宜辛散，寒宜甘发。辛甘相合，乃能发散营卫之风寒。麻黄、甘草、石膏、杏仁以发散营中之寒，桂枝、姜枣以解除卫中之风。

21. 小青龙汤

麻黄三两，去节，甘温　芍药三两，酸，微寒　五味子半升，酸温　干姜二两，辛热　甘草二两，炙，甘平　桂枝三两，辛热　半夏三两，汤洗，辛微温　细辛三两，辛温

上八味，以水一斗，先煮麻黄，减二升去上沫，内诸药，煮取三升，去滓，温服一升。

成无己曰：寒邪在表，非甘辛不能散之，麻黄、桂枝、甘草之辛甘，以发散表邪，水停心下而不行，则肾气燥。《内经》曰：肾苦燥，急食辛以润之，干姜、细辛、半夏之辛以行水气而润肾。咳逆而喘，则肺气逆。《内经》曰：肺欲收，急食酸以收之，芍药、五味子之酸，以收逆气而安肺。

加减法：苦微利者，去麻黄，加芫花，如鸡子大，熬令赤

色。下利者，不可攻其表，汗出必胀满，麻黄发其阳，水渍入胃，必作利。芫花下十二水，水去利自止。若渴者，去半夏加栝楼根三两，辛燥而苦润。半夏辛而燥津液，非渴者所宜，故去之。栝楼味苦而生津液，故加之。若噎者，去麻黄，加附子一枚，炮。《经》①曰：水得寒气，冷必相博，其人气饐②。加附子温散水寒。病人有寒，复发汗，胃中冷，必吐蚘，去麻黄，恶发汗。若小便不利，少腹痛，去麻黄加茯苓四两，水畜下焦不行，为小便不利，小腹满，麻黄发津液于外非所宜也。茯苓泄畜水于下，加所当也。若喘者去麻黄，加杏仁半斤，去皮尖。《金匮要略》曰：其人形肿，故不内麻黄，内杏子，以麻黄发其阳故也。喘呼形肿，水气标本之疾。

22. 桂枝麻黄各半汤

桂枝一两，十六铢，去皮　芍药　生姜，切　甘草，炙　麻黄各一两，去节　大枣四枚，劈　杏仁二十四个，汤浸去皮尖及两仁者

上七味，以水五升，先煮麻黄一二沸，去上沫，内诸药，煮取一升八合，去滓温服。

23. 桂枝二麻黄一汤

桂枝一两十七铢　芍药一两六铢　麻黄十六铢，去节　生姜一两六铢，切　杏仁十六个，去皮尖　甘草一两二铢，炙　大枣五枚，劈

---

①　经　此指本经，即《伤寒论》。在《伤寒论·辨脉法第一》："寸口脉浮大，而医反下之，此为大逆。浮则无血，大则为寒，寒气相搏，则为肠鸣，医乃不知，而反饮冷水，令汗大出，水得寒气，冷必相搏，其人即饐。趺阳脉浮，浮则为虚，浮虚相搏，故令气哎。言胃气虚竭也。脉滑，则为哕。此为医咎，责虚取实，守空迫血。脉浮、鼻中燥者，必衄也。"

②　饐　读作 yì，（食物）腐败发臭："食～而餲。"

上七味，以水五升，先煮麻黄一二沸，去上沫，内诸药，煮取二升，去滓，温服一升，日再。

24. 桂枝二越婢一汤

桂枝去皮　芍药、甘草各十八铢，炙　生姜一两三钱，切大枣四枚，劈　麻黄十八铢，去节　石膏二十四铢，碎，绵裹

上七味，哎咀，以五升水①，先煮麻黄一二沸，去上沫，内诸药，煮取二升，去滓，温服一升。本方当裁为越婢汤、桂枝汤，合饮一升，今合为一方，桂枝二越婢一。

成无己曰：胃为十二经之主，脾治水谷为卑，故曰婢。《内经》曰：脾主为胃行其津液，是汤所以谓之越婢者，以发越脾气，通行津液，《外台方》一名越脾汤，即此义也。

25. 桂枝去桂加茯苓白术汤

于桂枝汤方内，去桂枝，加茯苓、白术各三两，余依前法煎服，小便利则愈。

26. 麻黄杏仁甘草石膏汤

麻黄四两，去节，甘温　杏仁五十个，甘温　甘草二两，炙，甘平　石膏半斤，碎，绵裹，甘寒

上四味，以水七升，先煮麻黄减二升，去上沫，内诸药，煮取二升，去滓，温服一升。

成无己曰：《内经》曰：肝苦急，急食甘以缓之，风气通于肝，风邪外甚，故以纯甘之剂发之。

27. 葛根汤

葛根四两　麻黄二两，去节　桂二两，去皮　芍药二两，酒

---

①　水　致和堂版无，据文义及式好堂版补。据《伤寒论》应为"以水五升"。

洗　甘草二两，炙　生姜三两，切　大枣十二枚，劈

上七味㕮咀，以水一斗，先煮麻黄、葛根减二升，去沫，内诸药，煮取三升，去滓，温服一升。覆取微似汗，不须啜粥，余如桂枝法将息，及禁忌。

成无己曰：《本草》云：轻可去实，麻黄、葛根之属是也。此以中风表实，故加二物于桂枝汤中也。

28. 葛根加半夏汤

葛根四两　麻黄三两，去节，汤泡去黄汁，焙干秤　生姜三两，切　甘草二两，炙　芍药二两　桂枝二两，去皮　大枣十二枚，劈　半夏半斤，洗

上八味，以水一斗　先煮葛根、麻黄，减二升，去白沫，内诸药，煮取三升，去滓，温服一升，覆取微似汗。

29. 葛根黄连黄芩汤

葛根半斤　甘草二两，炙，甘平　黄芩二两，苦辛　黄连三两，苦寒

上四味，以水八升，先煮葛根减二升，入诸药，煮取二升，去滓，分温再服。

成无己曰：《内经》曰：甘发散为阳，表未解者，散以葛根、甘草之甘，苦以坚里气，弱者坚以黄连、黄芩之苦。

30. 麻黄升麻汤

麻黄一两半，去节，甘温　升麻一两一分，甘平　当归一两一分，辛温　知母，苦寒　黄芩，苦寒　葳蕤各十八铢，甘平　石膏，碎，绵裹，甘寒　白术，甘温　干姜，辛热　芍药，酸平　天门冬去心，甘平。

上十四味，以水一斗，先煮麻黄一两沸，去上沫，内诸药，煮取三升，去滓，分温三服，相去如炊三斗米顷，令尽汗出愈。

成无己曰：大热之气，寒以取之，甚热之气，以甘发之。麻

黄、升麻之甘，以发浮热。正气虚者，以辛润之。当归、桂姜之辛以散寒。上热者，以苦泄之，知母、黄芩之苦，凉心去热。津液少者，以甘润之。茯苓白术之甘，缓脾生津。肺燥气热，以酸收之，以甘缓之。芍药之酸，以敛逆气。葳蕤、门冬、石膏、甘草之甘，润肺除热。

31. 麻黄连翘赤小豆汤

麻黄二两，去节，甘温　赤小豆一斤，甘平　连翘二两，连翘根也，苦寒　杏仁四十个，去皮尖，甘温　大枣十二枚，甘温　生梓白皮①一升，苦寒　生姜二两，切，辛温　甘草一两，炙，甘平

以上八味，以潦水②一斗，先煮麻黄再沸，去上沫，内诸药，煮取三升，分温三服，半日则尽。

成无己曰：《内经》曰：湿上甚而热，治以甘温，佐以甘平，以汗为散，正此之谓也。又煎用潦水者，亦取其水味薄，则不助湿气。

32. 麻黄附子细辛汤

麻黄二两，去节，甘热　细辛二两，辛热　附子一枚，炮去皮，破八片，辛热

上三味，以水一斗，先煮麻黄减二升，去上沫，内药，煮取三升，去滓，温服一升，日三服。

成无己曰：《内经》曰：寒淫于内，治以甘热，佐以苦辛，以辛润之。麻黄之甘，以解少阴之寒。细辛、附子之辛，以温少

---

①　梓白皮　出《神农本草经》，为紫葳科植物梓树的根皮或树皮的韧皮部，苦、寒，入胆、胃、膀胱经。清热、解毒、利湿、杀虫。(《中医大辞典》)

②　潦水　指地面流动的雨水。潦，读作 lǎo。

阴之经。

33. 麻黄附子甘草汤

麻黄二两,去节　甘草二两,炙　附子一枚,炮去皮

上三味,以水七升,先煮麻黄一两沸,去上沫,内诸药,煮取三升,去滓,温服一升,日三服。

成无己曰:麻黄、甘草之甘,以散表寒;附子之辛,以温寒气。

34. 桂枝附子汤

桂枝四两,去皮,辛热　附子三枚,炮去皮,破八片,辛热生姜一两,切,辛温　甘草二两,炙,甘温　大枣十二枚,劈,甘温

上五味,以水六升,煮取二升,去滓,分温三服。

成无己曰:风在表者,散以桂枝、甘草之辛甘,湿在经者,逐以附子之辛热。姜枣辛甘,行营卫,通津液,以和表也。

35. 去桂枝加白术汤

于此方内,去桂枝,加白术四两,余依前法。

成无己曰:桂发汗,走津液,此小便利。大便硬,为津液不足,去桂加术。

36. 甘草附子汤

甘草二两,炙,甘平　附子二枚,炮去皮,辛热　白术二两,甘温　桂枝四两,去皮,辛热

上四味,以水六升,煮取三升,去滓,温服一升,日三服,初服得微汗,表解能食,汗出复烦者,服五合,恐一升多者,宜服六七合为妙。

成无己曰:桂枝、甘草之辛甘,发散风邪而固卫;附子、白术之辛甘,解湿气而温经。

37. 桂枝人参汤

桂枝四两，去皮，辛热　甘草四两，炙，甘平　白术三两，甘平　人参三两，甘温　干姜三两，辛热

上五味，以水二升，先煮四味，取五升，内桂，更煮取三升，温服一升，日再夜一服。

成无己曰：表未解者，辛以散之，里不足者，甘以缓之。此以里气大虚，表里不解。故加桂枝、甘草于理中汤也。

38. 小柴胡汤

柴胡半斤，苦，微寒　黄芩三两，苦寒　人参三两，甘温甘草三两，甘平　半夏半升，洗，辛温　生姜三两，切，辛温大枣十三枚，劈，甘温

上七味，以水一斗二升，煮取六升，去滓，再煎，取三升，温服一升，日三服。

成无己曰：热淫于内，以苦发之，柴胡、黄芩之苦以发传邪之热。里不足者，以甘缓之，人参、甘草之甘，以缓中和之气。邪半入里，则里气逆，辛以散之，半夏以除烦呕。邪半在表，则营卫争之，辛甘解之，姜枣以和营卫。

39. 柴胡加桂枝汤

桂枝，去皮　黄芩、人参各一两半　甘草一两，炙　半夏二合半　芍药一两半　大枣六枚，擘　生姜一两半，切　柴胡四两

上九味，以水七升，煮取三升，去滓，温服。

40. 柴胡桂枝干姜汤

柴胡半斤，苦平　桂枝三两，去皮，辛热　干姜三两，辛热栝蒌根四两，苦寒　黄芩三两，苦寒　牡蛎三两熬①，咸寒　甘

---

① 熬　放在火上烤。

草二两，炙，甘平

上七味，以水一斗二升，煮取六升，去滓，再煎取三升，温服一升，日三服。初服微烦，复服，汗出便愈。

成无己曰：《内经》曰：热淫于内，以苦发之，柴胡、黄芩之苦，以解传表之邪；辛甘发散为阳，桂枝、甘草之辛甘，以散在表之邪；咸以软之，牡蛎之咸，以消胸胁之满；辛以润之，干姜之辛，以固阳虚之汗；津液不足而为渴，苦以坚之，栝楼之苦，以生津液。

41. 柴胡加芒硝汤

于小柴胡汤方内加芒硝六两，余依前法服，不解，更服。

42. 柴胡加龙骨牡蛎汤

半夏二合，洗　大枣六枚　柴胡四两　生姜一两半　人参一两半　龙骨一两半　铅丹一两半　桂枝一两半，去皮　茯苓一两半　大黄一两　牡蛎一两半，煅

上十一味，以水八升，煮取四升，内大黄，切如棋子，更煮一二沸，去滓，温服一升。

43. 大柴胡汤

柴胡半斤，甘平　黄芩三两，苦寒　芍药二两，酸，微寒半夏半升，洗，辛温　生姜五两，切，辛温　枳实四枚，炙，苦寒　大枣二枚，甘温　大黄二两，苦寒

上七味，以水一斗二升，煮取六升，去滓，再煎，温服一升，日三服。一方不用大黄，若不加大黄，恐不为大柴胡汤也。

成无己曰：柴胡、黄芩之苦，入心而折热；枳实、芍药之酸苦，涌①泄而扶阴；辛者散也，半夏之辛以散逆气；辛甘和也，姜枣之辛甘，以和营卫。

---

① 涌　原作"湧"，同"涌"。水向上冒。

44. 四逆散

甘草，炙，甘平　枳实，破水渍透，苦寒　柴胡，苦寒　芍药，酸，微寒

上四味，各十分，捣筛，白饮和服方寸匕，日三服。

成无己曰：《内经》曰：热淫于内，佐以甘苦，以酸收之，以苦发之。枳实、甘草之甘苦，以泄里热；芍药之酸，以收阴气；柴胡之苦，以发表热。

加减法：寒咳者，加五味子、干姜各五分，并主下痢。肺寒气逆则咳，五味子之酸，收逆气；干姜之辛，散肺寒，并主下痢者，肺与大肠为表里，上咳下痢，治则颇同。心悸者，加桂枝五分。悸者，气虚而不能通行，心下筑筑然①悸动也。桂犹圭也，引导阳气，苦热以使。

小便不利者，加茯苓五分。茯苓味甘而淡，用以渗泄。

腹中痛者，加附子一枚，炮令析②，里虚遇邪则痛，加附子以补虚。

泄利下重者，先以水五升，煮薤白三升，煮取三升，去滓，以散方寸匕，内汤中，煮取一升半，分温再服。泄利下重者，气滞也，加薤白以泄气滞。

论曰：四肢者，诸阳之本，阳气不足，阴寒加之，阳气不相顺接，是致手足不温而成四逆。此汤中发阳气，走散阴寒，温经暖肌，故以四逆名，此奇制之大剂也。四逆属少阴。少阴者，肾也。肾肝位还，非大剂不能达。《内经》曰：还而奇偶，制大其服，此之谓也。

---

①　筑筑然　原作"築築肰"。築，zhù，夯土；夯土的杵。肰，rán，古同"然"。形容像杵夯一样的感觉。

②　析　分开。

45. 五苓散

猪苓十八株，去皮，甘平　泽泻一两六株半，酸咸　茯苓十八株，甘淡　桂半两，去皮，辛热　白术十八株，甘平

上五味为末，以白饮和服方寸匕，多饮暖水，汗出愈。

成无己曰：淡者一也，口入一而为甘，甘甚而反淡，甘缓而淡渗，猪苓、白术、茯苓三味之甘，润虚燥而利津液。咸味下泄为阴。泽泻之咸，以泄伏水。辛甘发散为阳。桂枝之辛甘，以利肌表。

46. 文蛤散

文蛤五两，咸寒

上一味为散，以沸汤和一钱匕服，汤用五合。

成无己曰：咸走肾，可以胜水气。

47. 猪苓汤

猪苓，去皮，甘平　茯苓，甘平　阿胶，甘平　滑石，碎，甘寒　泽泻，甘咸，寒，各一两

上五味，以水四升，先煮四味，取二升，去滓，内下阿胶，烊消，温服七合，日三服。

成无己曰：甘甚而反淡，淡味渗泄为阳。猪苓、茯苓之甘，以行小便。咸味涌泄为阴。泽泻之咸，以泄伏水、滑利窍；阿胶、滑石之滑，以利水道。

48. 牡蛎泽泻散

牡蛎，咸平，熬　泽泻，咸寒　栝楼根，苦寒　蜀漆，辛平，去腥　葶苈，苦寒，熬　商陆根，辛酸，咸平，熬　海藻，咸寒，洗去咸，以上各等分。

上七味略捣下筛为散，更入臼中治之。白饮和服方寸匕，小便利，止后服，日三服。

成无己曰：咸味涌泄。牡蛎、泽泻、海藻之咸，以泄水气。

《内经》曰湿淫于内，平以苦，佐以酸辛，以苦泄之。蜀漆、葶苈、栝楼、商陆之酸辛与苦，以导肿湿。

49. 大承气汤

大黄四两，苦寒，酒洗　厚朴半斤，苦温，炙去皮　枳实五枚，炙，苦寒　芒硝三钱，咸寒

上四味，以水一斗，先煮二物，取五升，去滓，内大黄，煮取二升，去滓，内芒硝，更上火微一两沸，分温再服，得下，余勿服。

成无己曰：《内经》曰：燥淫所胜，以苦下之。大黄、枳实之苦，以润燥除热。又曰，燥淫于内，治以苦温。厚朴之苦，下结燥。又曰热淫所胜，治以咸寒。芒硝之寒，以攻蕴热。

50. 小承气汤

大黄四两　厚朴二两，炙去皮　枳实三枚，煮

以上三味，以水四升，煮取一升二合，去滓，分温三服。初服汤当更衣，不而者，尽饮之。若更衣者，勿服之。

成无己曰：大热结实者，与大承气汤；小热微结者，与小承气汤。以热不大甚，故于大承气汤去芒硝；又以结不至坚，故亦减厚朴、枳实也。

51. 调胃承气汤

大黄三两，清酒浸，去皮　甘草二两，炙，甘平　芒硝半斤，咸苦，大寒

上三味，㕮咀，以水三升，煮取一升，去滓，内芒硝。更上火微煮令沸，少少温服。

成无己曰：热淫于内，治以咸寒，佐以苦甘。芒硝咸寒以除热，大黄苦寒以荡实，甘草甘平，助二物推而缓中。

52. 麻仁丸

麻子仁二升，甘平　芍药半斤，酸平　大黄一斤，去皮，苦

寒　厚朴一斤，炙去皮，苦寒　枳实半斤，炙，苦寒　杏仁一斤，去皮尖炙，别作脂，甘温

上六味为末，炼蜜为丸，桐子大，饮服十丸，日三服，渐加，以和为度。

成无己曰：《内经》曰：脾欲缓，急食甘以缓之。麻子、杏仁之甘，缓脾而润燥。津液不足以酸收之。芍药之酸以敛津液。肠燥胃强，以苦泄之。枳实、厚朴、大黄之苦，下燥结而泄胃强也。

53. 蜜煎导方

蜜七合，一味，内铜器中，微火煎之，稍凝饴状，搅之勿令焦着，欲可丸，并手捻作挺，令头锐大如指，长二寸许，当热时急作，冷则硬。以内谷道中，以手急抱，欲大便时，乃去之。

54. 猪胆汁方

大猪胆一枚，泻汁，和醋少许，以灌谷道中，如一食顷，当大便出。

55. 二白散①

桔梗三分，辛苦，微温　巴豆一分，去皮心，煮黑，研如脂，平温　贝母三分，辛苦，平

上三味为末，内巴豆。更于臼中杵之，以白饮和服，强人半钱，羸者减之。病在膈上必吐，在膈下必利。不利，进热粥一杯；利过不止，进冷粥一杯。身热，皮粟不解，欲引衣自覆者，若以水噀之洗之，益令热却不得出，当汗而不汗则烦。假令汗出己，腹中痛，与芍药三两如上法。

成无己曰：辛散而苦泄。桔梗、贝母之苦辛用以下气，巴豆之辛用以散实。

---

① 二白散　本方应为"三物白散"。

56. 茵陈蒿汤

茵陈蒿六两，苦，微寒　栀子十四枚，劈，苦寒　大黄二两，去皮，苦寒

上三味，以水一斗，先煮茵陈减六升，内二味，煮取三升，去滓，分温三服，小便当利，尿如皂角汁状，色正赤，一宿复减，黄从小便去也。

成无己曰：小热之气，凉以和之；大热之气，寒以取之。茵陈、栀子之苦寒，以逐胃燥，宜下必以苦，宜补必以酸，大黄之苦寒以下瘀热。

57. 十枣汤

芫花，熬，辛苦　甘遂，苦寒　大戟，苦寒　大枣十枚，擘，甘温

上三味，等分。各别捣为散，以水一升半，先煮大枣肥者十枚，取八合，去滓，内药末，强人服一钱匕，羸人半钱，温服之，平旦服。若下少，病不除者，明日更服，加半钱，得快下利后，糜粥自养。

成无己曰：辛以散之。芫花之辛以散饮。苦以泄之。甘遂、大戟之苦以泄水。水者，肾所主也；甘者，脾之味也。大枣之甘者，益土而胜水。

58. 大陷胸汤

大黄六两，去皮，苦寒　芒硝一斤，咸寒　甘遂一钱，苦寒

上三味，以水六升，先煮大黄，取二升，去滓，内芒硝。煮一两沸，内甘遂末，温服一升，得快利止后服。

成无己曰：大黄谓之将军，以苦荡涤。芒硝一名硝石，以其咸能软硬。夫间有遂，以通水也。甘遂苦，夫问之遂，其气可以直达透结，陷胸三物为允。

59. 大陷胸丸

大黄半斤，苦寒　葶苈半升，熬，苦寒　芒硝半升，酸寒
杏仁半斤，去皮熬，苦甘温

上四味，扬筛二味，内杏仁、芒硝合研如脂和散，取如弹丸
一枚，别捣甘遂末一钱匕，白蜜二合，水二升，煮取一升，温服
之。一宿乃下，更服，取下为效，禁如药法。

成无己曰：大黄、芒硝之苦咸，所以下热；葶苈、杏仁之苦
甘，所以泄满；甘遂取其直达，白蜜取其润利，皆以下泄满实物
也。

60. 小陷胸汤

黄连一两，苦寒　半夏半升，洗，辛温　栝蒌实大者，一
个，苦寒

上三味，以水六升，先煮栝蒌，取三升去滓，内诸药，煮取
二升，去滓，分温三服。

成无己曰：苦以泄之，辛以散之。黄连、栝蒌实苦寒以泄
热，半夏之辛以散结。

61. 桃核承气汤

桃核五十个，去皮尖，甘平　桂枝二两，去皮，辛热　大黄
四两　芒硝二两　甘草二两，炙

上五味，以水七升，煮取二升半，去滓，内芒硝，更上火微
沸，下火，先食，温服五合，日三服，当微利。

成无己曰：甘以缓之，辛以散之。少腹急结，缓以桃仁之
甘；下焦蓄血，散以桂枝辛热之气；寒以收之，热甚搏血，故加
二物于调味承气汤中也。

62. 抵当汤

水蛭三十个，熬，咸，苦寒　虻虫三十个，熬，去翅足，
苦，微寒　桃仁三十个，熬，苦，甘平　大黄三两，酒浸，苦寒

上四味为末，以水五升，煮取三升，去滓，温服一升，不下，再服。

成无己曰：苦走血，咸胜血。虻虫、水蛭之咸苦，以除蓄血。甘缓结，苦泄热。桃仁、大黄之苦，以下结热。

63. 抵当丸

水蛭二十个，苦寒　虻虫二十五个，苦，微寒　桃仁二十个，去皮尖　大黄三两

上四味，杵，分为四丸，以水一升，煮一丸取七合服之。晬①时当下血，若不下者，连服。

64. 瓜蒂散

瓜蒂一分，熬黄，苦寒　赤小豆一分，酸温

上二味，各别捣筛为散，已合治之，取一钱匕，以香豉一合，用热汤七合，煮作稀糜，去滓，取汁和散，温顿服之，不吐者，少少加，得快利乃止。

成无己曰：其高者因而越之。越以瓜蒂、豆豉之苦。在上者涌之，涌以赤小豆之酸。《内经》曰：酸苦涌泄为阴。

65. 栀子豉汤

栀子十二枚，擘，苦寒　香豉四两，绵裹，苦寒

上二味，以水四升，先煮栀子，得二升半，内豉，煮取一升半，去滓，分为二服，温进一服，得吐者，止后服

成无己曰：酸苦涌泄为阴。苦以涌吐，寒以胜热。栀子豉汤相合，吐剂宜矣。

66. 栀子甘草豉汤

于栀子豉汤方内，加入甘草二两，余依前法。得吐，止后服。

---

① 晬　读作 zuì，一昼夜。

67. 栀子生姜豉汤

于栀子豉汤方内，加入生姜五两，余依前法，得吐，止后服。

68. 栀子厚朴汤

栀子十四枚，苦寒　厚朴四两，姜炙，苦寒　枳实四枚，水浸去瓤炒，苦

以上三味，以水二升半，煮取一升半，去滓，分二服，温进一服，得吐者，止后服。

成无己曰：酸苦涌泄。栀子之苦，以涌虚烦；厚朴、枳实之苦，以泄腹满。

69. 栀子干姜汤

栀子十四枚，劈，苦寒　干姜二两，辛热

上二味，以水三升半，煮取一升半，去滓，分三服，温进一服，得吐者，止后服。

成无己曰：苦以涌之。栀子之苦，以吐烦。辛以润之。干姜之辛，以益气。

70. 枳实栀子豉汤

枳实三枚，炙，苦寒　栀子十四枚，擘，苦寒　豉一升，绵裹，苦寒

上三味，以清浆水七升，空煮取四升，内枳实、栀子，煮取三升，下豉更煮五六沸，去滓，温分再服，覆令微似汗。

成无己曰：枳实栀子豉汤，则应吐剂，此云覆令微似汗出者，以其热聚于上，苦则吐之，热散于表者，苦则发之。《内经》曰：火淫所胜，以苦发之，此之谓也。

71. 栀子柏皮汤

栀子一十五个，苦寒　甘草一两，甘平　黄柏一两，苦寒

上三味，以水四升，煮取一升半，去渣，分温再服。

72. 半夏泻心汤

半夏半升，洗，辛平　黄芩，苦寒　干姜，辛热　人参，甘温，己上各三两　黄连一两，苦寒　大枣十二枚，擘，温甘　甘草三两，炙，甘平

上七味，以水一斗，煮取六升，去滓，再煮取三升，温服一升，日三服。

成无己曰：辛入肺而散气。半夏之辛，以散结气。苦入心而泄热。黄芩、黄连之苦，以泄痞热。脾欲缓，急食甘以缓之。人参、大枣之甘以缓之。

73. 大黄黄连泻心汤

大黄二两，苦寒　黄连一两，苦寒

上二味，以麻沸汤二升，渍之须臾，绞去滓，分温再服。

成无己曰：《内经》曰：火热受邪，心病生焉。苦入心，寒除热。大黄、黄连之苦寒，以导泻心下之虚热，但以麻沸汤渍服者，取其气薄而泄虚热。

74. 附子泻心汤

大黄二两　黄连、黄芩各一两　附子一枚，炮去皮，破，别煮取汁

上四味，切三味，以麻沸汤二升，渍之须臾，绞去滓，内附子汁，分温再服。

75. 生姜泻心汤

生姜四两，切　甘草三两，炙　人参三两　干姜一两　黄芩三两　半夏半升，洗　黄连一两　大枣十二枚

上八味，以水一斗，煮取六升，去滓，再煎取三升，温服一升，日三服。

76. 甘草泻心汤

甘草四两　黄芩三两　干姜三两　半夏半升洗　黄连一两　大枣十二枚，擘

上六味，以水一斗，煮取六升去滓，再煎取三升，温服一升，日三服。

77. 黄芩汤

黄芩三两，苦寒　甘草二两，炙，甘平　芍药二两，酸平　大枣十二枚，擘，甘温

上四味，以水一斗，煮取三升，去渣，温服一升，日再夜一服。若呕者，加半夏半升，生姜三两。

成无己曰：虚而不实者，苦以坚之，酸以收之。黄芩、芍药之苦酸，以坚敛肠胃之气。弱而不足者，甘以补之。甘草、大枣之甘，以补固肠胃之弱。

78. 黄芩加半夏生姜汤

于黄芩汤方内，加半夏半升，生姜一两半，余依黄芩汤服法。

79. 黄连汤

黄连，苦寒　甘草，炙，甘平　干姜，辛热　桂枝，去皮，辛热，各三两　人参二两，甘平　半夏半升，洗，辛温　大枣十二枚，擘，甘温

上七味，以水一斗，煮取六升，去滓，温服一升，日服夜二服。

成无己曰：上热者，泄之以苦。黄连之苦，以降阳。下寒者，散之以辛。桂姜半夏之辛，以升阴。脾欲缓，急食甘以缓之。人参、甘草、大枣之甘以益胃。

80. 干姜黄连黄芩人参汤

干姜三两，去皮，辛热　黄连三两，去须，苦寒　黄芩三

两，苦寒　　人参三两，甘温

上四味，以水六升，煮取二升，去滓，分温再服。

成无己曰：辛以散之，甘以缓之。干姜、人参之甘辛，以补正气。苦以泄之。黄连、黄芩之苦，以通寒格。

81. 黄连阿胶汤

黄连四两，苦寒　　黄芩一两，苦寒　　芍药二两，酸平　　鸡子黄二枚，甘温　　阿胶三两，甘温

上五味，以水五升，先煮三物，取二升，去滓，内胶烊，烊尽小冷，内鸡子黄，搅令相得，温服七合，日三服。

成无己曰：阳有余，以苦除之。黄芩、黄连之苦，以除热。阴不足，以甘补之。鸡黄、阿胶之甘，以补血。酸收也泄也。芍药之酸，收阴气而泄邪热。

82. 白头翁汤

白头翁三两，苦寒　　黄连三两，苦寒　　黄柏三两，苦寒　　秦皮三两，苦寒

上四味，以水七升，煮取二升，去滓，温服一升，不愈，更服一升。

成无己曰：《内经》曰：肾欲坚，急食苦以坚之。寒则下焦虚，是以纯苦之剂坚之。

83. 竹叶石膏汤

竹叶二把，辛平　　石膏一斤，甘寒　　半夏半升，洗，辛温　　人参三两，甘温　　甘草二两，炙，甘平　　粳米半升，甘，微寒　　麦门冬一升，去心，甘平

上七味，以水一斗，煮取六升，去滓，内粳米，煮米熟汤成，去米，温服一升，日三服。

成无己曰：辛甘发散而除热。竹叶、石膏、甘草之甘辛，以发散除热。甘缓脾而益气。麦门冬、人参、粳米之甘，以补不

足。辛者散也，气逆者欲其散。半夏之辛以散逆气。

84. 白虎汤

知母六两，苦寒　石膏一斤，碎，甘寒　甘草二两，甘平　粳米六合，甘平

上四味，以水一斗，煮米熟汤成，去滓，温服一升，日三服。

成无己曰：热淫所胜，佐以苦甘。知母、石膏之苦甘，以散热。热则伤气，甘以缓之。甘草、粳米之甘，以益气。

85. 白虎加人参汤

即于前方内，加人参。余依白虎汤方法。

86. 四逆汤

甘草二两，炙，甘平　干姜一两半，辛热　附子一枚，生用，去皮，破八片，辛，大热

上三味，㕮咀，以水三升，煮取一升二合，去滓，温服，再服。强人可附子一枚，干姜三两。

成无己曰：《内经》曰：寒淫于内，治以甘热。又曰：寒淫所胜，平以辛热。甘草、干姜相合，为甘辛大热之剂，乃可发散阴阳之气。

87. 茯苓四逆汤

茯苓六两，甘平　人参一两，甘温　甘草二两，炙，甘平　干姜一两半，辛热　附子一枚，生用，去皮，破八片，辛热

上五味，以水五升，煮取三升，去滓，温服七合，日三服。

成无己曰：四逆汤以补阳，加茯苓、人参以益阴。

88. 四逆加人参汤

即四逆汤加人参。

成无己曰：恶寒脉微而利者，阳虚阴胜也。利止则津液内

竭，故云亡血。《金匮玉函》曰：水竭则无血。与四逆汤温经助
阳，加人参生津益血。

89. 通脉四逆汤

甘草三两，炙　附子大者一枚，生用，去皮，破八片　干姜
三两　强人可四两

上三味，以水三升，煮取一升二合，去滓，分温再服。

加减法：面色赤者，加葱九茎。葱味辛，以通阳气。腹中痛
者，去葱，加芍药二两。芍药之酸，通寒利。腹中痛，为气不通
也。呕者加生姜二两。辛以散之，呕为气不散也。咽痛者去芍
药，加桔梗一两。咽中如结，加桔梗则能散之。利止脉不出者，
去桔梗，加人参一两。利止脉不出者，亡血也，加人参以补之。
《经》曰：脉微而利，亡血也，四逆加人参汤主之。脉病皆与方
相应者，乃可服之。

90. 四逆加猪胆汁汤

于四逆汤方内，加猪胆汁半合，余依前法。服如无猪胆，以
羊胆代之。

91. 白通汤

葱白四茎，辛温　干姜一两，辛热　附子一枚，生用，去
皮，破八片，辛热

上三味，以水三升，煮取一升，去滓，分温再服。

成无己曰：《内经》曰：肾苦燥，急食辛以润之。葱白之
辛，以通阳气；干姜、附子之辛，以散阴寒。

92. 白通加猪胆汁汤

葱白四茎　干姜一两　附子一枚，生用，去皮，破八片　人
尿五合，咸寒　猪胆汁一合，苦寒

以上三味，以水三升，煮取一升，去滓，内胆汁、人尿，和
令相得，分温再服，若无胆亦可用。

成无己曰:《内经》曰:若调寒热之逆,冷热必行,则热物冷服,下嗌之后,冷体既消,热性便发,由是病气随愈,呕哕皆除,情且不达而致大益。此和人尿、猪胆汁咸苦寒物于白通汤热剂中,要其气相从,则可以去格拒之寒也。

93. 附子汤

附子二枚,去皮,辛热　茯苓三两,甘平　人参二两,甘温　白术四两,甘温　芍药三两,酸平

上五味,以水八升,煮取三升,去滓,温服一升,日三服。辛以散之。附子之辛以散寒。甘以补之。茯苓、人参、白术之甘,以补阳。酸以收之。芍药之酸以扶阴。所以然者,偏阴偏阳则为病,火欲实,水当平之,不欲偏胜也。

94. 芍药甘草附子汤

芍药三两,酸,微寒　甘草三两,炙,甘平　附子一枚,炮,去皮,破八片,辛热

以上三味,以水五升,煮取一升五合,去滓,分温服。

成无己曰:芍药之酸,收敛津液而益营。附子之辛,温固阳气而补卫。甘草之甘,调和辛酸而安正气。

95. 干姜附子汤

干姜一两,辛热　附子一枚,生用,去皮,破八片,辛热

上二味,以水三升,煮取一升,去滓,顿服。

成无己曰:《内经》曰:寒淫所胜,平以辛热。虚寒大甚,是以辛热剂胜之也。

96. 真武汤

茯苓三两,甘平　芍药三两,酸平　生姜三两,切,辛温　白术二两,甘温　附子一枚,炮,去皮,破八片,辛热

上五味,以水八升,煮取三升,去滓,温服七合,日三服。

成无己曰:脾恶湿,甘先入脾。茯苓、白术之甘,以益脾逐

水。寒淫所胜，平以辛热；湿淫所胜，佐以酸平。附子、芍药、生姜之酸辛，以温经散湿。

加减法：若咳者加五味半升，细辛、干姜各一两；气逆咳者，五味之酸，以收逆气，水寒相搏则咳，细辛、干姜之辛以散水寒。若小便利者，去茯苓。小便利则无伏水，故去茯苓。若下利者，去芍药，加干姜二两。芍药之酸泄气，干姜之辛散寒。若呕者，去附子加生姜，足前成半斤。气逆则呕，附子补气，生姜散气。《千金》曰：呕家多服生姜，此为呕家圣药。

97. 理中汤并丸

人参，甘温　甘草，炙，甘平　白术，甘温　干姜，辛热
以上各三两

上四味，捣筛为末，蜜和丸如鸡黄大，以沸汤数合和一丸，研碎温服之，日三服夜二服，腹中未热，益至三四丸，然不及汤。汤法以四物依两数切，用水八升，煮去三升，去滓，温服一升，三日服。

成无己曰：脾欲缓，急食甘以缓之，用甘补之。人参、白术、甘草之甘以缓脾气调中。寒淫所胜，平以辛热。干姜之辛，以温胃散寒。

加减法：若脐上筑者，肾气动也。去术加桂四两。脾虚肾气动者，脐上筑动。《内经》曰：甘者令人中满。术甘壅补，桂泄奔豚，是相易也。

吐多者，去术，加生姜三两。呕家不喜甘，故去术。呕家多服生姜，以辛散之。

下多者，还用术。浮者加茯苓二两。

下多者，用术以去湿。悸加茯苓以导气。

渴欲得水者，加术，足前成四两半。津液不足则渴，术甘以缓之。

腹中痛者，加人参足前成四两半。里虚则痛，加人参以补之。

寒者加干姜，足前成四两半。寒淫所胜，平以辛热。

腹满者去术加附子一枚服汤后，如食顷，饮热粥一升许，微自温，勿发揭衣被。胃虚则气壅腹满，甘令人中满，是去术也。附子之辛，以补阳散壅。

98. 甘草干姜汤

甘草四两，炙，甘平　干姜二两，炮，辛热

上㕮咀，以水三升，煮取一升五合，去滓，分温再服。

成无己曰：辛甘发散为阳。甘草干姜相合，以复阳气。

99. 乌梅丸

乌梅三百个，酸温　细辛六两，辛热　干姜十两，辛热　黄连一斤，苦寒　当归四两，辛温　附子六两，炮，辛热　蜀椒四两，去子，辛热　桂枝六两，辛热　人参六两，甘温　黄柏六两，苦寒

上十味，各捣筛，合治之，以苦酒渍乌梅一宿，去核，蒸之五升米下，饭熟捣成泥，和药令相得，内臼中，与蜜杵二千下，丸如梧桐子大，先食饮服十丸，日三服，稍加至二十丸，禁生冷滑物臭食等。

成无己曰：肺主气，肺欲收，急食酸以收之，乌梅之酸，以收肺气。脾欲缓，急食甘以缓之，人参之甘，以缓脾气。寒淫于内，以辛润之，以苦坚之。当归、桂、椒、细辛之辛，以润内寒，寒淫所胜，平以辛热，姜附之辛热以胜寒。蚘得甘则动，得苦则安，黄连、黄柏之苦以安蚘。

100. 吴茱萸汤

吴茱萸一升，洗，辛热　人参三两，甘温　生姜六两，切，辛温　大枣十二枚，劈，甘温

上四味，以水七升，煮取二升，去滓，温服七合，日三服。

成无己曰：《内经》曰：寒淫于内，治以甘热，佐以苦辛。

吴茱萸、生姜之辛，以温胃，人参、大枣之甘，以缓脾。

101. 当归四逆汤

当归三两，辛温　桂枝三两，辛热　芍药三两，酸咸　细辛二两，辛热　大枣二十五个　甘草二两，炙，甘温　通草二两，甘平

上七味，以水八升，煮取三升，去滓，温服一升，日三服。

成无己曰：《内经》曰：脉者血之府也。诸血者皆属心，通脉者，必先补心益血。苦先入心。当归之苦，以助心血。心若缓，急食酸以收之。芍药之酸，以收心气。肝苦急，急食甘以缓之。大枣、甘草、通草之甘以缓阴血。

102. 四逆加吴茱萸生姜汤

即前方加吴茱萸二升，生姜半斤切，以水六升，清酒二升和煮，取五升，去滓，温分五服，一方水酒各四升。

成无己曰：茱萸辛温，以散久寒。生姜辛温，以行阳气。

103. 桃花汤

赤石脂一斤，一半全用，一半筛末，甘温　干姜一两，辛热　粳米一升，甘平

上三味，以水七升，煮米令熟，去滓，温服七合，内赤石脂末方寸匕，日三服。若一服愈，余勿服。

成无己曰：涩可去脱。赤石脂之涩，以固肠胃。辛以散之。干姜之辛，以散里寒。粳米之甘，以补正气。

104. 赤石脂禹余粮汤

赤石脂一斤，碎，甘温　禹余粮一斤，碎，甘平

以上二味，以水六升，煮取二升，去滓，三服。

《本草》云：涩可去脱。石脂之涩，以收敛之。重可去怯。余粮之重，以镇固之。

105. 旋覆代赭石汤

旋覆花三两，咸温　人参二两，甘温　生姜五两，切，辛温　半夏半升，洗，辛温　代赭石一两，苦寒　大枣十二枚，擘，甘温　甘草三两，炙，甘平

上件七品①，以水一斗，煮取六升，去滓，再煎，取三升，温服一升，日三服。

成无己曰：硬则气坚，咸味可以软之。旋覆之咸，以软痞硬。虚则气浮，重剂可以镇之。代赭石之重，以镇虚逆。辛者散也。生姜、半夏之辛，以散虚痞。甘者缓也，人参、大枣、甘草之甘，以补胃弱。

106. 厚朴生姜甘草半夏人参汤

厚朴半斤，去皮，炙，苦温　生姜半斤，切，辛温　半夏半斤，洗，辛平　人参一两，甘温　甘草二两，炙，甘平

上五味，以水一斗，煮取三升，去滓，温服一升，日三服。

成无己曰：脾欲缓，急食甘以缓之，用苦泄之。厚朴之苦，以泄腹满；人参、甘草之甘，以益脾胃；半夏、生姜之辛，以散滞气。

107. 芍药甘草汤

白芍药四两，酸，微寒　甘草四两，炙，甘平

上二味咬咀，以水三升，煮取一升半，去滓，分温再服之。

成无己曰：芍药白补而赤泄，白收而赤散也。酸以取之，甘以缓之，酸甘相合，用补阴血。

108. 甘草汤

甘草二两

---

①　上件七品　《伤寒论》原作"右七味"。

上一味，以水三升，煮取一升半，去滓，温服七合，日一服。

109. 桔梗汤

桔梗一两，辛甘，微温　甘草二两，甘平

上二味，以水三升，煮取一升，去滓，温服再服。

成无己曰：桔梗辛温以散寒，甘草味甘平以除热。甘梗相合，以调寒热。

110. 猪肤汤

猪肤一斤，甘寒

上一味，以水一斗，煮取五升，去滓，加白蜜一升，白粉五合，熬香和相得温二服。

成无己曰：猪，水畜也。其气先入肾，少阴客热。是以猪肤解之。加白蜜以调燥、除烦，白粉以益气断利。

111. 苦酒汤

半夏，洗，破如枣核大，十四枚，辛温　鸡子一枚，去黄，内上苦酒着鸡子壳中，甘，微寒

上二味，内半夏着苦酒中，以鸡子壳置刀镮①中，安火上，令三沸，去滓，少少含咽之。不差，更作三剂，服之。

成无己曰：辛以散之。半夏之辛，以发音声。甘以缓之。鸡子之甘，以缓咽痛。酸以收之。苦酒之酸，以敛咽疮。

112. 半夏散及汤

半夏，洗，辛温　桂枝，去皮，辛热　甘草，炙，甘平，以上各等分

以上三味，各别捣筛已合治之。白饮和服方寸匕，日三服。

---

① 镮　"鐶"，古同"环"。

若不能散服者，以水一升，煎七沸，内散一两方寸匕，更煎三沸，下火，令小冷，少少与之。

成无己曰：《内经》曰：寒淫所胜，平以辛热，佐以甘苦。半夏桂枝之辛，以散经寒；甘草之甘，以缓正气。

113. 烧裈散

上取妇人中裈近隐处，剪烧灰，以水和服方寸匕，日三服，小便即利。阴头微肿，则验。妇人病取男子裈裆烧灰。

伤寒论后条辨卷之十五终

附一　《伤寒论》原本编次

辨脉法第一

〔自首条至末条〕次第俱同。

平脉法第二

〔一〕三八　〔二〕三九　〔三〕四十　〔四〕四一　〔五〕四二并四三　〔六〕四四　〔七〕四五　〔八〕四六　〔九〕四七〔十〕四八　〔十一〕五十　〔十二〕五八　〔十三〕六二　〔十四〕四九　〔十五〕五一　〔十六〕五二　〔十七〕五三　〔十八〕五四　〔十九〕五五　〔二十〕五六　〔二一〕五七　〔二二〕六三　〔二三〕六四　〔二四〕六五　〔二五〕六六　〔二六〕六七　〔二七〕六八　〔二八〕六九　〔二九〕七十　〔三十〕七一　〔三一〕七二　〔三二〕七三　〔三三〕七四　〔三四〕七五　〔三五〕七六　〔三六〕七七　〔三七〕七八　〔三八〕七九　〔三九〕八十　〔四十〕八一　〔四一〕八二　〔四二〕八三　〔四三〕五九　〔四四〕六十　〔四五〕六一

伤寒例第三

〔自首条至末条〕具载伤寒例辨伪条

辨痉湿暍脉证第四

〔一〕八四　〔二〕八六　〔三〕又八五　〔四〕又八六〔五〕又八五　〔六〕八七　〔七〕又八七　〔八〕八八　〔九〕

又八八 〔十〕八九 〔十一〕九十 〔十二〕又八九 〔十三〕
又九十 〔十四〕又九一 〔十五〕九一

辨太阳病脉证并治上第五

〔一〕九十二 〔二〕又九三 〔三〕九四 〔四〕又九四〇
九五 〔五〕又九五前 〔六〕又九五后 〔七〕又九二 〔八〕
九十六 〔九〕又九八 〔十〕又二百二二 〔十一〕九十二
〔十二〕九九 〔十三〕百三 〔十四〕二百五二 〔十五〕百五
八 〔十六〕又九六 〔十七〕又九九 〔十八〕百一 〔十九〕
百六三 〔二十〕百 〔二一〕百五十 〔二二〕百六四 〔二
三〕二百三 〔二四〕二百二二 〔二五〕二百二 〔二六〕二
百六 〔二七〕二百一 〔二八〕二百五 〔二九〕二百二十
〔三十〕二百二一

辨太阳脉证并治中第六

〔一〕二百五三 〔二〕二百四九 〔三〕二百五十 〔四〕
百六一 〔五〕百十三 〔六〕三百五一 〔七〕三百三三
〔八〕百九六 〔九〕二百十四 〔十〕二百十二 〔十一〕二百
十三 〔十二〕百四 〔十三〕百六二 〔十四〕百八 〔十五〕
百九 〔十六〕百九八 〔十七〕百九九 〔十八〕二百四六
〔十九〕百十五 〔二十〕百十四 〔二一〕又百二三 〔二二〕
百七 〔二三〕百六 〔二四〕二百 〔二五〕二百四 〔二六〕
百十 〔二七〕又九七 〔二八〕百三二 〔二九〕百九二 〔三
十〕百九三 〔三一〕百五二 〔三二〕百二四 〔三三〕百五
三 〔三四〕百五五 〔三五〕百五六 〔三六〕百九四 〔三
七〕百五一 〔三八〕二百二六 〔三九〕二百二三 〔四十〕
百二七 〔四一〕百二八 〔四二〕二百十五 〔四三〕百二六
〔四四〕百五四 〔四五〕百三十 〔四六〕百二 〔四七〕二百

二五中 〔四八〕二百二五后 〔四九〕二百二五前 〔五十〕
百九十 〔五一〕百八七 〔五二〕百八九 〔五三〕百九一
〔五四〕百四九 〔五五〕百十八 〔五六〕百十九 〔五七〕百
二十 〔五八〕百二一 〔五九〕百二二 〔六十〕百二三 〔六
一〕百十六 〔六二〕九十七 〔六三〕百十二 〔六四〕百三
九 〔六五〕百四六 〔六六〕百四七 〔六七〕百五 〔六八〕
三百二一 〔六九〕三百五一 〔七十〕三百三四 〔七一〕三
百二五 〔七二〕二百二三 〔七三〕三百三二 〔七四〕三百
二二 〔七五〕三百二四 〔七六〕三百四四 〔七七〕三百三
一 〔七八〕三百三十 〔七九〕二百九四 〔八十〕百三三
〔八一〕百八六 〔八二〕二百二八 〔八三〕二百二九 〔八
四〕二百十九 〔八五〕二百十八 〔八六〕二百十六 〔八七〕
百九七 〔八八〕百四十 〔八九〕百四一 〔九十〕百四二
〔九一〕百四三 〔九二〕九十八 〔九三〕百四五 〔九四〕二
百十七 〔九五〕百四四 〔九六〕百三八 〔九七〕二百二四
〔九八〕百十七 〔九九〕三百二六 〔一百〕百三四 〔百一〕
百三五 〔百二〕百三六 〔百三〕百二九

辨太阳脉证并治下第七

〔一〕百七七 〔二〕又百七八 〔三〕百六八 〔四〕百七
一 〔五〕百七四百七五 〔六〕百六九 〔七〕百七二 〔八〕
百七三 〔九〕百七十 〔十〕百七六 〔十一〕百六七 〔十
二〕百六五并六六 〔十三〕百三一 〔十四〕三百三七 〔十
五〕三百四八 〔十六〕三百四九 〔十七〕三百五十 〔十八〕
三百二七 〔十九〕三百二八 〔二十〕三百二九 〔二一〕百
八二 〔二二〕三百四十 〔二三〕百八一前 〔二四〕百四八
〔二五〕百七九 〔二六〕百八一中 〔二七〕百八一后 〔二
八〕百八三 〔二九〕百五七 〔三十〕百八十 〔三一〕百六

十 〔三二〕百九五 〔三三〕百八五 〔三四〕百二五 〔三五〕百五九 〔三六〕百十一 〔三七〕百八四 〔三八〕百三七 〔三九〕百七八前 〔四十〕二百七并八 〔四一〕二百十 〔四二〕二百十一 〔四三〕二百三九 〔四四〕三百四六 〔四五〕二百二七 〔四六〕二百三十前 〔四七〕二百三十后 〔四八〕二百三一 〔四九〕二百九 〔五十〕三百四五 〔五一〕见炙甘草汤方

辨阳明脉证并治第八

〔一〕二百三八 〔二〕二百三六 〔三〕二百四三 〔四〕二百四十 〔五〕二百四一 〔六〕二百四二 〔七〕二百四四 〔八〕二百四五 〔九〕二百三七 〔十〕二百三九前 〔十一〕二百三九后 〔十二〕二百五五 〔十三〕二百九八 〔十四〕三百一 〔十五〕三百九 〔十六〕三百十九 〔十七〕三百二 〔十八〕三百 〔十九〕三百三 〔二十〕三百四 〔二一〕三百八 〔二二〕三百十一 〔二三〕三百十二 〔二四〕二百九九 〔二五〕三百十四 〔二六〕二百七十 〔二七〕二百六四 〔二八〕二百六三 〔二九〕二百六五 〔三十〕二百六九 〔三一〕二百七三 〔三二〕二百七五 〔三三〕二百八一 〔三四〕二百八二 〔三五〕二百八三 〔三六〕二百八七 〔三七〕二百八四 〔三八〕二百七四 〔三九〕二百八十 〔四十〕三百十六 〔四一〕二百八六 〔四二〕二百八五 〔四三〕三百六十 〔四四〕二百九二 〔四五〕二百五六前 〔四六〕二百五六后 〔四七〕二百五七 〔四八〕三百六前 〔四九〕三百六后 〔五十〕三百七 〔五一〕三百十三 〔五二〕二百六一 〔五三〕二百六二 〔五四〕二百五八 〔五五〕二百七一 〔五六〕二百四七 〔五七〕二百四八 〔五八〕三百十 〔五九〕三百十五 〔六十〕二百七六 〔六一〕二百七七 〔六二〕三百十八

〔六三〕二百七八 〔六四〕二百七九 〔六五〕三百五 〔六六〕二百五四 〔六七〕二百五九 〔六八〕二百九六 〔六九〕二百九七 〔七十〕二百六六 〔七一〕二百六七 〔七二〕二百六八 〔七三〕二百七二 〔七四〕二百九一 〔七五〕二百八八 〔七六〕二百八九 〔七七〕二百九十 〔七八〕二百九三 〔七九〕三百十七前 〔八十〕三百十七后 〔八一〕二百三二 〔八二〕二百三四 〔八三〕二百三五 〔八四〕二百三三

辨少阳病脉证并治第九

〔一〕三百二十 〔二〕三百三八 〔三〕三百三六 〔四〕三百三五前 〔五〕三百三五后 〔六〕二百五九 〔七〕三百四三 〔八〕三百四一 〔九〕三百四二 〔十〕三百四七

辨太阴病脉证并治第十

〔一〕三百五二 〔二〕三百五九 〔三〕三百六十 〔四〕三百五四 〔五〕三百五三 〔六〕三百五八 〔七〕三百五五 〔八〕三百五六 〔九〕三百五七

辨少阴病脉证并治第十一

〔一〕三百六一 〔二〕三百七四 〔三〕三百六五 〔四〕三百六六 〔五〕三百六四 〔六〕三百六九 〔七〕三百八九 〔八〕三百八七 〔九〕三百八八 〔十〕四百四 〔十一〕四百五 〔十二〕三百九十 〔十三〕三百六七 〔十四〕三百六八 〔十五〕三百九一 〔十六〕三百九二 〔十七〕三百九四 〔十八〕三百九三 〔十九〕三百九五 〔二十〕三百九六 〔二一〕三百六二 〔二二〕三百六三 〔二三〕四百一 〔二四〕三百七一 〔二五〕三百八六 〔二六〕三百七八 〔二七〕三百七

九 〔二八〕三百八十 〔二九〕三百七三 〔三十〕三百八一
〔三一〕三百八二 〔三二〕三百八三后 〔三三〕三百八三前
〔三四〕三百七五 〔三五〕三百七六 〔三六〕三百八五 〔三
七〕三百七七 〔三八〕四百三 〔三九〕四百二 〔四十〕三
百九八 〔四一〕三百九九 〔四二〕四百 〔四三〕三百七十
〔四四〕三百八四 〔四五〕三百七二

辨厥阴病脉证并治第十二

〔一〕四百六 〔二〕四百五八 〔三〕四百七 〔四〕四百
五九 〔五〕四百九 〔六〕四百十四 〔七〕四百十二 〔八〕
四百十三 〔九〕四百十五、四百十六 〔十〕四百十 〔十一〕
四百十八 〔十二〕四百八 〔十三〕四百十一 〔十四〕四百
十七 〔十五〕四百三一 〔十六〕四百十九前 〔十七〕四百
十九后 〔十八〕四百二十 〔十九〕又四百二十 〔二十〕四
百二一 〔二一〕四百二二 〔二二〕四百三十 〔二三〕又四
百二一 〔二四〕四百二五 〔二五〕四百二六 〔二六〕四百
三二前 〔二七〕四百三二后 〔二八〕四百二四 〔二九〕四
百二三 〔三十〕四百二七 〔三一〕四百二八 〔三二〕四百
二九 〔三三〕四百三四 〔三四〕四百三三 〔三五〕四百四
十 〔三六〕四百四二 〔三七〕四百三七 〔三八〕三百九七
〔三九〕四百四三 〔四十〕四百四五 〔四一〕四百四四 〔四
二〕四百三五 〔四三〕四百四一 〔四四〕四百三八 〔四五〕
四百三九 〔四六〕四百三六 〔四七〕四百四七 〔四八〕四
百四六 〔四九〕四百四八 〔五十〕四百四九 〔五一〕四百
五十 〔五二〕四百五四 〔五三〕四百五二 〔五四〕四百五
三 〔五五〕四百五一 〔五六〕四百五六 〔五七〕四百五七

辨霍乱病脉证并治第十三

〔一〕四百六十 〔二〕四百六一 〔三〕四百六二 〔四〕四百六三 〔五〕四百六五 〔六〕四百六四 〔七〕四百六六 〔八〕四百六七 〔九〕四百六八 〔十〕四百六九 〔十一〕四百七十

辨阴阳易差后劳复病证并治第十四

（首尾计七条）次递俱同。

辨不可发汗病脉证并治第十五

〔一〕四百七八 〔二〕四百七九 〔三〕四百八三 〔四〕四百八四 〔五〕四百八五 〔六〕四百八六 〔七〕四百八七 〔八〕四百八一 〔九〕四百八十 〔十〕四百八八 〔十一〕四百八二 〔十二〕四百九十 〔十三〕四百八九 〔十四〕四百九一

辨可发汗病脉证并治第十六

〔十五〕四百九二 〔十六〕四百九三 〔十七〕四百九四 〔十八〕四百九五 〔十九〕四百九六 〔二十〕四百九七

辨发汗后病脉证并治第十七

〔二一〕四百九八

辨不可吐第十八

〔二二〕四百九九

辨可吐病脉证并治第十九

〔二三〕五百 〔二四〕五百一 〔二五〕五百二 〔二六〕
五百三 〔二七〕五百四

辨不可下病脉证并治第二十

〔二八〕五百五 〔二九〕五百十五 〔三十〕五百十六
〔三一〕五百十七 〔三二〕五百十八 〔三三〕五百十九 〔三
四〕五百二十 〔三五〕五百二一 〔三六〕五百六 〔三七〕
五百十二 〔三八〕五百七 〔三九〕五百八 〔四十〕五百九
〔四一〕五百十三 〔四二〕五百十四 〔四三〕五百二三后
〔四四〕五百二三前 〔四五〕五百二四 〔四六〕五百二五
〔四七〕五百二六 〔四八〕五百十 〔四九〕五百十一 〔五
十〕五百二七

辨可下病脉证并治第二十一

〔五一〕五百二八 〔五二〕五百二九 〔五三〕五百三十
〔五四〕五百三一 〔五五〕五百三二 〔五六〕五百三三 〔五
七〕五百三四 〔五八〕五百三五 〔五九〕五百三六 〔六十〕
五百三七 〔六一〕五百三八

汉·张机仲景著

附二 《伤寒论条辨编次》

辨太阳病脉证并治上篇第一凡六十六条

〔一〕九十二 〔二〕又九三 〔三〕九九 〔四〕又九九 〔五〕一百 〔六〕百一 〔七〕百二 〔八〕又九二 〔九〕九十六 〔十〕又九八 〔十一〕九十八 〔十二〕百四五 〔十三〕百三 〔十四〕百五 〔十五〕二百二二 〔十六〕百四 〔十七〕百八 〔十八〕百九 〔十九〕又二百二二 〔二十〕百二六 〔二一〕百三三 〔二二〕百三四 〔二三〕百三五 〔二四〕百二七 〔二五〕百四九 〔二六〕百五十 〔二七〕二百三一 〔二八〕二百十七 〔二九〕百四十 〔三十〕二百十九 〔三一〕百三八 〔三二〕二百二四 〔三三〕百二九 〔三四〕百四八 〔三五〕百五九 〔三六〕百六一 〔三七〕百五八 〔三八〕百六四 〔三九〕百六三 〔四十〕百六二 〔四一〕百七九 〔四二〕百六五并六 〔四三〕百六九 〔四四〕百七十 〔四五〕百六八 〔四六〕百七一 〔四七〕百七四 〔四八〕百七五 〔四九〕百四六 〔五十〕百三二 〔五一〕百四七 〔五二〕又九六 〔五三〕三百三一 〔五四〕三百二六 〔五五〕二百五二 〔五六〕二百五十 〔五七〕三百三七 〔五八〕三百三九 〔五九〕三百四十 〔六十〕三百二一 〔六一〕三百二二 〔六二〕三百三①四 〔六三〕三百二四 〔六四〕三百四八 〔六五〕三百四九 〔六六〕三百五十

---

① 三"三"字原缺，据式好堂版补。

辨太阳病脉证并治中篇第二凡五十七条方三十二

〔一〕九十四　〔二〕百十三　〔三〕又九四　〔四〕九十五
〔五〕又百二三前　〔六〕又百二三后　〔七〕百十五　〔八〕百
十　〔九〕百二八　〔十〕二百十五　〔十一〕百五七　〔十二〕
百五一　〔十三〕二百二三　〔十四〕百五二　〔十五〕百二四
〔十六〕百三十　〔十七〕百五三　〔十八〕百五五　〔十九〕百
五六　〔二十〕百八十　〔二一〕百六十　〔二二〕百十一　〔二
三〕百十二　〔二四〕百八五　〔二五〕百八六　〔二六〕百二
五　〔二七〕百八七　〔二八〕百八九　〔二九〕百九十　〔三
十〕二百二五前　〔三一〕二百二五中、二百二五后　〔三二〕
百九一　〔三三〕百九二　〔三四〕百九三　〔三五〕百九四
〔三六〕百九五　〔三七〕百四四　〔三八〕三百四四　〔三九〕
三百四五　〔四十〕二百三十　〔四一〕二百五三　〔四二〕二
百五一　〔四三〕二百四九　〔四四〕二百四六　〔四五〕百七
二　〔四六〕百七六　〔四七〕百七三　〔四八〕三百四六　〔四
九〕三百二七　〔五十〕三百二三　〔五一〕三百三二　〔五二〕
二百二八　〔五三〕三百三三　〔五四〕三百三十　〔五五〕百
八二　〔五六〕百八三　〔五七〕三百五十

辨太阳病脉证并治下篇第三凡三十八条

〔一〕百九六　〔二〕二百十四，小青龙汤作大青龙汤
〔三〕百九八　〔四〕百九九　〔五〕二百　〔六〕百十四　〔七〕
二百三　〔八〕二百一　〔九〕二百二　〔十〕二百六　〔十一〕
二百五　〔十二〕二百四　〔十三〕二百九　〔十四〕二百十一
〔十五〕二百十　〔十六〕二百十六　〔十七〕二百十七　〔十
八〕百四三　〔十九〕二百二十、二百二一　〔二十〕二百二八
〔二一〕二百二九　〔二二〕百八一前　〔二三〕百八一中　〔二

四〕百八一后 〔二五〕百七八 〔二六〕又百七八 〔二七〕百七七 〔二八〕二百十二 〔二九〕二百十三 〔三十〕百六七 〔三一〕百八四 〔三二〕二百二六 〔三三〕二百七并八〔三四〕三百二九 〔三五〕二百二七 〔三六〕百三六 〔三七〕三百二五 〔三八〕二百九四

辨阳明病脉证并治第四

〔一〕二百三六 〔二〕二百三八 〔三〕二百四十 〔四〕二百四三 〔五〕二百四一 〔六〕二百四二 〔七〕二百四五〔八〕三百三九后 〔九〕二百四四 〔十〕二百三七 〔十一〕三百十九 〔十二〕二百四七 〔十三〕二百四八 〔十四〕二百九百① 〔十五〕二百九 〔十六〕二百六六 〔十七〕二百七十 〔十八〕二百七一 〔十九〕二百七三 〔二十〕二百七五〔二一〕二百七六 〔二二〕二百七四 〔二三〕二百八一 〔二四〕二百八二 〔二五〕二百八三 〔二六〕二百八八 〔二七〕二百八九 〔二八〕二百九十 〔二九〕二百六七 〔三十〕二百六八 〔三一〕二百八四 〔三二〕二百八七 〔三三〕二百八六 〔三四〕二百七二 〔三五〕二百六三 〔三六〕二百六九 〔三七〕二百九一 〔三八〕二百六四 〔三九〕三百五〔四十〕二百八十 〔四一〕二百三九 〔四二〕三百五五 〔四三〕二百五六 〔四四〕二百五七 〔四五〕二百九九 〔四六〕二百五四 〔四七〕二百五八 〔四八〕三百 〔四九〕三百一〔五十〕三百九 〔五一〕三百二 〔五二〕二百八五 〔五三〕三百六 〔五四〕三百八 〔五五〕三百三 〔五六〕三百四

---

① 百不通，或为衍文，或为"八"字之误。致和堂版与式好堂版原均作"百"字。

〔五七〕三百十三　〔五八①〕三百十四　〔五九〕三百七　〔六十〕二百九六　〔六一〕二百九七　〔六二〕三百十　〔六三〕二百六五　〔六四〕三百十一　〔六五〕三百十二　〔六六〕三百十六　〔六七〕三百十五　〔六八〕三百十七　〔六九〕二百六一　〔七十〕二百六二　〔七一〕二百九二　〔七二〕二百九三　〔七三〕二百六十　〔七四〕二百三二　〔七五〕二百三三　〔七六〕二百三四　〔七七〕二百三五

辨少阳病脉证并治第五凡九条

〔一〕三百二十　〔二〕三百三八　〔三〕三百三六　〔四〕三百三五　〔五〕二百五九　〔六〕三百四一　〔七〕三百四二　〔八〕三百四七　〔九〕三百四三

辨太阴病脉证并治第六凡九条

〔一〕三百五二　〔二〕三百五九　〔三〕三百五四　〔四〕三百五三　〔五〕三百五八　〔六〕三百五五　〔七〕二百五六　〔八〕三百五七　〔九〕三百六十

辨少阴病脉证并治第七凡四十六条

〔一〕三百六一　〔二〕三百六二　〔三〕三百七一　〔四〕三百七四　〔五〕三百六五　〔六〕三百六四　〔七〕三百六九　〔八〕三百六六　〔九〕三百八七　〔十〕三百八八　〔十一〕三百八九　〔十二〕四百四　〔十三〕四百五　〔十四〕三百六七　〔十五〕三百六八　〔十六〕三百九十　〔十七〕三百九一　〔十八〕三百九二　〔十九〕三百九四　〔二十〕三百九三　〔二一〕

---

① 五八致和堂版与式好堂版原均作"五六"，按排序应为"五八"，形近致误，径改。

三百九五 〔二二〕三百九六 〔二三〕三百六三 〔二四〕四百一 〔二五〕三百八六 〔二六〕三百七九 〔二七〕三百七八 〔二八〕三百八十 〔二九〕三百七三 〔三十〕三百八一〔三一〕三百八二 〔三二〕三百八三前 〔三三〕三百八三后〔三四〕三百七五 〔三五〕三百七六 〔三六〕三百八五 〔三七〕三百七七 〔三八〕三百九七 〔三九〕四百三 〔四十〕四百二 〔四一〕三百九八 〔四二〕三百九九 〔四三〕四百〔四四〕三百七十 〔四五〕三百八四 〔四六〕三百七二

辨厥阴病脉证并治第八凡五十四条

〔一〕四百六 〔二〕四百五八 〔三〕四百五九 〔四〕四百七 〔五〕四百九 〔六〕四百十三 〔七〕四百十二 〔八〕四百十四 〔九〕四百十五、四百十六 〔十〕四百十 〔十一〕四百十八 〔十二〕四百八 〔十三〕四百十一 〔十四〕四百十七 〔十五〕四百十九前 〔十六〕四百十九后 〔十七〕四百二十 〔十八〕又四百二十 〔十九〕四百二一 〔二十〕又四百二一 〔二一〕四百二二 〔二二〕四百三一 〔二三〕四百三十 〔二四〕四百二五 〔二五〕四百二六 〔二六〕四百三二 〔二七〕四百二四 〔二八〕四百二三 〔二九〕四百二八 〔三十〕四百二九 〔三一〕四百三三 〔三二〕四百三六〔三三〕四百四五 〔三四〕四百四六 〔三五〕四百四九 〔三六〕四百五十 〔三七〕四百三九 〔三八〕四百四十 〔三九〕四百四一 〔四十〕四百四二 〔四一〕四百三五 〔四二〕四百三七 〔四三〕四百三八 〔四四〕四百四三 〔四五〕四百四四 〔四六〕四百四七

歙方有执中行甫条辨

附三 《伤寒论尚论篇》编次

太阳经上篇 凡风伤卫之证列于此篇，法五十三条

〔一〕九十二 〔二〕又九二 〔三〕九十六 〔四〕又九八 〔五〕九十八 〔六〕又九三 〔七〕九九 〔八〕又九九 〔九〕百 〔十〕百一 〔十一〕百二 〔十二〕百三 〔十三〕百四 〔十四〕百五 〔十五〕百六 〔十六〕百七 〔十七〕二百二二 〔十八〕又二百二二 〔十九〕百二六 〔二十〕百二七 〔二一〕百四九 〔二二〕百五十 〔二三〕二百十八 〔二四〕二百十九 〔二五〕百四十 〔二六〕百四二 〔二七〕百四五 〔二八〕百三八 〔二九〕二百二四 〔三十〕百八 〔三一〕百九 〔三二〕百五八 〔三三〕百五九 〔三四〕百六一 〔三五〕百六四 〔三六〕百六二 〔三七〕百六五 〔三八〕百三三 〔三九〕百三四 〔四十〕百三五 〔四二①〕百二九 〔四二前〕百三二 〔四二后〕又九五 〔四三〕百四六 〔四四〕百四七 〔四五〕百四八 〔四六〕百六七 〔四七〕百六八 〔四八〕百六九 〔四九〕百七十 〔五十〕百七一 〔五一〕百七四 〔五二〕百七五 〔五三〕百七九

太阳经中篇 凡寒伤营之证列于此篇，法五十八条

〔一〕九十四 〔二〕百十三 〔三〕又九四、九五 〔四〕三百四四 〔五〕百四四 〔六〕百四三 〔七〕又百二三

---

① 二致和堂版与式好堂版原均作"二"，按序应为"一"。

〔八〕百十 〔九〕百二八 〔十〕二百十五 〔十一〕百十四
〔十二〕百十五 〔十三〕百十八 〔十四〕百十九 〔十五〕百
二十 〔十六〕百二一 〔十七〕百二二 〔十八〕百二三 〔十
九〕百五一、二百二三 〔二十〕百五二 〔二一〕百二四、百
二十 〔二二〕百二五 〔二三〕百五三 〔二四〕百五四 〔二
五〕百五五 〔二六〕百五六 〔二七〕百五七 〔二八〕百八
十 〔二九〕百十一 〔三十〕百八十一 〔三一〕百八二 〔三
二〕百八三 〔三三〕百六十 〔三四〕百八四 〔三五〕百八
五 〔三六〕百七八、又百七八 〔三七〕百七七 〔三八〕百
七二 〔三九〕百七六 〔四十〕百七三 〔四一〕三百二七
〔四二〕百八六 〔四三〕三百四五 〔四四〕百十二 〔四五〕
百八七 〔四六〕百八九 〔四七〕百九十、二百二五、百九一
〔四八〕百九二 〔四九〕百九三 〔五十〕百九四 〔五一〕百
九五 〔五二〕百三六 〔五三〕二百三十 〔五四〕二百三一
〔五五〕二百三二 〔五六〕二百三三 〔五七〕二百三四 〔五
八〕二百三五

太阳经下篇 **凡风寒两伤营卫之证列于此篇，法二
十四条**

〔一〕百九六 〔二〕二百十四，小青龙汤作大青龙汤
〔三〕百九八 〔四〕百九九 〔五〕二百 〔六〕二百三 〔七〕
二百一 〔八〕二百二 〔九〕二百四 〔十〕二百五 〔十一〕
二百十六 〔十二〕二百十七 〔十三〕二百二十 〔又〕二百
二一 〔十四〕二百二六 〔十五〕二百二七 〔十六〕二百二
八 〔十七〕二百二九 〔十八〕二百十二 〔十九〕二百十三
〔二十〕二百六 〔二一〕二百九 〔二二〕二百十一 〔二三〕
二百十 〔二四〕二百七并八

阳明经上篇　　凡外邪初入阳明地界，未离太阳净尽
　　　　　　者，谓之太阳阳明，列于此篇

〔一〕二百四七　〔二〕二百四八　〔三〕二百九八　〔四〕
二百九五　〔五〕二百四十　〔六〕二百四三　〔七〕二百四一
〔八〕二百四二　〔九〕二百四四　〔十〕二百六八　〔十一〕二
百六七　〔十二〕二百六三　〔十三〕二百六四　〔十四〕三百
五　〔十五〕二百五一　〔十六〕二百五六　〔十七〕二百五七
〔十八〕二百五四　〔十九〕二百九九　〔二十〕二百五八　〔二
一〕三百　〔二二〕三百一　〔二三〕三百九　〔二四〕三百二
〔二五〕三百六　〔二六〕三百八　〔二七〕三百三　〔二八〕三
百四　〔二九〕三百十三　〔三十〕三百十四　〔三一〕三百七
〔三二〕三百十　〔三三〕二百六五　〔三四〕三百十一　〔三
五〕三百十二　〔三六〕三百十六　〔三七〕三百十五　〔三八〕
三百十七　〔三九〕三百十八

阳明经中篇　　凡外邪已离太阳未接少阳，谓之正阳
　　　　　　阳明，列于此篇

〔一〕二百三六　〔二〕二百三七　〔三〕二百四五　〔四〕
二百三九后　〔五〕二百六六　〔六〕二百七十　〔七〕二百七
一　〔八〕二百七三　〔九〕二百七七　〔十〕二百七八　〔十
一〕二百七九　〔十二〕二百七五　〔十三〕二百七六　〔十四〕
二百七二　〔十五〕二百六九　〔十六〕二百七四　〔十七〕二
百八一　〔十八〕二百八二　〔十九〕二百八三　〔二十〕二百
八四　〔二一〕二百八五　〔二二〕二百八七　〔二三〕二百八
六　〔二四〕二百八十　〔二五〕二百八八　〔二六〕二百八九、

二百九十 〔二七〕二百九一 〔二九①〕三百十九 〔三十〕二百九六 〔三一〕二百九七

阳明经下篇 凡外邪已趋少阳，未离阳明，谓之少阳阳明，列于此篇

〔一〕二百六一 〔二〕二百六二 〔三〕二百三八（附少阳转阳明二证，二百三八后、三百三九；附太阴转阳明一证，二百三九前；附少阴转阳明一证，四百；附厥阴转阳明一证，四百四九）

少阳经全篇

〔一〕三百二一、三百二二 〔二〕三百二十 〔三〕三百三六 〔四〕三百三八 〔五〕三百四一 〔六〕三百四二 〔七〕三百四七 〔八〕三百四三 〔九〕二百二三 〔十〕三百三二 〔十一〕三百二八 〔十二〕三百三四 〔十三〕三百二四 〔十四〕百八二 〔十五〕九十七 〔十六〕三百二九 〔十七〕又九七 〔十八〕三百四八 〔十九〕三百四九 〔二十〕三百五十 〔二一〕三百五一

重编 合病并病坏病痰病附三阳经后，其过经不解，附三阴经后

〔一〕二百五二 〔二〕二百五三 〔三〕二百五十 〔四〕二百四九 〔五〕二百五一 〔六〕三百四六 〔七〕二百九三 〔八〕二百五九 〔九〕二百六十以上合病

〔一〕二百四六 〔二〕二百九二 〔三〕三百三七 〔四〕二百三九 〔五〕三百四十 以上并病

〔一〕又九六 〔二〕三百三五 以上坏病

---

① 二九原版即如此，无"二八"。

〔一〕百三七　〔二〕百十六　〔三〕四百二七　以上痰病

太阴经全篇　九条

〔一〕三百五二　〔二〕三百五九　〔三〕三百五四　〔四〕三百五三　〔五〕三百五八　〔六〕三百五五　〔七〕三百五六〔八〕三百五七　〔九〕三百六十

少阴经前篇

〔一〕三百六二　〔二〕三百七一　〔三〕三百六三　〔四〕三百七四　〔五〕三百六五　〔六〕三百六九　〔七〕三百八七〔八〕三百八八　〔九〕三百八九　〔十〕三百八六　〔十一〕三百七三　〔十二〕三百七五　〔十三〕三百七六　〔十四〕三百八五　〔十五〕三百七七　〔十六〕三百七十　〔十七〕三百八四　〔十八〕三百七二　〔十九〕三百九十　〔二十〕三百九一〔二一〕三百九二　〔二二〕三百九四　〔二三〕三百九三　〔二四〕三百九五　〔二五〕三百九六

少阴经后篇

〔一〕三百六一　〔二〕三百六四　〔三〕三百六六　〔四〕四百四　〔五〕四百五　〔六〕三百六七　〔七〕三百六八〔八〕四百一　〔九〕三百七九　〔十〕三百七八、三百八十〔十一〕三百八一　〔十二〕三百八二　〔十三〕三百八三　〔十四〕四百三　〔十五〕四百二　〔十六〕三百九八　〔十七〕三百九九　〔十八〕四百　〔十九〕三百九七

厥阴经全篇　法五十五

〔一〕四百六　〔二〕四百五八　〔三〕四百五九　〔四〕四百七　〔五〕四百九、四百八　〔六〕四百十三　〔七〕四百十二　〔八〕四百十四、四百十五、四百十六　〔九〕四百十

〔十〕四百十八 〔十一〕四百十一 〔十二〕四百十七 〔十三〕四百十九 〔十四〕四百二十 〔十五〕又四百二十 〔十六〕四百二一 〔十七〕又四百二一 〔十八〕四百二二 〔十九〕四百三一 〔二十〕四百三十 〔二一〕四百三二 〔二二〕四百二四 〔二三〕四百二三 〔二四〕四百二五 〔二五〕四百二六 〔二六〕四百二七 〔二七〕四百二八 〔二八〕四百二九 〔二九〕四百三三 〔三十〕四百三四 〔三一〕四百三五 〔三二〕四百三六 〔三三〕四百三七 〔三四〕四百三八 〔三五〕四百四六 〔三六〕四百四五 〔三七〕四百三九 〔三八〕四百四十、四百四一、四百四二 〔三九〕四百四三 〔四十〕四百四四 〔四一〕四百四七 〔四二〕四百四八 〔四三〕四百四九 〔四四〕四百五十 〔四五〕四百五一 〔四六〕四百五二 〔四七〕四百五三、四百五四

过经不解 法四条

〔一〕三百三一 〔二〕三百二六 〔三〕三百三十 〔四〕二百九四

差后劳复阴阳易病 附三阴经后

〔一〕四百七二 〔二〕四百七三 〔三〕四百七四 〔四〕四百七五 〔五〕四百七六 〔六〕四百七七
〔一〕四百七一

西昌喻昌嘉言甫著

程应旄学术思想研究

第一章　程应旄及其著述的考证

一、程应旄个人生平考证

程应旄，字郊倩，生卒年代不详。对程氏的生卒年代，现有的文献都没有明确的记载，只能大概推测，其大约生活年代为明末清初顺治到清康熙年间。对于程氏的籍贯记载也不一致，在熊曼琪主编的新世纪全国高等中医药院校规划教材《伤寒学》中，据《安徽通志稿》认为是休宁人[1]。在《四库及续修四库全书》中记载为歙县人。在项长生所作《简述新安医家关于仲景学说研索的概况》中认为新安歙县西人[2]。在张玉才著《新安医学》认为程氏属新安休宁海阳人氏[3]。再根据本书序言中提到程氏"先生为海阳名硕"，综合考之，故笔者较倾向于休宁为妥。海阳即为休宁的别称，现在称为安徽省休宁县。程氏的从学经历由《四库及续修四库全书总目》的引文"应旄字郊倩……弃儒为医[4]"，以及其弟子王式钰《伤寒论后条辨跋》所言"先生……髫年则以冠军补博士弟子员，……屡战棘闱不售，……乃去儒而医，遂为大医"，笔者认为，是多次参加科举落第，弃儒而后医，为一代儒医。

对程氏生活区域考证。程氏在《伤寒论后条辨》序言中署"识于吴门"，而吴门首当属苏浙地区，其弟子王式钰在《伤寒论后条辨跋》中亦有"先生为海阳名硕，……遭值申酉，避地

来吴"的回忆，在《四库及续修四库全书总目》的引文中有
"应旄字郊倩，歙县人，明诸生。入清避兵，侨寓苏州[4]"的记
录，结合史料，歙县与休宁于顺治二年正式被清政府接管，再据
程氏所著之《医学分法类编》题叙提到"顺治丁酉夏朔鲁史刘
泽芳、德馨甫题于广陵署中"，其时"顺治丁酉"为公元 1657
年，其地"广陵"即今之扬州，综合以上资料，笔者认为，程
氏童、少年生活于新安地区，清初申酉，即顺治元年、二年
（公元 1657 年），始入吴地，青年以后大多生活于吴地苏州。程
氏生活于吴地的时期，也是程氏著述创作的旺盛期。

二、程氏著述及《伤寒论后条辨》成书时间考证

程氏的著述，主要有《伤寒论后条辨》15 卷，《医径句测》
二卷，《伤寒论赘余》一卷。关于这三部著作的成书时间，据
《伤寒论后条辨》序中"时康熙九年庚戌桂秋"所识，可认定成
书于康熙九年（公元 1670 年）。《医径句测》序有"岁康熙九年
庚戌正月灯节后三日[5]"，可知其成书于公元 1670 年正月元宵
节，时间上要稍早于《伤寒论后条辨》。《伤寒论赘余》序作
"康熙壬子六月笔"，据此可认为成书于康熙年十一年，公元
1672 年。这三种著作均成书于康熙十年左右，都是程氏移居苏
州后成著。其中《伤寒论后条辨》刊行的时间，据《续修四库
全书》收录的《伤寒论后条辨》所载，其梓行时间为康熙十年，
由式好堂刊刻。与《后条辨》中东鲁居士李壮为此书"剖劂告
竣"作序的时间"时康熙十年岁次辛亥孟冬上浣"互参，故可
认定《伤寒论后条辨》具体的梓行时间应该是在康熙十年岁末
了。

再进一步参考现行的资料，程氏的著作还有很多。《医读》
原为明代新安医家汪石山所著，程氏在康熙乙酉四十四年（公
元 1705 年），补辑并作序重刊行《医读》一书，在中国中医科

学学院图书馆有收藏。《医学分法类编》也为程氏编纂，根据题叙载有"顺治丁酉夏朔鲁史刘泽芳、德馨甫题于广陵署中"来看，成书于公元 1657 年，并题有程应旄类编的款识，在中国中医科学院图书馆有收藏。此外程氏还校订并刊行了《刘河间伤寒三书》[6]。清代医家柯琴在其著《伤寒来苏集·温暑指归第五》提到"吴又可《瘟疫论》程郊倩《热病注》俱有至理可传，愚不复赘。[7]"，由此可知程氏尚有《热病注》一书，惜其书现无从考证。

第二章 《伤寒论后条辨》成书背景考证

一、《伤寒论后条辨》学术背景考证

1. 明清时期新安医学的发展

程氏为清代新安医家，其所处的时代环境，无疑也对他有着很大的影响。"新安"一词源于新安郡（即当今皖南的休宁、歙县、祁门、绩溪、黟县和江西的婺源等县）[8]，始定于晋武帝太康元年（公元 280 年），后世习称"新安"。而"新安医学"一词最早见于元·吴瑞《日用本草》李迅的序文中，吴曾在新安医学任医学教授职，故李迅序文称吴瑞"新安医学教授"，《经籍访古志补遗》"日用本草"条例用此说，不过省去"教授"两字，称"新安医学"[8]。新安医学发源于新安江流域的古徽州地区（今以黄山为核心），肇始于南宋，鼎盛于明清，迄今已有 1000 多年的历史，自宋之张扩、张杲以来，见于史传的名医有 763 位，有 662 部医学论著流传于世，并涌现出众多的学术流派[9]，这在中国的医学史上堪称奇迹。

徽州地处皖南山区，药材资源较为丰富，且少受战乱侵害，民生较为安定。徽商崛起后，促进了当地的教育，学术研究蔚然成风，医学也因此得到发展，并逐渐形成了中国医学史上具有重要影响的新安医学。在新安医学的文化土壤当中儒学及程朱理学也构成了重要的元素[3]。此外在新安医学中还有着它独具亮点的发展形式，那就是家族链世医。通过此种方式培育出大量的新安医家，不完全的估计有 50 余条家族链，名医多达 250 余人[10]。

在明清时期，众多的伤寒学派医家当中，新安医家当独树一帜。新安医家对仲景学说的研究与发挥达到了一个前所未有的高度，对后世的《伤寒论》研究产生了极大的影响。兹将有关文献举例如下：汪机《伤寒选录》、陆彦功《伤寒类证便览》、方有执《伤寒论条辨》、程林《伤寒论集》、《伤寒抉微》、《金匮要略直解》，程应旄《伤寒论后条辨》，郑重光《伤寒论条辨续注》、吴澄《伤寒证治明条》、吴谦《医宗金鉴·伤寒论注》等计 43 种之多[11]。其中方有执作《伤寒论条辨》，后喻昌附之作《尚论篇》，张璐因之作《伤寒缵论》，程郊倩在方、喻二人的基础上又作《伤寒论后条辨》，互有发明，各有出入。郑重光为方氏里人，取《伤寒论条辨》原本，删其支词，复旁参喻昌等三家之说，并附己见，撰成《伤寒论条辨续注》。方氏的《伤寒论条辨》影响数为最大，故被任应秋先生认其为错简重订派的鼻祖。但有人提出，明嘉靖年间，新安医家余傅山著《论医汇粹》，在方氏之前就提出"历世既远，不无残缺。王叔和是收拾残篇，断简之余"之说。方氏《伤寒论条辨》成书于 1589 年，较余傅山《论医汇粹》居后 46 年。故有的学者认为余氏应是继元代王履之后的错简重订的"鼻祖"。

由上可见，新安医家对伤寒学发展的贡献很大，其产生有其内在的客观必然性。在某种程度上可以说，新安医学中众多伤寒医家的学术思想，为程氏的仲景学说提供了良好的孕育空间和丰富的滋生土壤。

2. 明清时期吴门医学的发展

程氏属于前清时期的新安医学派，也是新安医学的发展最为鼎盛的时期。程氏成年后生活在吴门苏州地区，所以苏州当地这一时期的医学发展，不可避免的对程氏的伤寒医学思想产生一定的影响。

（1）吴门医学源流简介

苏州、吴县、吴江俗称三吴，到明清时期，医家辈出，人才济济仿若新安[8]。此地所出医家，多称吴门医家。吴门医学在中国医学史上占有极为重要的位置，其中苏州历代的名医辈出，见于史料记载的达1400余人，著作600余种[12]。和新安医学一样堪称中国医学史上的奇迹。吴医的历史渊源最早可以追溯到春秋战国时期，此期为道医合一。到秦汉、南北朝时期亦同于春秋战国，医家多为炼丹道士方士，汉代如赤松子，南北朝如顾欢，他们都制丸炼丹，消除灾病。到了唐代始有名医纪明，其弟子周广乃为御医。到元代始有戴思恭、王履、葛应雷、葛可久父子等名医大家出现。戴、王二人师承朱丹溪，著有《证治要诀类方》、《医经溯洄集》等书。葛氏父子师承刘完素、张元素之学，工于内科疑难杂症，著有《十药神书》一书，是我国治疗肺痨的第一部专书。

明清时期，吴门的医学进入了一个繁荣的时期。明代，有著名医家缪仲淳，著有《先醒斋医学广笔记》、《本草经疏》等书。薛己，私淑李杲先生，内外妇儿、本草之学皆通，并开创了温补学派的先河。明末，频繁战争，江南瘟疫流行，医家吴有性创立了异戾之气学说，著有《瘟疫论》一书，是我国第一部瘟疫的专著。到了清代，苏州的医学进入最为鼎盛的时期，一大批的医学大家涌现，如张路玉、周杨俊、叶天士、薛生白、缪遵义等名医。他们在中医学经典、伤寒、温病等方面的研究极富有成就，大大超越了明代。张路玉著《张氏医通》一书。张氏对伤寒学研究颇精，主张温病不得混于伤寒，提出治疗温病忌发汗，"必用辛凉以化在表之热，苦寒以泄在里之热，内气一通自能作汗"；"对于热伤胃汁，火迫心包，热毒亢盛者，当以凉膈、双解、承气、解毒诸方攻之"。张氏的温病论，丰富了伤寒学的思想，为后来温病学派理论的构建打下了基础。徐灵胎，著述甚丰，有《难经经释》、《医贯》、《医学源流论》等。徐氏尤精于伤寒之学，著《伤寒类方》一卷，成书于1759年。将伤寒113方分为桂枝汤类、麻黄汤类、葛根汤类等12类，方证相随，逐条注释。尤在泾推崇仲景之学，著有《伤寒贯珠集》。尤氏治伤寒之学，宗以法类证，以证论治的研究思路，被后世誉为辨证论治一派。在此期中医学的发展进入具有里程碑意义发展阶段，就是温病学派的诞生。吴中名医叶天士首次提出卫、气、营、血辨证的纲领，著《温热论》一书，开创了温病从卫气营血论治之先河。稍晚于叶氏的温病学家还有薛生白，擅长于湿温病的诊治，著有《湿热论》一书。其后吴鞠通著有《温病条辨》，创立了三焦辨证。王士雄以轩岐、仲景之文为经，以叶、薛为纬，加以阐发著成《温热经纬》一书，也同为对温病学产生很深影响的著作[12]。

吴门医学自成一派，吴中多名医，吴医多著述，温病学说倡自吴医，形成自己的特点。在仲景伤寒学方面的研究，吴中医家也有着独到的特点：如大多为儒医，又擅长于经典方面的研究，论伤寒并详于温病。

3. 明清时期新吴两地医家的学术交流

吴中即苏州的古称，和新安地区一样，同处于长江以南，吴中地处太湖之滨的沿江平原，新安位于皖南群山怀抱的内地山区，都在明清时期形成自己独具特色的地域医学。两个地域之间的医学文化之间并不是封闭孤立的，两地医家互有学术的交往，这些交往不但为各地的地域医学注入了新的学术思想，这些交流更带动促进了整个江南医学的发展，其至明清时期医学的发展。

（1）包容两地医家的医学会的出现

明代安徽祁门医家徐春甫，曾任太医院医官，以著《古今医统大全》而名。徐氏于隆庆2年（1568年）创立了我国历史上第一个医学团体"一体堂宅仁会"。据《医学入门捷径六书·仁医会录》记载，参加该团体的医家有46人之多，分别来自苏、浙、皖、闽、湖、广、京师等全国各地。其中新安医家21人，吴中医家5人为苏州顾培、徐伟、钱增、韩世贤等医家[10]。此医学会得成立，无疑给新吴两地医家的学术交流提供了更多的空间。

（2）新吴两地医家的学术传承

吴中医家和新安医家在学术上彼此互相影响，具有代表性的是新安的石山学派和吴中医家之间的传承。汪机（1463～1539年）字省之，号石山居士。著述甚丰，有《素问钞》、《伤寒选录》、《医学原理》等书。汪氏为新安石山学派的创立者，他的学术独钟于丹溪之学，丹溪的弟子戴思恭、王履对其影响最大，如辑戴思恭之编而成《推求师意》，会薛己之说而成《外科理例》，仿王安道所定次序和成无己例而成《伤寒选录》。汪机很推崇戴思恭，可在其《推求师意》序言中略见一二："予于歙之名家，获睹是编，观其中之所语，皆本丹溪先生之意，门人弟子，推求其意，而发其所未发者，此所谓引而不发，而得其跃如者焉！予深喜之，遂录以归，后休之率口。"后示以弟子陈桷（字惟宜），"二人者心意相得"，遂梓天下。王讽在给是书作序中高度评价说："广丹溪之志者，元礼也；广元礼之志者，维石山作之，维惟宜述之也。"此外汪机和薛己之间也存在学术上的传承与融汇，如汪氏《外科理例》中部分的学术思想就取自薛己《外科心法》、《外科发挥》，在其《外科理例》序言中提到："辑已成编，复得新甫薛先生《心法》、《发挥》读之，观其论治，亦皆一本于理，而予窃喜暗与之合。于是复采其说，参于其中，庶得以为全书，而学者无复有遗憾矣。[10]"

（3）新吴两地伤寒研究学术思想的交流与传承

明清时期对仲景《伤寒论》研究进入了一个鼎盛时期，研究《伤寒论》的错简重订派，大多都是新安和吴中两地的医家。新、吴两地中最先研究《伤寒论》的大家首推吴中元代王履，在其著作《医经溯回集·张仲景伤寒立法考》中有"叔和搜采仲景旧论之散落者以成书，功莫大矣。但惜其既以自己之说，混于仲景所言之中，又杂脉、杂病纷纭并载于卷首。故使玉石不分，主客相乱"的慨叹，孕育了错简重订的萌芽，认为应该"先备仲景之言，而次附己说，明书其名，则不致惑于后人，而累仲景矣"，并有"欲编类其书，以伤寒例居前，而六经病次之，相类病次之，瘥后病又次之。诊察、治法、治禁、治误、病解、未解等，又次之。其杂脉、杂病与伤寒有所关者，采以附焉。其与伤寒无相关者，皆删去。如此，庶几法度纯一，而玉石有分，主客不乱矣"的愿望，惜"有志未暇"，未能实现。到了明代，新安医家汪机受王氏学术思想影响著成《伤寒选录》，"一编集，多仿王安道所定次序，以'伤寒例'，居六经之首，病篇次之。一六经诸病，皆仿成无己例，摘取诸证条中一证，别立条款，为之发明。成氏或有所未莹者，复附诸贤所论，俾学人知有所择也。"在汪机后，其弟子方有执也继承了王履的思想，著《伤寒论条辨》一书，力倡《伤寒论》错简重订，而始成一派。到清初，名医喻嘉言继承了方氏之学"遂采掇有执之说，参以己意，作《伤寒尚论篇》盛行于世，而有执之书遂微。"此后康熙年间，吴江伤寒名家张璐（字路玉，号石顽）"取张机《伤寒论》重分其例，采喻昌《尚论篇》及各家之注为之发明，而参以己见"，著成《缵论》一书，"又以原书残佚既多，证治不备，博搜前人之论以补之"，著成《绪论》一书。和张璐同时代，并且是好友的程应旄，在方有执《伤寒论条辨》的基础上"揭仲景之本旨，辟叔和之伪例，……从《伤寒论》论字上辨起"，并条其所条，辨其所辨，著成了《伤寒论后条辨》。程氏在这部书中并旁参了张璐的部分思想，如其所言"小青龙汤，访本俱作大青龙，余幼读古本实是小青龙，观条中脉证，总非大青龙病。宜世人有伤风见寒之说，近并得友人张路玉一订其讹。喜其先得我心，不止孙吴之暗合也"即是一例。其后，新安医家郑重光"为有执之里人，因取条辨原本，删其支词，复旁参喻昌等三家之说，以己意附益"，著成《续注》，并在"卷首仍题有执之名，明不忘所本之意也。"此外，吴中伤寒医家周杨俊也是方有执和喻嘉言的追随者，认为历代注家唯此二人得仲景之经旨，遂补其不足著成《伤寒论三注》[10]。

二、《伤寒论后条辨》文化背景考

任何一个时期学术的出现，都会带有这个时代的特点。汉学的出现与发展，是明清时期文化发展与学术转型带来的一种必然结果。明清时期的文化特点和经济政治发展环境，为汉学的诞生提供了孕育的空间。汉学从萌芽出现到其发展没落，都和整个时期政治文化的发展密切相关，同时也深深影响并构筑了这个时代的文化。作为一个时代的主流思想影响渗透着其他学科，汉学思想对此期中医学发展的影响也成为了必然。程应旄生活年代及《伤寒论后条辨》成书时间，正是明末清初文化学术转型时期，文人墨客专注并崇拜汉代经典研究的时期。程氏的著述也正是在这种文化的潮流中孕育而生。在其著作中，不难发现所具有的此期某些文化特点，如程氏提出的辨伪思想，正充分说明了清前期严谨考证注疏，又具有怀疑精神的治学特点。

1. 明末清初理学的衰落与新思想萌芽的出现

明末清初的文人学者，在明朝灭亡的现实中，面对新的社会转型，深恶宋明理学空谈心性，而倡经世致用之学。以黄宗羲、顾炎武为代表的大家，为清代的学术思想发展开辟了一条新的途径。到了清初思想界开始倡实学，讲致用，无一事无依据，无一事无来历，形成务实而反对空谈的学术思想作风。阎若璩、胡渭、陈启源、姚际恒等人筑成了前清时期汉学的先锋。同时前清时期的文化专制，如大兴文字狱，这就扼杀了学术思想界多方面研究与探讨，当时的文人仅着眼与政治脱节的其他学科文献的诠释整理上去。在众多的学者中，阎若璩、胡渭的影响最大，二人皆崇尚实学，而又具有怀疑精神，开考据之风。此期姚际恒著《古今伪书通考》明确提出辨伪的思想[13]。

2. 集大成的文化特点

在清的前中期，经济的繁荣达到以往任何一个朝代都无以比拟的高度，于是也带来了文化的繁荣。王国维先生评价清代学术"国初之学大，乾嘉之学精，而道咸以来之学新"，大体说明前清时期集大成的文化特色及学术氛围。清人对传统文化进入一个反思和总结性的阶段。精即指清学者对传统文化的总结，表现出求深求细的治学态度。从历史文化发展趋势讲，历朝各代都在进行文化的整理总结与积累。这种特点凸显于宋，也就是集大成的观念与实践更为突出。而清代则把这种集大成的文化特色引入了一个新的高度[14]。

清代的集大成文化特点，表现在对典籍的整理研究和图书的编纂上。整个 18 世纪官修书籍数量巨大，范围广泛，种类丰富，超过了历朝各代。从各类史书、历朝的典制到各类工具书、丛书修编无不靡尽。于此同时期，民间收藏书籍和刊印丛书也逐渐发展，达到一个鼎盛时期。更为巨大的工程则是康熙、雍正年间编写的类书《古今图书集成》，共一万卷分 6 编 32 典 6117 部，约 1.6 亿字。在乾隆年间，更耗费巨大人力物力，编纂了大型丛书《四库全书》。全书收编书籍 3500 多种，7.9 万卷，总量达 9.9

亿字，几乎容括了清中叶以前所有重要的文献典籍，从而形成了中国古代最庞大的书籍。因此清朝时期中国的传统学术文化更注重总结集成。众多的学者用毕生精力，从事文字音韵、训诂、校勘、辑佚的研究，使许多亡佚散落的古籍得以及时的挖掘整理，古奥艰涩的古文献也得以浅显明了。这也就促成了我国古代文献学研究达到一个辉煌的时期。这种宏大的文化集成环境，孕育了学术观念与作为的转变。因此有的史学者认为：考据学盛行是在大集成文化背景下，出现的新的学术亮点。然而也不难看出明清时期汉学萌芽出现，为大集成文化的发展奠定坚实的基础。没有汉学思想考据学诞生也就不可能有清时期的大集成文化的辉煌高度[14]。

3. 汉学的盛行与发展及其思想特点

自魏晋以来，人们已不大懂得古文字，对其声音的训诂茫然不知，有人牵强附会随意解释，也有人将古文字胡乱换成俗字，篡改古籍。从顾炎武始直到吴派代表人物惠栋，皖派代表人物戴震，针对沿袭下来的不良学风，强调从声音训诂、校勘、考据的基本功夫入手，来整理古代文献，这样才能消除几千年来附加在古书上的误解和歪曲，认识原来的意义。清惠栋明确提出汉学思想"凡古必真，凡汉皆好"，极力主张恢复汉儒的经说训诂。这是清初学术思想发展的一种必然趋势。尽管清政府力倡程朱理学，可宋儒释经，连经书的文字句读，名物典制都没搞清楚，甚至连经书的真伪不辨。因此前清时期学术思想，形成了反宋复汉的发展趋势。考据学也普遍开始受到尊崇，最终凭借平实严谨的学风，在中国的学术史上确立了其重要位置[15]。

此种严谨笃实诚信的治学态度，使得此期学者有所作为，而备创见，对国学的发展做出了巨大贡献。但不可否认有其自身的局限性，过分崇古而拘泥汉学，全盘继承，治学的保守而缺乏创造性思维，限制了创新性研究。

4. 明清时期文化氛围及汉学思想对中医学的影响

（1）大集成文化对中医学的影响

清政府组织编纂的《古今图书集成》及《四库全书》，其中收录了清代此期以前各家的重要著作。如《古今图书集成》中的《医部全录》及《四库全书》中子部收录的医家类。随着官修医学图书的兴盛，私人收藏与刊印也达到一个繁荣时期[14]。这无疑极大促进了中医典籍的整理与传播，一定程度上使大量的中医典籍得以存世，为中医学的发展奠定了坚实基础。

（2）汉学思想对中医学的影响

①对此期国内医学影响

在中国古代文化中，儒家文化是其主要的构成元素。在当时习儒成风，以儒为荣的时代，儒家思想无不时刻影响人们的思想与文化。从孔孟之道到仲舒之说，到程朱宋明理学，再到明清时期汉学，实质上还是儒家思想，随着社会发展变革，而呈现特征上的传变与递演。在明清时期，汉学思想的出现，并逐渐成为当时社会学术界的一种主流思想。在一定程度上，必然渗透影响其他学科的发展，并发挥着其引导作用。对于先儒后医，医儒结合的古代医家来说，受汉学思想的影响也在情理之中了。

《黄帝内经》、《难经》、《神农本草经》是公认成书于春秋战国至西汉时期的著作。医圣仲景也在东汉时期，完成开创辨证论治先河的巨著《伤寒论》。明清时期，各学派医家在汉学思潮的影响下，崇典成风，形成了医学经典研究的时代。围绕这些著作进行辨伪、训诂、校勘、考据整理研究。无论从研究数量，研究范围，都有各具特色的分类研究，超过历代医家研究的总和，达到一个顶峰时期。如伤寒学的研究，围绕《伤寒论》条文错简，编次注释，哪种版本解释说辞，更贴近仲景伤寒立法之旨，展开考据训诂与临证研究，无形中促进了伤寒学的发展。到清的前中期，伤寒学的发展，处于比以往任何时代都兴盛的时期。在此期《伤寒论》方面的著作不完全统计达 160 种多，占明清时期伤寒类著作的 55%（据《伤寒论版本大全》书中收录明清医家伤寒类著作统计）。因此，这个时期是医学经典研究学术成果最丰富的时期。我们可以汉学对中医学发展影响为主线，从中探讨一些经典研究学术思想脉络。如姚际恒著《古今伪书通考》，其中就有对《黄帝内经》、《难经》、《伤寒论》、《神农本草》等医籍经典的辨伪评述[15]。这无疑对后世医家经典研究产生一定影响。与此同期，新安医家程应旄在其《伤寒论后条辨》的著作中就明确提出了《辨伤寒伪例》之说。对于《伤寒论》扶阳的思想，我们仍可依据汉学影响寻找到其中的发展脉络。西汉儒家代表董仲舒提出，扶阳抑阴，五行当中唯土为重的思想。在这种思想占主流的时代，在一定程度上对后期东汉医家仲景立说产生一定影响。到前清崇拜汉典的思潮中，当时医家对仲景思想研究中，扶阳的思想无疑成为探讨仲景立法的主流。前清医家程应旄，就鲜明提出，扶阳为《伤寒论》大旨，仲景论中汗、吐、下及禁吐、禁汗、禁下诸法围绕的主题就是为了扶阳。扶阳理论的形成为后来火神派的形成发展奠定了基础。

②对于此期国外医学的影响

在中国考据学的影响下，在日本江户中期就出现了日本汉方医学的考据学派。在此形成时期，丹波元简、伊泽兰轩等都是医儒结合的考据大家。其著作《素问识》《灵枢识》等都是当时日本汉方医学考据学开创性著作。但是最具影响力的，还是丹波元简、丹波元胤、丹波元坚父子三人，广泛引用清代汉学思想，搜罗百家参合古今，把当时日本汉方医学的经典研究推向了高潮。他们所著《医籍考》是日本汉方医学考据学派目录学、版本学之大成，也是当时中医学专门的目录学、版本学著作中，最完整、最大的著作[16]。

第三章　《伤寒论后条辨》版本考

　　《伤寒论后条辨》编次近似于方氏之《伤寒论条辨》，但是又有区别。例如：方氏在其专著中削去王叔和之"伤寒例"并别立"辨温病、风温、杂病脉证并治篇"，在书末附有"本草钞"、"或问"、"痉书"3篇。而程氏则在其著作中保存了"伤寒例"，也无方氏的所增"辨温病、风温、杂病脉证并治篇"。根据个人对仲景原文条文的理解，"条其所条，辨其所辨"，基本上保持了王叔和旧编次的内容。全书分为：礼、乐、射、御、书、数6集，计15卷，共20余万字。

　　礼不入卷，包括张仲景自序、辨伤寒论5篇、王叔和序例辨伪；

　　乐集：卷一为辨脉法；卷二为平脉法；卷三为：痉、湿、暍脉证篇；

　　射集：卷四、卷五为辨太阳脉证篇第一、第二；

　　御集：卷六为辨太阳脉证篇第三；卷七、卷八为辨阳明脉证第一、第二；

　　书集：卷九为辨少阳病脉证；卷十为辨太阴脉证；卷十一为辨少阴脉证；卷十二为辨厥阴脉证；

　　数集：卷十三为辨霍乱脉证、辨阴阳易病、辨差后劳复病脉证；卷十四为辨不可发汗病脉证、辨可发汗病脉证、辨发汗后病脉证、辨不可吐病脉证、辨可吐病脉证、辨可下病脉证、辨不可下病脉证；卷十五叙一百一十三方，篇末附王叔和编次、《伤寒论条辨》编次、《尚论篇》编次。

　　当今现存的版本有：清康熙十年辛亥（1671年）式好堂刻本、日本宝永元年甲申（1704年）博古堂刻本、清乾隆九年甲子（1744年）致和堂刻本、清乾隆甲子年文明阁刻本、清乾隆其他刻本、清眉锦堂刻本、清以后时期的翻刻本及手抄本。其中以式好堂刻本和致和堂刻本最为流行。

致和堂刻本《伤寒论后条辨》正文半页 10 行，行 20 字，小字双行或单行同。花口，上黑单鱼尾，鱼尾上方题记"伤寒论后条辨"书名，鱼尾下题记"卷、页"。四边单栏，板框二层楼，版权页题："乾隆甲子春镌，伤寒论后条辨，致和堂梓行，新安程郊倩先生註。"

续修四库全书影印刻本《伤寒论后条辨》正文半页 9 行，行 20 字，小字双行或单行同。花口，左右上下单栏，上单黑鱼尾，鱼尾上方题记"伤寒论后条辨"书名，鱼尾下题记"卷、页"。板框有二层楼。

博古堂刻本《伤寒论后条辨》正文半页 9 行，行 20 字，小字双行或单行同。花口，左右上下单栏，板框有二层楼。上单黑鱼尾，鱼尾上方题记"伤寒论后条辨"书名，鱼尾下题记"卷、页"。版心下方有"博古堂"三字。版权页右框题有："新安程郊倩先生註，伤寒论后条辨直解，附编方有执条辨，王叔和本论目次，喻嘉言尚论。"版权页左框题有："此书另据灵心慧眼，为仲景开破鸿蒙，诚伤寒第一部注。余辈购赏珍梓，俾琅函枕秘，善作金绳，寿人寿世，功施与焉，奇文其欣，翻刻必究，同人谨识。式好堂藏版，平安城铜驼坊书林博古堂重梓。"

式好堂刻本《伤寒论后条辨》正文 9 行，行 20 字，白口，左右双栏，上下单栏，单黑鱼尾，板框横 130 毫米，纵 192 毫米。板框无二层楼。版心下方有"式好堂"字样。

第四章　《伤寒论后条辨》学术渊源考证

程应旄先生力倡方氏之学无疑为其渊源之一，然先生又著《医径句测》行世。在《医籍考》方论三十四记载"徐春甫曰：

程介，新安槐塘人，号松崖，登成化甲辰科李旻榜进士。为人恺弟，性好医方，心存仁济。所著《松崖医径》四卷。"程应旄《医径句测·自序》中写到"今岁春王正月，雨邸多暇，得以翻及仲景之《伤寒论》，间取先生（程介）之脉图而复检之，乃知先生之取径，殆与仲景同一轮蹄也。仲景论伤寒，首以脉法，先生前其脉图以之；仲景论伤寒，署以六经，先生配六部以之；仲景论伤寒，曰阴、阳、表、里、腑、脏，先生区脉以浮、沉、虚、实、冷、热以之；仲景论伤寒，先脉后症，各有主方，虽亦一成而有互用以之。余因以读仲景书法，读先生书，吟哦索味之下，遂得句于先生之图于径之中，并得以测先生之图于径之外。"在序的篇末程氏又曰"则岂特先生之径，其尤有蓬之心，而余之为此测，其尤有蠹之心也夫，是又不能为先生解嘲于万一也。岁康熙九年庚戌正月灯节后三日，新安草墅程应旄郊倩甫识。"[5]从此序中可以看程郊倩和程介先生之间存在一定的学术思想渊源关系。程先生在其著《伤寒论三》中曰"仲景明论只是伤寒，未有扶阳字揭出，乃东垣之《脾胃论》却往往取升阳二字名方。以孔子之春秋或明或晦者，且千数百年，直往朱子之纲目出而尊王之旨乃大著。然则东垣之有《脾胃论》，殆亦仲景《伤寒论》之纲目哉！绍仲景之传，而不以伤寒作伤寒治者，东垣一人而已。凡师仲景而欲入其室者，且先求东垣之堂而升之。"从此论可见程氏对东垣先生之说倍加推崇，在其书中也注重正气的培护，如扶阳补胃气的思想在三阴三阳病中无不体现，其学术渊源可以见一斑。

程氏生活的年代为新安和吴门医学的交汇时期，根据现有的资料证实，程氏和新安医家汪石山程氏之间存在着一定的学术渊源关系。如在《医读》序中"今余所注仲景《伤寒论后条辨》业已垂成，倘得继石山先生书后再与梨枣，则仲景生自季汉以来，未必不重开一番生面。"程氏力倡三纲学说，其学术思想和喻嘉言先生接近，并在其书中多处引用喻氏之说，其学术渊源是显而易见的。程氏本书的编次及《伤寒论》原文和成氏的编次及《伤寒论》文参照分析，笔者认为程氏是在成无己注解的基础上，结合自己的观点，进行的编次注解。篇后附有成无己的《伤寒论》方剂编次。因此，成无己学术思想作为程氏学术源流之一也是毋庸置疑的。

第五章　《伤寒论后条辨》编次及注解特点

自《伤寒论》问世以后，由于年代久远，多人传抄，战争破坏等诸多因素造成其原本的流散佚落而残缺不全，简牍错乱。因此，在以后的年代里很难见到仲景《伤寒论》的原貌。到明清时期受到崇尚汉学思想的影响，此期更多的医家开始注重对仲景学说的研究。围绕条文错简、编次注释、研究方法、六经本质展开争论，注疏立著而形成不同的伤寒学术流派。其中错简重订派认为，王叔和编次的《伤寒论》"颠倒错乱殊甚"，后议成无己之误，必须重修考订，力图在"破裂纷乱中条分缕析，复其次第之久"。程应旄是继方有执、余嘉言之后又一错简重订的中坚代表。清代医家汪苓友评价说"至其每条承上启下、注释入理之处，非浅学所能企及，不可因其所短而弃其所长也"。可见程氏的编次也为后世医家所称道。

一、对《伤寒论》中的条文重新进行编次

1. 类似的条文进行集中

把《伤寒论》中类似的条文进行集中重订注析，是程氏对《伤寒论》注解的特点之一。《伤寒论》中条文第47条"问曰：脉有灾怪，何谓也？师曰：假令人病，脉得太阳，与形证相应，因为作汤。比还送汤如食顷，病人乃大吐，若下利，腹中痛。师

曰：我前来不见此证，今乃变异，是名灾怪。又问曰：何缘作此吐利？答曰：或有旧时服药，今乃发作，故名灾怪耳。"《伤寒论》条文第43条"问曰：人愧者，其脉何类？师曰：脉浮，而面色乍白乍赤。"两条都重在说明对病人进行脉诊时也要注重望诊和问诊。在《伤寒论》条文第37、38、39、40、41、42、条和第43、47条所阐述内容与之相同。在《伤寒论后条辨·平脉法》篇中，调整了《伤寒论》原文顺序，把这些条文都集中放在一起。又如，在《伤寒论后条辨·卷之七》把阳明病分为《辨阳明病脉证第一》和《辨阳明病脉证第二》两个章节来论述，在第一个章节中第246、249、150、251、252、253条，这些条文原在《伤寒论·辨太阳病脉证并治上、中第五、第六》中的条文，主论太阳与阳明合病，都是关于阳明病的论述，因此合而集中来进行注解。

2. 类似的条文进行合并

在《伤寒论后条辨·卷五辨太阳病脉证篇第二》第162条，程氏把《伤寒论·辨太阳病脉证篇》的43条"太阳病下之微喘者，表未解故也，桂枝加厚朴杏子汤主之"和18条"喘家作，桂枝加厚朴杏子佳"合并为一条。程氏旨在说明桂枝加厚朴杏子汤的适用范围，不必拘泥于下后微喘，未下而喘仍可运用。即只要符合表虚外邪未解，气机上逆者，皆是其适用范围。

3. 对一条多义的条文分开注疏

在《伤寒论后条辨·卷五辨太阳病脉证篇第二》中程氏把《伤寒论·辨太阳病脉证篇》中第131条分为了两条"病发于阳而反下之，热入，因作结胸；病发于阴而反下之，因作痞。所以成结胸者，以下之太早故也"和"结胸者，项亦强，如柔痉状。下之则和，宜大陷胸丸方"分别放在139、137条之后。此条前部述及结胸的病性、病位、病机，因此和其上139条、其下134条同为论述结胸病的病因病机而相类。后半部主论大陷胸丸的适应证，放于137条之后，前条用汤此条用丸，正好对比说明了汤剂和丸剂适应证的差异性，故程氏曰"夫从胸上结鞕，而势连甚于下者，大陷胸汤不容移易矣。若从胸上结鞕，而势连甚于上者，缓急之形既殊，则汤丸之制稍异。结胸而至项亦强，如柔痉状，下之则和，去邪液，即所以和正液也。改大陷胸汤为大陷胸丸，峻治而行以缓，得建瓴之势，而复与邪相当，是其法也。"如此编次条文，文意互举，上下承接，使后世读者一目了然，以彰显仲景制方思想。

二、对部分条文进行修订

如宋本《伤寒论·辨太阳病脉证并治中第六》第39条为："伤寒脉浮缓，身不疼，但重，乍有轻时，无少阴证者，大青龙汤发之。"与此对应的《伤寒论后条辨·卷六辨太阳病证篇第三》214条，程氏则重订为"伤寒脉浮缓，身不疼，但重，乍有轻时，无少阴证者，小青龙汤发之。"把大青龙汤改为小青龙汤，查各种版本《伤寒论》条文都为大青龙汤。程氏认为此条主方为小青龙汤，一为方与脉、证不相符合，二是程氏读《伤寒论》古本作小青龙汤，故订其讹。在《伤寒论后条辨》辨不可下病脉证篇，513条："脉数者，久数不止，止则邪结，正气不能复，邪气结于藏，故邪气浮之，与皮毛相得。脉数者，不可下，下之则必烦，利不止。"在成无己《注解伤寒论》、《宋本伤寒论》、《金匮玉函经》等其它各版本，与之对应的条文中"邪气结于藏"一句均作"正气结于藏"。故疑为程氏所作的修订。

三、对部分条文进行补缺

1. 补方

如：在《伤寒论后条辨·卷六》196条（宋本《伤寒论·辨太阳病、脉、证并治中第六》、38条）："太阳中风，脉浮紧，发热恶寒，身疼痛，不汗出而烦躁者，大青龙汤主之。若脉微弱，汗出恶风者，不可服。服之则厥逆，筋惕肉瞤，此为逆也，以真武汤救之。"查找现存《伤寒论》相关版本的条文做对照，"以真武汤救之"一句，成注本、宋本、康治本、康平本、金匮玉函本、唐本、及桂林古本均阙如，因此疑为程氏条文补亡之笔。

2. 补字

如：《伤寒论后条辨·辨阴阳易病篇并治第十四》在卷十三471 条："伤寒阴阳易之为病，其人身体重，少气，少腹满里急，或引阴中拘挛，热上冲胸，头重不欲举，眼中生花，膝胫拘急者，烧裈散主之。"在"少腹满里急"一句中"满"字，现存《伤寒论》各种版本中均阙，故暂定"满"字为程氏补亡。

3. 补句

如：卷十四《伤寒论后条辨·不可下病脉证篇》523 条"病欲吐者，不可下，呕多，虽有阳明证，不可攻之"，在成注本、宋本与之对应的条文作"呕多，虽有阳明证，不可攻之"，《金匮玉函经》作"伤寒呕多，虽有阳明证，不可攻之"，《唐本伤寒论》作"病欲吐者，忌下"。在现存各种《伤寒论》版本中未能找到与之相似的对应条文，因此疑为程氏为《伤寒论》条文所作补亡之句。

四、条文之间互相参照分析

对于《伤寒论》条文的理解，程氏认为要去整体性把握《伤寒论》条文的内涵，并揭示了条文之间的相互关联性。如"空空一个六经，而同条共贯，断章处翻有气脉可联。隔部中无不神理可接，其间回旋映带之奇，宛转相生之妙，俱在所集中，俱在所集外。篇章固非死篇章，则次第自非呆次第。"并提出温故而知新，去整体链接来学习伤寒论"以此悟仲景之《伤寒论》

非仲景伤寒内分出一部拘牵文义之书，要人去寻章摘句；乃仲景伤寒杂病内，合成一部环应无方之书，要人去温故知新也。"在卷十二辨厥阴病脉证篇，程氏以厥阴病为例，明确指出了条文之间内在的关联性，"条中厥少热多，厥多热少，是题中二眼目。合而参之，首二条，出治方，三四条，出脉法，五六七八条，出证，九十条，出日子。欲人彼此互照。"在此条下段，程氏更进一步明确《伤寒论》条文学习和研究的方法"只为世人将仲景文字，逐条看去，不复通篇理会，遂如瞎子摸路，无有着处，即如厥热一证，逐条取注，如题起止，纵令字句明晰，然以此条合之彼条则龃，而以彼条合之此条更龉，不知以此临病，从何着眼，从何着手。"因此在程氏的注解中，对于上下条文之间多有承上启下的论述。

五、以经释论

成无己开创了以经释论的先河，即运用《内经》的理论与原句对《伤寒论》进行注解。程氏在对《伤寒论》条文的注解中也运用了此种方法。如用《难经·五十八难》说明热病与伤寒之间的统属关系，"五十八难曰：'伤寒有五，有中风、有伤寒、有湿温、有温病、有暑病。'可见伤寒特伤寒有五中抽出之一病耳。其伤寒有五之'寒'字，则只当得一'邪'字看。邪则有虚邪、有实邪、有阳邪、有阴邪俱统此寒之一字内。"用《内经》中的《生气通天论篇》、《阴阳应象论篇》、《四气调神论篇》、《金匮真言篇》、《评热论篇》通过对《伤寒例》的评析，来揭示热病与伤寒病因与发病的区别与联系。又如，在《平脉法》注解中，程氏引用《平人气象论篇》"黄帝问曰：平人何如？岐伯曰：人一呼脉再动，一吸脉亦再动，呼吸定息，名曰平人。平人者，不病也，常以不病调病人，医不病，故为病人平息，以调之为法"，来说明调整好呼吸对于脉诊的重要性。

《伤寒论后条辨·卷四辨太阳病脉证篇第一》中，对原文第一条"太阳之为病，脉浮，头项强痛而恶寒"注解，程氏引用《灵枢》原文"虚邪独不能伤人，必因身形之虚而后客之"来说明太阳经伤寒发病的内因的主导作用，因此随即程氏提出"识得此意，方知仲景太阳诸处治，无非扶其阳以宣通营卫"的治疗太阳经病的指导思想。

六、《伤寒论》条文和《金匮要略》条文互参注解

《伤寒论》和《金匮要略》同出于《伤寒杂病论》，因此二者条文之间有着密切的联系。因此近代医家秦伯未先生就提出"学习张仲景的伤寒论，主要是学习他的辨证论治方法。懂得了基本法则，不但全部伤寒论容易会通，阅读其它医书也容易迎刃而解。伤寒论最可宝贵的地方就在于此。金匮要略叙述四十多种杂病，比较分散，没有系统可寻。但其辨证论治的诊疗规律还是一致的，并因此可以看到伤寒论方剂的灵活运用。故伤寒论和金匮要略虽然是两部书，一治外感病，一治杂病，应该保持密切联系"。程氏在其著作中对《伤寒论》条文注解的同时也和《金匮要略》的部分条文做了参照分析。如《伤寒论后条辨·卷一，辨脉法》中，对于《伤寒论》第30条论及"清邪中上……浊邪中下"所产生的多种病证，程氏认为，皆由藏毒所致，详解其病因病机，并进一步联系到《金匮要略》阴阳毒病，认为"《金匮要略》所云阳毒阴毒者，即此证"。由此程氏把《伤寒论》和《金匮要略》疾病特点有机的统一起来。这也与程氏主张脉法与六经非独为伤寒而设的思想是一致的。在《伤寒论后条辨·卷三辨痉湿暍病脉证篇》程氏明确提出《伤寒论》和《金匮要略》的条文要互相参解，"条中须如此参解，则知此处之痉湿暍，与金匮要略中之痉湿暍，文虽同而旨趣不同，不可诗云亦云，子曰亦曰也。"在《伤寒论后条辨·卷四辨太阳病脉证篇第一》程氏

引用《金匮要略》原文"腠者，是三焦通会元真之处，为血气所注。理者，是皮肤腑脏之文理也"一句和"太阳之为病，脉浮，头项强痛而恶寒"此条相参，旨在说明太阳一经之为病虽属表，邪在腠理，但也涉及到气血脏腑，对待太阳经之病要表里两顾。这也是程氏认为六经非独为伤寒设而是包罗杂病思想的又一体现。

七、兼引各家之言

在《伤寒论后条辨·卷四辨太阳病脉证篇第一》又 95 条（《伤寒论》原文第九条）"太阳病，发热而渴，不恶寒者，为温病。若发汗已，身灼热者，名曰风温。风温为病，脉阴阳俱浮，自汗出，身重，多眠睡，鼻息必鼾，语言难出。若被下者，小便不利，直视，失溲；若被火者，微发黄色，剧则如惊痫，时瘈疭；若火熏之，一逆尚引日，再逆促命期。"在此条注解中程氏谈到对温病的治疗，引用了王冰之言"王冰曰：寒之不寒，责之无水"，说明了治疗温病滋阴复液的重要性。在《后条辨·卷五辨太阳病脉证篇第二》中，在注解《伤寒论》条文"脉浮者，病在表，可发汗，宜麻黄汤。脉浮而数者，可发汗，宜麻黄汤"，引用了王肯堂之言"王肯堂曰：但见恶寒，即为在表"补充说明了仲景在此条中"恶寒"的略文。如此解说，使得条文变得更加明朗直白。在《伤寒论后条辨·卷五辨太阳病脉证篇第二》程氏引用了喻嘉言之语"由此之微恶寒，合上条观之，则脉促胸满，喘而汗出之内，原伏有虚阳欲脱之机"以明辨伤寒有无阳虚之征象。在《后条辨·卷七辨阳明病脉证篇第一》中，在《伤寒论·辨太阳病脉证并治中第六》条文："太阳与阳明合病，喘而胸满者，不可下，麻黄汤主之"的眉注中，程氏引用了医家张兼善之语，"张兼善曰：阳受气于胸中，喘而胸满者，阳气不宜发，壅而遏也"，进而补充阐发了喘而胸满的病机。在《伤寒论后条辨·卷十一辨少阴篇》中，对《伤寒论》原文第 285 条"少阴病，脉细沉数，病为在里，不可发汗"注解，程氏引用薛慎庵之言"人知数为热，不知沉细中见数，为寒甚，真阴寒证，脉常有一息七八至者，尽概此一数字中，但按之无力而散耳，宜深察也。"程氏通过旁征博引，丰富了少阴病脉学思想。

八、善用比喻

善用比喻是程氏注解《伤寒论》一个最大的亮点。程氏所著《后条辨》举引百家经史之言及歌曲笑谈，用作譬喻。程氏的注解用语具生动通俗之妙趣，又入理入微，使古朴深奥的文意变得通俗易懂，也可见程氏用心之良苦。

如程氏在说明如何去辨伤寒时，运用了庄子如何辨马的例子作为比喻说明。辨马之为马，非辨之四足而能走就称之为马，对于辨伤寒而言，非恶寒发热头痛皆谓之伤寒。马要辨之为马，"须从兽中辨之，方得其为马，盖辨之于骨角齿毛，不辨之于四而能走也。"伤寒要辨之为伤寒"由是言之，伤寒何尝不发热、恶寒而头疼也。要之发热、恶寒而头痛自是太阳病，伤寒特太阳中之一例耳。其余非伤寒。而发热、恶寒、头痛者且多，不尽伤寒也。须从太阳中辨之，方定其为伤寒。盖辨之为虚、实、寒、热，不辨之于发热、恶寒而头痛也。"程氏通过如何辨马这个比喻，更加生动说明了《伤寒论》中的"辨"的重要性，即说明了辨要在要会处去辨。

程氏还用戏曲剧目用来作比喻，如在《王叔和伤寒序例辨伪》中程氏用戏曲作喻，"犹之谱从音法中，辨定宫商角徵，使人从按律叶调中，得抑扬清浊而谐声，盖教人度曲渊源，非竟将此谱当曲子唱。"指出王叔和不理解仲景作《伤寒论》一书的本意，而进行曲解，扮演了一偷梁换柱，无中生有的角色。

在《伤寒论后条辨·卷二平脉法》中，程氏将脉诊喻为棋局，棋局有纲领，"所以纵横错综，终局不紊，胜负只从黑白间一览而决"。故脉诊亦须有纲领，"于未布案之前，先列纲损二脉，以为脉母。"

九、不足之处

程氏在《伤寒论后条辨》中注解条文时，所用语言不拘一格，儒典戏曲，百科杂家，信手拈来，幽默恢谐，精妙处使人不禁失笑，而在恢谐之中，论理却又不失精当，确是其书一大特色，也显示出程氏知识渊博，思维敏捷。然而，程氏在行文之间，论及医理，有时用喻却略觉偏颇生僻，有喧宾夺主之嫌。正如清代医家汪苓友所评："程氏一片苦心，独出己见而条理此书。然其间闲话太多，举引经史百家之言，及歌曲笑谈，无所不至，绝无紧要，何异痴人说梦邪？"，又如《续修四库全书总目》中所评，"行文曼衍，多取譬喻，以申己见，不免支离。"另在行文之中，为彰显叔和之误，未免有言语过激之处，如《续修四库全书总目》中有评其书曰："专攻叔和，其肆行诋毁，视方、俞更甚。"此外，程氏本为儒生，后弃儒从医，扎实的儒学文化功底有利于其研习医学典籍，但儒家思想又致使其崇古迷典，一味重视道统，如其所谓"统有正伪，《伤寒论》之统不能正其始者，由叔和之伪统僭之也"，将医理研究与道统正伪混为一谈，从现今的角度看来，是十分荒谬的。同时，在解读《伤寒论》时，程氏的高超的驾驭语言文字的能力为其提供了一大臂助，但当他过度使用这一能力时，也产生了一定的副作用，在解词释句过程中，有时略显繁冗，如程氏在解"伤寒论"三字时，不厌其详地反复解说此三字的含义及重要性，程氏在《后条辨》序言中解到"论"字时，则曰"盖古人著书，有从叙述体立言者，意在字面上顺文以摘义类；有从断制体立言者，旨在字面上反题以破异同。仲景之有论，盖从世人讹而且乱之伤寒，哄然一市中立之案，而参稽得失，研覈是非，笔削成一部断制之书，此之谓'论'"。并由此展开，整个序言几乎都是在论"论"字。其立论眼界之高远，思辨之精细自不待言，然其不足，正如《续修四库全书总目》中所评，似有"以时文文义读古书，疏剔字句，自谓深细，不免凿枘"之感。

第六章　《伤寒论后条辨》学术思想介绍

一、程应旄对伤寒论的阐释

1. 从"论"字进行解释："论"为《伤寒论》之核心，论中有法，法从论出。

程氏认为后世医家对于《伤寒论》多有懵懂之处，这种理解的偏差首先来自于对字面的不理解。作者从仲景著书的缘由出发，进行阐述，认为仲景所著《伤寒论》一书，就是缘由家族伤亡横夭而莫救的触动，及世医治伤寒病不得其法而著。《伤寒论》在字面上理解的关键，就是对"论"字本质的理解，认为"悟仲景名曰论，虽曰伤寒实是法之总源也。……示人论字中下手处，乃活法之源头也"。"论"在《说文解字》中释为："议也"。在《论语序集解》中论的含义为"论，理也，次也。"在《周礼·考工记》中释为："坐而论道"。程氏认为仲景把书名名之为"论"而不是名之曰方、集等，乃医圣仲景向后人提示"论"为伤寒论三字中的核心，"论"就是通过论伤寒，论治病的道理与方法。

程氏认为"论"中的方法乃是"辨"，论怎样去辨，即辨病之异同，只有辨才能使病似者莫能同，而病之真假分。如程氏曰："凡一部书谆谆辨脉辨证，无非从伤寒角立处定局，从伤寒疑似处设防。……不如之辨，何由论定？论者论其是，辨者辨其非"。为了使世人对"辨"更进一步了解及运用，程氏又作了进一步的解释。如辨病要合脉、证去辨："据经未尝不是伤寒，以证辨之则殊非。据证合经，未尝不是伤寒，以脉辨之则殊非"；伤寒合杂病去辨："太阳自是太阳，其实太阳只算得表，伤寒有此表，杂病何尝不同有此表"；对于辨的实质更有深层次的认识："认识辨得表、里、腑、脏，则一病自有一病之疆界，是为病之所在。于所在处辨出虚、实、寒、热，则一病自有一病之本标，是为病之所生。病之所生，伤寒与杂病异；病之所在，伤寒与杂病同。故恶似而非最怕伤寒之易溷也。"由此观之，程氏认为：论中活法源头在于去辨，辨的核心不仅在于辨伤寒与杂病的区别，更在于辨病的表、里、腑、脏、寒、热、虚、实，在于辨脉。只有这样才能见病知源，方不误诊误治。

2. 从"寒"字对伤寒的病因分类做了科学的划分

对于伤寒中"寒"字历代多有争议，在《内经·热论篇》就有"今夫热病者，皆伤寒之类也。"对于此句中的"寒"字，历代注家有三种解释，一作寒邪解，如杨上善在其《太素·热病决》曰：夫伤寒者，人于冬时，温室温衣，热饮热食，腠理开发，快意受寒，腠理因闭，寒居其……寒极为热，三阴三阳之脉、五脏六腑受热为病"；二作外邪解，如张志聪《素问集注》云："凡外淫之邪，始伤表阳，皆得阳气以化热，故凡曰热病者，皆伤寒之类也"；三作外感病解，如张琦《素问释义》云："热病，即温病。冬不藏精，热自内发，复感春时风露之邪而成，与伤寒之所因不同，故曰伤寒之类也"[17]。对于《伤寒论》中的"寒"字的认识历代医家也多存争议，金代医家成无己在《注解伤寒论》注云："温暑之病，本伤于寒而得之，故太医均谓之伤寒也。"可见成氏把寒作寒邪解；北宋名医庞安时认为寒为寒毒，在《伤寒总病论》卷五"天行温病论"中谓："辛苦之人，春夏多温热者，皆由冬时触冒寒毒所致，自春及夏至前为温病者，《素问》、仲景所谓伤寒也"；金元时期的医家刘河间从《素问病机气宜保命集·伤寒论》中说："故此一时，彼一时，奈何五运六气有所更，世态居民有所变，天以常火，人以常动，动则属阳，静则属阴，内外皆扰之，故不可峻用辛温大热之剂"，因此刘氏持"伤寒非寒的观点"。到了明清时期，温病学说的兴起，出现了伤寒是寒与伤寒非寒的争论[18]。对此，程氏对伤寒名之为寒的原因进行了解释："邪各不同，总名之曰寒者何也，以所伤在太阳寒水之表则同，故同曰。"程氏又援引《难经》之言"伤寒有五，有中风，有伤寒，有湿温，有温病，有暑病"，对伤寒的分类进行了科学合理的阐释。认为"伤寒有五"之"伤寒"，其中"寒"字当为邪字解。"有伤寒"中之"伤寒"为五邪中之一病。对于"寒"字的内涵的阐释，历代医家都持有不同的见解。对于"寒"的病因与概念的争论，无形中促进了中医病因学的发展与丰富。古今异轨，古方今病不相能也，因此各代医家从不同角度对"寒"的认识，在不同时代的条件下都具有其合理性。总的来看，程氏对于寒的分类解释更为合理，也正符合了当今中医学术界对伤寒病因的分类方法，其立论起点之高妙，令人称叹。

3. 从"伤"字释伤寒的病因与发病

程氏认为伤寒有"内伤外寒"两层含义，而不能单纯的理解为感受寒邪所致发病。伤又有正伤与邪伤之分。"邪伤统之于寒，正伤不统之于寒。邪伤统之于寒，自分风、暑、温、湿；正伤不统于寒，于五邪中伏有本、标、主、客。"程氏从伤字角度揭示伤寒发病的病因病机的复杂性，把伤寒合杂病于一炉，进行辨治。程氏又引用《难经·四十九难》来进一步说明伤寒病机"有正经自病，有五邪所伤"，程氏认为疾病的发生是内伤合外邪相互作用的结果，即正经自病中可合五邪所伤，五邪所伤可合正经自病，二者之间没有决然分割界限。因此，在程氏看来对伤寒的病机与发病不能只关注邪气导致发病这一方面，而忽略生活、情致、体质等因素对伤寒发病的影响。

4.《伤寒论》立法重在"伤"，非重在"寒"

医家诊病之要，贵在审病之源头，察病机之所在，而握标、本、虚、实、缓、急之火候。故方从法出，法随证立。病机不同则立法有异。程氏从"伤"与"寒"的二字角度分析伤寒病机，探讨立法，认为"仲景论……重在伤而不重在寒。"在程氏看来阳气为人体生命的主宰，伤寒"内伤外寒"中，主要的病因还是阳气内损导致外邪所伤。《内经》曰：正气存内邪不可干，邪之所凑其气必虚。程氏也把伤寒发病的主因，归结于阳气的虚耗，阳气的虚耗，是病邪致病发病的根源，"人身惟阳气可以守正而闲邪，故仲景一部《伤寒论》只有两个字曰扶阳而已。"如汗、下及不可汗、不可下诸法皆为扶阳而设。"汗、下皆令人亡阳，而在伤寒则用汗、下扶阳。"观之，程氏认为伤寒的发病，内因起着主导作用，仲景伤寒立法的重点为内因而设。

小结：

从以上看出，程氏并非读死书而钻字眼，纯理论泛泛空谈。而是给我们后世学习《伤寒论》提供了思路和方法，很符合临床实际。程氏把伤寒理解为"内伤外寒"，把外感合杂病去看，并揭示了伤寒病机的复杂性。而伤寒学的教材把伤寒定义为：一类外感疾病的总称。其概念的合理性还有待于进一步的商榷。程氏把《伤寒论》定位为方法之书，而不是医方之书。这种价值定位令后人叹服。无疑也启示我们学习《伤寒论》不能呆板的死记硬背，把仲景之方视为至宝，见症而套其方。而要临证领悟揣摩仲景之法，去见病知源，辨证立法，并灵活运用。只有如此方能领会《伤寒论》辨脉证立法的精髓，使仲景思想发扬传承。

二、程应旄对王叔和其人及《伤寒例》的评价

历代医家对《伤寒例》多有驳词而评判不一，受崇汉的思想影响，历代医家对《伤寒论》作了严谨的考据、辨伪研究。方有执在其著作中去掉了伤寒例部分，喻嘉言多有驳词，程氏更为嗤之。程氏认为伤寒例乃叔和的伪作，"统有正伪，《伤寒论》之统不能正其始者，由叔和之伪统偕之也"，非仲景文笔。后世清代医家魏荔彤在其著作《伤寒论本义》中提出"伤寒例，叔和氏修辑医圣之书，发其凡例也，列于论首，名之曰例。标题原未有序字，后人以其文近于序，故更名之曰序例。[19]"现代已故医家冉雪峰在其伤寒专著《冉注伤寒论》中就提到"伤寒序是仲景口吻，伤寒例是叔和口吻本很明显"[20]。对于叔和其人程氏认为更不可考证，在《伤寒论后条辨》中，程氏曰"王叔和，余不知其何如人也。"姚际恒在《古今伪书考》中认为《伤寒论》是由"叔和参以己说，故真伪间杂，致千载蒙晦"，其观点和程氏的论点一致。程氏不但对叔和其人及《伤寒例》做了辨伪的评判，而且对《伤寒例》的条文逐条逐句，作了有理有据的医理说评。现分述如下：

1. 王叔和错解了伤寒的病因与发病

对于《伤寒论》病因要有正确的认识，首先要对"伤寒"二字有正确的理解。对于伤寒中"寒"字历代多有争议，在《内经》和《伤寒论》中"寒"字一家持一说，各有不同。到了明清时期，温病学说的兴起，出现了伤寒是寒与伤寒非寒的争论[19]。对此，程氏对伤寒名之为寒的原因进行了解释："邪各不同，总名之曰寒者何也，以所伤在太阳寒水之表则同，故同曰。"程氏所论入木三分，掷地有声。

（1）伤寒之寒非冬月寒伤营之寒，《伤寒论》非独为冬月伤寒邪气而设

《伤寒例》条文:"《阴阳大论》云,春气温和,夏气暑热,秋气清凉,冬气冷冽,此四时正气之序也。"在此条文注解中,程氏认为仲景之《伤寒论》非为冬月一季而设,非从寒字上演化而来一部时令之医书。仲景的思想重点在于辨表里腑脏,非重在时令春夏秋冬。如"因论有伤寒字,误认仲景为冬月一季而设,遂从冬字上铺演出春、夏、秋,从寒字上铺演出温、清、暑来。……岂同望杏瞻蒲作一部医门月令书者?"又如《伤寒例》条文"夫欲候知四时正气为病,及时行疫气之法,皆当按斗历占之。九月霜降节后,宜渐寒,向冬大寒,至正月雨水节后,宜解也。……从霜降以后,至春分以前,凡有触冒霜露,体中寒即病者,谓之伤寒也。"在此条注解中,程氏提出"仲景之云伤寒,只从寒字内分出表里虚实,岂从寒字内分出春夏秋冬。"认为仲景所说伤寒的本意,是要人从寒字上认清它病因与发病本质,即伤寒的发病认识,要在表里虚实上去认识伤寒发病的本质,而非从寒字上机械去赋予它季节性,伤寒之寒非为冬月寒伤营之寒,《伤寒论》仲景作书的本意非为冬季感寒而设。因此在治疗上,"大法宜发汗,已明说桂枝、麻黄不但为冬寒而设矣。"要人们突破运用麻、桂的禁锢和错误认识。

(2)伤非独为外感之伤兼有内伤之义

程氏认为伤寒有"内伤外寒"两层含义,而不能单纯的理解为感受寒邪所致发病。因此,在程氏看来对伤寒的病机与发病不能只关注邪气导致发病这一方面,而忽略生活、情志、体质等因素对伤寒发病的影响。热病和伤寒一样都要注重机体正气的损伤而导致的发病。

在《伤寒例》"是以春伤于风,夏必飧泄;夏伤于暑,秋必病疟;秋伤于湿,冬必咳嗽;冬伤于寒,春必病温"条文注解中,程氏认为"据内经之旨,春伤于风等四伤字是内伤之伤,非外感之伤",这种伤来自违背顺应四时主令气,造成机体正气内在的虚耗与损伤。又引用《内经·金匮真言》"夫精者身之本也。故藏于精者春不病温",进一步说明伤寒发病内因的重要性,对于热病的发病,程氏认为精气的耗损是热病发病的内因与根源。"而温泄等病乃从藏气上发出来,治此者,仍从藏气上求法,温要益精,泄要养木",并非叔和所讲寒毒潜伏至春而发。

2. 提出王叔和错解热病与伤寒之间的统属关系

对于伤寒的认识,程氏认为有三种解释:伤寒、伤寒病、和伤于寒三种。关于伤寒和热病之间的关系,程氏在其著中引用了《难经·五十八难》原文来说明热病和伤寒之间的关系。"五十八难曰:'伤寒有五,有中风、有伤寒、有湿温、有温病、有暑病。'可见伤寒,特伤寒有五中抽出之一病耳。其伤寒有五之'寒'字,则只当得一'邪'字看。……今叔和不以热病隶之伤寒有五之纲,反以伤寒隶之热病之目,妄引伤寒则为热病例之。"在《伤寒例》"凡伤于寒则为病热,热虽甚不死,若两惑与寒而病者必死"条下,程氏又对伤寒和热病的关系进行了说明,"盖伤寒有统属之伤寒,有分隶之伤寒病,一指经言所该者广,……凡病从皮毛得而属于太阳经者,皆得谓之伤寒。一指证言,指定一病,于太阳经中分出,其有发热恶寒头身痛骨节疼无汗而喘,脉阴阳俱紧者,方得名为伤寒病。……故谓热病为伤寒之类则可,谓伤寒为热病之类则不可。"热病属之于伤寒,程氏阐明其缘由,"此明热病得类于伤寒之故,太阳一经为诸阳之统属,而脉连风府职司乎表,故凡诸阳经之病,属在气分者皆其所属,虽非伤寒,而总得称为伤寒也。"程氏认为"伤于寒,……乃温病所受之源头",伤于寒即"《素问》所云冬不藏精,……之谓其发为病[21]"。

3. 提出王叔和错解了伤寒六经与热病六经的区别

六经一词始见于《内经》。《素问·阴阳应象大论》云"六经为川,肠胃为海"。对于经的内涵言,程氏认为"经犹言界也"，非特指经络之经，用来解释邪气在人体的深浅部位与层次言。在《素问·热论篇第十三》中就有热病发生、发展、次第传变的论述，程氏认为伤寒之六经和热病之六经是有区别的。"《素问》之六经，是一病共具之六经；仲景之六经，是异病分布之六经。《素问》之六经，是因热病而原及六经，仲景之六经，设六经以赅尽诸病。"显然叔和把《素问》中热病六经混入《伤寒论》伤寒之六经是极为不妥当的，混淆的关键在于叔和错解了两者的内涵与关系[22]。

（1）伤寒之六经与热病之六经在症状上的区别

在三阳经而言：太阳经伤寒有恶寒，而热病不恶寒其表里皆热；阳明经伤寒入胃，热病不入胃，入胃则不传；少阳经，伤寒有往来寒热，而热病则无。在三阳经邪气传变的规律中，伤寒是传尽三阳，三阴始受邪气；热病是三阳证尚在，仍可传到三阴。伤寒之三阳经属热，三阴属寒，热病在三阴三阳只热而无寒。在三阴经而言：热病在太阴则见腹满咽干的症状，伤寒在太阴则见腹满吐利食不下之症；热病在少阴见口燥舌干而渴，伤寒在少阴多见脉微细，但欲寐；热病在厥阴则见烦满而囊缩，伤寒在厥阴则见食不下，下即吐蛔。在三阴的传变规律"伤寒三阴受病，不及三阳，三阳受病，不及三阴，以五藏六府各别故也。"对于伤寒与热病传变经规律，程氏认为叔和混淆了两者之间的传经次第的关系，"伤寒过一经，即罢一经，其衰而愈也。只从本经得解便己，而传与罢，总无次第。热病必传遍六经，方得从头罢去，传与罢次第俱限日子"。

（2）伤寒之六经与热病之六经在脉法上的区别

程氏认为叔和混淆了热病六经与伤寒六经脉法上的关系。程氏明确指出了淆乱之处，"今王叔和将伤寒扯入热病，遂于三阳经加上一尺寸俱浮，尺寸俱长，尺寸俱弦之脉。于三阴经加上一尺寸遂沉细，尺寸俱沉，尺寸俱沉缓之脉。"伤寒六经与脉的关系和热病六经与脉的关系自是两异。程氏进一步明确了伤寒六经与病、脉、证、治法之间的关系，认为"伤寒，则病随经变，脉辄从病转其虚实寒热等。一经有一经之病，则一经有一经之脉，故治法有实表、发汗、吐下、和解、温经等之不同，一皆配着脉法而处治。"

小结：

总的看来程氏通过评价叔和个人及《伤寒例》对于我们全面理解经典内涵，在某种程度上起到积极引导作用。如我们如何分别从《内经》和《伤寒论》角度正确理解伤寒和热病的病因与发病及之间的关系。六经的内涵是什么，如何来正确理解《伤寒论》中伤寒六经与《内经》中的热病六经的区别等等。通过程氏对叔和《伤寒例》评说，我们可以得到很多的启示。在谈到伤寒及热病发病的时令性时，如何辨病证，程氏所论极为精妙"任你说寒说温，我腑脏上之表里，之虚实寒热已经了明。岂是你肌表之寒温，摇惑得我动。又岂你天气上之寒温摇惑得我动。"无疑提示了我们《伤寒论》核心思想就是辨证论治。由于受汉学思想的影响，程氏的科学严谨考据实证，善于质疑的精神为我们后人治学树立了榜样。但是无可否认的一点是，过于崇古迷典的封建传统思维，使得他将仲景《伤寒论》的病因发病学说认作完美不容僭越的圣典，叔和为离经叛道之人，其《伤寒例》为异端学说。不能科学公平认识《伤寒例》其中科学的内容，在某种程度上扼杀了伤寒病因学的丰富发展与不断完善的生命力。

三、程应旄对温病的认识

1. 伤寒与温病的统属关系

在《内经》中就有"今夫热病者，皆伤寒之类也。[18]"温病统之于伤寒，程氏在《辨伤寒论》中就提出。程氏引用《难经·五十八难》中"伤寒有五，有中风、有伤寒、有湿温、有温病、有暑病"，更进一步说明了伤寒与热病之间的统属关系。

2. 对温病病因发病的认识

程氏认为"伤于寒"即言温病，并指出了"伤于寒"概括了温病的病因，伤寒与温病不但在统属关系上不同，而且在病因发病上存在差异。

程氏认为，温病的发病并非一日偶感而发，而是失于对肾精的养护，导致精失之于内守，而感邪气。因此，普通邪气如风寒暑湿燥发病途径多从外，而温病的发病途径则来自"两感"而发，即"其外交者，太阳特其发端；而内变者，热畜固非一朝一夕矣。"

3. 对温病病机的认识

程氏认为温病的病机主在两方面：一为外感邪气，热在经遂之间。二为阴津亏虚，"冬时伤肾，则寒水被亏，是温病的源头。"

4. 对温病传经的认识

伤寒不传遍六经而无次第，热病传遍六经而有次第之分。"热病必传遍六经，方得从头罢，去法与罢，次第俱限日子"。

5. 温病发病存在着古今差异性

程氏认为《内经》中所论之温病与《伤寒论》所论指温病存在着一定的差异，古时多发温病到今则少，今世多发温病而古时则亡。程氏以痘疹为例，详解其因。"或者古人无痘疹，则淫火蕴蓄于胎中者，未经发泄，阴精所奉，故人多年寿。而发之于病，辄多阳热证，责阴水不足者居多。今人有痘疹，则淫火禀受于胎中者，发泄无余，阳精所降，故人多年夭，而发之于病，辄多阴寒证，责之阳火不足者居多。"

6. 对温病治疗的认识

在治疗方法上，首先，程氏认为温病的治疗要太阳阳明表里兼顾。"治法只宜求之，太阳署之里，阳明署之表。如所云心中懊悚舌上苔者，栀子豉汤主之。渴欲饮水，口干舌燥者，白虎加人参汤主之。脉浮发热，渴欲饮水，小便不利者，猪苓汤主之之类。若不汗出而烦躁者，大青龙汤可借用。如葳蕤汤亦是也。"其次，温热初期可用辛凉治其标，中后期重在滋阴。即程氏所言"此证初治，可用辛凉治标，一经汗下后，芩连栀膏，只增其热，……须大剂六味地黄汤，重加生地、麦冬，救肾水为主。"

四、程应旄对《伤寒论》病性病位的观点

1. 辨痉湿暍脉证篇

（1）对痉病病性病位的学术观点

对痉病病因病性病位的认识：痉病病位在筋，和伤寒的病位区别在于伤寒伤在"营"。痉病区别与伤寒在症状上鉴别的要点：头面摇，卒口噤，背反张，为痉病独有的症状特点。痉病的发病原因主要有以下三个方面：一、寒湿之邪外袭造成筋脉拘急；二、火热之邪燥筋伤液；三、亡血伤津液，筋脉失于滋养。

对痉病的病机分析：程氏认为人全身经络，一为筋所统，而筋属于肝；二为太阳经辖，外邪所侵，经气郁而失于宣发。故可见"故有此身热足寒颈项强急恶寒时头热面赤目脉赤皆属表。"颈项强急，背反张皆为筋受病所致，而一身之筋为督脉所统。头面摇，口噤其症皆为头以下筋被束，颈以上筋失统所致。痉病有刚痉和柔痉之别，程氏认为刚痉为筋受寒，而现太阳寒证；柔痉为筋受热而现太阳风证，"刚柔别而寒热虚实分"。痉证虚多实少，推之缘由过汗伤阳，伤津亡血致筋脉失养。

对于痉病的认识，和众多医家相比较而言，吾认为，程氏病因病机分析较为全面，而无偏颇。如成无己认为痉病成因乃汗多伤阳；章虚谷、张令韶、高学山认为阴血受损等。

（2）对湿痹病性病位的观点

对湿痹病因病性病位的认识：湿为阴邪，其性凝滞而沉着，痹的意思为"着"，湿流关节着而不行即为湿痹。提出利小便为治疗湿痹的大法。湿和风湿又有区别，程氏认为风湿病的成因乃"湿为素有之湿，风非外中之风，实是湿汗之时，偶尔当风，或久伤于湿，湿中取冷所致。"对于风湿的治疗程氏认为"风药不可独加也"。

对湿病与风湿的病因病机认识，程氏的观点同于其他医家如成无己、方有执等。但程氏分析病因，注重了病人的体质的认识"至于体气素以湿为事者，是为湿家。"

（3）对暍病病性病位的观点

程氏认为仲景列此痓湿暍病，就是要使之别于伤寒，对于暍病与伤寒、温病的鉴别，主要在脉证上鉴别，暍与伤寒比较，暍见汗出而渴，在脉相上，暍虽在太阳一经，但脉不浮；与温病比较，暍则恶寒而温无恶寒。伤寒与暍病的病机上不同，在于"暍与伤寒不同，寒则伤形责其实，热则伤气责其虚。"

对于暍病的认识，与众多医家相比，众医家多注重于病机的分析，而程氏注重在脉证上的鉴别，更明确提出暍病病性为气和津液两伤，比其他医家更深得其要。

小结：

吾辈认为，对于痓湿暍病诊断方面的认识，程氏认为此三种病要区别于伤寒，不但要在症状上去辨，更要在脉法上去辨别，把辨脉划归到对疾病诊断的一个重要位置。

2. 对太阳经病性病位的观点

程氏认为：太阳经是"诸阳主气"一经，其中气由卫气和营气组成。营气"精专，统血而行于脉中，其体固秘而属阴，邪犯之难。"营气中邪多见实证，脉象多见残贼脉。卫气"慓疾，统气而行于脉外，其用疏泄而属阳，邪犯之易。"卫气中邪多见虚证，脉象多见相乘脉。其中阳由下焦肾阳、中焦胃阳、上焦膻中之阳、胆府升发之阳、卫阳组成，诸阳要发挥正常的生理功能，各归其部，也要靠卫气的防御功能。"表兼营卫者，经云心营肺卫，通行阳气是也。故六经而言，则脏腑为根，营卫为叶。"因此，太阳一经属表，外有营卫内连脏腑，而阳气通行，这样太阳一经才能发挥正常的生理功能。

（1）倡风伤卫，寒伤营，风寒俱伤营卫三纲说

三纲学说首倡于方有执，后喻嘉言、沈宗明又附之。方有执认为六经应以太阳为纲，"经为纲，变为目，……太阳病，盖举大纲而言始"，"太阳一经尤边疆也，风也、寒也、风寒俱有也，三病犹之三寇"。方氏由此开创了风伤卫、寒伤营、风寒俱伤营卫三纲统经的先河。喻嘉言在方氏的基础上有所发挥，喻嘉言认为三纲学说乃基于仲景"五邪中人，各有法度"的思想，对三纲脉证立法方药认识更加完备与明确化。喻氏认为不同性质的外邪，侵袭人体后形成了风伤卫、寒伤营、风寒俱伤营卫的不同证候，理法方药也要有所区别，"三者之病，各分疆界，仲景立桂枝汤、麻黄汤、大青龙汤，鼎足大纲三法。"程氏在前者医家的基础上，对营卫三纲学说病因病机阐释更加细致明确，程氏在风寒等外因的基础上，更进一步明确阐明了三纲营卫学说内因的发病机制。

①伤寒、中风发病重内因

在中风伤寒发病的病因环节上，程氏注重内因发病的主导作用，"邪风……因卫虚而中"，"卫气若壮，邪何由入。邪之入也，由卫外之阳不足也。"

②伤寒、中风重辨表里虚实

程氏在前代医家风伤卫，寒伤营学说的基础上不但补充说明二者之间的联系，而且论其病位病机的差异性。"卫为阳，阳者卫外而为固也。营为阴，阴者藏精而起急也。卫外而得中风，不

固甚矣，则汗出恶风脉缓者，虽名中风，实太阳表虚病也。藏精而得伤寒，是并藏及邪矣。则恶寒体痛呕逆，脉阴阳俱紧者，名曰伤寒，实太阳表实病也。"此外程氏还提出太阳病中虚多实少，旨在说明卫阳虚者多见，营实者少，示莫多用汗法伤人。由此，程氏通过比较伤寒中风病位病机之不同，使得后世学者对中风伤寒辨证立法一目了然，更加明晰。

③完善了风寒两伤营卫之病机

三纲学说传统的观点认为，风寒两伤营卫，是伤寒挟风，伤风挟寒所致，可用大青龙治之。但是从临床实践中来看，传统的三纲说对风寒两伤营卫的病机分析过于简单，不能解释大青龙汤中的烦躁症状及大青龙加石膏的含义所在。程氏指出大青龙汤证病机在于寒邪导致阳气郁闭，或寒郁化热所致。"唯二气有交错之时，则阴外闭而阳内郁，烦躁自此生矣。原其烦躁，皆因汗不出。而其汗不出，皆因寒邪外壅，而闭热于经。此证非汗不可，而此证又非桂枝、麻黄二汤可汗，故不得不另剔出其脉与证，以定主治之法，此大青龙汤之所由设也。"程氏又详解大青龙营卫之病机，指出加石膏之所由。"阴寒在表，郁住阳热之气，在经而生烦热，热则并扰其阴而作躁也。烦躁须汗出而解，汗剂无如麻黄汤，然而辛热之性，散寒虽有余，而壮热则愈甚。……故加石膏于麻黄汤中，名曰大青龙汤，使辛热之剂变为辛凉，则寒得麻黄汤之辛热而外出，热得石膏之甘寒而内解。"程氏通过完整的阐释大青龙汤证的病机，纠正并完善了前代医家认为风寒两伤营卫是大青龙汤证主要病机的不完全认识[23]。

（2）提出寒分伤寒和中寒之别

程氏在《伤寒论后条辨·辨太阳病脉证篇》中提出了寒有伤寒和中寒的区别。"寒必兼风，风寒合乃为伤寒。寒若无风是为中寒"。

3. 对阳明病病性病位的观点

程氏把阳明病主要定位在胃，明确了胃府在发病中的重要性，"盖胃为一身之主，……五脏六腑之海"，程氏指出，阳明腑病有热无寒，阳明经病，寒热互具。对于阳明腑病胃家实发病，程氏认为主要来于两方面，一为"表邪归里，寒从热化"，一为素体阳盛，"而胃中燥热之气自成郁遏"。对于阳明经病的病性，程氏认为"阳明府病有热无寒，阳明经病寒热互具，顾其寒也，……胃中虚冷所致，……其热也……太阳之热罢即入里"。

4. 对少阳病病性病位的观点

程氏认为少阳在六经中，为开合之枢机，病位在半表半里，病性在表为寒在里为热，"出则阳，入则阴"。

5. 对太阴病病性病位的观点

程氏把太阴病定位在脾，"太阴以脾为脏，脾具坤静之德而有乾健之能。"指出"太阴为寒脏"，所以提出温中助阳，为治疗太阴病的大法，脾实邪自去，即"脾家实，腐秽当去"。

6. 对少阴病病性病位的观点

程氏把少阴病定位在肾，对于少阴病性，指出杂病多责其不足，急病多责肾有余。并提出肾阳的重要性。在治法上提出少阴病禁发汗的思想，即"首忌在汗，以他经发汗，只惧其汲水而竭津，少阴经发汗，并惧其升阳而出焰也。"

7. 对厥阴病病性病位的观点

程氏把厥阴病定位在肝，其脏属阴，但多胎火，体阴用阳。其病性多寒热虚实夹杂，阴阳不相顺接之证。并指出厥证和厥阴病的区别，指出"厥阴乃六经中之一经，而厥证则诸证中之一证。尽以厥证入之厥阴，则虚寒杂证，皆得以紫乱朱，而头绪纷然，遂成乱丝矣。"

五、程氏对三阴三阳病治法及方药运用的学术观点

1. 对太阳病治则治法及方药运用观点

程氏倡风伤卫，寒伤营，风寒俱伤营卫三纲学说，故认为太阳病无非就是营卫受邪。在营卫受邪中，又分虚实，卫分多虚，营阴多实。在太阳病中，虚多实少，在这种营卫受邪总的病因中，程氏认为卫阳不足是发病的主要因素。基于以上的认识，程氏倡导"仲景太阳诸处治，无非扶其阳以宣通营卫"的针对太阳病的治疗大法。

2. 对阳明病治则治法及方药运用观点

对于阳明病的病机程氏认为"阳明府病，有热无寒，阳明经病，寒热互具。"热证为素有郁热在里，可随证治之。寒证治同三阴证，四逆汤、吴茱黄汤可用。

3. 对少阳病治则治法及方药运用观点

对于少阳病的治则治法程氏认为"表为寒，里为热，寒热互拒，所以有和解一法。"在治疗方法上程氏尤为注重对里气的培护，无论是在小柴胡汤运用解析还是方药加减中，无不体现程氏的这一思想。对于方药的运用，"柴胡解少阳在经之表寒，黄芩和少阳在府之里热，尤恐阳神退而里气虚，阴邪乘虚而起，故以姜、枣、人参预壮其里气。三阳为尽而三阴不受邪，方成妙算。"程氏特别提出治疗少阳之证治疗禁忌，提出注意保护内在之阳气，对于黄芩的运用，要防其伤阳耗气之弊，"不然汗吐下之所禁未必犯及，而先犯及本方之黄芩，……小柴胡运用得当，正气得以培护则邪从两解，小柴胡运用不当，正气得耗，则阴进阳退，终成祸局。"

4. 对太阴病治则治法及方药运用观点

对于太阴病的治法，程氏认为宜于阴中求阳用温法，戒用下法。"太阴以脾为脏，脾具坤静之德而有乾健之能，不于阴中助

阳，乾何由健，故首以不可下为戒，而急法以宜温，太旨了然矣。"

5. 对少阴病治则治法及方药运用观点

程氏认为少阴的阳气在人体的重要性，肾为阳气之脏，治法重在温阳，"少阴之有火，诚人身之至宝而不可须臾失也。"且"首忌在汗，以他经发汗，只惧其汲水而竭津。少阴经发汗并惧其升阳而出焰也，火随焰升，下焦乃成水窟，于是土神涣矣。土涣而水无制，始唯下奔，久乃上逆，寒势攻冲，顷刻而凌心火，厥竭亡阳，虽欲温之，温已无及"。

6. 对厥阴病治则治法及方药运用观点

程氏认为厥阴病的病机多阴下而阳上，阴阳不相顺接。所以在治法上多温凉并用，病位下用温法，病位上取凉法。"故余条此篇，首以不可下为禁，即继之以可下，下取温而上取凉，即乌梅丸之用芩、连，亦此义也。温凉有法，则阴阳不相顺接之厥，治之自尔丝丝入扣。纵有拦入厥阴之证，不妨以本证为经，而以杂证作纬，有纲有目，条理秩然矣。"

7. 对霍乱病治则治法及方药运用观点

程氏认为霍乱的病性为"六经之后有霍乱，以其病阴而证则阳，在伤寒混为一病，最恶其为阳也。"所以其治法重在扶阳抑阴，温经散寒。"以其病属正虚邪胜，阳微阴扰，舍温经散寒、扶阳抑阴外，均非其治耳。自其初证言之，虽云霍乱，何尝无头痛发热身疼痛之表证？要亦分寒热而治里。热多欲饮水者，五苓散主之。于温经殖土、中徹其寒水。寒多不用水者，理中丸主之。一意温中补土，治法何尝是伤寒也！"

六、《伤寒论后条辨》中重体质病因发病的观点

中医体质理论的渊源于《内经》，是在世界医学史上，首次全面论述体质现象的医学著作。不同的个体具有不同的体质特

征，这种体质特征与疾病的发生发展有着极大的关系。因此，体质方面的研究有着极为重要的学术价值和临床意义。《内经》中蕴含了丰富的体质医学思想，在《素问·厥论》中曰："此人质壮"。"质"即指体质。较早提出"体质"一词的是明代医家张景岳，在他的《景岳全书·杂证谟·饮食门》中说："矧体质贵贱尤有不同"。历代中医文献中尚不能找到对体质的专述和对其含义有明确的说法[18]。在《内经》中认为体质是先天因素和后天因素相互作用的结果，体质和先天禀赋、年龄因素、性别因素、地理因素、气象因素、饮食因素、社会因素等其它的因素信息相关。因此，在对于疾病的诊断、治疗中，不能忽视病人周围的各种环境因素造成的个体差异，诊断中要结合病人的体质，治疗中因人体质制宜。

到了清代，医家们对体质认识更加明确化。如清代著名医家徐大椿先生在其《医学源流论》中明确提出："天下有同此一病，而治此则效，治彼则不效，而反有大害者，何也？则以病同而人异也"。在《伤寒论》中也蕴含了丰富的体质思想，如："病发于阴"和"病发于阳"，现在大多数学者认为在一定意义上是仲景对体质的划分[19]。在论中，也可以找到"湿家"等诸多的称谓，这也可能是外部环境对病人体质产生的影响。

医家程应旄在其《伤寒论后条辨》中禀《内经》之旨，提出关于体质与脉、体质和三阴三阳发病、体质与疾病传变的论述。现分述如下：

1. 脉有体质之别

程氏认为"阴阳虽属二气，然有脏气之阴阳，有病气之阴阳。二者偏于胜负，自形诸脉"，在体质上把阴阳分为脏气之阴阳，在感邪发病中分为病气之阴阳，阴阳之气不同，则其脉象与病机亦有不同，"阴阳之结属脏气，脏气能容久偏，有定期。故不曰病有，而曰脉有。盖二气所禀，有偏胜也"，"阳结者偏于阳，而无阴以滋液，责其无水。阴结者偏于阴，而无阳以化气，责其无火。"

2. 三阴三阳病发病中重体质因素

如在三阳发病中，对坏病发病的认识，程氏认为坏病发病的内因，体质因素占据发病的主导，他认为"盖太阳未见证之先，其人素虚素寒，此即坏病之根，……故曰坏病非关太阳病之坏，乃坏病之自为坏也。"《伤寒论》原文第139条言"太阳病二三日，不能卧，但欲起，心下必结，脉微弱者，此本有寒分也。反下之，若利止，必作结胸；未止者，四日复下之，此作协热利也。"故对于结胸的发病，程氏认为和体质因素也有很大关系，为病家素有寒气，积于胸膈所致，然不发病，此为本气。对于疾病的认识和治疗，程氏认为病气和本气要兼顾，"人之身，有病气，有本气，治病辄当顾虑及本。……其人平素本有寒气，积于胸膈之分，一见外邪本病随作，心下结而不能卧，但欲起者，职此故也，与阳邪陷入于里而结者，大相径庭。"对于阳明府病的发病，程氏认为也和体质有较大关系，胃家，程氏解释为和体质有很大关系，"素禀而言"，仲景设大小调胃三承气汤就是要人分清阳明病，"以大小调胃三承气汤，应付三阳明之去路，缘阳实之家，其阴必虚，不欲以留液致燥之阳明，夺血致燥之阳明，混同于胃家实之阳明，模棱处治也。"应该根据阳明病不同病机去随证立法。对于阳明蓄血证，程氏认为"太阳循经有蓄血，阳明无血证，乃有病而喜忘者。其人素蓄血，而热邪凑之也。"在三阴病中，如《伤寒论》原文第283条："病人脉阴阳俱紧，反汗出者，亡阳也，此属少阴，法当咽痛，而复吐利。"此条中，程氏认为汗出亡阳，咽痛泄利等证的出现，和先天肾阳有着极大的关系。"肾阳素虚，一遇寒侵其府，脏气辄不能内守，而亡阳于外，既已亡阳，虽太阳病亦属少阴矣，所以孤阳飞越"。由此观之，程氏倡扶阳，也和改善病人体质来预防发病有一定的关系。

3. 体质不同，证型各异

体质的不同，即使感受相同的邪气，也会表现出不同的病机特点。如阳明病带有表证有中风和中寒之别，"辨之于本因之寒热耳，本因有热，则阳邪应之。阳化谷，故能食。就能食者，名之曰中风。犹云热则生风，其实乃郁热在里证也。本因有寒，则阴邪应之。阳不化谷，故不能食。就不能食者，名之曰中寒，犹云寒则召寒，其实乃胃中虚冷故也。"程氏从本因寒、本因热两方面的体质因素来揭示中寒和中风两种证候类型的差异。

4. 治疗上注重调理体质

程氏认为，在疾病的治疗中也要根据病人的体质采取不同的治法。《伤寒论》原文第70条"发汗后，恶寒者，虚故也，不恶寒，反恶热者，实也，当和胃气，与调胃承气汤。"在此条的注解中，反映了程氏治病要重视病人体质的思想。"实者，表解里未和也，故曰和胃气，同一汗后，而虚实不同者，则视其人之胃气素寒素热，而气随之转也。可见治病须顾及其人之本气为主。"

小结：

《伤寒论》中蕴含着丰富的体质学思想，程氏通过从不同角度，探讨体质作为一个重要因素，在疾病病因发病中的作用。程氏认为认识邪气发病要兼顾体质作为内因的主导作用，也和他提倡外感合杂病相辨的思想是一致的。对《伤寒论》中体质思想的全面研究整理，是近代才开始的。程氏在前清时期就提出辨病重体质的思想，这种超前的思想是很难能可贵的。

七、《伤寒论后条辨》中对《伤寒论》中相关术语的解释

1. 对伏气病的解释

程氏曰："伏气一病，多得之于冬。万类至冬而潜藏，畏冷

故也。人身之气亦如之冬不藏精之人，精去阳虚，肾气无阳以安，遂逆上而伏处胃中，胃暖肾寒故也。得寒而伏，必得暖而伸，所以此病发于春夏交者多。若从前肾阴受亏者，发则为温病。只少阴经气自缩者，发则为伏气。"

成无己认为："冬时感寒，伏藏于经中，不即发者，谓之伏气。"

张志聪认为："此节言伏气发病，始则从阴出阳，既则从阳入阴也。伏气之病者，春之风气，夏之暑气，秋之湿气，冬之寒气，感之则潜匿于幕原肌腠之中，不形于脉，故当以意候之。"

吴谦认为："所谓伏气之病，即四时令气正病，非四时不正之邪与非常异气之疫邪也。所为伏气者，如感冬令之风寒，其重者，伤于荣卫，即时而发者，名为中风、伤寒是也；其感之轻者，伏藏于肌肤，过时而发，名为温病是也。故时气、伏气之为病，二者不可不辨也。"

从上看出，和其他医家相比较，程氏认为伏气的发病和肾精失养有很大关系，因此注重了内因的主导作用，即因虚致实。

2. 对灾怪的解释

程氏曰："望问固医家之事，亦须病家毫无隐讳，方能尽医家之长，因复出此条，为病家服药瞒医家之戒。灾因自作，而反怪及医，故曰灾怪。"

成无己认为："医以脉证与药相对，而反变异，为其灾可怪，故名灾怪。"

张志聪认为："脉得太阳与形证相应者，如太阳之为病，脉浮，头项强痛而恶寒，此脉与证相应也。大吐大利腹中痛，，前来原无此证，尽卒然变易，是名灾怪。"

吴谦认为："脉有怪，谓因药而灾怪也，望问医家之事，亦须病人毫无隐讳，方能尽医所长。仲景为病家服药未告于医，医失问先服何药，故出此条以示戒耳。"

对于灾怪解释，传统的解释：药证相符，服药后反病情加剧，是其灾可怪，因名之灾怪。但在程氏解释有异，认为病家服药，隐瞒医家之戒，而出现病情的变化，反而怪责于医家。提示脉诊固然重要，望诊更重要，只有如此才能贴近临床实际。程氏和吴谦所论相似，认为仲景设此例，是告诫后人应该详细的问诊，注重医患之间的紧密沟通。突出了本条的实用性，符合临床的实际情况。吴谦在程氏之后，并在其著作《医宗金鉴》中收录了程氏的注解条文，不难看出，吴谦的观点是受程氏的影响，有所阐发。

3. 对坏病的解释

首先，程氏认为坏病主要来自于医家误诊误治，在《伤寒论》太阳病篇第16条文下，程氏注文有"知病非本来之病，而坏于法之不对矣。"之论。在《伤寒例》文"若更感异气，变为他病者，当依旧坏病证而治之。"在此条文下，程氏注解坏病为："若夫伤寒之坏病，似可拟之为变，以误汗、误下、误温针为医所坏，已经失去本来面目。然此际仲景亦无法可依，只曰"观其脉证，知犯何逆，随证治之。"今有旧证可依，则坏病有现成坏病，依然病内之金刚身矣。"

其次，程氏认为"观其脉证，知犯何逆，随证治之"为仲景提出治疗坏病的大法，也是治疗其他病的大法。在《伤寒论》太阳病篇第16条文的眉注中，程氏提出"观其脉证，知犯何逆，随证治之，括尽一部《伤寒论》。必欲辨脉辨证者，正是教人临病能观脉观证耳。辨是定法时，观是用法时。坏病不知领经略者，以有传经之说。"并提出治疗的方法要灵活运用，"观其脉证，知犯何逆，随证治之。盖欲反逆为顺，非从望闻问切上，探出前后根因，无从随证用法，非头痛医头之谓随证。"认为坏病有治坏之由，也有治疗的主方，仲景在《伤寒论》中已经提出。即使坏病仲景没列主方，也不出一百一十三方之列，程氏有言曰，"观太阳篇中所载坏证殊多，莫不有头有尾。如曰太阳病，发汗，汗出不解，其人仍发热，心下悸，头眩，身瞤动，振振欲擗地者，真武汤主之。仍发热，心下悸，头眩，身瞤动，振振欲擗地者，坏病之证也。太阳病，发汗，汗出不解者，推其致坏之由，头也。真武汤主之者，定其治坏之法，尾也。……不知论中之证，不过三日后之坏病，知犯何逆，尚是易事。故亦不难以法知之。至于迁延日久，坏之又坏，变证多端，种种不一。诘其转坏之由，已难安头，则只据目前之脉，便是其头，头现何难尾现？除不可治外，尾法谅不出一百一十三方之内。有不在内者，仲景自应补出。"

再次，揭示出坏病的发病范围，在三阳经中，太阳多见，少阳兼有之，阳明则无；在三阴经中，则不容坏病。即程氏所言"阳明无坏病，误治只从本经为变现。……三阴不容坏病，一误治而死随之，……凡坏病都是太阳，而少阳则间有之。"

最后，揭示出坏病发病的内因，来自体质因素的一方面。预防坏病关键在于对脉的诊断。如程氏所言"太阳稍一见证，人只据证而责太阳于其外，不解据脉，而顾虚寒于其中。一误攻太阳，而虚寒之本气，乃成虚寒之病气矣。始犹有太阳为之遮遮掩掩，久则出头露面，不复有太阳，而只有坏病矣。……但太阳能骗我以证，不能骗我以脉，脉无不真，证无不假。……腑脏合一之原，急从辨脉平脉中讨钟鼓也"即是此义。

其他医家在对坏病上的认识：

成无己曰："太阳病，三日中曾经发汗、吐下、温针、虚其正气，病仍不解者，谓之坏病，言为医所坏也。"

柯琴认为："治之不当，故病仍不解。坏病者，即变证也，若误汗，则有遂漏不止，心下悸，脐下悸等证。妄吐，则有饥不能食，朝食暮吐，不欲近衣等证。妄下，则有结胸、痞硬，协热下利，胀满，清谷等证。火逆，则有发黄圊血，亡阳奔豚等证。"

喻嘉言认为："坏病者，已汗、已吐、已下、已温针，病犹不解，治法多端，无一定可拟，故名之为坏病也。坏病与过经不解大异过经不解者，连三阴经俱已传过，故其治，但在表里，差多差少，宜先宜后之间；若坏病则在三阳，未入于阴，故其治但在阳经，其治但在阳经，其证有结胸、下利、玄冒、震惕、惊悸、谵妄、呕哕、烦躁之不同，其脉有弦促、细数、紧滑、沉微、涩弱、结代之不同，故必辨其脉证犯何逆，然后得以法而治其逆也。"

从上看出，大多医家注重坏病外因的作用，但难于解释未经误汗、下、吐、温针，而出现了变证的情况。程氏从病人的体质因素入手，阐述坏病另一方面的病因，很符合临床实际，完善了仲景的思想，实为高见。

八、《伤寒论后条辨》中诊病方法学概要

对于《伤寒论》此书的价值定位，程氏认为它是一部医门方法之书，名之曰论的含义，就是通过论述伤寒的发病机制及诊治机理，向人传输一种诊病的方法。作为医门的教材来看，它针对于医生这个群体，并不是传授治病医方，而是传授一种诊病的思维方法及策略。程氏认为《伤寒论》部书的核心都在"论"字上，论字蕴含着仲景作书的题旨。论字也说明，重在医医而不在于医病，乃医门方法的教材。程氏通过阐述，《伤寒论》不曰编、曰书、曰集等字。再通过和《丹溪心法》《金匮要略》等书的体裁做对比，认为《伤寒论》不是经验之方书。认为《伤寒论》乃是在"医医不在医病"，乃"医门之规范"。向后世医家传授认识、预防、治疗疾病的一种方法。"《伤寒论》乃医门之规范，其中教人如何辨表里阴阳，如何查寒热虚实，如何认病，如何治病。防微杜渐有法，矫枉救误有法，一字一句，莫非规矩

准绳，而规矩准绳，总不用在医头医脚上。"因此，程氏认为在
《伤寒论》这部著作中蕴含大量的中医诊病方法学。兹归纳如
下：

1. 诊病的关键在于辨

程氏认为《伤寒论》这部书，就是仲景通过"论"，去论述
辨病的方法。"盖题旨非是教人依吾论去医伤寒，乃是教人依吾
论去辨伤寒。非单单教人从伤寒上去辨，乃教人合杂病上去辨
也。"程氏认为贯穿整个《伤寒论》的主线，就是教人如何去
"辨"。针对世医对《伤寒论》理解不得法，而提出了辨的方法
学。为什么要辨，怎样去辨，辨哪些内容，程氏都作了独到的条
分缕析的解释。程氏从仲景作《伤寒论》的缘由说起，认为世
医"各承家技"。以呆伤寒之法治伤寒，治伤寒不得其活法，而
使病家多遭夭伤。不得活法之源在于在于懵懂，不知活法在于
辨，"使一部活人《伤寒论》，沿为一部杀人《伤寒论》。"此方
是仲景作书的动机所在。因此程氏认为《伤寒论》序中没有一
字不是悲天怜地的文字，文中没有一处不重在辨。因此"辨"
为《伤寒论》活法的源头，为此书的灵机所在。

（1）辨病的方法

程氏认为无论是伤寒外感还是内伤杂病，二者之间有着紧密
的关联性，所以在二者的病机上具有一定的复杂性，病有病位之
异同，虚实之间的差异等。"凡一部书谆谆辨脉辨证，无非从伤
寒角立处定局，从伤寒疑似处设防。处处是伤寒，处处非伤寒
也。只因似中有非，同中有异。其间是者无一是，而非者则不胜
其非，不如之辨。何由论定，论者论其是，辨者辨其非，从百
非，从百非而究一是。所以淄渑泾渭到手便别。务使似者莫能
同，而后真者莫能异，此辨字之旨也。"在辨病的方法上程氏提
出脉证相参，外感合杂病相参，辨病之异同的辨病方法。

①外感合杂病相参的辨病的方法

程氏认为《伤寒论》中，病机较为复杂。从题面上看，程氏认为《伤寒论》中的辨不只是为伤寒而设。"故其标篇，只云辨脉法、平脉法，未尝云辨伤寒脉法、平伤寒脉法。"因此程氏认为辨伤寒不能单从伤寒上去辨，应合杂病去辨。"辨伤寒非单单教人从伤寒去辨，乃教人合杂病上去辨也。寒伤营外皆杂病。"

②辨病脉"证"相参的方法

程氏认为太阳病之发热、恶寒、头痛不一定为伤寒，伤寒为太阳病中的一例。所以辨病的关键不在于症状："发热、恶寒、头痛"，而在于"实虚寒热"。《伤寒论》中辨法，程氏还倡脉证相合而辨。认为"以有一经之病，自有一经之脉，一经之证也。据经未尝不是伤寒，以证辨之则殊非；据证合经未尝不是伤寒，以脉辨之则殊非。"程氏从此角度说明伤寒病机的复杂性，及对伤寒病机的关键性把握，洞中肯綮而深得其要。

（2）辨病的内容

程氏认为辨病的内容就是辨病位"表里腑脏"和病性"虚实寒热"，也是辨病的实质。"辨字上有窍门，则病之表里腑脏在我，而表里腑脏中之实、虚、寒、热在我。处处可见病知原，何复虑及伤寒。"在《辨伤寒伪例》中程氏也提出："只从表证上分别。任你说寒说温，我腑脏上之表里，之虚实寒热已经了明。岂是你肌表之寒温，摇惑得我动。又岂你天气上之寒温摇惑得我动。"可见，伤寒和热病辨病内容的实质具有相同性。

2. 辨病注重脉与"证"相参取舍思想

在《伤寒论》中，三阴三阳病病机变化具有一定的复杂性。程氏认为，在疾病的发病是内伤合外邪相互作用的结果，即正经自病中可合五邪所伤，五邪所伤可合正经自病，二者之间没有决然分割界限。在对疾病的诊断中，要针对脉证的真假情况，采取详脉略证或略脉详证得诊断方法。如程氏弟子王式钰在《伤寒论后条辨跋》中曰："至于经虽已定防有诡吾经者，里可混表，脏可乱腑，如霍乱之诡伤寒，此其类也，所当略证而详脉法。虽已定有难泥于法者，表里不分，腑脏难拟，如阴阳易之烧裈散，瘥后病之枳实栀子等汤，从意治也。一皆略脉而详证。二法又补出六经之辨例来，此为论之小结。"程氏认为三阴经中唯少阴、厥阴经中多假证，如"六经内三阴，惟少阴厥阴多假证，如躁烦戴阳类是也。然而其脉不假，"三阳中多假脉真证，如"三阳中阳明间有假脉，如热深厥深而脉反沉之类是也。然而口燥舌干不得卧之证。"（见《伤寒论后条辨·辨脉法》卷一，四十五）

3. 中医诊病原理的认识

病因作用于人体而产生疾病，疾病以证形式表现于外。通过对证的仔细观察，并结合时令气候，情志改变和体质因素全面分析，以探索和认识其病因的过程，称为审证求因。这里"因"即包括了导致疾病的原因，又包括了疾病的病机所在。通过审证求因可以透过征象认识和掌控疾病的原因和本质，以便针对病因病机进行防治，而从根本上控制疾病。也就是"治病必求其本"的思想。外观的证是内在的病理变化的反映，二者一般是一致的。如《灵枢·本脏篇》所说："视其外应，以知其内脏，则知的病矣。"《丹溪心法》对此作了进一步发挥，说："欲知其内者，当观乎外；诊于外者，斯以知内。盖有诸内者形诸外，苟不以相参而断其病邪之逆顺，不可得也。"证是现象，病变是本质。证就病变又是结果，病因是诸证和病变的原因。因此，审证求因也是司外揣内，分析病因病位病性的思维推理过程。

程氏在《辨阳明病脉证篇》就提出，思外揣内的诊断方法。"病因属内，病证属外，观外所以征内也。"程氏还认为，审证求因不光适用于阳明府证，而且对阳明经证亦然。"阳明胃实，潮热谵语等证，不必尽现。要未有不全此数证，而得成其为阳明者，因外以征内，固是答阳明府证，然经病亦可兼看。"

4. 注重邪正发病的关系

在《内经》中认为人体的发病，是正气虚损和邪气侵袭两方相互作用的结果，但在二者发病的关键在于正气的虚损，正气的强弱是发病的决定性因素，起着主导作用。在《伤寒论后条辨·辨太阳病脉证篇》程氏提出太阳伤寒、中风是否发病和卫气的充盈有很大关系，"卫气若壮，邪何由入？邪之入也，由卫外之阳不足也。"程氏在《伤寒论后条辨·辨伤寒论三》提到"天下有天王，故可以正治而定乱；人身惟阳气可以守正而闲邪。"由此可见，在正邪发病的关系中，程氏注重正气虚损主导的发病，因此在伤寒病的治疗上，在祛邪的基础上，更注重对人体正气的培护。

九、《伤寒论后条辨》中扶阳及重脾胃思想探析

1. 《伤寒论后条辨》重扶阳学术思想的条文统计分析

关于阳气的重要性，在《素问·生气通天论》中就指出"阳气者若天与日，失其所，则折寿而不彰。"由此可见，阳气是人体生命活动原动力，是一切生命现象的根本。程氏在其著作《伤寒论后条辨·辨伤寒论序三》中就明确提出了仲景的治疗旨在扶阳"则知人身之亦不可一日主，人身之主何也，曰阳也。阳即人身之天王也。……故仲景一部《伤寒论》亦只有两字，曰扶阳而已。"程氏认为"仲景重在扶阳"的学术思想在其著作各篇中都可见到，如在《伤寒论·辨太阳病脉证篇》注解中，程氏开篇就说明阳气在太阳一经的重要性，"太阳为诸阳主气。气者何也？营也，卫也。诸阳者何？下焦肾阳，中焦胃阳，上焦膻中之阳，协胆腑升发之阳也。诸阳得布护于身中，而各归其部无有扰乱者，全藉卫外之阳为之捍御，此谓之表也。"程氏对扶阳思想的阐释，不但体现于保护人体的阳气，而且认为对于郁结

之阳的升发，亦是仲景扶阳思想的内涵。如在《伤寒论·少阳病篇》的注解中认为"凡少阳受邪，即成风热郁火。故结气多见于上焦胸胁间，治法只宜升阳。阳升则液下，小便不利者，亦自利矣。"在《伤寒论·少阴病篇》注文中程氏提到肾阳的重要性，"盖仲景于温之一字，篇中不啻三致意焉。今予一一条出，使人知少阴之有火，诚人身之至宝，而不可须臾失也。"由此可见，程氏对仲景扶阳思想有着独到的见解，扶阳祛邪的思想，也是程氏研究仲景学说邪正发病观一个鲜明的学术观点。

现将其有扶阳思想的注解条文统计如下：

在《辨脉法》篇中：有注文 36 条、眉注 51 条，其中有重阳气思想的条文 10 条，重阳气的眉注 2 条。

在《平脉法》篇中：有注文 46 条、眉注 38 条，其中有重阳气思想的条文 12 条、重阳气的眉注 2 条。

在《辨痉湿暍脉证篇》中：有注文 16 条、眉注 1 条，其中有重阳气思想的条文 2 条。

在《辨太阳病脉证篇第一》中：有注文 14 条、眉注 25 条，其中有重阳气思想的条文 2 条。

在《辨太阳病脉证篇第二》中：有注文 99 条、眉注 89 条，其中有重阳气思想的条文 21 条有重阳气思想的眉注 8 条。

在《辨太阳病脉证篇第三》中：有注文 39 条、眉注 34 条，其中有重阳气思想的条文 5 条，有重阳气思想的眉注 3 条。

在《辨阳明病脉证篇第一》中：有注文 62 条、眉注 47 条，其中有重阳气思想的条文 3 条。

在《辨阳明病脉证篇第二》中：有注文 22 条、眉注 13 条，其中有重阳气思想的条文 11 条有重阳气思想的眉注 3 条。

在《辨少阳病脉证篇》中：有注文 32 条、眉注 18 条，其中有重阳气思想的条文 5 条，有重阳气思想的眉注 2 条。

在《辨太阴病脉证篇第二》中：有注文 9 条、眉注 6 条，其中有重阳气思想的条文 3 条，有重阳气思想的眉注 1 条。

在《辨少阴病脉证篇》中：有注文 45 条、眉注 35 条，其中有重阳气思想的条文 20 条，有重阳气思想的眉注 7 条。

在《辨厥阴病脉证篇》中：有注文 55 条、眉注 49 条，其中有重阳气思想的条文 14 条，有重阳气思想的眉注 6 条。

在《辨霍乱病脉证篇》中：有注文 11 条、眉注 0 条，其中有重阳气思想的条文 10 条。

在《辨不可发汗病脉证》中：有注文 11 条，眉注 0 条，其中有重阳气思想的条文 3 条。

在《辨可发汗病脉证》中：有注文 6 条，眉注 0 条，其中有重阳气思想的条文 1 条。

在《辨可吐病脉证》中：有注文 4 条，眉注 0 条，其中有重阳气思想的条文 1 条。

在《辨不可下病脉证》中有注文 21 条，眉注 0 条，其中有重阳气思想的条文 2 条。

在《伤寒论后条辨》全篇中：除《辨伤寒例》注文和眉注外，共有注文 552 条、眉注 406 条，其中有重阳气思想的注解条文共计 135 条、眉注 34 条。有重阳思想的条文占条文总数的 1/4，有重阳思想的眉注占总眉注条文的 1/25。

小结：

在后世医家对《伤寒论》的研究中，也认为扶阳思想是贯穿六经病治疗基本思想。如清代温病学家吴鞠通认为"伤寒一书，始终以救阳气为主。[24]"对《伤寒论》方剂用药作统计分析，也发现桂枝是仲景用药使用频次最多的一味药，而桂枝恰具有温通阳气的功效。程氏认为扶阳祛邪是仲景治疗伤寒及其杂病的指导思想，而且这一思想贯穿于《伤寒论》全书各篇。在《辨脉法》开篇程氏就明确提出阳气的重要性，认为阳气为人滋生发育的根本，人体的真元。程氏对扶阳思想多有阐发，认为扶阳并非单纯去温阳，更有对郁结阳气的宣发更深一层的含义。程氏在继承东垣先生甘温升阳学术思想的基础上，把温补阳气和宣通升发助二者有机结合，来阐释仲景的扶阳思想，扩大了仲景扶阳思想的内涵，深化了后世对扶阳思想的认识，很切合临床实际。

2.《伤寒论后条辨》重脾胃学术思想的条文统计分析

对于脾胃功能的论述，在《内经·灵兰秘典论篇》就有"脾胃者，仓廪之官，五味出焉。"在《内经·五脏别论篇》曰："胃者，水谷之海，六府之大源也。五味入口，藏于胃，以养五脏气，气口亦太阴也。"在《难经·三十难》中，关于胃府的功能论述曰"人受气于谷，谷入于胃，乃传与五脏六腑，五脏六腑皆受于气。"对太阴脾的功能论述曰："足太阴气绝，则脉不荣其口唇。口唇者，肌肉之本也。"医家李东垣，在此基础上有所发挥，提出了脾胃是元气之本的学说，如在其著《脾胃论·脾胃虚则九窍不同论》曰："真气又名元气，乃先身生之精气也，非胃气不能滋之。"又《脾胃论·脾胃虚实传变论》曰："脾胃之气既伤，而元气亦不能充，而诸病之所由生也。"东垣先生处于金元医学的创新时期，在前人基础上结合自己的临床实际，有创新性的提出了"内伤脾胃，百病由生。"的脾胃内伤理论[25]。程氏在其《伤寒论后条辨》中，继承了东垣先生的脾胃内伤理论，程氏认为仲景之《伤寒论》是论述外感合杂病的专著，并非专为外感而设，而治疗外感一定要注重脾胃的思想。程氏在《伤寒论后条辨·平脉法》曰"外腑者，胃也。凡人之生，皆受气于谷，万物资生之本也。而凡谷气之入，必先至于胃，万物归土之义也。但使四脏之中，各有胃脉，而关河络绎，何至阴阳之绝？"说明胃气对脉的重要性。在《伤寒论后条辨·辨太阳病脉证二》程氏曰"阴阳交互，气机全在于胃，故复补胃家之虚，以为之斡旋。"来说明脾胃在气机升降运化中的重要性。在《伤寒论后条辨·辨差后劳复病篇》程氏又曰："则凡寒温补泻间，其可不知所樽节乎，而调理脾胃，为医家之王道，亦于此益信矣。"程氏重脾胃功能失常在伤寒发病中的作用，和他倡导伤寒病因并非只是外邪所致，与自身正气所伤有着密切的关系。因此，程氏认为脾胃内伤和伤寒外感，构成了仲景伤寒学说的病因与发病邪正发病观。

现将其重脾胃思想的注解条文统计分析如下：

在《辨脉法》篇中：有注文 36 条、眉注 51 条，其中有重脾胃思想的条文 8 条，重脾胃的眉注 1 条。

在《平脉法》篇中：有注文 46 条、眉注 38 条，其中有胃气思想的条文 8 条、重阳气的眉注 4 条。

在《辨痉湿暍脉证篇》中：有注文 16 条、眉注 1 条，其中有重胃气思想的条文 10 条。

在《辨太阳病脉证篇第一》中：有注文 14 条、眉注 25 条，其中有重阳气思想的条文 1 条。

在《辨太阳病脉证篇第二》中：有注文 99 条、眉注 89 条，其中有重胃气思想的条文 9 条，有重阳气思想的眉注 2 条。

在《辨太阳病脉证篇第三》中：有注文 39 条、眉注 34 条，其中有重胃气思想的条文 2 条，有重胃气思想的眉注 1 条。

在《辨阳明病脉证篇第一》中：有注文 62 条、眉注 47 条，其中有重胃气思想的条文 1 条。有重胃气思想的眉注 1 条。

在《辨阳明病脉证篇第二》中：有注文 22 条、眉注 13 条，其中有重胃气思想的条文 4 条。

在《辨少阳病脉证篇》中：有注文 32 条、眉注 18 条，其中有重胃气思想的条文 4 条，有重阳气思想的眉注 1 条。

在《辨太阴病脉证篇第二》中：有注文 9 条、眉注 6 条，其中有重胃气思想的条文 1 条，有重胃气思想的眉注 1 条。

在《辨少阴病脉证篇》中：有注文 45 条、眉注 35 条，其中有重胃气思想的条文 10 条，有重胃气思想的眉注 10 条。

在《辨厥阴病脉证篇》中：有注文 55 条、眉注 49 条，其中有重胃气思想的条文 2 条，有重胃气思想的眉注 2 条。

在《辨霍乱病脉证篇》中：有注文 11 条，其中有重胃气思想的条文 1 条。

在《辨不可发汗病脉证》中：有注文 11 条，其中有重胃气思想的条文 2 条。

在《辨可发汗病脉证》中：有注文 6 条，其中有重胃气思想的条文 0 条。

在《辨可吐病脉证》中：有注文 4 条，其中有重胃气思想的条文 0 条。

在《辨不可下病脉证》中有注文 21 条，其中有重胃气思想的条文 1 条。

在《伤寒论后条辨》全篇中：除《辨伤寒例》注文和眉注外，共有注文 552 条、眉注 406 条，其中有重胃气思想的注解条文共计 44 条、眉注 13 条。有重胃气思想的条文占条文总数的 1/10，有重胃气思想的眉注占总眉注条文的 1/35。

小结：

治疗伤寒杂病要注重扶护阳气和培护胃气，是程氏研究仲景思想的重要学术观点，程氏把二者结合又多有阐发，如注重脾胃阳气在伤寒发病中的重要性。人体受邪或汗、吐、下法运用不当，不但能损伤脾胃阳气发病，更能导致脾胃阳气的郁滞而发病。因此，程氏在对《伤寒论》注解中提出脾胃阳气虚损要甘温扶阳，脾胃阳气郁滞要升阳，恢复脾胃正常升降运化功能，来培护正气。

十、程应旄《伤寒论后条辨》之六经理论

1. 六经的起源与发展

六经亦称为三阴三阳，最早在《易经》用来阐释阴阳盛衰

的变化[26]。中医学受儒家阴阳学说的影响，在《黄帝内经》中首出现了医易结合的医学阴阳学说。在《内经》中的《阴阳应象大论》、《金匮真言》、《热病篇》以及《五运六气》等篇都有和《易经》阴阳理论相近的内容，如《阴阳应象大论》篇："阴阳者天地之道也，万物之纲纪，变化之父母，生杀之本始，神明之府也。"《阴阳离合论》篇有"阴阳者，数之可十，推之可百，数之可千，推之可万，万之大不可胜数，然其要一。"在《热论篇》中："伤寒一日，巨阳受之，故头项痛腰脊强。二日阳明受之，阳明主肉，其脉侠鼻络于目，故身热目疼而鼻干，不得卧也。三日少阳受之，少阳主胆，其脉循胁络于耳，故胸胁痛而耳聋。三阳经络皆受其病，而未入于脏者，故可汗而已。四日太阴受之，太阴脉布胃中络于嗌，故腹满而嗌干。五日少阴受之，少阴脉贯肾络于肺，系舌本，故口燥舌干而渴。六日厥阴受之，厥阴脉循阴器而络于肝，故烦满而囊缩。三阴三阳，五脏六腑皆受病，荣卫不行，五脏不通则死矣。"形成了六经分证，把阴阳理论运用于外感热病的认识，形成了以六经辨病的雏形，为仲景《伤寒论》六经分纲辨证的理论体系奠定了基础。

在《伤寒论》中，原本以太阳、少阳、阳明、太阴、少阴、厥阴"三阴三阳"说释病立论，说明外感病的病理变化及传变规律。到了宋代，朱肱在其著作《类证活人书》以"经"代取"病"，直称太阳经、阳明经、太阴经。以后医家遂以六经取代六病，沿袭至今[19]。

2. 历代六经立论实质的研究及观点

对于六经的实质问题历代医家众说纷纭，历代《伤寒论》注家在不同的历史时期、医学发展的水平、结合自己的临床实践，从不同角度对六经的学说进行了阐释，在一定程度上丰富了伤寒的六经理论，但是其中也不乏有拘于文意，牵强附会之说。现简述如下：

（1）从感邪部位途径及层次上分为经络说和层面说、病程阶段说

①经络说

经络说最早来自于朱肱《类证活人书》"治伤寒先须识经络，不识经络，触途冥行，不知邪气之所在，往往证在太阳，反攻少阴，证是厥阴，乃和少阳，寒邪未除，真气受毙。"其后的医家成无己在其《注解伤寒论》中也持有这种观点。他们都认为六经是经络之意。此后，明代医家李时珍在此基础上进一步发展为脏腑经络，在其《本草纲目》中就有"麻黄汤虽为发汗重剂，实为发散肺经火郁之药也。"清代医家高学山也持和李氏同样的观点，他在《伤寒尚论辨似》中说"足太阳与手太阴治皮毛之合，则肺部所辖之胸中，原为太阴阳气之公署。[26]"经络学说很难和仲景的三阴三阳病有机的结合，不符合仲景的立论的本旨，因此笔者认为经络说多属牵强之辞。

②层面说

方有执在《伤寒论条辨》中提出：阳病在表，阴病在里的层次学说，并附图以说明。方氏在其著作中明确提出六经之经非经络之意"经络筋脉类皆十二，配三阳三阴而总以六经称。六经之经与经络之经不同，六经者犹儒家六经之经，犹言部也。部犹之今六部之部，手足之分上下，犹宰职之列左右。圣人之道，三纲五常，百行庶政，六经尽之矣。天下之大，事物之众，六部尽之矣。人身之有百骸之多，六经尽之矣……若以六经之经，断然直作经络之经看，则不尽道，惑误不可胜言，后世谬讹盖由乎此。"方氏又以太阳为例说明发病的层次"太阳者，风寒之著人，人必皮肤当之，当之则发热，热在皮肤，皮肤在躯壳之外，故曰表。有汗无汗在荣卫，荣卫亦在表。[27]"后世医家柯琴在其著《伤寒来苏集·六经正义》中继承了方氏的六经观点"夫一身之病俱受六经范围者，犹《周礼》分六官而百职举，司天分

六气而万物成耳。伤寒不过是六经中一症，叔和不知仲景之六经，是经界之六经，而非经络之经，妄引《内经·热病论》作序例，以冠仲景之书，而混其六经之症治。"柯琴认为仲景的六经部位之说来自于《素问·皮部论》"皮有分部，脉有经纪。其生病各异，别其部分，左右上下，阴阳所在，诸经始终。"他把人体划分为"腰以上为三阳地面，腰以下为三阴地面。"分属六经，创立经界学说[7]。尤在泾在《伤寒贯珠集》中也提到"人身十二经络，本相连贯而各有畔界。是以邪气之中，必有所见之证与可据之脉"从中看出尤氏继承了经络和层面的学说，贯通而释六经。

③病程阶段说

近代医家陆渊雷认为，六经的实质就是病变过程中的不同阶段。他在《伤寒论今释》中就提出："盖伤寒六经，不过就病变上分作六个阶段。[19]"

（2）从病机上分为标本中气说、正邪相争说

①标本中气说

张子和、张志聪、陈修园、张令韶等《伤寒论》注家持此观点，他们根据《内经》六气标本中气的气化理论来解释《伤寒论》之六经。[19]他们认为三阴三阳，六经六气，天地之间有，在人身之中亦有。无病则六气运行，上合于天；若人体感受风寒邪气，则同气相求，从气入经入脏，表现为气化失常。因此陈修园在《伤寒论浅注》中说："六气标本不明，不可以论《伤寒论》"。

②正邪相争说

祝味菊认为《伤寒论》中之六经指邪正交争的不同阶段，在他的著作《伤寒质疑》中提出："太阳之为病，正气因受邪而开始合度之抵抗也；阳明之为病元气偾张，机能旺盛，则抵抗太过也；少阳之为病，抗能时断时续，邪机屡进屡退，抵抗之力，

未能长期相继也；太阴少阴之为病，正邪相搏，存亡危急之秋，体工最后之反抗也。[19]"

（3）从诊断治疗方法上分为八纲说和治法说

①八纲说

明代医家方隅在《医林绳墨·卷一·伤寒又论》中指出："抑尝考之仲景治伤寒著三百九十七法，一百一十三方，观其问难，明分经络施治之序，缓急之宜，无不反复辨论，首尾贯赅，如日月之并明，山石之不移也。虽后世千方万论，终难违越矩度。然究其大要，无出乎表里、虚实、阴阳、寒热八者而已。若能究其的，则三百九十七法，撩然于胸中。[26]"日本学者喜多村也认为，《伤寒论》六经的实质就是八纲分证，他在《伤寒论疏义》中提出："所谓三阴三阳，不过假以表里寒热虚实之义，因非脏腑经络相配之谓也。[19]"

②治法说

清代医家钱天来认为，仲景六经是治疗大法的纲领。钱氏在其《伤寒溯源集·附录》中说："大约六经证治中，无非是法，无一字一句非法也。"伤寒注家尤在泾也持此观点，其著《伤寒贯珠集》的编次就是以治法为主线，贯穿六经病证。[19]

3. 程氏《伤寒论后条辨》中六经理论

（1）从病位上看，六经的实质即表里腑脏而定病位

程氏认为仲景设六经的目的就是辖定病位，六经的实质指"表里腑脏"。"六经之设，是从人身画下疆界，辖定病之所在，……名曰六经，实是为'表里腑脏'四字。各与之设一个地方界限。"因此在《伤寒论后条辨》本书中，程氏注解三阳经以表里论，三阴经用脏腑解。

（2）从病机上看，六经实质即以常穷变而定病性

程氏认为邪气在人体不但有表中里之层次变化，而且邪气导致机体发病也分初中末阶段的变化过程，六经可以界定邪气发病

的阶段变化，定病性划阴阳。"伤寒者卒病之总名，气交之病也。邪自彼乘，气从我现。在我者有表中里之形层。在彼者，遂有初中末之侯次，受属不常，本标易失，欲使邪无遁情，无如署我经气。"

（3）六经非独为外感病而设

程氏认为仲景以六经论伤寒，而非独为伤寒外感病而设，六经也适合于杂病。"盖题旨非是教人依吾论去医伤寒，乃是教人依吾论去辨伤寒。非单单教人从伤寒上去辨，乃教人合杂病上去辨也。……以此推之六经何尝为伤寒而设，乃辨在六经，伤寒自不能逃。更以此推之，脉法并未尝因六经而立辨平了脉法，六经自不能诡。"

（4）辨六经须合脉法

程氏认为脉法为六经而设，用六经配合辨脉方能准确把握疾病病性病位。其弟子王式钰在《伤寒论后条辨跋》序中所言："其枢纽全在脉上，二脉法上有了枢纽，自然以我之虚实寒热活处用六经，而不为六经之表里腑脏呆处用，拨动枢纽，遍体皆张。"程氏在辨脉法中也提出辨病须明六经，明六经须合辨脉相参。"伤寒杂病同此六经所区别之者脉法耳。有脉法则可以用六经；无脉法遂不免为六经用。"

小结：

对于六经的认识历代医家各有其说，这其中不乏有的六经学说是和仲景思想是相背离的，即使有合理之说者，也难免支离片面。对于此，有的学者提倡还"六经"以"六病"之说。无论返回于三阴三阳六病辨证体系，还是保存现在的三阴三阳六经的辨证体系，程氏对三阴三阳的阐释可以行得通，都可以和仲景三阴三阳立论相吻合。现在的伤寒研究的学者，把程氏的六经理论单纯的规划到"形层"学说一派也是失于妥当的。程氏从病位病性角度去阐释仲景三阴三阳六经，值得我们去更深入认识和探讨。

第七章 《伤寒论后条辨》学术思想
对后世伤寒研究的影响

自程氏之《伤寒论后条辨》问世后，较受关注，评判也是褒贬不一。程氏的著作在古代的医家著作评价不是很高，这些也和程氏极具个性化的注解方式及立场鲜明的学术观点有关系。到了近现代随着《伤寒论》思想研究深入，程氏的伤寒学术思想越来越受到伤寒研究医家的重视，尽管已经少有人对其评价。可以这样说，在现代，各个伤寒研究医家对《伤寒论》注解的著作中，都可以见到程氏注文的踪迹。足见程氏思想对后世《伤寒论》研究还是产生了一定的影响，其伤寒学术思想还值得我们去进一步研究和再认识。

一、对国内《伤寒论》的研究影响

二十世纪八十年代，沈敏南撰文对《伤寒论后条辨》的学术思想进行评述，主要从六经实质、文章的编次及对三纲的辨析进行简述，认为："程氏的学术思想可法、可传，故至今仍不失是一部有价值的伤寒注本。毋庸置疑，《后条辨》的编次，注释亦有不妥之处，此乃大醇中的小疵也[23]"。九十年代，黄煌教授再著文，从《后条辨》的书名、体裁、内容上三方面进行评述，认为："《后条辨》是对《伤寒论》学术价值再认识的一部力作"[22]。程氏对《伤寒论》科学内涵的解释，及所提出的学术见解，对于三百年后的今天，依然有现实意义。此外，程氏《伤寒论后条辨》注文，还被后世医家、学者作为对《伤寒论》的集注条文，而广泛采用。例：清代吴谦《医宗金鉴·订正伤寒论篇》、冉雪峰《冉注伤寒论》、姜春华《伤寒论释义》、南京中医学院编著，陈亦人主编《伤寒论译释》、熊曼琪主编中医药学高级丛书《伤寒论》、聂惠民及王庆国等编集《伤寒论集解》、中医药高等教育各版的《伤寒论》规划教材等等书籍。由此可见，程氏之《伤寒论后条辨》在明清时期的伤寒学研究发展史上不失为金玉之作，他的学术思想对后世《伤寒论》的研究产生了一定的影响。

二、《伤寒论后条辨》学术思想对国外伤寒研究的影响

日本汉方医古方派兴起于17世纪中叶，崇尚《伤寒论》是汉方医古方派最重要的学术特点。汉古方派所倡导的一元论病因病机的学术思想，可归纳于仲景思想研究的范畴。古方派的形成及其学术思想的发展和新安、吴门医学的学术思想是紧密联系在一起的[28]。

在明清时期中国的医学进入了快速发展的时期，到康、乾年间，新安和吴门《伤寒论》仲景思想的研究也达到一个前所未有的高度，伤寒方面著作层出不穷，浩如烟海。这种医学的极度的繁荣也同时吸引了临岛日本国的目光。随着考据学的兴起，并传入日本。崇汉的思想也很大程度上影响着日本对经典著作的研究，在日本汉方医学界也掀起了《伤寒论》研究的热潮。可以推论，江南富庶的临海的苏吴无疑与日本国的海上交往最多。程应旄时在苏州，其著作东传日本国也有了很大机会。在日本宝永元年（1704）年，博古堂曾重梓式好堂藏版程氏所著《伤寒论后条辨》。在程氏此书付梓9年后，就传到日本。1679年日本国出版的图书就提及程氏《伤寒论后条辨》[28]。

1. 程氏"扶阳抑阴"思想对日本国医学的影响

程氏的医学思想对日本名古屋玄的学术思想产生了很大影响。名古屋玄（1628～1696年），其人精于《伤寒论》研究，提出了"仲景方之祖也，其书皆自《难经》、《阴阳大论》而立方设法，而皆助阳而抑阴之意。"的"贵阳"思想，这种思想的

形成和程氏的扶阳思想有很大关系，早期受张景岳"阳常不足，阴常有余"观点的影响，后来接受程氏"扶阳抑阴"之说，并把这一思想逐渐融合于他的学术中。程氏在其著作《伤寒论后条辨·辨伤寒论三》中就明确提出扶阳的思想："仲景一部《伤寒论》亦只有两字，曰扶阳而已。"此外，在《伤寒论后条辨》日本博古堂本的刊序中有曰："此书另具灵心慧眼，为仲景开破鸿蒙，诚伤寒第一部注。余辈购赏珍梓，俾琅函枕秘，善作金绳，寿人寿世，功施与焉。"如此高的评价，可见其书在当时受重视的程度。名古屋氏在其著作中也提到了程氏的《伤寒论后条辨》"且雅喜仲景书，近读程应旄《后条辨》，有适其素襟，乃瘤仲景之立方，悉取乎《难经》也"。在日本国内，对名古屋氏学术渊源，大多汉方医家的观点是一致的，即来自于明清中国医家的影响。大敬节、矢数道明认为，"名古屋玄医的思想基于喻昌，后期则受张景岳、薛己、程应旄的影响是毫无疑问的。[28]"从中可以看出程氏的学术思想对当时日本国内医家的影响，在学术上存在着一定的继承渊源关系。

2. 程氏错简重订思想对日本国医学的影响

在当时日本国内，古方派医家认识到仲景《伤寒论》原本，由于年代久远，经历战争浩劫，多人传抄，已经存在错简和错文。尤经叔和整理，林亿校点后，参杂了过多的臆测内容，更已颠倒殊乱错甚，已逝仲景古本之古朴原貌。日本医家藤萍健氏就提出了"我认为就《伤寒论》本身来说，并没有晦涩难明和推测性的文字。"吉益东洞提出"虽《伤寒杂病论》独出于仲景，然叔和撰次之，加以己说，方剂亦杂出，失本色也者，往往有之，且世遐时移，谬误错乱，非复叔和之旧，不可不择也。"[28]其学术观点和程氏力倡错简重订的观点是一致的。

结　　语

　　清代医家程应旄所著《伤寒论后条辨》一书，是前清时期对仲景《伤寒论》的重要注本。程氏所处的时代和环境，正是新安医学和吴门医学相互交融的时期，也是宋明理学没落，崇尚汉代经典研究的文化转型时期。新安和吴门两地医学的繁荣与发展为程氏《伤寒论后条辨》一书的酝酿提供了丰厚的学术土壤。程氏倡导错简，详于考证，主张恢复仲景之著旧貌，并提出辨伤寒伪例，重扶阳的思想也和明清时期崇尚汉学研究思潮的影响是分不开的。程氏在《伤寒论后条辨》中，首先对仲景《伤寒论》一书做了价值定位，仲景之《伤寒论》是向人传授一种辨病的方法，让人们举一反三灵活运用医门方法学教材。程氏对伤、寒、论三字从不同角度作了科学的阐释，让人以更开阔的视野认识伤寒论中的仲景立旨思想。程氏在本书中明确提出辨王叔和伤寒伪例的思想，并详解了热病与伤寒病因与发病的差异性，其说入理，其中不乏有高见。向人展示程氏善于质疑，严于治经，勤于经典实证研究的态度。在本书中程氏对脉法及脉法与六经的关系提出了自己独到的见解。程氏又着重阐明了六经的实质，六经病病因发病证治的规律性。对于伤寒的发病程氏认为是感受外邪和正气内伤外加体质因素相互作用的结果，因此在治疗中祛邪的同时更要注重培护正气，而且注重治疗对体质的影响。程氏认为扶阳思想是贯穿仲景之《伤寒论》的一条主线，在注解伤寒条文时，多强调阳气对机体"扶正闲邪"的重要性。程氏对在继承东垣先生思想的基础上，对仲景思想多有阐发，认为胃气损伤也是伤寒发病的一个重要因素，对脾胃阳气的阐发不仅注重脾胃阳气的虚损是机体发病的一面，更强调脾胃为气机运化的枢纽，脾胃阳气郁结也伤寒病因发病的不可忽略的一个因素。因此，程氏认为伤寒病扶阳的治疗不仅仅在于温补阳气，还在于对郁结阳气的升发即升阳的思想。进一步深化了仲景的扶阳思想，贴近了临床实际。程氏之《伤寒论后条辨》成为对仲景《伤寒论》重要的注疏本，其注文被伤寒研究各家广泛采用，直至今天仍影响深远，对国内外都产生了一定的影响，可见其有着较高的学术价值，值得我们后人去学习整理研究。